특수상황 전문응급처치학

PARAMEDIC CARE

Principles & Practice

Fifth Edition

VOLUME (6)

Special Considerations and Operations

Bledsoe · Porter · Cherry 저
전국응급구조과교수협의회 역

Pearson

도서출판 대학서림

특수상황 전문응급처치학 편집위원 및 번역진

위원장	권혜란(광주보건대학교)		
편집위원	곽은주(대원대학교)	김광석(충북보건대학교)	김순심(선린대학교)
	김정선(건양대학교)	김지희(강원대학교)	문준동(공주대학교)
	박영석(선문대학교)	신동민(한국교통대학교)	이정은(동남보건대학교)
	최혜경(을지대학교)	탁양주(한국교통대학교)	홍성기(동남보건대학교)
번역진	곽은주(대원대학교)	권혜란(광주보건대학교)	기은영(서정대학교)
	김경용(한국교통대학교)	김광석(충북보건대학교)	김근영(동아보건대학교)
	김미숙(춘해보건대학교)	김미정(성운대학교)	김보균(가천대학교)
	김수일(선린대학교)	김순심(선린대학교)	김정선(건양대학교)
	김지희(강원대학교)	김진우(대전보건대학교)	김진현(공주대학교)
	김진화(대원대학교)	문준동(공주대학교)	박영석(선문대학교)
	박재성(동주대학교)	서혜진(포항대학교)	송효숙(대전보건대학교)
	신동민(한국교통대학교)	신지훈(서영대학교)	심규식(나사렛대학교)
	유민정(김해대학교)	유영법(남부대학교)	윤병길(건양대학교)
	윤성우(남서울대학교)	윤형완(전주비전대학교)	이귀자(경동대학교)
	이상민(경북도립대학교)	이영아(제주한라대학교)	이정은(동남보건대학교)
	이현지(강원대학교)	이효주(선문대학교)	이효철(호남대학교)
	정지연(호원대학교)	조진만(대전보건대학교)	주정미(김해대학교)
	최길순(동강대학교)	최성수(호원대학교)	최혜경(을지대학교)
	탁양주(한국교통대학교)	피혜영(대원대학교)	한송이(백석대학교)
	한승태(호원대학교)	홍선우(대전대학교)	홍성기(동남보건대학교)
	홍희정(마산대학교)		

(가나다 순)

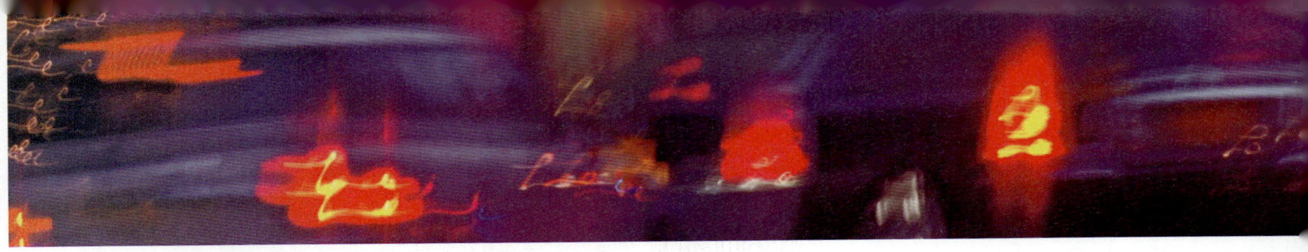

역자서문

현대사회에서 정보 전달의 방법에는 여러 가지 유형과 특징이 있지만 그중 교육의 장에서는 전공 교과서를 통해서 교수–학습자와의 성숙된 교감을 이루어 내고 있다.

1995년 11개 대학에 응급구조과가 신설되어 오늘에 이르기까지 2021년 현재 전국 43개 대학에 응급구조(학)과에 개설되어 우리나라 응급의료발전과 국민의 적정보건의료수준을 향상하는데 양적, 질적 성장을 이뤄내고 있다.

이에 본 교재는 Brady의 PARAMEDIC CARE: Principles&Practice로 4판에서 7권으로 개정 증판되었다가, 이번 개정판에서는 세 번째 개정판 때처럼 다시 5권으로 수정 합본된 기존 구성체계를 유지 한 SPECIAL CONSIDERATIONS/OPERATIONS을 번역한 것이다.

그중 본 역서에서는 특수 환자군으로 부인과 · 산과 · 신생아 · 소아 · 노인응급환자 관리와 학대와 폭행, 만성질환을 위한 응급중재, 위험물관리, 도서벽지에서의 응급상황 대처 등 구조분야와 함께 특수상황에서의 전문응급처치에 관한 핵심적인 내용으로 구성되어 있다.

이는 응급의료체계 내에서 시대적 변화에 따른 특수 환자군에 대한 다양한 요구도를 반영하였고 총체적인 지식과 술기를 포함한 응급구조사의 역할 증대에 따라 증보된 결과물들이다. 그러므로 실증적 자료와 과학적 근거에 의거하여 개정된 역서가 전국 응급구조학과의 핵심 교재로써 유용되어 표준화된 교과과정 운영과 더불어 다양한 측면에서 한층 더 성장되기를 바란다.

끝으로 COVID–19로 인한 엄중한 시대적 상황에서 본 교재의 출판과정에 다소 어려움이 있었지만 2021년도 새학기에 학생들에게 본 교재가 활용될 수 있도록 마지막 편집회의까지 함께 해주신 편집위원님, 역자분들, 열정적으로 책을 출판해 주신 대학서림의 윤진영회장님과 편집부 직원 모두에게 감사의 말씀을 드린다.

아무쪼록 특수상황 전문응급처치학이 출판되어 응급구조학 발전에 초석이 되기를 기대해 본다.

2021년 2월
옮긴이 대표 권혜란

역자서문

응급구조사가 배출된 지 25년이 되었으며, 이들의 활약으로 많은 생명을 죽음에서 구하고 질병과 외상으로부터 자유롭게 되었다는 것은 어느 누구도 부인하지 못하는 사실이다. 현재는 43개 대학이 증설되어 교육의 내용이 양 · 질적으로 매우 급성장하여 어느 정도 안정의 틀을 형성했다고 본다.

1급 응급구조사는 현장에서 응급환자에게 응급처치를 하여 생명을 유지하게 하는 전문의료인력 또는 다양한 분야의 전문가로 역할을 해야 합니다. 전반적인 의학지식은 물론 현장에서 수행하여야 할 의학술기에 대한 이론 및 과학적 근거 중심의 지식으로 터득하여야 합니다.

1급 응급구조사의 교육과정을 만들면서 필요한 내용의 교과서로 2007년 Brady 사의 "Paramedic Care"를 2권으로 처음으로 번역 하였고, 2013년 7권으로 나누어서 재개정 하여 번역하였고, 2021년도 다시 영역별 '전문응급처치총론', '환자평가', '전문손상응급처치학', '내과전문응급처치학'과 '특수상황에서의 전문응급처치학'으로서 번역하게 되었다.

이 책은 응급구조학과 학생들에게 특정 인구집단과 구조 활동에 필요한 정보를 제공한다. 1장부터 8장까지 부인과 응급, 산과 응급, 신생아 응급, 소아 응급, 노인 응급, 학대/방임/폭행 환자, 장애인 환자, 만성질환자의 의료적 상황을 다룬다. 9장부터 16장까지 다수 사상자 사고, 구급차 운영, 유해물질, 범죄현장, 교외지역 응급상황, 테러사고를 포함하여 응급구조사가 언제든 경험할 수 있는 특수 상황을 다룬다. 이 책의 내용이 미국 응급의료 체계에 중심으로 되어 있어서 우리나라에 사회제도 및 사회 전반 문화와 상이한 점이 있지만, 번역의 충실성을 유지하기 위해 직역으로 번역한 점을 밝히면서, 우리나라와 상이한 점은 우리나라 공식적 다른 자료와 비교해가면서 우리나라 응급의료체계의 발전과 응급구조사의 교육을 위한 참고 또는 기초지식으로서 활용하기 바란다.

바쁜 일정에도 원고 번역에 힘쓰신 교수님들, 교재의 특수한 상황에 따른 용어선정 및 논의가 있는 부분에서 상이한 의견을 수렴하고 종합하여 열의를 다해서 편집을 맡아서 수정하고, 성실하게 퇴고하신 편집위원 교수님에게 감사의 마음을 전하고, 번역판을 맡아서 초창기부터 교재발간에 물심양면으로 도와주신 대학서림 윤진영 회장님을 비롯한 편집부 직원에 큰 감사의 마음을 드린다.

2021년 2월

역자 대표 신동민

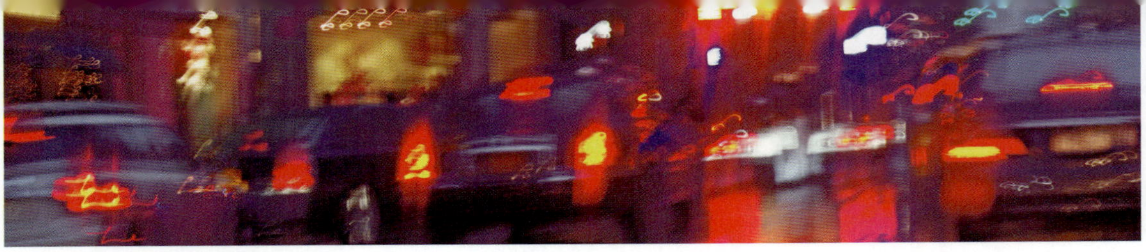

차례 Contents

- 역자서문 iv
- 들어가기 전에 xiv
- Acknowledgments xvii
- 작가에 대해 xxi
- 이 책의 사용 가이드라인 xxii

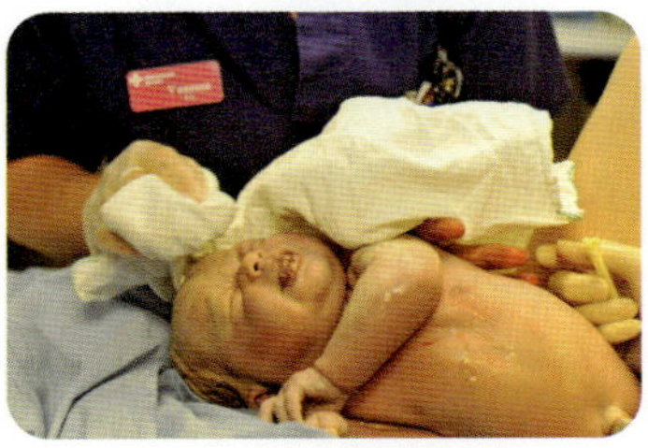

Chapter 1 • 부인과 응급 1

개요 3
해부와 생리 3
　여성생식기관 3
　월경주기 7
부인과 환자의 평가 9
　병력 10
　신체검진 12
부인과 응급 환자의 처치 12
특수 부인과 응급 13
　내과적 부인과 응급 13
　외상성 부인과 응급 상황 16

Chapter 2 • 산과 응급 21

개요 22
출생전기(산전기) 22
　산과 환자의 해부 생리 23
산과 환자의 일반적 평가 29
　일차 평가 29
　병력 청취 29
　신체검진 31
산과 환자의 일반적 처치 32
임신 합병증 32
　외상 32
　내과 질환 33
　임신의 내과적 합병증 37
산후기 42
　분만 42
　분만 환자의 응급처치 44
　현장 분만 45
　신생아 처치 47
　비정상 분만 상황 49
　기타 분만합병증 52
　분만과 출산에 따른 산모합병증 55
　임신에서 심정지 57

Chapter 3 • 신생아 응급 63

개요 64
일반적인 병태생리학과 평가 및 관리 65
　역학 65
　병태생리 65
　환자 평가 70
　처치 72
질식된 신생아 75
　소생술 75

산모의 마약 복용 82
신생아 이송 82
특수한 신생아 응급 상황 82
태변 착색된 양수 83
무호흡 83
가로막 탈장 84
서맥 85
조산아 85
호흡기 질식/청색증 86
저혈량증 86
발작 87
발열 87
저체온증 88
저혈당증 88
구토 89
설사 90
출생 시 발생하는 보편적 손상들 90
심장소생, 소생 후 그리고 안정화 91

Chapter 4 • 소아 응급 95

개요 96
소아 환자 처치 시 응급구조사의 역할 97
지속적인 교육과 훈련 97
건강증진과 손상 예방 97
소아전문소생술의 기술 98
소아 응급 상황에 대한 일반적 조치 99
의사소통과 심리적 지지 99
환자 요구에 대응 99
부모 또는 보호자의 반응 100
성장 및 발달 101
갓난아기(생후 처음 몇 시간) 101
신생아(생후 1달) 101
영아(생후 1달~5달) 101
영아(생후 6개월~1년) 102
유아(1살~3살) 102
학령 전기(3세~5세) 103
학령기 아동(6세~12세) 103
청소년기(13세~18세) 104
해부학 및 생리학 104
머리 105
기도 107
흉부 및 폐 107
복부 108
사지 108
피부 및 체표면적 108
호흡계 108
심혈관계 108
신경계 109
대사적 차이점 109
소아 환자평가에 대한 일반적 접근 109
기본적 고려사항 109
현장 평가 110
일차 평가 110
이차 평가 117
재평가 120
소아 환자의 일반적 처치 121
기본 기도 관리 121
전문 기도 및 환기 관리 126
순환 132
경추 고정 137
이송지침 139
특수한 응급 상황 139
감염 140
호흡기 관련 응급 상황 140
특수한 호흡기계 응급 142
쇼크(관류저하) 148
신경학적 응급 157
위장관련 응급 상황 159
대사 응급 159
중독 및 독극물 노출 162
처치 163
외상응급 164
손상기전 164
특별히 고려해야 할 사항 166

구체적인 손상 169
영아돌연사증후군 172
생명위급상태 173
소아학대와 방임 174
학대와 방임의 가해자 174
학대의 종류 174
학대 또는 방임 가능성이 있는 소아의 평가 175
학대 또는 방임의 가능성이 있는 소아 관리 176
학대 또는 방임의 출처 176
특별한 요구가 있는 영아와 소아 176
가정에서 사용 가능한 처치 기구 176
일반적인 평가 및 관리 179
소아와 관계된 다수사상자 발생사고 180
점프스타트 체계 사용 180

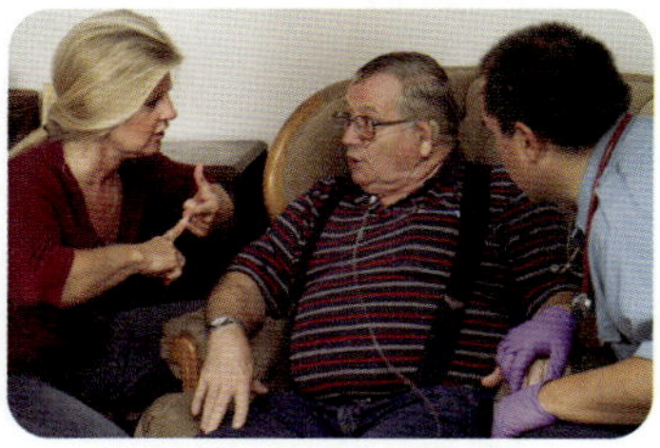

Chapter 5 • 노인 응급 187

개요 189
역학 및 인구통계 190
인구 특성 190
사회적 쟁점 192
의료를 위한 재정과 자원 195
일반적 병리생리학, 평가 및 관리 198
노인 환자의 병리생리학 198
평가 시 고려사항 202
처치 시 고려사항 207
노인의 계통별 병태생리학 208
호흡계통 208
심혈관계통 209
신경계통 211
내분비계통 212
위장관계통 212
체온조절 계통 212
외피계통 213
근골격계통 213
콩팥계통 213
비뇨생식기계통 214
면역계통 214
혈액계통 214
노인의 일반적인 의료 문제들 214
폐/호흡질환 215
심혈관질환 219
신경장애 223
대사질환 및 내분비질환 228
위장관질환 229
피부질환 231
근골격계통 질환 232
콩팥질환 234
비뇨계통 질환 234
환경응급 235
독성학적 응급 236
약물 남용 241
행동/정신질환 242
노인 환자의 외상 245
기여요인 245
일반적 평가 245
일반적 관리 246
특수한 부상 247

Chapter 6 • 학대, 방임, 폭행 251

개요 252
동거인 학대 253
학대를 신고하지 않는 이유 253
동거인 학대의 확인 253
동거인 학대 가해자의 특성 254
동거인 학대 피해자의 특성 255
학대 피해자에게 접근하기 255
노인 학대 255
노인 학대 확인 256

가정내 노인 학대에 대한 학설 256
학대 받는 노인들의 특성 256
노인 학대자들의 특성 257
아동학대 257
아동학대자의 특성 257
학대 받는 아동들의 특징 258
아동학대 확인 258
아동학대의 기록과 신고 261
성폭행 262
성폭행/강간 피해자의 특성 262
성폭행 가해자의 특성 263
데이트 강간 약물 263
응급의료의 책임 264
인신매매 265
증오 범죄 266

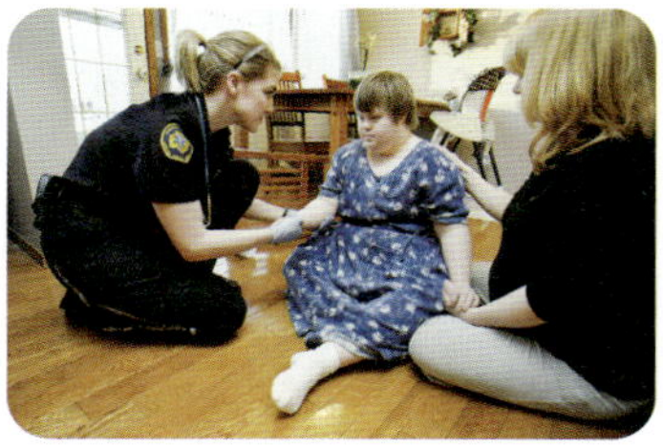

Chapter 7 • 장애인 환자 271

개요 272
신체적 장애 273
청력 장애 273
시각 장애 275
언어 장애 276
비만 278
마비 280
정신장애 및 정서장애 280
발달 장애 280
발달 장애를 위한 편의 281
다운증후군 281
태아알코올증후군 282
병리적 문제 282
관절염 282
암 283
뇌성마비 284
낭포성섬유증(점액점착증) 285
다발경화증 285
근이영양증 286
소아마비(회색질척수염) 286
과거의 머리손상 287
척추갈림증(이분척추) 287
중증근무력증 287
기타 문제 288
다양한 문화를 가진 환자 288
말기 환자 289
감염병 환자 289
재정적 문제가 있는 환자 289

Chapter 8 • 만성질환 환자를 위한 응급중재 293

개요 295
가정건강관리의 역학 295
환자에게 제공되는 가정건강관리 295
가정건강관리 환자에 대한 전문소생술 296
전반적인 병태생리, 평가, 관리 304
평가 304
이송 및 관리 처치 계획 308
특수한 가정내 응급 상황 308
호흡장애 308
혈관접근장치 319
심장 질환 321
위장관/비뇨생식기 질환 321
급성 감염 질환 324
산모 및 신생아 처치 325
호스피스와 안위 간호 327

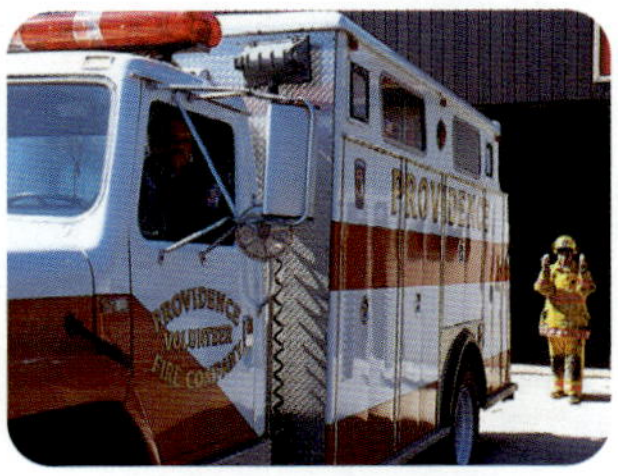

Chapter 9 • 구급차 운영 333

개요 334
구급차 기준 334
구급차 형태 334
의료장비 기준 336
추가 지침 사항 336
구급차 점검 337
구급차 배치와 인력 338
교통 혼잡 339
구급차 운영 인력 339
안전한 구급차 운영 340
응급구조사 교육 340
구급차 충돌사고 감소 341
운행기준 절차 342
주의 의무 기준 342
경광등과 사이렌: 안전의 잘못된 인식 343
경찰차의 호위 및 여러대의 구급차 출동 344
구급차의 주차와 환자 신기 345
위험한 교차로 346

Chapter 10 • 항공의료 운영 351

개요 352
항공의료 이송의 역사 354
항공기 355
고정익 항공기 356
회전익 항공기 356
응급의료체계의 역할 359
항공의료 이송의 사용 359
한계점 364
인력 배정 364
논란점 365
사고 현장 작업 366
초기 정보 366
착륙장 367
헬리콥터의 접근 368
환자 정보의 제공 370
환자 싣기 370
이륙 371

Chapter 11 • 다발성 사상자 사고 및 사고 관리 375

개요 377
응급 사고 관리의 역사 379
규제 및 표준 380
통합적이고 유연한 신고 관리 체계 381
현장지휘 381
현장지휘의 확립 382
현장 평가 382
단독 지휘 체계와 통합 지휘 체계 384
작업대기 장소 확인 385
사고 통신체계 385
자원의 활용 385
지휘 과정 386
지휘 체계의 종료 387
현장지휘의 보조 기능 분야 387
현장지휘의 보조 인력 388
재정 및 행정 389
물류 구역 390
작전 구역 390
계획 및 정보 구역 390
작전 기능의 분화 390
부서 391
팀 392
섹터 392
응급 의료 체계 부서와 기능군 392
환자 분류 392
시신 안치소 400

환자 처치 401
현장 전문의 402
작업 대기 402
환자 이송팀 403
구출/구조팀 403
재활팀 404
통신 체계 404
재난 관리 405
경감 단계 405
계획 단계 405
대응 단계 405
복구 단계 405
다수환자 사고 시 문제의 해결 405
구조 작업 방해 요소 405
사전 계획, 훈련, 개선점을 위한 비판 407
재난 정신 보건 서비스 408

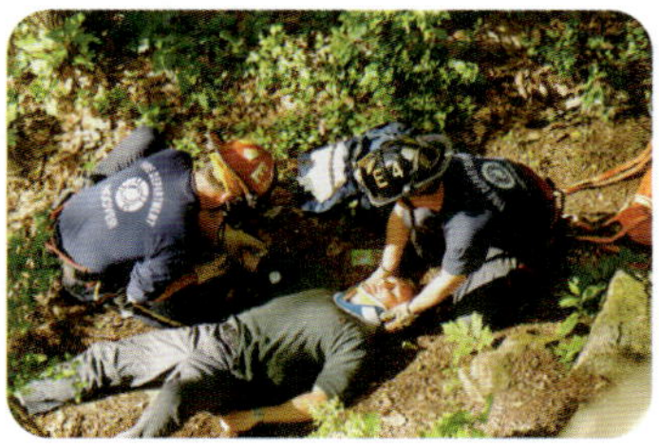

Chapter 12 • 구조 상황 인지와 작전 413

개요 414
응급구조사의 역할 415
보호 장비 416
구조 인력의 보호 416
환자 보호 418
안전 절차 419
구조 작업 표준 운영 절차 419
임무 배정 420
사전 계획 420
구조 작업 421
1단계: 도착 및 현장 평가 421
2단계: 위험 통제 421
3단계: 환자 접근 422
4단계: 환자 처치 423
5단계: 장애물 제거 425
6단계: 환자 로프 고정 426
7단계: 구출 및 이송 426
수상 구조 427
개괄적 지식 427
수온 428
급류에서의 수상 구조 429
표층수 431
위험한 환경에 대한 구조 작업 434
협소한 공간의 위험 435
산업 현장의 협소한 공간에 대한 안전 대책 436
함몰 사고 및 구조물 붕괴 437
함몰 및 붕괴 사고의 원인 437
고속도로에서의 차량 구조 작업 437
고속도로의 작업상 위험 요소 438
차량 구조 440
하이브리드 차량 441
구출 전략 442
구조 기술의 훈련 443
위험 지형에서의 구조 작업 444
위험 지형의 유형 444
위험 지형에서의 환자 접근 444
거친 지형에서의 환자 로프 고정법 445
위험 지형에서의 환자 구출법 446
장기적 처치 평가 및 환경 문제 448

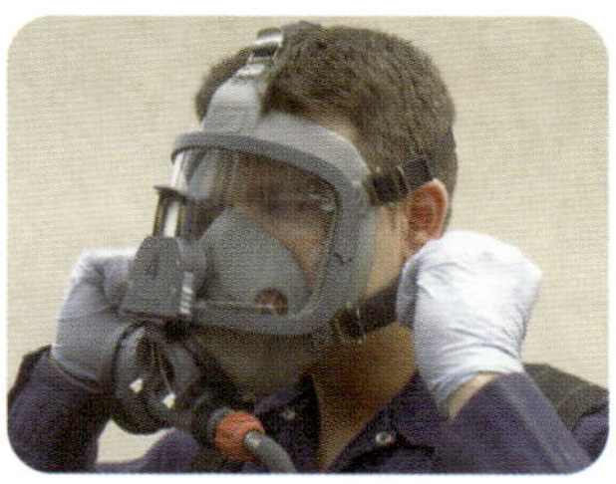

Chapter 13 • 유해 물질 453

개요 455
응급구조사의 역할 455
자격요건과 기준 456

훈련의 단계 456
현장 평가 456
사고 관리 체계(ICS)와 유해 물질 응급 상황 457
사고 인지 457
유해 물질의 인지 459
유해 물질의 확인 461
유해 물질 구역 464
특수 용어 465
유해 물질 관련 의료 작업과 관련된 용어 465
독성학 용어 467
오염과 독성학의 복습 467
오염의 유형 468
오염 경로 468
독성 물질의 오염 주기와 작용 468
일반적인 유해 물질 폭로에 대한 처치 469
오염원 제거에 대한 접근법 472
오염원 제거 방법 472
오염원 제거에 대한 결정 473
현장 오염원 제거 474
유해 물질 보호 장비 476
의료적 모니터링과 재활 477
현장 진입 준비 478
현장 대피 이후의 재활 478
열 스트레스 요인 478
훈련의 중요성 478

Chapter 14 • 범죄 현장 인지 481

개요 482
현장 접근 483
생각해 볼 수 있는 시나리오 483
특정 위험 사고 현장 486
고속도로 사고 현장 486
거리의 폭력 사건 487
마약 범죄 489
마약 제조실 490
가정 폭력 491
작전상 고려 사항 491
안전 전략 491
상황적 인지 493
전략적 환자 처치 494
전략적 응급의료서비스 495
범죄 현장에서의 응급의료서비스 496
응급 의료-경찰 인력 운용 496
증거물의 보존 497

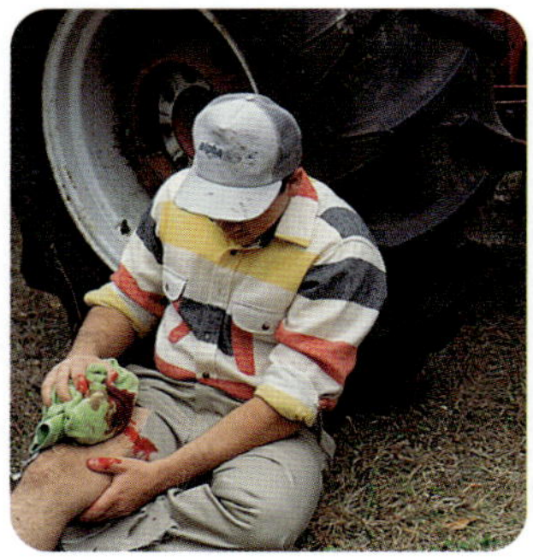

Chapter 15 • 교외 지역의 응급의료서비스 503

개요 505
교외 지역의 응급의료서비스 505
교외 지역의 특수한 문제점 506
창의적 문제 해결 능력 508
교외 지역 응급의료의 전형적인 상황과 결정 사항 510
거리 요소 510
농업 사고 511
여가 손상 516

Chapter 16 • 테러에 대한 대응 521

개요 522
폭발물 523
핵폭발 524
핵 물질 사고 대응 525
방사능 오염 525
화학물질 527
신경작용제 527

수포작용제(발포제) 528
폐 작용제 529
생물 독소 529
무능화 작용제 530
기타 유해 화학물질 530
화학물질 유출의 인지 530
화학물질 유출의 관리 531
생물학적 작용제 532
폐렴성 작용제 533
뇌염성 작용제 533
기타 작용제 534
생물학적 작용제 전염에 대한 보호 534
총기난사 535
테러공격에 관한 일반적인 고려사항 535
현장 안전 535
테러 공격에 대한 인식 535
테러 공격에 대한 대응 536

- 혈행성 병원체와 감염병에 대한 주의 사항 539
- 현장 출동 후 결과 분석에 대한 모범 답안 541
- 복습 문제 답안 549
- 핵심용어 551
- 찾아보기 562

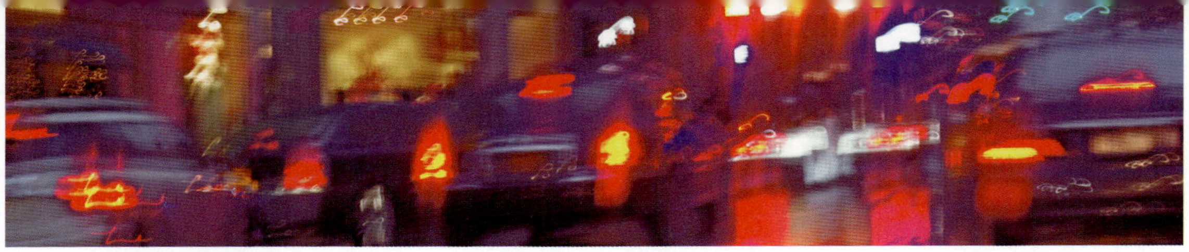

들어가기 전에 Preface to Volume 6

현대의 응급구조사는 응급의학 일부분를 차지하며 전문가 및 의료 행위자이다. 응급 의학 교육은 해부학, 생리학, 환자 평가, 질병의 병태 생리, (의료 산업에서 응급구조사의 역할을 확대하는) 약리학에 걸친 넓은 범위에서 기초를 제공한다. 총 5권의 Paramedic Care, Principle&Practice 중에서 제(6)권 특수상황 전문응급처치학은 넓고 구체적인 목적을 반영하고 있다.

이 책은 응급구조학과 학생들에게 특정 인구집단과 구조 활동에 필요한 정보를 제공한다. 1장부터 8장까지 부인과응급, 산과응급, 신생아응급, 소아응급, 노인응급, 학대/방치/폭행 환자, 장애인 환자, 만성질환자의 의료적 상황을 다룬다. 9장부터 16장까지 다수 사상자 사고, 구급차 운영, 유해물질, 범죄현장, 교외지역 응급상황, 테러사고를 포함하여 응급구조사가 언제든 경험할 수 있는 특수 상황을 다룬다.

단원 개요

제1장 부인과 응급은 여성 생식계로부터 발생하는 응급 상황에 대한 인지와 처치를 다룬다. 1장은 여성 생식기와 생리에 대한 개괄과 함께 일반적인 부인과학적 응급 상황을 논의한다.

제2장 산과 응급은 병원전 환경과 출산과 관련된 여러 다양한 비정상적인 조건과 응급 상황에서 정상적인 분만하는 방법을 다룬다. 2장은 임신으로 인한 해부학적 혹은 생리학적 변화에 대한 재검토를 통해 출산의 전기 · 중기 · 후기에 걸쳐 발생할 수 있는 응급 상황을 다룬다.
5판에 새로 들어간 내용: 임신에서 심정지는 심정지 임산부를 위한 임신주수, 가슴압박, 대동정맥압박, 제세동, 기도관리, 응급약물 사용, 이송 병원에 대한 정보를 포함한다.

제3장 신생아 응급 신생아는 생후 1개월 이하의 유아를 의미한다. 신생아 환자는 질환의 속성이 일반환자와 매우 다르기 때문에 신체의 크기, 해부학적 구조, 생리적 특성에 맞는 처치가 제공되어야 한다. 3장은 현장에서 신생아 환자에 대한 소생 조치를 제공하는 것을 중심으로 신생아학에 대한 상세한 논의를 제공한다.
5판에 새로 들어간 내용: 3장은 신생아의 치료와 소생에 대해, 2015년 미국심장협회 지침을 반영한 최신 정보를 추가하였다.

제4장 소아 응급은 소아 관련 응급 상황을 세부적으로 다룬다. 소아는 "작은 성인"이 아니다. 소아는 신체적 특성으로 인해 특별한 관리가 필요하기 때문에 성인과는 반드시 다른 처치와 접근법을 적용해야 한다. 4장은 질환 발견과 처치를 중점으로 병원전 처치시 접하게 되는 일반적인 혹은 특이한 소아응급 상황을 포함한다. 소아 환자를 위한 특수 평가 기술과 응급 처치 절차가 상세히 기술된다.
5판에 새로 들어간 내용: 기관내삽관과 백밸브마스크 환기의 결과 비교, 소아전문심장소생술에서 리도카인 사용, 소아 척추 고정(stabilization), 크룹 치분무 에피네프린 분무기 사용, 호흡정지에서 영아의 코흡인(nasal suctioning), 소아용 폐렴 백신, 탈수, 소아당뇨가 없는 어린이에서 우발적인 당뇨약물 섭취이다.

제5장 노인 응급은 고령자와 관련된 응급 상황에 대해 상세한 설명을 한다. 최근에 인구의 고령화가 가속화되면서, 고령 환자와 관련된 응급 의료 신고 건수가 증가하고 있다. 5장은 고령자의 해부학적 신체 구조와 노화에 따른 생리적 특성을 살펴본다. 또한 5장은 고령 인구에 흔하게 볼 수 있는 응급 상황의 평가 및 처치에 대한 상세한 논의를 제공한다.
5판에 새로 들어간 내용: 와파린을 포함한 새로운 항응고제: 다비가트란(프라닥사), 리바록사반(자렐토), 아픽사반(엘리키스).

제6장 학대, 방임, 폭행은 학대, 방임, 폭행의 피해자가 필요로 적절한 처치에 대해 논의를 제공한다. 6장은 응급구조사가 학대나 위험이 의심되는 상황을 분별하는데 중요한 정보를 제공한다. 응급구조사는 학대, 방임, 폭행 피해자를 접하는 최초의 혹은 유일한 의료 인력인 경우가 많다. 그렇기 때문에 학대가 의심되는 상황을 조기에 발견하고 관련 당국에 고지하는 것이 대단히 중요하다.
5판에 새로 들어간 내용: 인신매매

제7장 장애인 환자는 정신, 신체, 문화적으로 특수한 도움을 필요로 하는 환자를 다룬다. 응급구조사는 장애가 있는 환자에게 효과적인 평가와 처치를 제공하는 방법을 잘 숙지하고 있어야 한다. 의료적 응급 상황은 장애인 환자에게 극도의 공포를 유발하는 상황이기 때문에, 응급구조사는 이러한 특수 유형의 환자의 스트레스를 완화시키는 방법을 훈련 받아야 한다.

제8장 만성 질환 환자를 위한 응급중재는 가정건강관리를 받는 환자나 만성 질환을 겪고 있는 환자에 대한 처치에 있어 응급구조사의 역할에 대한 중요한 논의를 한다. 병원 수익성이 감소하는 가운데 가정에서 가족이나 가정건강관리 인력에 의해 관리를 받는 환자의 수가 늘어나고 있다. 응급구조사는 가정내에서 건강관리를 받는 환자의 상태가 악화되거나 의료적 혹은 외상적 응급 상황에 빠진 경우 호출되는 경우가 많다. 병원전 인력이 가정내 관리에 대한 근본적인 이해를 하고 건강관리에서 자주 사용되는 의료 기기 및 기술에 대한 기본 지식을 갖추는 것이 대단히 중요하다. 8장은 가정건강관리를 받는 환자의 평가, 처치, 관리에 있어 응급구조사의 역할을 상세히 설명한다.

제9장 구급차 운영은 신고 전화가 접수되기도 전에 치료가 시작되는 응급 의료용 구급차의 세계를 소개한다. 응급구조사는 구급차와 의료 장비를 상시 출동할 수 있도록 정비한다. 또한 응급구조사는 본연의 역할을 효과적으로 수행하기 위해 반드시 다양한 응급 의료 체계를 이해해야 한다.

제10장 항공의료 운영은 응급 환자의 항공 이송을 다룬다. 회전익 항공기와 고정익 항공기는 중환자를 현장에서 의료 시설로 긴급 수송하거나 특수팀을 원거리로 이송하는데 필수적인 자원이 되었다. 항공기는 장기 이송, 수색/구출 작업, 재난 지원에 매우 중요한 자원이다. 의료 항공 수송은 이점과 위험의 경중을 잘 따져봐야 하는 의료 절차이다. 다른 자원이나 장비와 마찬가지로 의료 항공 수송은 합리적인 사용이 필요하고, 응급 의료 인력은 항공 수송의 역량과 관련 지침을 잘 숙지해야 한다.

5판에 새로 들어간 내용: 헬리콥터 EMS(HEMS)를 헬리콥터 항공이송(HAA)으로 용어를 바꾸었다.

제11장 다발성 사상자 사고 및 사고 관리는 다발성 사고를 유발할 수 있는 상황을 설명한다. 3장은 국가 사고 관리 체계에 대해 상세하게 다룬다. 국가 사고 관리 체계는 (특히 다수의 구급차와 기관이 관여되는 현장에서) 다발성 손상 현장에서의 효과적 자원 운용을 위해 미 국토안보부가 개발하고 의무화한 체계이다. 응급구조사는 사고 관리 체계의 작동 원리를 잘 숙지하고 이를 일상적인 임무 수행시 효과적으로 적용시켜야 한다.

제12장 구조 상황 인지와 작전은 구조 작업에 대한 종합적인 논의를 다룬다. 구조 작업에 응급 의료 인력이 개입하는 수준은 상당히 다변적이다. 많은 응급 의료 체계에서 응급구조사는 구조 작업을 수행한다. 여타 체계에서서는 응급구조사가 주로 환자 치료를 담당하고, 구조 작업은 특수 훈련과 장비를 갖춘 구조팀에 의해 실시된다. 하지만 현대의 응급구조사는 현장 안전을 중점으로 구조 작업을 잘 이해해야 한다.

제13장 유해 물질은 유해 물질이 관여되는 응급 사고가 늘어나는 추세를 다룬다. 대부분의 유해 물질 사고는 유해 물질 제거반에 의해 대응되지만, 응급구조사는 유해 물질 사고의 발견, 적절한 자원의 활용, 사고시 환자 치료 등의 임무를 자주 수행한다. 유해 물질 사고 현장은 매우 위험하기 때문에, 응급구조사는 다양한 유해 물질과 유해 물질 사고 대응 작업에 대한 근본적인 이해를 해야 한다.

제14장 범죄 현장 인지는 범죄 현장 보호의 중요성을 상세히 설명한다. 응급 의료 인력은 범죄 현장에 최초로 도착하는 경우가 많다. 응급구조사의 임무는 개인 안전과 환자 치료이지만, 범죄 현장의 위험 요소를 잘 회피할 수 있도록 유의해야 한다. 6장은 응급구조사가 현장에서 효과적으로 임무수행을 하는데 필수적인 범죄 현장 대응에 대한 개괄을 한다.
5판에 새로 들어간 내용: 상황인지 추가함.

제15장 교외 지역의 응급의료서비스는 물리적 거리와 같이 교외 지역의 응급 구조 인력이 마주치는 특수 장애 요인과 교외나 야생 지역에서 살거나 여가를 즐기는 사람들에게 양질의 치료 서비스를 제공하기 위해 필요한 창의적인 문제 해결에 대한 이해를 높이는 개괄을 제공한다.

제16장 테러에 대한 대응은 현장 안전을 보장하기 위해 응급구조사가 취하는 전략과 테러 공격을 발견 및 대응하는 기술을 중심으로 (재래식 폭발물, 핵무기, 화학물, 생물학적 물질와 같이) 테러 공격에 주로 사용될법한 물질 유형을 논의한다.
5판에 새로 들어간 내용: 테러행위의 하나인 총기난사를 추가함.

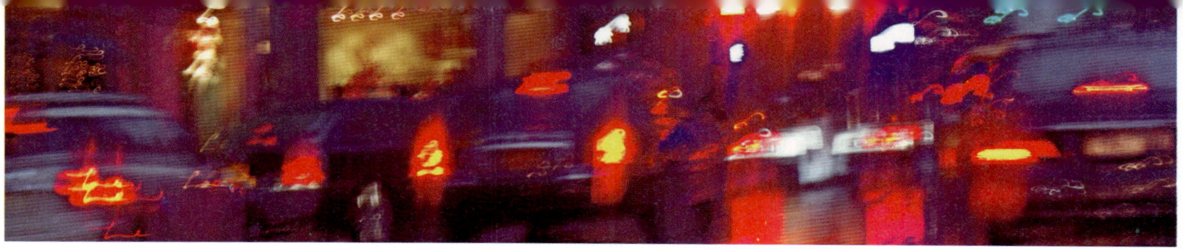

Acknowledgments

Chapter Contributors

We wish to acknowledge the ramarkable talents of the following people who contributed to this five volume series. Individually, they worked with extraordinary commitment. Together, they from a team of highly dedicated professionals who have upheld the highest standards of EMS instruction.

Paul Ganss, MS, NRP (Volume 1, Chapter 2)
Michael F. O'Keefe (Volume 1, Chapter 5)
Wes Ogilvie, MPA, JD, LP (Volume 1, Chapter 7)
Kevin McGinnis, MPS, EMT-P (Volume 1, Chapter 9)
Jeff Brosious, EMT-P (Volume 1, Chapter 10)
W.E. Gandy, JD, NREMT-P (Volume 1, Chapter 15)
Darren Braude, MD, MPH, FACEP (Volume 1, Chapter 15)
Joseph R. Lauro, MD, EMT-P (Volume 2, Chapter 6)
Brad Buck, NRP, CCEMT-P (Volume 3, Chapter 10)
Bryan Bledsoe, DO, FACEP, FAAEM, EMT-P (Volume 4, Chapter 10)
Andrew Schmidt, DO, MPH (Volume 4, Chapter 10)
Justin Sempsrott, MD (Volume 4, Chapter 10)
David Nelson, MD, FAAP, FAAEM (Volume 5, Chapter 4)
Mike Abernethy, MD, FAAEM (Volume 5, Chapter 10)
Ryan J. Wubben, MD, FAAEM (Volume 5, Chapter 10)
Louis Molino, NREMT-I (Volume 5, Chapter 11)
Dale M. Carrison, DO, FACEP, FACOEP (Volume 5, Chapter 14)
Dan Limmer, AS, NRP (Volume 5, Chapter 14)
Deborah J. McCoy-Freeman, BS, RN, NREMTP (Volume 5, Chapter 15)

BEB, RAC

Instructor Reviewers

The reviewers of Paramedic Car e: Principles & Practice, Fourth Edition, Volume 5 have provided many excellent suggestions and ideas for improving the text. The quality of the reviews has been outstanding, and the reviews have been a major aid in the preparation and revision of the manuscript. The assistance provided by these EMS experts is deeply appreciated.

Fifth Edition

Michael Smith, MS, Educator, Kilgore College,
Longview, TXa
Edward Lee, A.A.S., BS, Ed.S., NRP, CCEMT-P, EMT
Paramedic Program Coordinator, Trident Technical

College, Summerville, SC

Ryan Batenhorst, BA, NRP, EMS-I, Program Director, Paramedic Program, Southeast Community College, Milford, NE

Brett Peine, BS, NRP, Director, Southern State University, Joplin, MO

Fourth Edition

John L. Beckman, AA, BS
FF/EMT-P I/C
Addison Fire Protection District
Technology Center of DuPage
Addison, IL

Bryon Bellinger, NREMT-P, BA, RN
Lead Instructor Paramedic Specialist Program
Indian Hills Community College
Ottumwa, IA

Brian Bird, AS, EMS
Firefighter/Paramedic
Santa Fe Fire Department
Santa Fe, NM

L. Kelly Kirk, III, AAS, BS, EMT-P
Director of Distance Education, Paramedic
Randolph Co. Community College/Davidson County EMS
Asheboro, NC/Lexington, NC

Gregory M. Reardon, BS, NREMT-P
Paramedic, Adjunct Faculty Cecil College/Maryland Fire and Rescue Institute
Baltimore Washington International Airport Fire and Rescue Department
Baltimore, MD

Billy Respass, NCEMT-P
EMS Programs Instructor
Beaufort County Community College
Washington, NC

Mike Smertka, EMT-P
Assistant EMS Instructor
Graduate Student of Medicine/Medical University of Silesia
Katowice, Poland

Kelly Weller, MA, RN, LP, EMS-C
EMS Program Director
Lone Star College-Montgomery
Conroe, TX

We also wish to express appreciation to the following EMS professionals who reviewed the third edition of Paramedic

Care: Principles & Practice. Their suggestions and perspectives helped to make this program a successful teaching tool.

Mike Dymes, NREMT-P
EMS Program Director
Durham Technical Community College
Durham, NC

Ginger K. Floyd, BA, NREMT-P
Assistant Professor
Austin Community College EMS Professions
Austin, TX

Darren P. Lacroix, AAS, EMT-P
Del Mar College
Emergency Medical Service Professions
Corpus Christi, TX

Greg Mullen, MS, NREMT-P
National EMS Academy
Lafayette, LA

Deborah L. Petty, BS, EMT-P I/C
Training Officer
St. Charles County Ambulance District
St. Peters, MO

B. Jeanine Riner, MHSA, BS, RRT, NREMT-P
GA Office of EMS and Trauma
Atlanta, GA

Aaron Weitzman, BS, NREMT-P
Lieutenant (ret.)
Faculty, Emergency Medical Services
Baltimore City Community College
Baltimore, MD

Brian J. Wilson, BA, NREMT-P
Education Director
Texas Tech School of Medicine
El Paso, TX

Photo Acknowledgments

All photographs not credited adjacent to the photograph or in the photo credit section below were photographed on assignment for Brady/Prentice Hall/Pearson Education.

Organizations

we wish to thank the following organizations for their assistance in creating the photo program for this project:

Michael J. Grant, President & CEO
Ambitrans Medical Transport, Inc., Punta Gorda, FL

Alan J. Skavroneck, Vice-President & COO

Ambitrans Medical Transport, Inc.

Debbie Harrington, BS, NREMT, Director

Community Relations, Ambitrans Medical Transport, Inc.

Companies

The following companies assisted in our photo program by donating EMS products to use in our photo shoots:

Persys Medical. NIO and BIG interosseous

Pyng Medical. FAST interosseous

Teleflex Corp. LMAs

Photo Coordinators/ Technical Advisors

Thanks to the following for valuable assistance directing the medical accuracy of the shoots and coordinating models, props, and locations for our photos:

Skippi Farley, EMT-P

Rodney VanOrsdol, FF/EMT-P

Photographers who have contributed to this project

Michael Gallitelli, Michal Heron, Kevin Link and Richard Logan

Photographer for the Fifth edition

Maria Lyle/Maria Lyle Photography

Sarasota, FloridaModels

Models

Thanks to the following people from the Flower Mound Fire Department, Flower Mound, Texas, and from Winter Park Fire-Rescue, Winter Park, Florida, who provided locations and/or portrayed patients and EMS providers in our photographs.

FAO/Paramedic Wade Woody

FF/Paramedic Tim Mackling

FF/Paramedic Matthew Daniel

FF/Paramedic Jon Rea

FAO/Paramedic Waylon Palmer

FF/EMT Jesse Palmer

Captain/EMT Billy McWhorter

Linda Kirk, Director, Winter Park Towers, Winter Park, FL

Andrew Isaacs

Richard Rodriguez

Tod Meadors

Jeff Spinelli

Mark Vaughn

Victoria Devereaux

Teresa Gerge

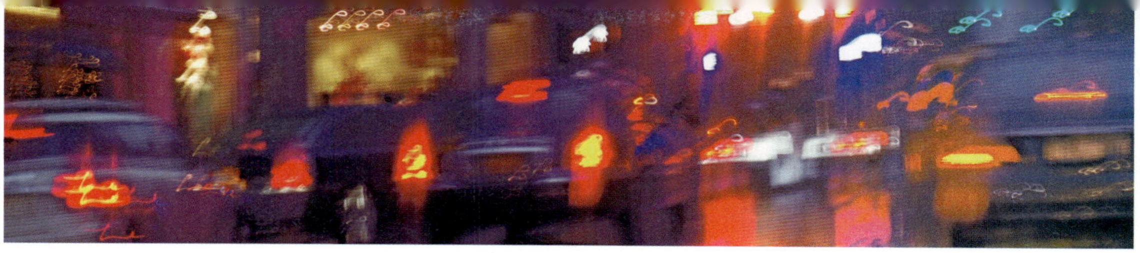

작가에 대해 About the Authors

BRYAN E. BLEDSOE, DO, FACEP, FAAEM, EMT-P

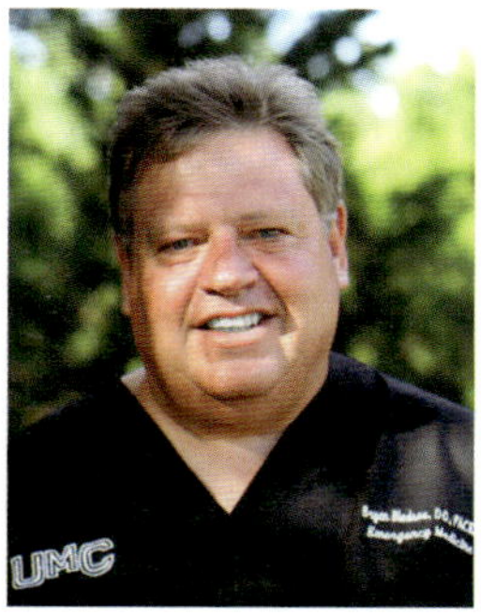

브라이언 블레드소는 긴급 의료원이자 연구원, 그리고 EMS의 저자이다. 현재 그는 네바다 주립 의학 대학교(University of Nevada School of Medicine)에서 응급 의료과 교수이자 EMS 협력 프로그램의 감독으로 재직하고 있고, 라스베가스의 남부 네바다 의료 센터 대학(University Medical Center of Southern Nevada)에서 긴급 주체의로 지내고 있다. 그는 응급의료학 면허를 취득하였다. 의과 대학에 입학하기 전에 블라드소 박사는 EMT, 긴급 의료원, 긴급 의료원 강사로 일한 경력이 있었다. 그는 1974년에 EMT 훈련과 1976년 긴급 의료원 훈련을 마치고 6년간 텍사스 포트워스에서 현장 긴급 의료원으로 일하였다. 1979년 그는 북부 텍사스 보건 센터 대학(University of North Texas Health Sciences Center)의 교수진으로 들어가 대학의 EMT와 응급 의료 교육 프로그램의 조정자로 재직하였다.

블라드소 박사는 응급의료학과 EMS에 대한 연구를 활발히 진행 중이다. 그는 주, 국내 및 국제 세미나에서 인기가 높은 연설가로 알려졌고, 여러 EMS 저널을 쓴 경력이 있다. 또한 미국 특수 작전 사령부(USSOCOM)와 라스베가스 네바다 주립 의학 대학교(University of Nevada)에서 다양한 교육 시도를 하고 있다. 블레드소 박사는 여러 EMS 교과서의 저자로서 100만 부 이상 팔리기도 했다. 지난 2008년 미국 대학 긴급 의료원(American College of Emergency Physician)에서 40주년 기념으로 "응급의료학의 영웅"이라는 칭호를 받고, 2008년 11월 남성 건강 잡지(Men's Health magazine)에서는 20주년 기념으로 "건강과 fitness의 영웅"이라는 칭호를 받기도 했다. 그는 미국 매체에서 자주 인터뷰를 받고 있기도 하다. 블레드소 박사는 결혼하였고, 텍사스 주 미들로디언과 네바다 주 라스베가스를 오가며 생활하고 있다.

RICHARD A. CHERRY, MS, EMT-P

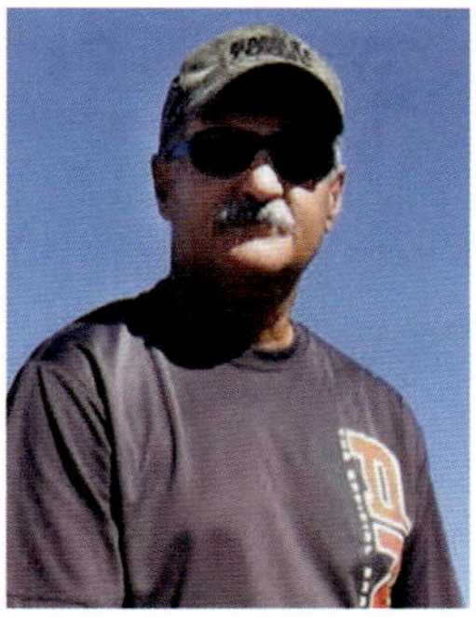

리처드 체리는 리버풀, 뉴욕, 시라쿠스의 교외 지역의 북부 오논다가 자원 구급차 운전사(NOVA)의 훈련 책임자이다. 그는 업스테이트 의과대학(Upstate Medical University) 응급의학과에서 긴급 의료원 훈련책임자와 응급 의학 전문의 실습 부감독, 의학 시뮬레이션 기술 담당자, 그리고 응급의학과 임상 조교수로 지내다 최근 은퇴하였다. 그는 수년 간 교직에 섰고, 응급 현장에서 지낸 경험이 있다. 체리 씨는 버팔로에서 태어나 1972년에 성 보나베투라 대학(St. Bonaventure University)에서 학사 학위를 취득하였다. 그 후 그는 10년간 고등학교 교사로 지내며 1977년 오스웨고 주립 대학(Oswego State University)에서 교육학 박사 학위를 수여받았다. 그는 뉴욕에 영구 교사 자격을 가지고 있다.

체리 씨는 1974년 드위트 자원 소방서(DeWitt Volunteer Fire Department)와 긴급 의료 서비스 현장에서 15년 이상 소방원과 EMS제공자로서 사회를 위해 봉사하였다. 그는 1977년에 처음으로 EMT 코스를 받고 2년 후 ALS 제공자가 되었다. 그는 1985년 응급 의료원 자격증을 취득하고 지역 최초의 긴급 의료원 중 한명이 되었다.

체리 씨는 브래디(이 출판사 이름)를 위해 여러 책을 출간하였다. 가장 잘 알려진 것으로는 긴급 의료 관리: 이론과 실제(Paramedic Care: Principles& Practice), 의료 관리의 중요성(Essentials of Paramedic Care), 중급 응급 관리: 이론과 실제(Intermediate Emergency Care: Principles & Practice)과 EMT 교육: 상식적으로 접근하기(EMT Teaching: A Common Sense Approach)가 있다. 그는 많은 주, 국립, 국제 EMS 회의에 여러 발표를 한 바가 있다. 그와 그의 아내 수는 뉴욕의 웨스트 먼로의 개인 소유지에서 특수 아동을 위한 여름 승마 캠프를 운영하고 있다. 그는 기독교 밴드에서 기타를 치기도 한다.

이 책의 사용 가이드라인

A GUIDE TO KEY FEATURES

원칙 강조(*Emphasizing Principles*)

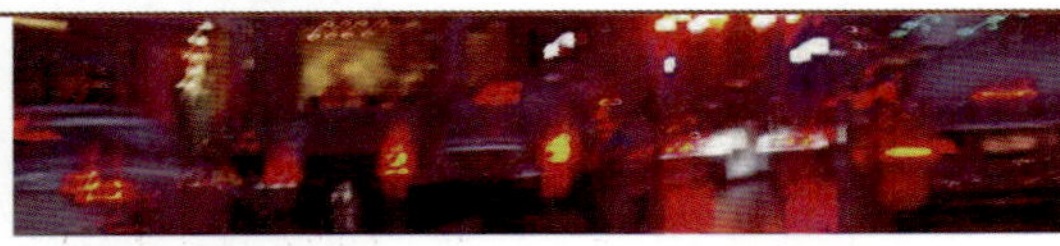

Chapter 1

부인과 응급

Gynecology

Bryan Bledsoe, DO, FACEP, FAAEM, EMT-P

단원 표준

특수환자군(부인과)

학습 역량

평가 결과를 역학 및 병태생리학의 원리와 사회심리학 요구에 대한 지식과 통합하여 현장진단을 내리고 특수 요구를 가진 환자를 위한 통합적인 처치/배치 계획을 수립한다.

학습 목표

최종 목표

부인과 응급환자에 대한 평가 소견, 환자병력, 해부, 생리 및 병리학적 지식과 기본 및 전문 생명구조술을 인지하고 처치할 수 있어야 한다.

수행 목표

최종 목표를 달성하기 위해 다음 사항은 필수적이다.

1. 핵심 키워드를 숙지한다.
2. 기관, 구조, 호르몬과 월경주기를 포함한 여성생식계통과 관련된 해부학과 생리학을 검토하고 논의할 수 있다.
3. 임상적 추론과정을 통해 특정 부인과적 증상을 호소하는 환자 평가 및 처치 절차를 이끌어 내고 이해할 수 있다.
4. 부인과적 응급과 관련된 호소와 증상을 보이는 여성 환자에서 환자평가의 주요 단계를 적용하는 방법을 논의할 수 있다.
5. 성폭행 피해에 관련된 증상과 호소를 가진 여성 환자에서 환자평가의 주요 단계를 적용하는 방법을 논의할 수 있다.
6. 부인과 응급 시나리오에서, 부인과적 응급이 연관될 때 평가와 처치 지침의 통합을 논의할 수 있다.

핵심 키워드

방광염(cystitis)
월경통(dysmenorrhea)
성교통(dyspareunia)
배뇨통(dysuria)
자궁 외 임신(ectopic pregnancy)
자궁내막증(endometriosis)
자궁내막염(endometritis)
자궁내막(endometrium)
부인과학(gynecology)
초경(menarche)
폐경(menopause)
월경과다증(menorrhagia)
월경(menstruation)
유산(miscarriage)
배란통(mittelschmerz)
자궁근층(myometrium)
산과학(obstetrics)
배란(ovulation)
골반염증질환(pelvic inflammatory disease, PID)
자궁외막(perimetrium)
월경전 불쾌장애(premenstrual dysphoric disorder, PMDD)
월경전 증후군(premenstrual syndrome, PMS)

학습 목표

최종수행목표와 각각의 수행목표는 각 장에 제공된다.

핵심 용어

각 장에서 굵은 글자체로 핵심용어에 해당하는 페이지가 있다.

표 1-1 | 피임법

피임의 종류	작용	효과
주기법	수정가능기간 동안 금욕하는 방법– 수정가능기간을 알아보기 위해 월경주기를 6~8개월 동안 조사 후 실시	수정기간 동안 절제한다면 효과적 :수정기간을 정확히 판단하기가 어려움.
질외 사정 (성교 중단)	사정 전 질 내에서 음경을 뺌	가장 오래된 피임법이지만 효력은 가장 낮음.
콘돔	정자의 이동을 차단	지속적으로 올바르게 사용할 때 효과적: 라텍스 콘돔은 부가적으로 질병 전파도 예방가능.
질내 고리 (누바링)	경구용 피임약과 유사한 호르몬을 분비하는 투명하고 신축성 있는 링; 3주간 질 내 깊이 삽입, 월경기간인 1주 동안 제거 후 다시 새로 삽입	경구용 피임약 만큼의 효과적(99%)
가로막 (diaphragm)	정자가 경부로 들어가는 것을 차단	크기가 적절하고 지속적으로 사용 시 효과큼.
살정제	정자를 죽이거나 질분비물을 중성화하여 정자의 이동을 막음	효과가 제한적이지만 차단제 피임법과 함께 사용 시 효과가 증가함
자궁 내 기구 (IUD)	불확실; 수정난의 착상을 막거나 경부로 정자가 이동하지 못하게 함	매우 효과적
경구용 피임약	에스트로겐과 프로게스테론의 혼합으로 난자 방출을 막음	매우 효과적
노르플란트 (피하이식 피임법)	프로게스틴이 함유된 캡슐로 경부점막 변화로 정자의 침투를 억제시킴 *	효과는 높고 지속적임(6년까지). 그러나 이식 수술이 필요
데포-프로베라 (주사용 피임법)	배란을 억제	효과는 높고 지속적임(3개월).

표

풍부한 표가 중요한 정보를 한 눈에 보기 쉽게 해주고, 요약, 비교가 용이하게 해준다.

내용 요약

➤ 질 출혈 처치
- 출혈을 흡수하도록 처치해야 하지만 질 내부에 거즈 패킹을 하지 않는다.
- 환자를 이송한다.
- 환자의 상태에 따라 산소 투여(저산소증 시)와 정맥로를 확보한다.

내용 요약

내용복습 네모 상자는 각 장에 있다. 내용복습은 핵심을 요약하고, 도움이 되는 학습지침이 되며, 빠르게 복습하도록 쉽게 구성된다.

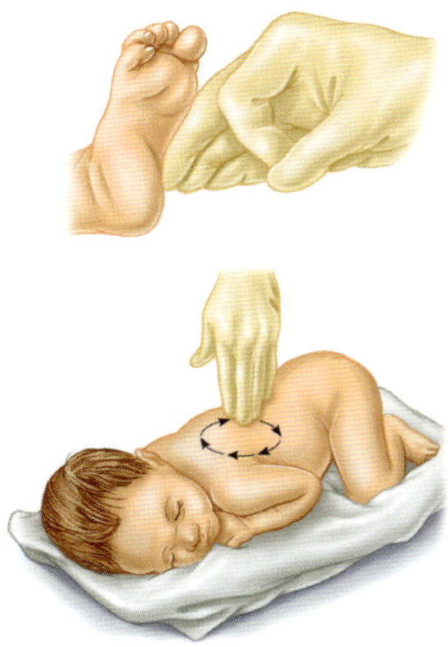

그림 3-14 필요 시 신생아 자극하기

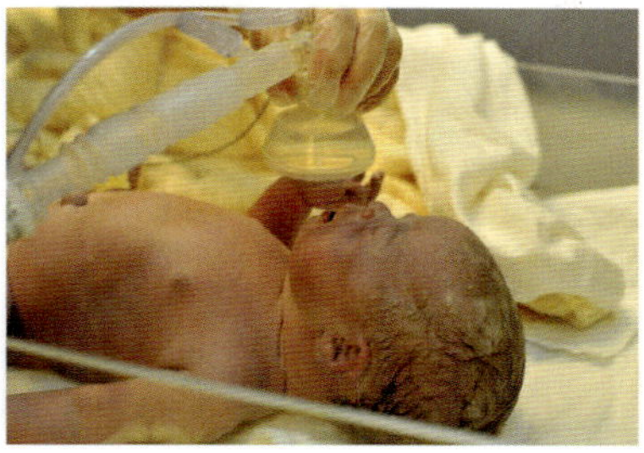

그림 3-13 중심청색증이 보이면 보충적 산소요법을 실시한다.

사진과 그림

적절히 선정된 사진과 그림들은 내용을 잘 요약하고 추가 설명을 한다.

요약

각 장의 끝에 있는 요약은 각 장의 정보에 대해 요약된 내용을 제공한다.

요약

모든 구조 작업은 7가지 기능 단계인 도착 및 현장 평가, 위험 통제, 환자 접근, 처치, 장애물 제거, 환자 로프 고정, 구출 및 이송으로 진행된다. 구조 작업을 하는 인력은 반드시 보호 장비를 착용해야 한다. 또한 배정받은 임무에 맞는 훈련을 수행해야 한다. 모든 구조 상황에서 응급구조사는 환자 처치 및 관리를 시작할 수 있도록 사고 현장에 최대한 신속히 접근해야 한다.

구조 인력과 환자의 상황상 위험 요소는 조건이 허용하는 한 조기에 발견하고 해결되어야 한다. 환자는 구조 작업이 진행되는 동안 지속적으로 재평가되어야 하고, 구출 과정 동안 로프 고정 상태가 다시 한번 점검되어야 한다.

구조 작전 단계에서 응급구조사는 직접적인 환자 처치를 제공하고 최적의 환자 관리를 위해 전문 구조 기술팀과 협력을 도모해야 한다. 구조 임무를 부여받은 응급구조사는 장기적 관리가 필요한 환자의 처치에 대한 훈련을 받아야 한다. 이러한 훈련이 필요한 이유는 환자를 발견, 접근, 구출 및 이송까지의 소요 시간이 길기 때문이다.

응급구조사나 동료 인력은 이송 단계까지 환자의 곁에서 보조 하면서 환자 상태 변화를 탐지하기 위해 지속적인 의료적 모니터링을 수행하고 환자를 적정 의료시설로 신속히 이송해야 한다. 특수 구조팀의 숙련된 응급구조사는 이러한 목표를 달성할 수 있다.

현장 출동 후 결과 분석

각 장의 마지막에 있는 시나리오는 학생들에게 이론과 실습을 응용하도록 비판적 사고를 촉진시킨다.

현장 출동 후 결과 분석

응급구조사와 동료는 현지의 북부 지역을 담당하는 앰뷸런스 642 소속이다. 응급구조사는 주간 고속도로 I-94에서 발생한 차량 충돌 사고에 출동한다. 현장에 도착한 응급구조사는 차량 출동 사고가 보통 수준 이상의 복잡성을 내포한다고 신속히 판단한다. 도로를 빗겨나간 차량은 제방 밑으로 굴러 떨어졌다. 교통은 1km 정도 정체되어 있다. 몇몇 운전자는 차량 밖으로 나와 있다.

제방 너머로 지켜보던 응급구조사는 두 명의 사람이 언덕을 내려와 전복된 차량 주변에 서있는 것을 발견한다. 이들은 "차안에 남자 한 명이 있어요. 호흡을 하는 것을 보니 아직 살아있나 봅니다. 그런데 별다른 반응을 하지 않아요. 우리가 무엇을 해야 합니까?"라고 물어본다. 응급구조사가 사고 차량 주변에 있는 사람들을 뒤로 물러서게 하는 동안, 정체되어 있는 고속도로에서 사고 현장을 보며 운전하는 차량들에 의해 저속 충돌사고가 발생하였다.

1. 현장 평가 시 응급구조사가 가장 시급하게 고려해야 하는 사항은?
2. 현재 상황은 왜 구조 작업을 고려해야 하는가?
3. 현 상황에서 지원 요청이 필요한 자원은 무엇인가?

이 책 뒷부분에 제시된 해설을 참고한다.

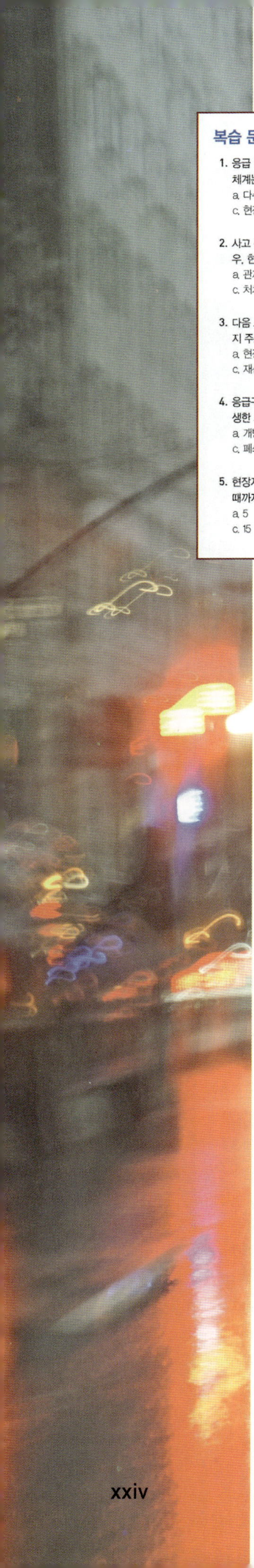

복습 문제

1. 응급 대응 자원의 통제, 지휘, 조정을 위해 개발된 관리 체계는 현장지휘 체계 혹은 ____이다.
   a. 다수환자 사고　b. 사고 관리 체계
   c. 현장지휘체계　d. 주요 책임 구역

2. 사고 관리 체계가 확대되거나 사고 현장이 광범위한 경우, 현장지휘자는____을 설치해야 한다.
   a. 관제탑　b. 현장지휘통제소
   c. 처치 구역　d. 작전 구역

3. 다음 보기 중 다수환자 사고 관리 시 고려해야 하는 3가지 주요 우선순위에 해당하지 않는 것은 무엇인가?
   a. 현장안전　b. 사고 안정화
   c. 재산 보존　d. 비용 평가

4. 응급구조사가 현장에 도착하기도 전에 손상 환자가 발생한 사고는?
   a. 개방형　b. 통제되지 않은
   c. 폐쇄형　d. 통제된

5. 현장지휘자는 유연한 대처를 위해 사고 현장이 안정될 때까지 ____분마다 신속한 상황 보고를 해야 한다.
   a. 5　b. 10
   c. 15　d. 20

6. 사고 현장의 전체 작업을 총괄하고 위해한 환경을 조성하지 않도록 예방하는 인력은?
   a. 섹터장　b. 안전 담당관
   c. 연락 담당관　d. 정보 담당관

7. ____는 추가적인 사고 작업의 속도를 촉진하기 때문에 다수환자 사고 현장에서 가장 먼저 실시되어야 한다.
   a. 환자 분류　b. 조사
   c. 처치 우선순위　d. 환자 평가

8. 환자 분류 시 분당 호흡수가 30회가 넘는 경우, ____으로 분류해야 한다.
   a. 적색　b. 녹색
   c. 흑색　d. 황색

9. 소속 기관, 관할 구역, 지역으로 돌아와 정상적인 임무를 수행하는 단계는?
   a. 사전 계획 단계　b. 대응 단계
   c. 복구 단계　d. 경감 단계

10. 현장지휘권은 오직 무엇을 통해서만 인계될 수 있는가?
   a. 직접 대면　b. 유선 전화
   c. 무선 통신　d. 서면

이 책 뒷부분에 제시된 해답을 참고한다.

복습 문제

복습 문제는 학생들에게 학습 후 복습하고 핵심 내용을 기억하게 한다.

참고문헌

1. Futterman, A. and A. J. Rapkin. "Diagnosis of Premenstrual Disorders." J Reprod Med 51 (2006) (2.Suppl): 349–358.
2. DiGiulo, G. and E. D. Reissing. "Premenstrual Dysphoric Disorder: Prevalence, Diagnostic Considerations, and Controversies." J Psychosom Obstet Gyneacol 27 (2006): 201.–210.
3. Crossman, S. H. "The Challenge of Pelvic Inflammatory Disease." Am Fam Physician 73 (2006): 859–864.
4. Kruszka, P. S. and S. J. Kruszka. "Evaluation of Acute Pelvic Pain in Women." Am Fam Physician 82 (2010): 141–147.
5. Schwartz, R. H., R. Milteer, and M. A. LeBeau. "Drug-Facilitated Sexual Assault ('Date Rape')." South Med J 93 (2000): 558–561.
6. Nemeth, Z., B. Kun, and Z. Demetrovics. "The Involvement of Gamma-Hydroxybutyrate in Reported Sexual Assaults: A Systematic Review of the Literature." J Psychopharmacol 24 (2010): 1281–1287.

추가문헌

Greenspan, F. S. and G. J. Strewler. Basic & Clinical Endocrinology. 7th ed. Stamford, CT: Appleton & Lange, 2004.

Ladewig, P. W., M. L. London, and S. B. Olds. Contemporary Maternal-Newborn Maternal Care. 5th ed. Menlo Park, CA: Addison Wesley Longman, 2001.

McCance, K. L. and S. E. Huether. Pathophysiology: The Biologic Basis for Disease in Adults and Children. 4th ed. St. Louis: C.V. Mosby, 2001.

참고문헌

각 장에서 인용된 최신 자료와 연구를 근거로 하여 자료들을 열거하였다.

추가문헌

각 장의 내용을 더 추가하여 관련 책과 학술지 논문들의 추가자료를 제공한다.

사례 연구

32번 지구대 소방대원들이 휴게실에서 TV를 보면서 쉬고 있을 때 갑자기 지구대 문 앞에서 자동차가 급정거하는 소리가 들렸다. 팀장이 밖으로 나가보니 한 남성이 밴 차량 옆에 서서 "도와주세요. 제 아내를 도와주세요!"라고 소리치고 있었다.

소방대원들이 전부 밖으로 나왔고 밴 차량의 뒷좌석에 임신한 여성이 앉아 있는 것을 보았다. 여성이 말했다. "아기가 나오려고 해요. 아기가 나오고 있어요." 32번 지구대 소방서에 대기 중이던 구급차는 연료를 주입하기 위해 운행 중에 있었다. 팀장은 소방서 상황실에 사실을 알리고, 구급차를 돌아오도록 지시했다. 응급구조사는 환자가 6번째 임신한 29세 여성임을 확인했다. 임신부는 대변이 나올 것 같다고 소리쳤다.

여성은 소리치기 시작했다. "힘이 주어져요! 힘이 주어져요!"라고 계속 소리치고 있었다. 숙련된 응급구조사가 머리출현 현상이 있는지 살핀다. 자궁이 수축할 때 아기의 머리가 보이는 것이 확인되었다. 대원 중 한 명이 산과용 구급상자, 소방차에 있는 의료용 장비상자에서 산소통을 가지고 왔다. 그런 다음에 곧 환자는 승용차 뒷좌석에서 여아를 분만했다.

분만 중에 구급대원이 도착했다. 구급대원은 탯줄을 절단한 다음에 아기의 몸을 닦고 담요로 따뜻하게 감쌌다. 아프가(APGAR) 점수는 1분에 8점, 5분에 9점이었다. 산모에게 자궁바닥 마사지를 실시하고, 산소를 공급하고, 생리식염수를 정맥주입했다. 응급구조사는 신속히 산모와 태아를 병원으로 이송했다. 보호자가 뒤따라갔다.

이튿날 아침 대원들은 분만 보조를 한 응급구조사 소속 차량의 유리창에 붙혀져 있는 황새 모양의 스티커를 보게 되었다.

사례 연구

각 장의 처음에 나오는 사례 연구는 학생들에게 교재와 실제 상황 사이를 연결하도록 도와준다.

절차 15-1 끼임 손상 환자의 제거 조치

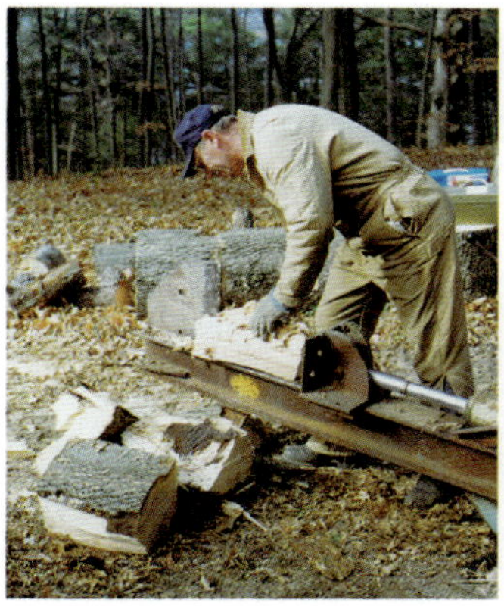

15-1a 유압 도끼-교외 지역에서 발생할 수 있는 전형적인 물림 손상. 사진 속 농부는 얇은 작업용 장갑을 제외하고는 아무런 보호구를 착용하지 않았다.

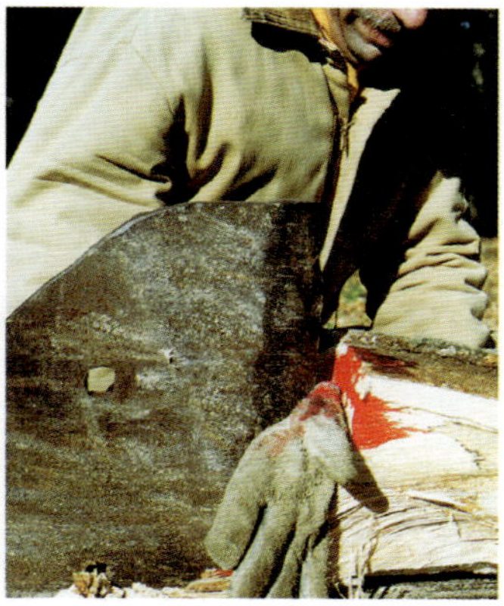

15-1b 물림 손상으로 인해 다친 손. 구획 증후군이 의심된다. (© *Mark Foster*)

절차

각 술기과정은 단계적인 술기 지침을 제공한다.

특징(*Special Features*)

간단히 알아보는 병태생리학

학생들이 현장에서 맞닥뜨릴 수 있는 병리학적 고려사항을 제시해 두었다.

> **간단히 알아보는 병태생리학**
>
> **유해 물질과 테러 행위**
>
> 유해 물질의 위험은 잘 문서화되어 있다. 하지만 전 세계적으로 테러 행위가 빠르게 증가하면서 유해 물질 사고에 대응해야 할 일이 더욱 늘어나고, 위험의 정도도 더욱 커지고 있다. (탄저병과 같이) 드물게 발생하거나 (천연두와 같이) 퇴치되었다고 생각했던 위험이 다시금 실질적인 위험으로 작용하고 있다. 소련 붕괴 이후 암시장에서 대량 살상 무기를 둘러싼 부당 이득이 늘어나면서, 우리의 삶을 해하려는 세력의 손아귀에 고위험 물질이 흘러 들어갈 가능성이 커지고 있다. 이러한 이유와 다른 여러 요소로 인해, 모든 응급의료 인력은 (16장에 소개된) 생화학 및 방사능 물질을 사용한 다양한 대량 살상 무기에 대해 숙지하는 것이 중요해졌다. 또한 모든 응급의료 인력은 위험물질 사고/사건에 대응할 때 수행해야 하는 역할을 잘 이해하고, 유해 물질 사고/사건에 대비해 적절한 보호 장비와 해독제를 구비해야 한다.

법적 고려사항

법적 고려사항은 학생들이 현장에서 만나게 될 고려사항들에 대한 사진을 제공한다.

> **법적 고려사항**
>
> **구조 신고, 일반 신고, 안전**
>
> 구조 작업에 있어서 주요 고려 사항은 환자와 구조 인력의 안전 문제이다. 특히 사고 관리 체계가 실행된 경우, 구조 작업을 하는 인력은 더욱 의식적으로 안전에 주의를 기울이게 될 수 있다. 하지만 응급구조 인력에게 최대 위험요소로 작용하는 것은 구조 신고가 아닌 일반 신고이다. 구급차가 경광등과 사이렌을 켠 채로 충돌할 경우, 응급의료 인력을 위험에 처하게 한다. 구급차 뒤 편에서 환자 처치를 하는 도중에 구속 장치를 매지 않은 응급구조사는 충돌 사고가 발생할 경우, 손상을 입을 확률이 매우 높다. 그렇기 때문에 구급차를 타고 임무를 수행할 때는 항상 안전 벨트와 여타 구속 장치를 착용하는 것이 중요하다. 또한 응급 사고 현장에서는 도로상의 차량이 응급의료 인력에 대한 중대한 위험요소가 될 수 있다. 매년 많은 응급의료 인력이 환자에게 접근하고 처치를 시도하던 중 차량 충돌에 의해 사망하고 있다. 구조 작업뿐만 아니라 응급의료 체계에 있어 안전은 근본적인 요소이기 때문에 안전에 대한 충분한 사전 훈련이 필요하다.

문화적 고려사항

문화적 고려사항은 환자 치료 시 영향을 줄 수 있는 신념들에 대한 정보를 제공한다.

> **문화적 고려사항**
>
> **산전 건강 관리의 중요성**
>
> 여성들은 수천 년 동안 의학적 도움 없이 출산해 왔다. 출산과정과 산전관리가 소개되면서 출산이 안전하게 되었다. 출산전 관리는 임신여부가 확인된 직후 바로 시작되어야 한다. 질병의 감별 진단, 영양관리, 영양에 대한 교육, 부모됨 교육, 출산준비, 산후관리가 포함된다. 산전 관리는 초기에 잠재적 문제점을 발견하는데 도움이 되기 때문에 산전 관리가 제공되는 선진국의 경우 영아 사망률이 감소되었다. 예를 들어, 섬 국가인 쿠바에서는 복합적인 산전 관리 체계를 제공하고 있으며 이 덕분에 미국보다도 낮은 영아 사망률을 보이고 있다.
>
> 기회의 나라 미국에서는 멕시코 산모가 종종 미국에 들어와 분만을 하고 있다. 이 여성들은 보통 경제적 어려움이 있고 산전 관리를 받지 못하는 경우가 많다. 이들 경우 임신 중 합병증이 발생할 확률이 높다. 낮은 비용 또는 무료 산전 관리 프로그램을 제공하는 국가기관과 국제기관이 많이 있으며 이 기관들은 시민권과 무관하게 개방되어 있다.

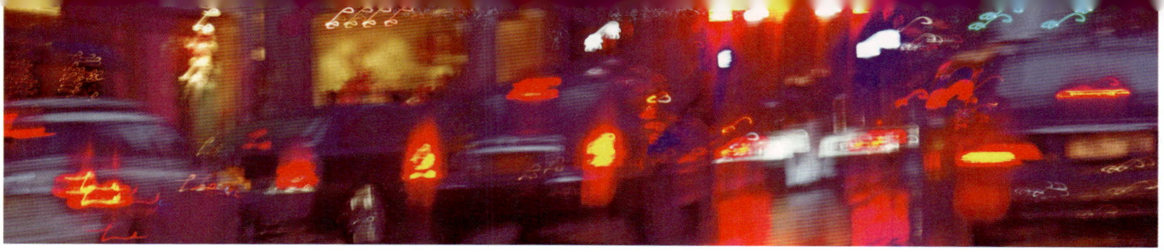

Chapter 1
부인과 응급
Gynecology

Bryan Bledsoe, DO, FACEP, FAAEM, EMT-P

단원 표준

특수환자군(부인과)

학습 역량

평가 결과를 역학 및 병태생리학의 원리와 사회심리학 요구에 대한 지식과 통합하여 현장진단을 내리고 특수 요구를 가진 환자를 위한 통합적인 처치/배치 계획을 수립한다.

학습 목표

최종 목표

부인과 응급환자에 대한 평가 소견, 환자병력, 해부, 생리 및 병리학적 지식과 기본 및 전문 생명구조술을 인지하고 처치할 수 있어야 한다.

수행 목표

최종 목표를 달성하기 위해 다음 사항은 필수적이다.

1. 핵심 키워드를 숙지한다.
2. 기관, 구조, 호르몬과 월경주기를 포함한 여성생식계통과 관련된 해부학과 생리학을 검토하고 논의할 수 있다.
3. 임상적 추론과정을 통해 특정 부인과적 증상을 호소하는 환자 평가 및 처치 절차를 이끌어 내고 이해할 수 있다.
4. 부인과적 응급과 관련된 호소와 증상을 보이는 여성 환자에서 환자평가의 주요 단계를 적용하는 방법을 논의할 수 있다.
5. 성폭행 피해에 관련된 증상과 호소를 가진 여성 환자에서 환자평가의 주요 단계를 적용하는 방법을 논의할 수 있다.
6. 부인과 응급 시나리오에서, 부인과적 응급이 연관될 때 평가와 처치 지침의 통합을 논의할 수 있다.

핵심 키워드

방광염(cystitis)
월경통(dysmenorrhea)
성교통(dyspareunia)
배뇨통(dysuria)
자궁 외 임신(ectopic pregnancy)
자궁내막증(endometriosis)
자궁내막염(endometritis)
자궁내막(endometrium)
부인과학(gynecology)
초경(menarche)
폐경(menopause)
월경과다증(menorrhagia)
월경(menstruation)
유산(miscarriage)
배란통(mittelschmerz)
자궁근층(myometrium)
산과학(obstetrics)
배란(ovulation)
골반염증질환(pelvic inflammatory disease, PID)
자궁외막(perimetrium)
월경전 불쾌장애(premenstrual dysphoric disorder, PMDD)
월경전 증후군(premenstrual syndrome, PMS)

사례 연구

어느 따뜻한 여름날, 해가 질 무렵에 응급구조사와 동료 샘 러스크는 성폭행 신고를 받고 가까운 공원으로 출동했다. 4분 내에 도착해서 경비원 사무실 가까이에 있는 공원 출입문 쪽에 차를 주차하고 경찰관과 경비 감독관을 만났다. 공원이 폐장한 직후 28세 여성 환자가 공원을 배회하고 있는 것을 경비원이 발견했고 과학수사대가 출동 중이라고 경찰관이 말했다. 경비 감독관은 환자를 발견한 경비원이 현재 환자와 함께 경비실에 있다고 하였다.

샘이 구급차 뒤 칸에서 들것과 응급처치 키트를 가져올 동안 응급구조사는 경비실로 들어갔다. 환자는 문을 등지고 간이침대에 앉아있다. 경비원은 간이침대 옆에 놓인 의자에 앉아 환자에게 조용히 말을 걸고 있다. 환자는 경비원이 제공한 흰색 면 담요로 어깨 및 온몸을 둘러싸고 있다. 응급구조사는 환자의 머리가 헝클어진 채 약간 젖어있고 머리에 잎사귀와 잔가지가 엉켜 있음을 관찰한다. 환자에게 접근하면서 응급구조사는 본인과 샘이 그녀를 도우러 온 응급구조사임을 밝힌다. 환자는 눈물에 젖은 구타 당한 얼굴로 응급구조사를 바라보고 끄덕이면서 "알아요."라고 겨우 알아들을 소리로 말한다. 경비원은 일어서면서 환자의 이름이 스테파니라고 말한다. 경비원은 환자에게 믿을 수 있는 사람들이라고 말하면서 밖에서 기다리겠다고 하고 경비실을 나선다.

경비원이 사용하던 의자를 끌어서 스테파니 앞에 앉아 일차 평가를 진행한다. 환자의 ABC를 파악하는 것이 우선순위이지만, 환자의 명백한 손상을 간과할 수 없다. 코와 입에 마른 피가 묻어있고 왼쪽 눈은 심한 타박상으로 부어서 거의 뜰 수 없었다. 응급구조사는 환자가 괜찮은지 살피기 위해 몇 가지 단순한 절차를 시행해야 한다고 밝히고 환자의 동의를 구한다. 환자는 응급구조사에게서 단 한 번도 눈을 떼지 않은 채 고개를 다시 끄덕인다. 낮고 거친 목소리로 "하지 말라고 애원했는데도 그 남자가 나를 강간했어요."라고 말한다.

스테파니의 기도는 열려 있고 호흡 횟수와 깊이는 정상이다. 환자에게 맥박을 확인해도 되는지 동의를 구하자 팔이 겨우 드러날 정도로만 담요를 걷는다. 맥박이 강하지만 빠르고 피부는 차고 건조하다는 것을 확인한다. 팔목에 찰과상을 목격하고 응급구조사는 환자가 묶여 있었을지도 모른다고 생각한다. 또한 응급구조사에게 내민 손이 떨리고 있고 손톱이 여러 개 부러져 있음을 목격한다. 다시 동의를 구하고 천천히 담요를 걷는다. 찢어진 상태의 더러운 티셔츠에 피가 묻어 있음을 확인한다. 환자는 티셔츠 외 다른 옷은 입고 있지 않다. 허벅지 안쪽은 마른 피가 묻어 있고 흙과 나뭇잎이 묻어 있다. 스테파니가 성폭력 전담 간호사(sexual assault nurse examiner: SANE)에게 상세한 검사를 받을 것이므로 빠른 외상 평가는 주로 생명에 치명적인 손상을 찾는 것으로 마무리한다. 스테파니의 혈압은 108/70mmHg이고 맥박은 강하고 규칙적이며 분당 110회이다. 조용하고 분당 24회의 힘들지 않는 호흡을 하고 있으며, 실온에서 산소포화도가 99%였다.

앞으로 무엇을 할 것인지 정확히 설명하고 환자의 동의를 받은 후 응급구조사와 샘은 환자가 일어설 수 있도록 부축하고 그녀를 처음 보았을 때 덮었던 담요를 덮어 들것에 눕힌다. 구급차로 환자를 이송한다. 응급구조사가 환자를 들것에 고정시키는 동안, 병원까지의 짧은 이송을 시작하기 전에 샘은 지도의사에게 연락을 취하고 병원에서 성폭력 전담 간호사가 대기하도록 요청한다.

이송 중에 스테파니의 병력을 기록한다. 알레르기가 없다고 하였으며 복용 약물은 매일 복용하는 종합비타민제였다. 특이한 과거 병력은 없었다. 환자는 오후에 점심식사로 샐러드를 먹었다. 조깅을 하다가 뒤에서 붙잡혀 숲으로 끌려갔다고 한다. 응급구조사는 이제 환자가 안전할 것이며 아무도 그녀를 해치지 않을 것이라고 말한다. 수 분 내로 병원에 도착한다.

정규 간호사이자 성폭력 전담 간호 코디네이터인 엠마 카니스가 병원 응급실 입구에서 대기하고 있다. 응급구조사는 스테파니를 엠마에게 소개하고 엠마는 응급실 주 통로의 뒤에 위치한 검사실로 동행한다. 응급구조사는 엠마에게 간단한 보고를 하고 엠마는 응급구조사의 구급활동일지에 서명한다.

본부로 돌아가면서 응급구조사는 샘과 함께 이번 달에 열린 의료보수교육이 엠마 카니스가 강의한 성폭력 피해자 처치법이었던 것을 상기한다.

개요

부인과학(gynecology)이라는 용어는 여성을 뜻하는 그리스어인 gynaik에서 유래되었다. 부인과학은 주로 여성생식기계통의 질병과 건강관리를 다루는 의학의 한 분야이고 산과학(obstetrics)이란 임신 중에 있는 여성의 처치를 다루는 의학의 한 분야이다. 이 장에서는 생식기계 문제를 겪고 있는 비임신 환자의 평가와 치료에 초점을 둔다. 산과 환자의 평가와 처치는 다음 장에서 다루게 된다.

해부와 생리

응급구조사는 여성생식기계통에 대한 해부생리적 이해가 필요하고 이런 지식은 부인과 응급질환 환자 발생 시 부인과 질환을 더 잘 이해하고 인지하게 하고, 처치 시 도움이 된다.

여성생식기관(Female reproductive organ)

가장 중요한 여성 생식기관은 골반강내에 위치해 있다. 여기에는 생식에 필수적인 난소, 나팔관, 자궁, 질이 포함되어 있다. 외부생식기관들은 성적 기능에 중요한 역할을 하고 신체 개구부를 보호하는 부가적 기능을 한다.

외부생식기(External genitalia)

여성의 외부생식기는 음문(vulva)이나 외음부(pudendum)로 알려져 있다(그림 1–1).

회음부(Perineum) 회음부는 항문과 질을 분리하고 다이아몬드 형태이며, 피부로 덮인 근육조직으로 골반내 장기를 지지하는 밧줄과 같은 구조로 되어 있으며, 출산 시 늘어날 수 있다. 이 부분은 때때로 성폭행이나 분만 시 열상을 입기도 한다. 회음절개술(episiotomy)은 태아의 분만을 촉진하고, 회음부와 부속기관들에 심한 손상을 유발하기도 하는 자연 발생적인 열상도 예방할 수 있다. 회음부라는 용어가 전체 외음부를 포함하는 경우도 있다.

불두덩(Mons pubis) 불두덩은 두덩뼈가 연결되는 두덩 결합을 덮고 있

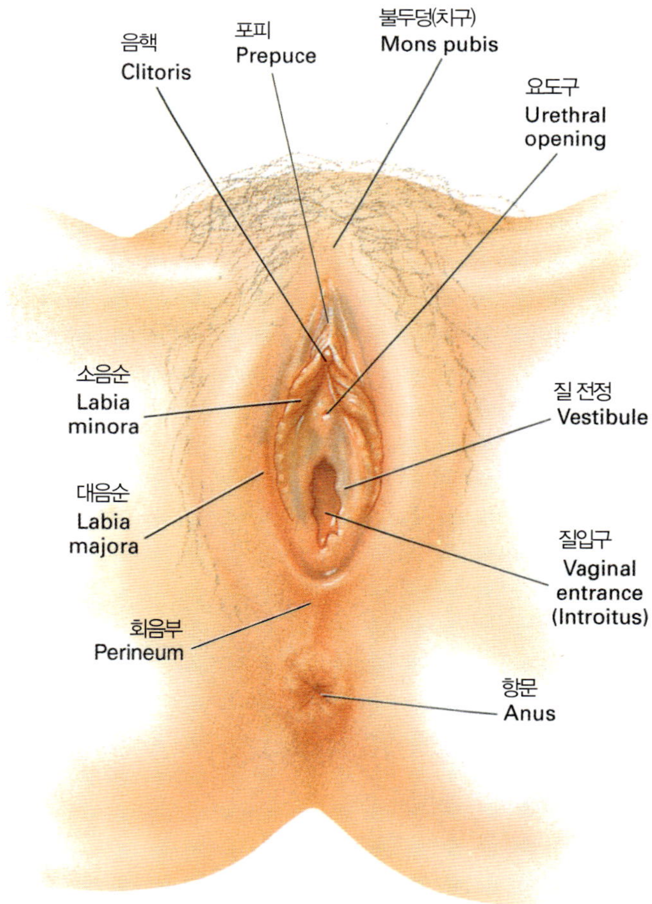

그림 1–1 외음부

는 지방층이다. 사춘기 동안 에스트로겐 호르몬이 피부 조직 아래 지방이 축적되어 낮은 봉우리와 같은 모양을 형성한다. 이는 성교 중에 두덩 결합을 보호해주는 완충 역할을 한다. 또한 사춘기 동안 음모로 덮여 피지샘(피지선)과 땀샘(한선)이 좀 더 활성화된다.

음순(Labia) 음순은 질과 요도를 보호하는 역할을 한다. 음순은 두 쌍으로 뚜렷이 구별된다. 대음순이 좌우측면에 위치해 있는 반면, 소음순은 좀 더 안쪽에 위치한다. 음순은 성폭행 발생과 같은 외상이 외음부에 생길 때 손상되기 쉽다.

대음순은 불두덩에서 시작되어 회음까지 이어진 지방 조직으로 된 두 개의 주름으로 갈라진 틈(cleft)을 만든다. 사춘기 동안, 회음부의 털이 바깥쪽에서 자라고, 음모가 없는 안쪽 피부 표면에 자리 잡은 피지샘이 윤활액을 분비하기 시작한다. 대음순은 외음부의 내부 기관을 보호하는 역할을 한다. 대음순 안쪽에 있는 소음순은 더 작고 얇은 두 개의 주름으로 된 혈관이 많이 분포한 조직으로, 신경과 윤활액을 분비하는 피지샘이 분포되어 있어 성적 자극 시 소음순은 혈액으로 울혈된다.

소음순으로 보호받는 부위를 질 전정이라고 한다. 질 전정은 요도구와 질의 외적 입구, 즉 질구를 포함한다. 성적으로 자극되는 동안 두 쌍의 스캔 샘과 바르톨린샘(Skene and Bartholin glands)의 분비로 이런 구조들이 촉촉하게 된다. 처녀막은 전정 안쪽에 위치하고 있고 부분적으로 막혀 있으며 질의 외부벽을 형성하는 점막의 얇은 주름이다.

처녀막은 성관계가 없는 처녀 상태일 때만 온전한 구조이다.

음핵(Clitoris) 소음순의 앞쪽에 위치하며 신경과 혈관이 풍부하게 분포한 발기성 조직이다. 이 원통형 구조는 여성의 성적 자극과 오르가즘의 주된 장소이다. 포피(prepuce)는 음핵을 감싸고 있는 소음순 주름이다.

요도(Urethra) 방광에서 소변이 빠져 나오는 요도는 여성생식기에 포함되는 부분이 아니지만 질의 위쪽과 앞쪽에 위치한다. 여성의 요도는 2~3cm 길이 밖에 안 되기 때문에 남성보다 방광으로 세균이 더 쉽게 침투할 수 있다. 이런 이유로 여성은 남성보다 방광염에 더 취약하다. 방광염은 성적 활동이 왕성한 여성에게 더 빈번하게 발생한다. 실제로 성행위가 길어질 때, 여성의 방광염 발생이 흔하다. 종종 이런 경우를 허니문방광염(honeymoon cystitis)이라고 한다.

내부생식기(Internal genitalia)

내부생식기관은 질, 자궁, 나팔관과 난소이다(그림 1-2, 1-3).

질(Vagina) 질은 9~10cm 길이의 외부생식기와 자궁을 연결하는 주로 민무늬근(평활근)으로 된 탄력적인 관으로, 요도/방광과 항문/직장 사이에 위치한다. 점막으로 된 질은 질구로부터 뒤편 위쪽을 향하여 자궁의 하부인 경부까지 이어진다. 질벽은 주름으로 덮여 있어 분만을 하는 동안 확장되어 태아분만 통로가 된다. 질 하부 1/3과 외부생식기에는 음부신경(pudendal nerve)이 분포하고 있고 질의 주된 혈액공급은 질동맥(vaginal artery)이다.

질은 세 가지 기능을 한다:

- 질은 여성의 성교 기관이며, 성교 시 음경이 들어가는 곳이다.
- 종종 산도로 불리며 분만 시 태아가 통과하는 마지막 통로이다.

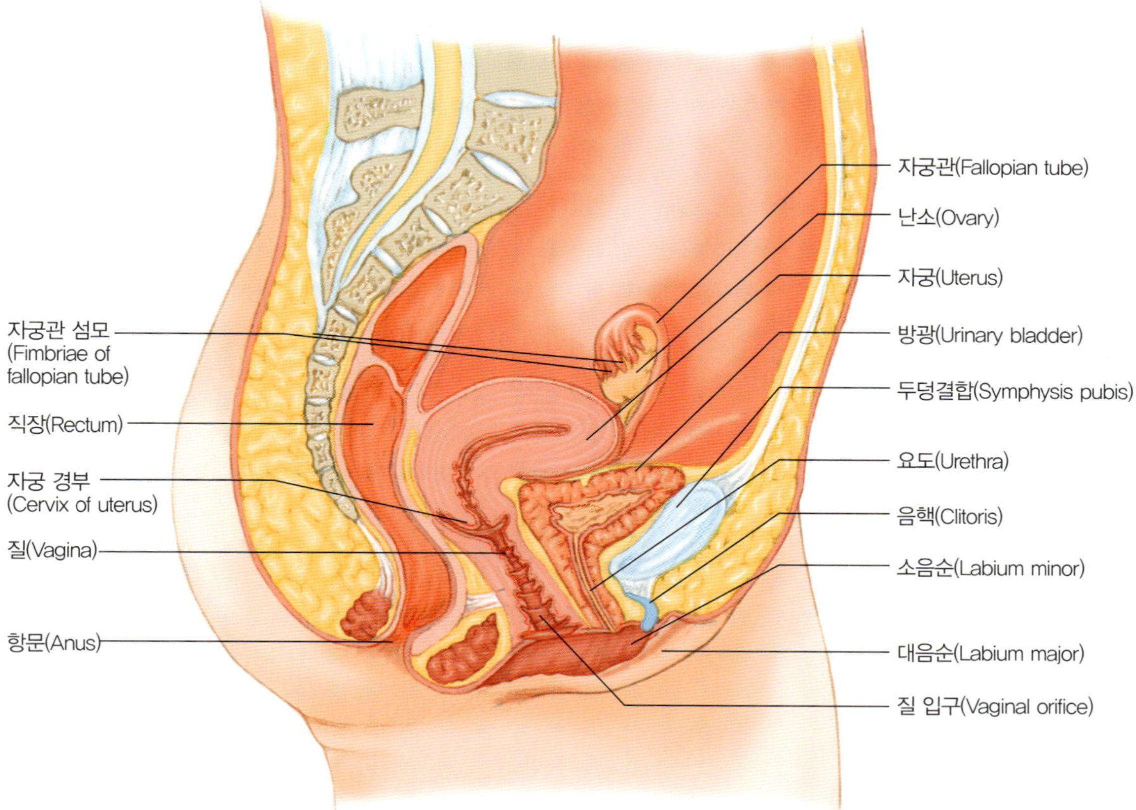

그림 1-2 여성 생식기계의 단면

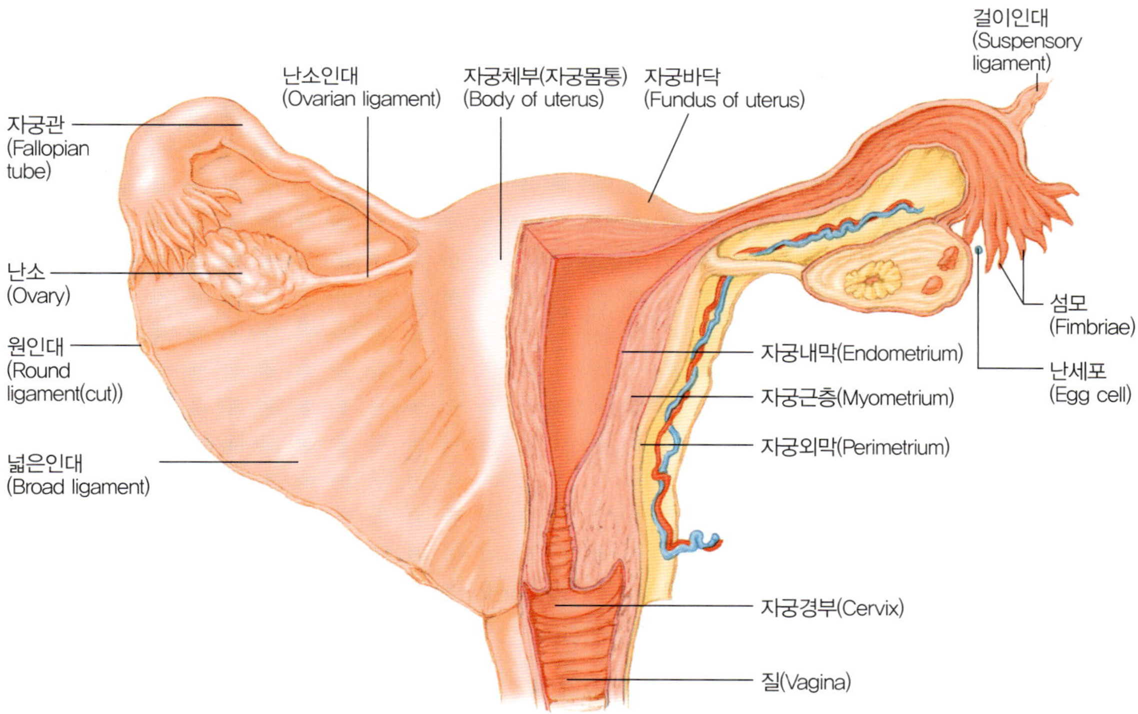

그림 1-3 자궁, 자궁관, 난소

● 월경혈과 기타 조직들이 체외로 배출되는 출구이다.

자궁 자궁은 안이 비어 있는 두꺼운 벽으로 된 근육으로, 거꾸로 된 배 모양의 기관이며 질과 연결된다. 골반 중심부에 위치해 있으며 질 상부에서 방광과 직장 사이에 있다. 길이 약 7.5cm(3인치), 너비는 5cm(2인치)인 자궁은 인대, 복막주름과 인접 복부의 구조적 압력에 의해 느슨하게 고정된다. 자궁의 주요 기능은 태아 발달을 위한 장소를 제공하는 것이다. 임신동안 자궁은 태아, 태반, 양수와 기타 임신과 관련되는 막들을 포함할 수 있는 크기로 분만일에 이르러 임신 상태의 자궁의 길이는 약 40cm(16인치)가 된다. 자궁은 속엉덩동맥(내장골동맥)의 가지인 자궁동맥에서 많은 혈액을 공급받으며, 자율신경계통이 자궁에 분포되어 있다. 비임신기에 자궁강은 편평하고 삼각형 형태이다.

자궁은 자궁체부(자궁몸통)와 자궁경부(자궁의 목 부분)로 크게 나뉜다. 상부 3분의 2가 자궁체부에 해당하고 민무늬근층으로 되어 있다. 자궁의 하부 3분의 1을 자궁경부라 한다.

자궁의 둥근 최상부를 자궁바닥(fundus)이라고 하며 자궁관에 부착되어 있다. 임신 동안 자궁바닥의 높이 측정(두덩결합에서 자궁바닥까지의 거리)으로 임신 주수를 측정할 수 있다. cm로 측정된 자궁바닥 높이는 임신 주수와 비슷하다. 예를 들면 자궁바닥 높이가 30cm라면 임신 주수가 대략 30주이다. 이렇게 자궁 크기를 평가하는 방법은 임신 22~34주 사이에 가장 정확하다.

자궁체부는 3층의 조직으로 이루어진 자궁벽으로 둘러싸여 있다. 자궁의 가장 안쪽에 위치한 층을 자궁내막(endometrium)이라고 한다. 매달 에스트로겐과 프로게스테론에 의해 자극되어 내막은 수정란의 착상을 준비하기 위해 두꺼워진다. 수정이 일어나지 않는다면 퇴화되고 탈락된다. 자궁내막의 탈락을 월경(menses)이라 하고 이때를 월경기(menstrual period)라고 한다.

자궁벽의 두꺼운 중간층은 자궁근육층(myometrium)이라고 하며, 3층의 민무늬근(평활근)섬유로 확실히 구분되어 있다. 주로 자궁바닥을 덮는 가장 바깥층은 세로로 된 근육섬유들로 이는 자궁경부 확장 후에 태아의 만출을 돕는다. 더 두꺼운 중간층은 큰 혈관을 둘러싸고 있는 8자 모양으로 얽혀진 근육섬유로 되어 있고 이런 섬유들의 수축은 산후 출혈을 조절하는 데 도움이 된다. 또한 자궁내막의 탈락을 최대화하기 위해 자궁근육층 섬유는 월경동안 수축한다. 월경경련이 자궁근육층 섬유의 피로를 야기한다는 주장이 제기되기도 하였다. 자궁근육층의 가장 안쪽 층은 난관이 부착된 지점과 자궁경부의 안쪽 개구부에서 괄약근을 형성하는 원형의 민무늬근으로 되어 있다.

자궁의 가장 바깥층은 자궁외막(perimetrium)이라 불리는 장막으로, 자궁체부의 일부를 감싸고 있다. 자궁외막은 복강과 복부장기를 덮고 있는 장측복막으로 구성되어 있으며 경부까지 이어지지 않는다. 이처럼 자궁외막은 자궁의 일부만을 감싸고 있기 때문에 복막 절개로 인한 각종 감염의 위험 없이 자궁 수술을 가능하게 한다.

자궁의 목인 자궁경부는 자궁의 가장 좁은 부분을 질과 연결한다. 이 연결부분은 경관(cervical canal)이라고 하며 길이는 약 2.5cm이다. 분만 동안, 자궁경부는 지름이 약 10cm까지 확장되어 태아분만을 가능하게 한다.

난소(Ovaries) 난소는 일차적인 여성 생식선 혹은 성선(sex gland)이다. 아몬드 모양이며 골반 안의 위쪽 부분, 자궁 양쪽의 가쪽으로 위치한다. 난소는 두 가지 기능을 한다. 첫째, 뇌하수체전엽에서 분비된 난포자극호르몬(FSH)과 황체형성호르몬(LH)의 자극에 반응하여 에스트로겐과 프로게스테론을 분비한다. 둘째, 생식을 위해 난자를 성숙시키고 방출한다.

자궁관(Fallopian tubes) 자궁관이라고도 하는 두 개의 관은 자궁으로부터 양쪽으로 이어진 얇고 신축성 있는 관 모양의 기관으로, 각각의 난소 위로 굽어져 있다. 각 난관은 트럼펫 모양이며 난소와 만나는 부분을 제외하고 거의 10cm(4인치)이며 직경은 약 1cm(연필심 정도의 크기)이다. 각 난관은 양쪽 끝이 뚫린 두 개의 개구부로 되어 있는 데 한쪽은 술 장식이 있는 끝(fringed end)으로 되어 있어 난소와 인접한 부위에서 복강으로 열려 있고, 다른 한 쪽은 자궁으로 연결되는 작은 입구로 되어 있다. 난관의 기능은 난소 주위의 공간으로부터 난자를 연동 운동으로 자궁 안으로 보내는 것이다. 수정은 대개 난관의 원위부 1/3에서 발생한다.

월경주기(Menstrual cycle)

여성은 자궁에서 수정란을 위한 적절한 환경을 준비하기 위해 일반적으로 28일마다 호르몬 주기를 수행한다. 월경주기의 시작, 즉 사춘기 시기의 배란을 시작으로 여성은 성적 성숙을 이룬다. 이 시작을 초경(menarche)이라 하며 대개 10~14세 사이에 시작되며, 처음에는 기간이 불규칙하다가 점차 더 규칙적이고 예측가능하게 된다. 월경주기는 21일에서 32일에 이르기까지 다양하다. 정상적인 월경주기는 여성 개개인의 평상시 주기를 의미하기 때문에 환자의 평상시 월경주기의 기간을 파악하는 것이 중요하다. 하지만 월경주기와 무관하게 배란으로부터 월경 시작까지의 기간은 언제나 14일이다. 월경주기 기간의 다양한 변화는 배란기 이전 기간 동안에 발생한다.

사춘기에서 폐경까지 여성호르몬 에스트로겐과 프로게스테론이 난소-월경주기, 임신, 수유를 조절한다. 이 호르몬은 항상 일정하게 분비되는 것은 아니지만 순환하는 방식으로 생성되고 감소한다. 에스트로겐과 프로게스테론의 분비는 난포자극호르몬(FSH)과 황체형성호르몬(LH) 분비로 조절된다(그림 1-4).

증식기(Proliferative phase)

증식기라고 알려진 월경주기의 첫 2주는 에스트로겐의 영향을 받는다. 에스트로겐은 자궁내막을 두껍게 만들며 혈액이 가득 차게 한다. 약 14일째에 황체형성호르몬(LH) 분비의 증가로 배란(ovulation)이 일어난다.

출생 시 여성의 난소는 성숙난포(삼차난포)로 알려진 미성숙한 난포 안에 약 200,000개의 난자를 가지고 있다. 이것은 평생 동안 배란기에 점차적으로 배란될 난자를 공급한다.

난포자극호르몬(FSH)과 에스트로겐의 수치가 높아짐에 따라 매 월경주기 동안 난포들이 성숙되어 파열되고 복강으로 난소 출구를 통해 난자를 배출한다. 파열된 난포는 LH의 영향으로 월경주기 나머지 절반 기간 동안 프로게스테론을 생산하는 작은 황색의 세포체인 황체로 발달된다. 난자가 수정되지 않으면 월경이 시작되기 약 3일 전에 황체는 위축될 것이다. 난자가 수정될 경우 황체는 태반이 그 역할을 대신할 때까지 프로게스테론을 생성시킨다.

나팔관 끝부분의 미세한 털 모양 구조의 섬모는 난자를 나팔관으로 끌어당겨 자궁으로 보낸다. 배란 24시간 전에 성행위를 했다면 수정이 될 수도 있다. 난자가 수정되었다면 계속 태아가 자라도록 비후된 자궁내막에 정상적으로 착상한다. 수정되지 않았다면 자궁 안을 지나 배출된다.

분비기(Secretory phase)

배란과 직결되는 월경주기의 단계를 분비기라 한다. 난자가 수정되지 않은 경우 여성의 에스트로겐 수

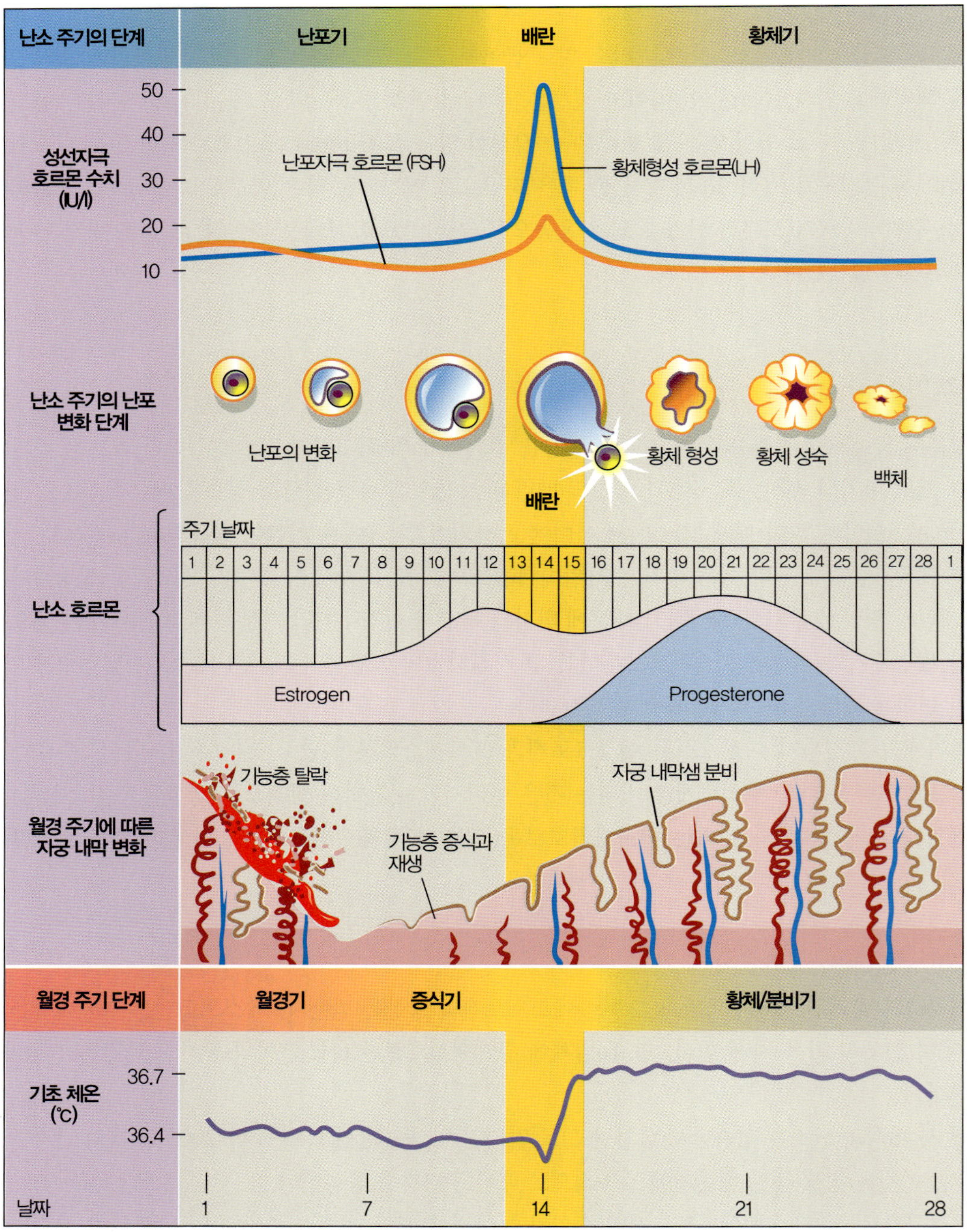

그림 1-4 월경주기 단계

치가 급격히 떨어지며 프로게스테론 수치가 증가한다. 수정란의 착상을 대비하여 자궁 내 혈관분포가 증가한다.

허혈기(Ischemic phase)

수정되지 않았다면 에스트로겐과 프로게스테론의 수치는 떨어진다. 혈관 분포의 변화로 자궁내막은 색이 옅어지고 작은 혈관들이 파열된다.

월경기

내용 요약

➤ 부인과적 응급 상황의 가장 흔한 주 호소
- 복통
- 질 출혈

월경주기 동안 허혈상태의 자궁내막은 혈액, 점액, 세포 파편 등이 배출하는데 이것을 월경(menstruation)이라고 한다. 정상적인 월경주기는 여성 개개인의 규칙적 유형에 따라 다르다. 월경기의 첫 날에 출혈이 시작되고 여성마다 차이는 있지만 월경기는 3~5일 정도 지속된다. 평균 월경 출혈량은 약 50mL 정도이다. 주기가 일정하고 성 활동이 정상적인 가임기(일반적으로 12~55세) 여성의 경우 월경이 나타나지 않는다면 임신을 의심해 볼 필요가 있다.

일부 여성들은 월경주기의 시작 전 바로 월경전증후군(premenstrual syndrome: PMS)이라고 불리는 신체적 증상과 징후를 규칙적으로 경험한다. 월경 전 증상에 대해 농담으로 가볍게 말하기도 하지만 호르몬 수치의 변화를 수반하는 신체 변화의 실체를 전혀 무시할 수 없다. 유방압통이나 울혈, 일시적 체중 증가나 수액 보유로 인한 부종, 과도한 피로, 특별한 음식에 대한 갈망 등이 흔히 보고된다. 평소 편두통을 호소하던 여성은 월경 전 증상이 심해지는 것을 느끼기도 한다. 일부 여성들은 신체적 증상은 미약한 반면, 과민성, 불안감, 우울감 등의 감정적 반응이 심하게 나타날 수 있다. 월경전증후군은 개인에 따라 다르게 나타나고 증상 완화에 초점을 맞춘 처치가 요구될 수도 있다.

유사한 질환으로 월경 전 심각한 우울증, 과민증과 긴장 증상을 보이는 것을 월경전 불쾌감 장애(premenstrual discomfort disorder: PMDD)라 한다. 월경전 증후군에 비해 증상이 심하고 다양한 신체적, 감정적 증상을 포함하는데 이 증상은 전형적으로 월경주기 시작 약 5~11일 전에 발생된다. 증상은 주로 월경의 시작 혹은 그 직후에 완화된다.

월경중지인 폐경(menopause)은 난소의 기능과 에스트로겐 분비의 중단으로 나타난다. 월경은 일반적으로 45~55세까지 지속된다. 최종적으로 월경이 멈출 때까지 월경빈도와 기간이 점차 단축된다. 또한 생식 기능의 마지막은 그리스어로 인생의 중요한 시기를 의미하는 '갱년기'(climacteric)로 알려져 있다. 때로는 의사들이 수술적 폐경기(surgical menopause)라는 용어를 사용하는데, 이는 수술로 자궁과 양쪽 난소, 난관을 제거했을 때에도 월경주기가 중단되기 때문이다. 에스트로겐 수치의 감소는 폐경기 동안 많은 여성에게 열감(화끈거림), 야간땀(야간발한, night sweat), 기분 변화를 경험하게 한다. 호르몬 대체요법(경구용 에스트로겐, 에스트로겐, 그리고 프로게스테론)이 처방되는데 이는 증상 완화와 이 호르몬들의 수치를 적절히 유지하면서 건강 이점을 제공하기 위함이다.

부인과 환자의 평가(Assessment of the gynecological patient)

진통과 분만 외에 가임기 동안의 여성에게 가장 흔한 응급 상황은 복통과 질 출혈이다. 가임기 여성의 경우 복통은 종종 생식기관의 이상으로 발생하는 경우가 많다. 다른 환자들처럼 일차 평가를 시행하고, 그런 다음 일반적인 병력조사와 신체검진을 시행하고 생식기관의 기능과 기능장애에 대한 적절한 질문을 해야 한다. 하지만 이 때문에 만성 질환, 복용 약물, 알레르기 등과 같은 과거병력 수집이 방해되어서는 안 된다.

생식기계통에 대한 병력을 얻을 때 어색하게 느낄 수 있지만, 환자에게 가장 적절한 처치를 하기 위해 정보를 얻으려는 보건의료 전문가임을 기억한다. 이런 태도로 질문을 한다면 당신과 환자 둘 다 어색하지 않을 것이다. 환자의 정서적 상태를 평가하고 환자가 더 이상 자세하게 자신의 증상을 이야기하는 것을 꺼린다면 환자의 의견을 존중하여 응급실로 이송하여 면밀한 검사가 이루어질 수 있도록 한다.

병력(History)

일차 평가를 마친 다음, 환자의 현재 병력에 대한 추가적 정보를 얻기 위해 SAMPLE 방법을 시행한다.

주호소가 통증이라면 더 자세한 정보를 얻기 위해 OPQRST의 병력조사 방법을 시행한다. 환자가 통증을 느끼는 부위가 복부인가? 골반부위인가? 골반 4분위 중 어디인가? 현재 환자가 월경 중인가? 그렇다면, 평소 월경 때와 현재 통증이 어떻게 다른가? 일부 여성은 월경주기 동안 심각한 불편함을 겪는다. 이것을 월경통(dysmenorrhea)이라고 한다. 일부 여성은 성교를 하는 동안 성교통(dyspareunia)을 경험하기도 한다. 걷거나 배변 시 통증이 악화되는가? 통증을 심화시키는 요인이 그 외에 다른 것이 있는가? 등을 대고 눕거나 옆으로 누워 다리를 모으는 것이 통증 완화에 도움이 되는가?

환자의 문제를 알아내는 데 도움이 되는 관련 증상과 징후가 있는지를 확인할 필요가 있다. 예를 들면 환자가 열이나 오한을 호소하는가? 오심, 구토, 설사, 변비와 같은 위장관계 징후를 호소하는가? 빈뇨, 배뇨통, 산통과 같은 비뇨기계 문제를 호소하는가? 질 분비물이나 질 출혈을 호소하는가? 그렇다면 질 출혈이나 질 분비물의 색, 양, 빈도 또는 냄새에 대한 정보를 수집한다. 환자가 질 출혈을 호소한다면, 평소 월경시의 양과 비교하여 양은 어떠한가? 자세 변화에 따른 어지러움(기립성 저혈압), 실신, 발한을 호소하는가?

응급구조사는 환자의 산과적 병력에 대한 구체적 정보를 수집해야 한다. 임신한 적이 있는가? 임신력(Gravid: G)은 현재 임신 중이라면 현 임신을 포함해서 임신한 횟수를 설명하는 용어이다. 임신 횟수에 상응하는 태아의 생존 여부도 파악한다. 생존한 영아를 분만한 임신은 몇 번인가? 출산력(Para 또는 Parity: P)은 분만한 횟수를 의미한다. 유산(Abortion: Ab)은 원인과 무관하게 임신 20주 전에 종결된 임신을 말한다. G3P2Ab1 또는 임신(Gravida) 3, 분만(Para) 2, 유산(Ab) 1과 같은 속기로 기록된 정보들을 볼 수 있다. 이것은 3번 임신했고, 그 중 2번 분만했으며, 임신 20주 이전에 종결된 1번의 유산을 의미한다. 이런 용어들은 임신과 분만 횟수를 뜻하지만 출산된 영아의 수를 포함하지 않으므로 쌍둥이나 세 쌍생아라도 1번의 임신과 1번의 분만으로 계산한다.

환자의 부인과적 병력 또한 확인해야 한다. 자궁 외 임신, 감염, 제왕절개술, 난관 결찰술과 같은 골반강 내 수술, 유산(선택적 또는 치료적 유산이든 간에), 소파수술을 받았는지를 확인한다. 또한 생식기계에 외상을 입은 적이 있는지도 물어본다. 환자가 성생활을 하는 경우, 성교를 하는 동안 또는 후에 통증이나 출혈이 있는지 파악하는 것 역시 많은 도움이 될 수 있다.

약자로 LMP(또는 LNMP for last normal menstrual period, LNMP [마지막 정상 월경주기])로 확인된 환자의 마지막 월경주기 날짜를 기록하는 것도 중요하다. 월경주기가 평소 기간과 다르지 않았는지 그리고 주기가 정상적 기간이었는지, 양은 평상시보다 더 많았는지, 적었는지 확인한다. 월경혈의 양을 측정하는 가장 쉬운 방법은 사용된 패드나 탐폰의 개수로 평상시 사용한 것과 이 숫자를 비교하는 것이다. 또한 환자의 월경주기가 얼마나 규칙적이었는지를 묻는 것이 중요하다. 피임을 하고 있다면, 어떤 방법으로 피임을 하고 있는지 물어본다. 피임도구를 규칙적으로 사용하는지 확인한다. "임신 가능성이 있습니까?"와 같은 직접적인 질문은 일반적으로 정확한 답변을 얻기는 힘들다. "언제 마지막 월경을 시작하셨습니까?"와 같은 간접적 질문이 임신가능성을 결정하는데 더 도움을 줄 것이다. 임신이 의심된다면 늦어진 월경주기나 빠진 월경주기, 유방압통, 부종, 잦은 배뇨나 오심과 구토를 포함한 다른 징후를 확인한다. 임신이 아님을 증명할 다른 증거가 제시되기 전까지 응급구조사는 환자가 부인해도 월경이 늦어지거나 월경이 없는 것의 원인을 임신으로 가정해야 한다.

임신을 방지하는 것을 피임이라 하며 피임법이 다양한 만큼 그 효력도 각기 다르다. 응급구조사는 피임의 다양한 방법과 각각의 작용과 효과에 대해 알아둘 필요가 있다(표 1-1). 많은 피임 수단방법들이

표 1-1 | 피임법

피임의 종류	작용	효과
주기법	수정가능기간 동안 금욕하는 방법- 수정가능기간을 알아보기 위해 월경주기를 6~8개월 동안 조사 후 실시	수정기간 동안 절제한다면 효과적 :수정기간을 정확히 판단하기가 어려움.
질외 사정 (성교 중단)	사정 전 질 내에서 음경을 뺌	가장 오래된 피임법이지만 효력은 가장 낮음.
콘돔	정자의 이동을 차단	지속적으로 올바르게 사용할 때 효과적: 라텍스 콘돔은 부가적으로 질병 전파도 예방가능.
질내 고리 (누바링)	경구용 피임약과 유사한 호르몬을 분비하는 투명하고 신축성 있는 링; 3주간 질 내 깊이 삽입, 월경기간인 1주 동안 제거 후 다시 새로 삽입	경구용 피임약 만큼의 효과적(99%)
가로막 (diaphragm)	정자가 경부로 들어가는 것을 차단	크기가 적절하고 지속적으로 사용 시 효과큼.
살정제	정자를 죽이거나 질분비물을 중성화하여 정자의 이동을 막음	효과가 제한적이지만 차단제 피임법과 함께 사용 시 효과가 증가함
자궁 내 기구 (IUD)	불확실; 수정난의 착상을 막거나 경부로 정자가 이동하지 못하게 함	매우 효과적
경구용 피임약	에스트로겐과 프로게스테론의 혼합으로 난자 방출을 막음	매우 효과적
노르플란트 (피하이식 피임법)	프로게스틴이 함유된 캡슐로 경부점막 변화로 정자의 침투를 억제시킴 *	효과는 높고 지속적임(6년까지). 그러나 이식 수술이 필요
데포-프로베라 (주사용 피임법)	배란을 억제	효과는 높고 지속적임(3개월).
난관 결찰술	나팔관을 막아 난자가 수정되는 것을 막음	매우 효과적이지만 수술이 요구됨.

* 더 이상 미국에서 판매되지 않음

법적 고려사항

부인과적 신체검진

다행히 응급구조사가 여성의 생식기를 검사하는 경우는 흔치 않다. 검사가 요구되는 상황이라 해도 외상이나 출혈 여부를 파악하기 위한 외부상태에 대한 간단한 관찰로 충분하다. 이성 환자의 생식기를 검사해야 하는 경우에는 반드시 보호자를 동반시키도록 한다. 동성 환자의 경우에도 마찬가지이다. 이것은 추후 부적절한 신체접촉이나 성폭행 혐의로부터 응급구조사를 보호할 수 있다. 앞으로 어떤 검사를 시행할 것인지 항상 환자에게 설명하고 검사 중에도 계속 설명을 한다.

둔위분만(태아의 기도를 확보)이나 제대탈출(태아의 머리가 탯줄을 누르는 것을 막기 위해)을 제외하고 현장에서 질 내부 검사를 실시할 이유가 없다. 심각한 질 출혈(음순 혹은 질구의 파열이 원인인 경우 제외)의 경우도 패킹으로는 출혈 조절이 어렵다. 이런 환자에게 가장 필요한 것은 즉각적인 이송, 쇼크 처치와 병원에서의 신속한 부인과 검사이다.

의약품이라는 것을 기억하고 피임약의 사용에 대해 물어보는 것을 잊지 말아야 한다. 경구용 피임약과 자궁 내 장치를 제외하고 피임에 의해 유발되는 부작용은 비교적 드물다. 경구용 피임약은 고혈압과 관련되어 드물게 뇌졸중, 심장발작, 폐색전증의 가능성이 있다. 자궁 내 장치는 자궁천공, 자궁감염 또는 불규칙한 자궁출혈을 일으킬 수 있다. 이것은 특히 대부분의 제조사에 의해 권장되는 기간보다 장기간 자궁 내 두었을 때, 드물게는 2년 이상 지났을 때 발생한다.

신체검진(Physical exam)

현장에서 부인과 환자의 신체검진은 제한적이다. 다른 어느 때보다 환자를 편안하게 하도록 한다. 환자의 수줍음을 존중하고 사생활을 보호한다. 이것은 청소년기 환자를 평가할 때 환자의 부모를 방에서 나가 있게 하거나 결혼한 환자의 배우자를 나가 있게 할 필요가 있다는 것을 의미하기도 한다. 대부분의 사람들이 성이나 생식기관과 관련된 이야기를 나눌 때 편안해하지 않는다는 것을 기억하면서 환자에게서 단서를 얻도록 한다. 전문가적 태도를 유지하고 모든 처치를 시작하기 전에 환자가 이해할 수 있도록 철저하게 모든 과정을 설명한다. 어떤 여성들은 여성 응급구조사에게 처치 받는 것을 더 편안하게 느끼기도 한다.

항상 그렇듯이 환자의 의식수준은 환자 상태에 대한 가장 좋은 지표이다. 환자의 피부와 점막의 색깔에 특별히 주의하여 일반적인 외관을 평가한다. 청색증과 창백함은 쇼크나 가스교환에 문제가 있음을 의미하고 홍조된 얼굴은 열이 있다는 것을 의미한다.

환자의 질환의 특성을 이해하는데 활력징후가 유용한 단서가 된다는 것을 기억해야 한다. 통증과 열로 인해 약간의 혈압상승과 함께 맥박과 호흡의 증가를 초래하는 경향이 있다. 심각한 출혈은 맥압이 감소할 뿐만 아니라 맥박과 호흡수를 증가시킨다. 체위에 따른 활력징후의 변화를 평가하기 위해 기울기 검사를 시행한다(바로 누운 자세나 앉은 자세에서 일어날 때 혈압 감소, 맥박 증가). 이 역시 심각한 출혈을 의미한다.

질 분비물이나 질 출혈 여부를 평가한다. 질 출혈이나 질 분비물이 있는지 확인한다. 가능하다면 출혈량을 측정한다. 시간 당 두 개 이상의 생리대 사용은 심한 출혈로 볼 수 있다. 심한 출혈이 있다고 말하거나 증거가 있다면 환자 회음부를 시진해 볼 필요가 있다. 분비물의 양뿐만 아니라 색, 특성과 응고혈의 유무도 기록한다. 현장에서는 질 내진을 수행할 수 없다.

복부검진에 주의를 기울여야 한다. 장음이 없거나 증가했는지를 청진하고 기록한다. 조심스럽게 촉진을 실시한다. 덩어리, 복부팽만, 특정 부위의 압통, 반동압통이 있는지 확인하고 통증으로 어느 부위를 보호하려고 한다면 기록하고 보고한다. 마른 환자의 아랫배에서 촉진되는 덩어리가 자궁 내 임신을 의미할 수도 있다. 임신 3개월에는 두덩결합 부위 위에서 겨우 촉진되고 4개월에는 자궁이 배꼽과 두덩결합 중간에서 촉진된다. 5개월(거의 20주)에는 자궁이 배꼽 부위에서 촉진된다.

부인과 응급 환자의 처치

일반적으로 부인과 응급 상황을 겪고 있는 환자의 처치는 지지요법에 초점을 맞춘다. 일차 평가 결과에 따라 산소투여와 정맥수액 투여 및 진통제 투여가 필요한지 판단한다. 환자의 상태에 따라 필요하다면 산소를 투여하거나 환기를 해야 한다. 정맥로 확보와 수액요법은 대부분 필요하지 않는다. 그러나 환자가 심하게 출혈을 하거나 쇼크의 징후가 나타난다면 적어도 한 군데 이상 큰 직경의 정맥로를 확보하고 환자의 증상에 따라 생리식염수를 투여한다. 환자 상태가 불안정하다면 심장감시를 한다. 때로는 통증 처치를 위해 진통제 투여가 필요하기도 한다.

심각한 출혈이 있는지 계속 감시하고 평가한다. 질에 패킹을 해서는 안 된다. 혈액의 흐름을 흡수하기 위한 탐폰 사용은 권장되지 않는다. 환자의 출혈이 심하다면 사용된 생리대의 수를 확인하고 기록한다. 쇼크가 고려되지 않는 상황이라면 복막의 긴장을 감소하기 위해 무릎을 굽힌 채 왼쪽으로 누운 자세나 반듯이 누운 자세로 환자를 편안히 있게 한다. 마약성 진통제 투여가 중등도 및 중증 통증의 조절에 도움이 될 수 있다.

현장에서 질 내부 검사를 실시하는 것은 권장되지 않으므로 부인과적 증상을 호소하는 환자는 의사의 진단을 받기 위해 이송된다. 어떤 경우에서는 수술적 처치가 필요하기도 하므로 지역 프로토콜에 따라 적절한 병원으로 응급 이송을 고려해야 한다.

정서적 지지는 부인과 문제를 호소하는 환자를 처치할 때 특히 중요하다. 응급구조사는 침착한 태도를 유지한다. 환자의 수줍음과 사생활 보호에 신경을 쓴다. 환자에게 이 상황이 매우 스트레스를 줄 수 있다는 것을 기억해야 한다. 응급구조사의 자상하고 세심한 처치에 환자는 감사할 것이다.

특수 부인과 응급

일반적으로 부인과적 응급 상황은 내과적 응급 상황과 외상성 응급 상황으로 분류될 수 있다.

내과적 부인과 응급(Medical gynecological emergency)

내과적 특성이 있는 부인과 응급은 현장에서 진단하기가 어렵다. 내과적 부인과 응급의 가장 흔한 증상은 복통과 질 출혈이다.

부인과적 복통(Gynecological abdominal pain)

골반염증질환(pelvic inflammatory disease: PID) 비외상 복통의 가장 흔한 원인은 골반염증질환이다. 골반염증질환은 세균, 바이러스 또는 곰팡이에 의해 발생되는데 주로 자궁, 자궁관(난관), 난소인 여성생식로가 감염된 것이다(그림 1-5). 때로는 인접 구조인 복막과 장들도 감염된다. 골반염증질환은 가임기 여성 인구의 1%에서 발생하는 복통의 가장 흔한 원인이다. 성적으로 활동적인 나이인 15~24세가 감염률이 가장 높다. 골반염증질환의 가장 흔한 원인은 임질과 클라미디아 감염이지만 드물게 포도알균과 사슬알균 감염도 원인이 된다. 흔히 임질균과 클라미디아는 뚜렷한 골반염증질환이 될 때까지 여성에게 균이 검출되지 않은 채 진행된다.

다수의 성적 파트너, 골반염증질환 병력, 최근의 부인과 시술 또는 자궁내 장치 등이 소인에 포함된다. 감염으로 인한 난관 손상은 불임의 원인이 되기도 한다. PID는 급성 혹은 만성으로 발생할 수 있다. 치료를 받지 않을 경우에 패혈증으로 진행될 수 있다. 또한 골반염증질환은 유착을 일으켜 골반 내 장기들이 서로 달라붙어 만성 골반통의 원인이 되고 불임과 자궁외임신 빈도를 증가시킨다.

골반염증질환을 앓는 환자는 증상이 없기도 하지만 대부분의 환자들은 하복부에 산발적으로 나타나는 복통을 호소한다. 통증은 중등도 이상으로 나타나기도 하고 때로는 충수염과 구별하기 어려울 수 있다. 통증은 월경 전후에 더 심해질 수 있고, 성교 중에 자궁경부의 움직임으로 증상이 악화되어 불편함을 야기한다. 또

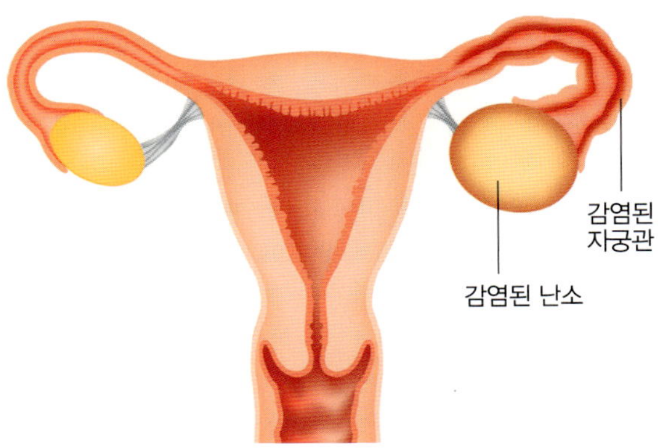

그림 1-5 골반염(PID). (ⓒ *Dorling Kindersley*)

내용 요약

- ▶ 복부 통증의 처치
  - 환자를 편안하게 한다.
  - 환자를 이송한다.

골반염증질환 환자들은 걸을 때 통증을 더 심하게 느껴 발을 질질 끌며 걷게 되고 심한 경우 발열, 오한, 오심, 구토와 패혈증까지도 동반된다. 때로는 불규칙한 월경 상태와 좋지 않은 냄새가 나는 노르스름한 질 분비물이 보이기도 하고 월경주기 중의 출혈도 흔히 나타난다.

일반적으로 신체검진에서 골반염증질환을 앓는 환자들은 한눈에 보기에도 아주 심하게 아파 보인다. 혈압은 정상이나 맥박은 약간 증가하고 열은 있거나 없을 수도 있다. 하복부 촉진 시 일반적으로 중등도에서 중증의 통증을 나타내고, 가끔 심한 경우에서 확실한 반동압통을 느끼기도 한다. 그런 경우 병원 전에서는 막창자꼬리염(충수염)과 구별하는 것이 불가능할 수 있다.

골반염증질환은 주로 항생제로 치료하며 때로는 장기간 정맥내 투여를 하기도 한다. 원인균이 판명되었다면 성관계를 맺은 사람도 치료가 필요할 수 있다. 현장 처치의 주목적은 가능한 한 환자를 편안하게 하는 것이다. 환자를 구급차 들것에 가장 편안해하는 자세로 눕힌다. 환자는 복막의 긴장감을 감소시키기 위해서 무릎을 가슴으로 끌어당기는 자세를 취할 것이다. 질 검진은 절대로 실시하지 않는다. 패혈증 증상이 있다면 산소투여(저 산소증시)와 정맥로를 확보한다.

파열된 난소 낭종(Ruptured ovarian cyst) 낭종은 액체로 채워진 주머니 형태로 난소에서 점차 커져 파열되고 복통을 일으키게 된다. 난자가 난소에서 방출될 때 황체 낭종으로 알려진 낭종이 난자에 남아 있을 때가 있다(그림 1-6). 간혹 배란과 무관하게 낭종이 형성되기도 한다. 그 낭종이 파열될 때 소량의 혈액이 복강 안에 들어와 복막을 자극하므로 복통과 반동압통을 일으킨다. 난소 낭종은 정기적인 골반 검진 시 발견되기도 한다. 그러나 현장에서는 환자가 등으로 방사되는 중등도 이상의 편측성 복통을 호소할 수 있다. 또한 성교통, 불규칙한 출혈, 지연되는 월경주기 등의 병력이 나타나기도 한다. 성교 중이거나 신체적 활동 중에 난소 낭종이 파열되는 경우가 적지 않고 성교 혹은 다른 신체 활동을 즉각적으로 중단해야할 만큼의 즉각적이고 심한 복부 통증을 유발한다. 파열된 난소 낭종은 또한 질 출혈을 동반하기도 한다.

방광염 방광의 감염인 방광염은 요로감염증(UTI) 혹은 방광염(cystitis)이라고도 하며 복통의 흔한 원인이다. 세균이 요도를 통해 침입하여 위쪽의 방광과 요관으로 상행한다. 방광은 생식기관 앞쪽에 위치하여 염증 시 두덩결합 상부에 통증을 유발한다. 치료되지 않으면 감염이 콩팥으로 올라갈 수 있다. 복통 외에도 빈뇨, 배뇨 시 작열감이나 통증, 배뇨곤란(dysuria), 미열 등이 있고, 배뇨지연과 때로는 붉은 핏빛을 띤 소변을 볼 수도 있다.

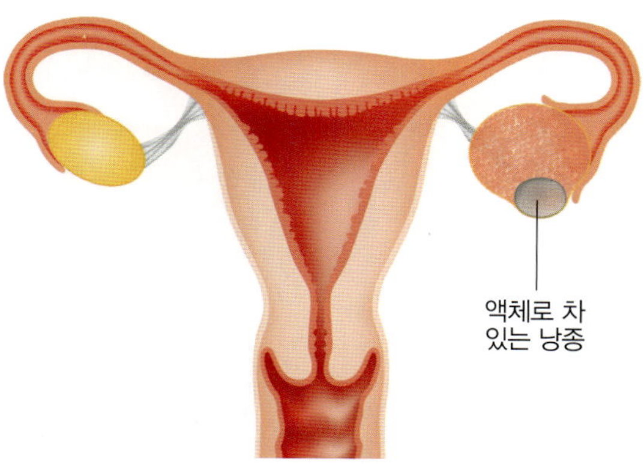

그림 1-6 거대 난소 낭종 (ⓒ *Dorling Kindersley*)

배란통 간혹 배란은 월경주기 중간에 배란통(mittelschmerz)으로 알려진 복통을 수반하기도 한다. 여성의 배란은 월경중기에 나타나는 복통인 배란통을 수반한다. 이 통증은 배란 시 난포 파열 및 출혈에 따른 복막 자극과 관련이 있다. 한쪽 아랫배에 한정된 통증은 월경주기 중간에 점상출혈을 동반하기도 한다. 어떤 여성은 미열을 호소하기도 하지만 보통 월경기에는 체온이 증가하고 월경기 시작 전 며칠까지는 체온이 올라간 채 유지된다는 것을 유념해야 한다. 증상에 따라 처치한다.

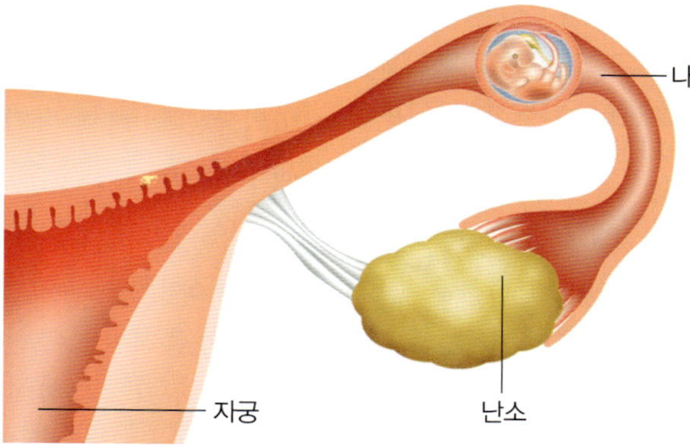

그림 1-7 자궁관에 발생한 자궁외(난관)임신. (© *Dorling Kindersley*)

자궁내막염 자궁 내막의 감염을 자궁내막염(endometritis)이라 하며, 이는 유산(miscarriage), 자궁소파술(dilatation & curettage, D & C)과 같은 부인과적 시술의 합병증이다. 흔히 경증에서부터 중증까지의 아랫배통증, 혈액이 섞이거나 냄새가 나는 분비물과 열(38~40℃) 등의 증상이 있다. 증상은 유산이나 부인과 시술 후 48~72시간 내에 나타난다. 이런 감염은 골반염증질환 증상과 비슷하고 적절한 항생제로 신속한 치료가 이루어지지 않을 경우 아주 위험할 수 있다. 자궁내막염의 합병증은 불임이 되거나, 패혈증이 나타나고, 사망할 수도 있다.

자궁내막증 자궁내막증(endometriosis)은 자궁내막 조직이 자궁 밖에서 발견되는 질환을 말하며 중추신경계통과 폐를 포함하여 실제로 신체의 어느 곳에서도 발견될 수 있지만, 복부와 골반에서 가장 흔히 발견된다. 발견 부위와 상관없이 이 조직은 월경주기와 관련된 호르몬 변화에 반응하여 주기적으로 출혈을 일으킨다. 이 출혈은 계속적으로 특히 골반강 감염, 유착된 조직의 반흔화, 유착의 진행을 일으킨다. 자궁내막증은 대개 30~40세 사이의 여성에게 많고, 폐경 이후 여성에게는 드물다. 정확한 원인은 알려지지 않았다. 가장 흔한 증상은 대개 월경과 관련되어 나타나는 둔한 골반의 산통이다. 성교통과 비정상적 자궁출혈이 또한 흔하다. 자궁내막의 조직이 위장 기관을 침입할 경우 장운동 시 통증이 수반되는 것으로 알려져 있다. 자궁내막염은 환자의 불임 여부를 위해 검진 중에 진단되는 경우가 많다. 치료는 호르몬, 진통제 및 소염 약물 투여를 통한 한정적인 내과적 치료법과 필요 시 과도한 자궁내막 조직과 다른 기관과의 유착을 제거하는 시술이 있다.

자궁외임신 자궁외임신(ectopic pregnancy)은 자궁 밖에 태아가 착상된 것으로, 가장 흔한 장소는 난관이다. 난관 파열과 많은 양의 출혈을 일으킬 수 있으므로 외과적 응급 상황이다(그림 1-7). 자궁외임신 환자는 한쪽에 심한 복통을 호소하고 그 쪽 어깨까지 통증이 방사되고, 생리가 늦어지거나 없고, 종종 질 출혈이 나타날 수 있다. 자궁외임신에 대한 추가 내용은 산과에 소개된다.

부인과적 복통의 처치

어떤 경우에도 심한 복부 통증을 호소하는 여성은 처치와 함께 정확한 진단을 위해 병원으로 이송되어야 한다. 환자가 (저산소증을 보인다면) 산소를 공급하고 필요하다면 정맥로를 확보한다. 앞서 설명된 부인과적 응급 상황의 처치부분을 참고한다.

비외상성 질 출혈

비외상성 질 출혈은 흔히 기능장애성 자궁 출혈이라고 하며 심하지 않으면 현장에서 보기 힘들다. 환자병력에 대해서는 이 장의 앞부분을 참고한다. 질 출혈을 정상 월경이라고 추정해서는 안 된다. 때로 여성들은 월경과다(menorrhagia)나 심한 월경출혈을 겪을 수 있지만, 응급의료출동을 요청할 정도의 경

> **내용 요약**
> ▶ 질 출혈 처치
> - 출혈을 흡수하도록 처치해야 하지만 질 내부에 거즈 패킹을 하지 않는다.
> - 환자를 이송한다.
> - 환자의 상태에 따라 산소 투여(저산소증 시)와 정맥로를 확보한다.

우는 드물다. 원인과 상관없이 출혈은 항상 생명에 위협이 될 가능성이 있으므로 임박한 쇼크 징후가 있는지 항상 주의한다.

비외상성 질 출혈의 가장 흔한 원인은 자연 유산이다. 최종 월경주기(last menstrual period, LMP)로부터 60일 이상 지났다면 자연적 유산이 원인이라고 가정할 수 있다. 유산으로 인한 질 출혈은 복부의 산통과 응고혈, 조직의 배출이 있다. 임신 초기일지라도 상실감은 환자에게 심한 정서적 충격이므로 친절하고 사려 깊은 처치가 중요하다. 산과환자의 자연 유산과 다른 출혈의 원인은 산과에서 설명할 것이다.

비임신 여성의 경우 질 출혈의 또 다른 원인은 자궁근종이다. 자궁근종, 좀 더 정확히 말하면 평활근종은 자궁 내에 생기는 양성 종양이다. 이는 가임 여성의 5분의 1에서 발견할 수 있는 가장 흔한 골반 종양이다. 주로 30대 여성(40세 이내의 여성)에서 발견되고 백인보다는 흑인에서 더 자주 발견된다. 자궁근종의 증상과 징후는 질 출혈(월경주기 사이), 월경 과다, 복부 팽창 부종, 성교통 등이 있다. 종종 폐경이 되고 에스트로겐 수치가 떨어지면 근종 크기가 줄어든다. 질 출혈의 또 다른 원인으로 암적 병변, 골반염증질환, 혹은 분만개시 등이 있다.

비외상성 질 출혈의 처치

비외상성 질 출혈 환자의 현장 처치는 환자의 상태에 대한 평가와 상황의 심각성에 따라 달라진다. 혈액의 흐름은 흡수하도록 처치하지만 질 패킹을 해서는 안 된다. 만약 응고혈이나 조직이 배출된다면 추후 의사가 검사할 수 있도록 따로 보관한다. 편안한 자세로 환자를 이송한다. 환자의 상태에 따라 산소투여(저산소증을 보일 시)와 정맥로 확보를 한다.

외상성 부인과 응급 상황

대부분의 질 출혈은 산과적 문제에서 기인하거나 월경주기와 관련된다. 그러나 질과 회음부의 외상도 출혈과 복통을 일으킬 수 있다.

부인과 외상의 원인

생식기 손상의 환자가 증가하고 있으며, 질 손상과 같은 여성생식기 손상의 발생률은 남성 생식기 손상보다 훨씬 더 높다. 부인과 외상은 어떤 나이에서도 발생할 수 있다. 둔상이 관통상보다 더 자주 발생한다. 자전거를 타다 발생할 수 있는 말안장 손상(straddle injury)이 둔상의 가장 흔한 유형이다. 질 손상은 보통 성폭행으로 인한 열상이 가장 자주 발생한다. 폭행이나 안전벨트 손상으로 아랫배에 가해진 둔상, 회음부 부위에 가해진 직접적인 타격, 질 안 이물질 삽입, 직접 임신 중절 시도나 분만 시 열상에 의해서도 부인과 외상이 발생한다.

부인과 외상의 처치

외부생식기의 손상은 열상 부위를 직접 압박하거나 혈종 부위에 화학물질로 된 냉찜질팩을 댄다. 질 출혈의 경우 대부분 출혈 부위가 쉽게 발견되지 않을 수 있다. 출혈이 심하거나 쇼크 증상이 나타나면 혈액량을 유지하기 위해 정맥로를 확보하고 활력징후를 자주 측정한다. 둔상은 복막염이나 패혈증으로 진행되는 장기 파열을 일으킬 수 있다. 질 출혈이 심하더라도 절대 질 안으로 패킹이나 드레싱을 해서는 안 된다. 많은 경우 수술이 필요하므로 즉시 응급의료센터로 이송한다.

성폭행(Sexual assault)

성폭행은 현재 미국 내에서 가장 빠른 속도로 증가하는 폭력범죄의 한 형태이다. 매년 700,000명 이상의 여성이 성폭행 피해자가 된다. 안타깝게도 성폭행의 60% 이상이 신고되지 않는다. 보고된 성폭행의 5%가 남성 피해자이고 어린이 성학대는 훨씬 덜 보고되어 매년 50,000~350,000건의 어린이 성학대가 발생되는 것으로 추정된다. 어린이뿐만 아니라 노인까지도 성폭행에서 벗어날 수 있는 사람은 아무도 없다.

성폭행 피해자의 대부분은 가해자를 알고 있다. 여성을 성폭행한 대다수(80%)가 친구, 지인, 친한 사람, 가족이다. 아는 사람으로부터의 성폭행은 특히 사춘기 피해자들 사이에서 흔히 발생한다. 성폭행은 사랑이 아닌 폭력 범죄로 욕구불만에 기인한 공격성과 굴욕감이나 통증을 가하려는 욕구에 의해 유발된다. 성폭행을 할 가능성이 있는 사람이 누군지는 예측하기 힘든데, 그 이유는 나이와 경제적 수준, 인종이 아주 다양하기 때문이다. 성폭행자들에게 흔히 나타나는 행동적 특성은 충동조절이 어렵고 폭력적 상황 속에서 성적 만족을 얻으려는 욕구와 정신적으로 성숙하지 못하다는 것이다.

주에 따라 성폭행의 정의가 다르다. 어느 곳의 정의든지 공통된 요소는 상대의 동의 없이 행하는 성적 접촉이다. 일반적으로 강간(rape)이란 상대방의 의지와는 상관없이 여성의 질이나 직장, 또는 남성의 직장 내로의 삽입행위를 말한다. 대부분의 주에서는 삽입행위를 강간으로 분류하는 법령을 만들었다. 성폭행에는 구강-성기 성행위도 포함된다. 법적 정의와 무관하게 성폭행은 심각한 신체적, 심리적 영향을 주는 폭력 범죄이다.

평가 성폭행 피해자는 특별한 요구를 가지는 특별한 환자군에 속한다. 환자는 응급처치와 정신적 지지도 필요하고 또한 법적 증거물도 수집되어야 한다. 응급구조사의 태도가 정신적 회복에 오랫동안 영향을 줄 수 있기 때문에 객관적인 태도는 필수적이다. 성폭행 피해자에게 현장에서 사건에 관한 질문을 해서는 안 된다. 성폭행에 대한 상세한 질문은 해서는 안 된다. 성기 삽입 여부를 결정하는 것은 병원 전 처치의 관점에서는 중요하지 않다. 성적 행위에 대해 질문하지 말고 환자가 입은 신체적 손상에 대해서만 질문하는 것으로 제한해야 한다. 선한 의도로 한 질문이라도 환자에게 죄의식을 불러일으킬 수 있다. 예를 들어, "그와 함께 왜 같이 갔는가? 또는 왜 그의 차에 탔는가?"와 같은 질문을 해서는 안 된다.

성폭행 피해자의 심리적 반응은 매우 다양하다. 환자는 위축되거나 히스테리 상태를 보일 수 있고 어떤 환자들은 방어기전으로 부정, 분노, 두려움의 상태를 보일 수 있다. 환자에게 침착하고 전문가답게 접근해야 하고 환자의 공포와 두려움을 가라앉혀야 한다. 환자의 느낌에 반응해야 하지만 응급구조사 자신의 감정도 어떤지 알아야 한다. 환자의 수줍음을 존중하여 준다. 옷이 벗겨져 있다면 수치감을 느끼지 않도록 덮어주고 처치에 앞서 모든 과정을 충분히 설명한다. 활력징후와 기타 신체손상을 검진하는 것 외에는 피해자를 만져서는 안 된다. 생명을 위협하는 출혈 증상이 없는 한 절대로 생식기를 검진해서는 안 된다.

간혹 환자가 모르게 약을 첨가한 것을 먹었을 수도 있다. 플루니트라제팜(로힙놀)은 가장 전형적 "데이트 강간" 약물이지만 정신 상태에 변화를 주는 알코올을 포함한 많은 종류의 약물들이 사용될 수 있다. 최근에 감마 히드록시 부티르산(GHB)을 포함한 "디자이너 약물(합성마약)" 역시 강간과 관련된다. 이런 약물들은 피해자가 모르게 피해자의 음료에 첨가될 수 있다. 강간이 관여된 모든 상황에서 응급구조사는 환자의 약물 복용 가능성에 주의를 기울여야 한다.

처치 대부분의 경우 응급구조사가 할 수 있는 가장 중요한 도움은 정신적, 정서적 지지이다. 항상 비판적이지 않은 태도로 일관하고 환자에게 비밀을 보장해야 한다. 피해자가 여성이라면(가능하다면) 여성

응급구조사가 환자를 처치하게 한다. 환자가 원하는 경우에 여성이 병원에 함께 동행하는 것을 허용한다. 밝은 조명의 구급차 뒤 칸과 같이 안전한 환경을 제공하고 환자의 감정에 즉각적으로 대응하고 환자의 요구에 반응한다. 환자가 의식이 있다면, 허락 없이는 환자를 만지지 않는다. 의식 수준의 변화를 보이더라도 어떤 처치를 시작하기 전에 무엇을 하는지 설명한다.

신체적 성폭행 증거를 보존하는 것이 중요하다. 환자가 병원에 도착했을 때 의사나 성폭행 담당 간호사가 신체적 증거를 모으기 위해 성폭행에 대한 검진을 수행한다.

이런 증거를 보존하기 위해 아래의 지침들을 충실히 지켜야 한다.

- 환자를 범죄의 현장으로 생각하고 현장을 보존한다.
- 가능한 한 환자의 의복을 만지지 않는다.
- 옷을 제거해야 한다면 각각 분리해서 백에 넣어야 한다.
- 옷의 구멍이나 찢어진 부위를 통과해서 자르지 않는다.
- 혈액이 묻은 물품들은 갈색 종이봉투에 넣는다.
- 회음부를 검진하지 않는다.
- 한 시간 이내에 성폭행을 당했거나 출혈이 있다면 흡수성 패드(예: Chux)를 환자의 엉덩이 아래에 넣어 증거물을 보존한다.
- 환자가 시트나 담요를 덮고 있다면 이 시트나 담요도 증거물로 뒤집어서 병원으로 가져간다.
- 의학적 검진을 하기 전에 환자들이 옷을 갈아입거나 목욕을 하거나 질 세척(여성의 경우)을 하지 않도록 한다.
- 머리를 빗거나 이를 닦거나 손톱을 닦지 못하게 한다.
- 가능한 한 상처를 닦지 않는다.
- 현장에서 처치를 시작해야 된다면 그 범죄현장을 흐트리지 않는다.

기록(Documentation) 환자 처치에 대한 구급활동일지를 작성할 때 기록지침에 따라 기록해야 한다.

- 환자가 말한 것을 정확히 기록한다.
- 환자의 신체적 상태, 환경, 찢어진 옷 등에 대한 관찰 내용을 객관적으로 기록한다.
- 병원 직원에게 인계한 증거물(옷, 시트 등)과 누구에게 주었는지 이름을 정확히 기록한다.
- 강간 발생 여부에 대한 개인적 의견을 기록하지 않는다.

요약

대부분의 부인과 응급 환자들은 복통, 질 출혈, 혹은 두 증상 다 호소할 것이다. 환자가 불편해할 수 있지만 환자의 성생활 여부를 포함한 세부 병력을 기록하는 것이 좋다. 여성의 요도가 짧기 때문에 여성의 요로 감염증은 흔할 뿐더러 특히 장시간의 성행위 후 요로 감염증이 발견될 가능성이 높다.

성생활을 하는 여성에서 복통의 추가적 원인으로 골반염증질환과 자궁 외 임신을 들 수 있다. 두 경우 모두 정상 혈압 유지를 위한 보조적 처치와 정맥 투여로 대부분 유사하게 환자를 처치한다. 환자가 병력에 대해 말하기를 거부한다면 최악의 상황을 대비한 처치를 실시한다. 어린 청소년의 경우 실제 성관계를 가졌다 해도 성관계 사실을 부인할 가능성이 높다는 것을 주의해야 한다.

비외상성 질 출혈의 경우 환자가 가장 중요한 병력원이 될 것이다. 초경은 이르면 10세 정도에 발생하며 이는 성적 성숙의 초기 단계가 된다. 초기에 월경주기가 조금씩 불규칙적일 수 있지만 결국 28일의 규칙적 주기로 자리 잡는다. 환자에게 현재 월경 중인지 아닌지를 확인하여 현재의 출혈이 정상적인지에 대해 알아야 한다. 질 내부에 절대 어떤 종류의 패킹도 해서는 안 된다는 것을 주의해야 한다. 하지만 5×9 외상 드레싱으로 출혈을 흡수하고 함께 분비되는 조직이나 응고혈을 모아둔다. 환자를 편안하게 하고 저혈압을 정맥주사 및 산소 공급(저산소증을 보일 때)으로 처치한다.

외상성 질 출혈과 다른 외상성 출혈 처치에는 몇 가지 다른 점이 있다. 거듭 강조하지만 질 내부에 패킹을 하지 않도록 하며 손상 부위에 압박을 가한다. 손상이 성폭행에 의한 것이면 증거물 보존에 신경을 쓰도록 해야 하지만 무엇보다도 환자의 처치가 가장 우선적이라는 점을 명심해야 한다. 처치 시 증상에 따라 정맥 투여와 산소를 공급한다.

부인과적 응급 상황에서는 안타깝게도 응급구조사가 할 수 있는 것이 매우 적다. 이런 부인과적 응급 환자를 이송할 때에는 일반적인 보조적 처치와 기본적인 정맥 투여가 주 치료 방법이 된다. 환자는 편안한 자세로 이송되어야 하는데, 무릎을 굽혀 가슴으로 끌어올릴 수 있는 자세가 가장 편할 수 있다.

여성의 복통과 질 출혈에는 많은 원인이 있을 수 있다. 하지만 여기서 가장 중요한 것은 자궁내막증이나 파열된 난소 낭종 등의 질환을 정확하게 현장에서 진단하는 것 보다, 환자가 모욕감을 느끼지 않고 존중된 상태로 증상 중심의 처치를 받는 것이다. 다른 응급처치와 마찬가지로 우선적 관심사는 환자이다.

현장 출동 후 결과 분석

초겨울 늦은 저녁 지방대학 기숙사에서 복통이 있는 여성이 발생했다는 신고가 접수되었다. 도착하자마자 기숙사 사감이 17세인 환자의 방으로 안내했다. 그곳에서 사감이 환자를 소개하고 다른 방에서 기다리겠다고 했다. 환자는 약간 성숙해 보이며 아주 아파 보였다. 환자는 조용히 울면서 무릎을 가슴에 붙인 상태로 왼쪽 위로 누워 있었다. 약간의 홍조를 띄고 있고 발한 증상이 관찰된다. 환자는 울먹이며 극심한 하복부 통증을 호소한다. 지난 몇 시간 동안 더욱 심해졌다고 한다. 속이 메스꺼워 하루 종일 아무것도 못 먹었지만 구토나 설사는 하지 않았다고 했다. 혈압은 82/64mmHg이고 맥박은 분당 116회로 약했으며, 호흡은 분당 24회이고, 산소 포화도가 95%로 측정되었고, 체온은 104°F(40℃)였다. 허파음은 대칭적이고 깨끗했고 복부 검진에서 양쪽 아랫배 사분 위에서 압통이 나타났다. 과거 내과적 질환은 없었고 피임약을 포함한 약물은 투여하고 있지 않았다. 알레르기도 없고 마지막 월경일은 7주 전에 있었지만 초저녁에 악취가 나는 혈흔 섞인 분비물을 봤다고 한다. 질문을 통해 몇 주 전에 임신이 되었다는 것을 알았고 남자 친구에게 말했지만, 그가 유산하라고 말했다고 했다. 며칠 전 그녀는 개인병원에서 유산 시술을 받았고 그녀의 산과력은 임신 1회 분만 0회, 유산 1회였다.

1. 응급구조사가 우선적으로 해야 하는 것이 무엇인가?

2. 그 외에 어떤 것을 해야 하는가?

3. 환자 증상의 원인으로 무엇이 예상되는가?

4. 환자가 미성년자이기 때문에 처치 전에 부모에게 알리거나 처치에 동의를 구하야 하는 법적 의무가 있는가?

이 책 뒷부분에 제시된 해설을 참고한다.

복습 문제

1. 여성 외부생식기는 통합하여 ______라고 한다.
a. 음순 b. 음문
c. 치구 d. 회음

2. 불두덩에서 회음부까지 이어진 지방조직으로 된 2개의 주름으로 틈을 만드는 것은?
a. 외음부 b. 소음순
c. 대음순 d. 피지선

3. 자궁의 가장 바깥층을 형성하는 장막층을 ______라 한다.
a. 자궁근층 b. 자궁내막
c. 자궁외막 d. 자궁중막

4. 월경주기의 기간에 상관없이 배란에서 월경까지의 기간은 항상 ______일이다.
a. 10 b. 14
c. 18 d. 20

5. 여성의 임신횟수를 표시할 때 쓰이는 용어는?

a. Para(Pa) b. Parity(P)
c. Gravida(G) d. Abortion(Ab)

6. 배란에 수반되는 복부 통증을 ______라 한다.

a. 배뇨통 b. 배란통
c. 자궁내막염 d. 자궁내막증

7. 비외상성 질 출혈의 가장 흔한 원인은 ______이다.

a. 골반염증질환 b. 분만의 시작
c. 자연 유산 d. 암성 병변

8. 성폭행의 경우, 응급구조사는 ______.

a. 생명을 위협하는 신체적 손상이 있는지 알아낸다.
b. 환자가 원하는 것을 가능한 존중하고 정서적 지지를 해준다.
c. 신체적 증거를 보존하기 위해 노력한다.
d. 위의 모든 것을 한다.

이 책 뒷부분에 제시된 해답을 참고한다.

참고문헌

1. Futterman, A. and A. J. Rapkin. "Diagnosis of Premenstrual Disorders." J Reprod Med 51 (2006) (2.Suppl): 349–358.
2. DiGiulo, G. and E. D. Reissing. "Premenstrual Dysphoric Disorder: Prevalence, Diagnostic Considerations, and Controversies." J Psychosom Obstet Gyneacol 27 (2006): 201.–210.
3. Crossman, S. H. "The Challenge of Pelvic Inflammatory Disease." Am Fam Physician 73 (2006): 859–864.
4. Kruszka, P. S. and S. J. Kruszka. "Evaluation of Acute Pelvic Pain in Women." Am Fam Physician 82 (2010): 141–147.
5. Schwartz, R. H., R. Milteer, and M. A. LeBeau. "Drug-Facilitated Sexual Assault ('Date Rape')." South Med J 93 (2000): 558–561.
6. Nemeth, Z., B. Kun, and Z. Demetrovics. "The Involvement of Gamma-Hydroxybutyrate in Reported Sexual Assaults: A Systematic Review of the Literature." J Psychopharmacol 24 (2010): 1281–1287.

추가문헌

Greenspan, F. S. and G. J. Strewler. Basic & Clinical Endocrinology. 7th ed. Stamford, CT: Appleton & Lange, 2004.

Ladewig, P. W., M. L. London, and S. B. Olds. Contemporary Maternal-Newborn Maternal Care. 5th ed. Menlo Park, CA: Addison Wesley Longman, 2001.

McCance, K. L. and S. E. Huether. Pathophysiology: The Biologic Basis for Disease in Adults and Children. 4th ed. St. Louis: C.V. Mosby, 2001.

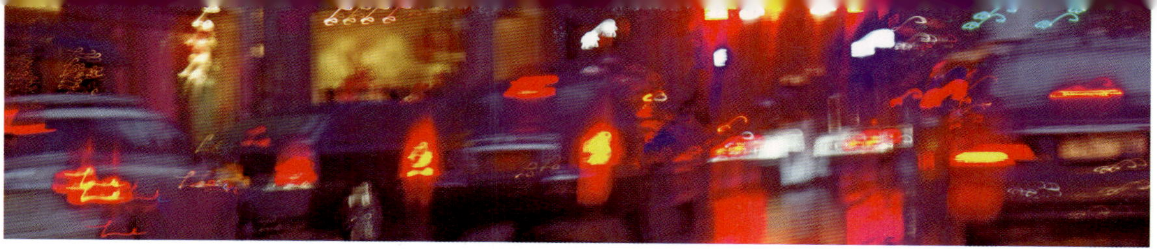

Chapter 2

산과 응급

Obstetrics

Bryan Bledsoe, DO, FACEP, FAAEM, EMT-P

단원 표준

특수 환자군(산과학)

학습 역량

평가 결과를 역학 및 병태생리학의 원리와 사회심리학 요구에 대한 지식과 통합하여 현장진단을 내리고 특수 요구를 가진 환자를 위한 통합적인 처치/배치 계획을 마련한다.

학습 목표

최종 목표

환자 평가 결과를 환자 병력, 해부, 생리, 병태생리학적 지식과 기본 및 전문 인명구조술과 통합하여 산과 환자의 문제를 인지하고 처치할 수 있다.

수행 목표

최종 목표를 달성하기 위해 다음 사항은 필수적이다.

1. 핵심 키워드를 숙지한다.
2. 임신, 태아발생단계, 산모의 신체 계통에 대한 태아의 영향의 해부학과 생리학을 연결할 수 있다.
3. 임상적 추론을 통해 특정 산과적 증상 호소가 있는 환자의 평가 및 처치 절차에 대한 지침을 제시할 수 있다.
4. 산과적 응급과 관련된 내과적, 외상적 원인의 호소와 증상을 보이는 여성 환자에서 환자평가의 주요 단계를 적용하는 방법을 논의할 수 있다.
5. 응급구조사가 조기분만을 하는 임산부를 어떻게 인지하고, 평가하고, 관리해야 하는지 논의할 수 있다.
6. 임박한 분만(imminent obstetric delivery)의 적응증, 정상 분만의 단계를 확인할 수 있다.
7. 신생아, 아프가 점수, 신생아 소생술의 일반적인 관리를 간략히 논의할 수 있다.
8. 산과 응급 상황으로, 비정상분만의 종류, 분만합병증에 대한 응급구조사의 평가 및 관리의 접근방법을 확인할 수 있다.

핵심 키워드

유산(abortion)
후산(afterbirth)
양수(amniotic fluid)
양막낭(amniotic sac)
대동정맥압박(aortocaval compression)
머리출현, 발로(crowning)
소실(effacement)
분만예정일(estimated date of confinement (EDC))
진통(labor)
산후질분비물(lochia)
맨손 가쪽 자궁전위(manual lateral uterine displacement)
신생아(neonate)
배란(ovulation)
태반(placenta)
산후기(산욕)(puerperium)
자궁수축억제(tocolysis)
탯줄(umbilical cord)

사례 연구

32번 지구대 소방대원들이 휴게실에서 TV를 보면서 쉬고 있을 때 갑자기 지구대 문 앞에서 자동차가 급정거하는 소리가 들렸다. 팀장이 밖으로 나가보니 한 남성이 밴 차량 옆에 서서 "도와주세요. 제 아내를 도와주세요!"라고 소리치고 있었다.

소방대원들이 전부 밖으로 나왔고 밴 차량의 뒷좌석에 임신한 여성이 앉아 있는 것을 보았다. 여성이 말했다. "아기가 나오려고 해요. 아기가 나오고 있어요." 32번 지구대 소방서에 대기 중이던 구급차는 연료를 주입하기 위해 운행 중에 있었다. 팀장은 소방서 상황실에 사실을 알리고, 구급차를 돌아오도록 지시했다. 응급구조사는 환자가 6번째 임신한 29세 여성임을 확인했다. 임신부는 대변이 나올 것 같다고 소리쳤다.

여성은 소리치기 시작했다. "힘이 주어져요! 힘이 주어져요!"라고 계속 소리치고 있었다. 숙련된 응급구조사가 머리출현 현상이 있는지 살핀다. 자궁이 수축할 때 아기의 머리가 보이는 것이 확인되었다. 대원 중 한 명이 산과용 구급상자, 소방차에 있는 의료용 장비상자에서 산소통을 가지고 왔다. 그런 다음에 곧 환자는 승용차 뒷좌석에서 여아를 분만했다.

분만 중에 구급대원이 도착했다. 구급대원은 탯줄을 절단한 다음에 아기의 몸을 닦고 담요로 따뜻하게 감쌌다. 아프가(APGAR) 점수는 1분에 8점, 5분에 9점이었다. 산모에게 자궁바닥 마사지를 실시하고, 산소를 공급하고, 생리식염수를 정맥주입했다. 응급구조사는 신속히 산모와 태아를 병원으로 이송했다. 보호자가 뒤따라갔다.

이튿날 아침 대원들은 분만 보조를 한 응급구조사 소속 차량의 유리창에 붙혀져 있는 황새 모양의 스티커를 보게 되었다.

개요

이 장에서는 임신과 출산, 그리고 잠재적인 합병증을 중점적으로 다룰 것이다. 임신은 배란과 수정을 통해 이루어지는 삶의 자연스러운 정상 과정이다. 임신 합병증은 흔치 않지만 일단 발생하면 신속하게 파악하고 적절한 처치를 해야 한다. 고혈압이나 자간증(eclampsia)은 임신 자체로 인해 발생하는 합병증이다. 당뇨병이나 심장질환은 임신에 대한 신체 반응 때문에 발생할 수 있다. 몇 가지 합병증은 외상 때문에 일어난다.

출산은 매일 발생하는 것으로 간혹 분만 중 합병증이 발생하기도 하지만 정상 분만은 가장 기본적인 도움만을 필요로 한다. 합병증으로 조산, 쌍생아 분만, 비정상 태위, 출혈, 신생아 질식이 발생할 수 있다.

이 장에서는 여성이 임신에서 분만에 이르기까지 응급구조사가 평가하고 처치하는 것을 배울 것이다.

출생전기(산전기)

출생전기(문자 그대로 '출산 전 기간') 동안은 임신부터 태아만출까지를 말한다. 이 기간 동안 태아의 성장 발달이 이루어진다. 산모는 특징적인 생리적 변화가 나타난다. 임신 중 건강관리를 위한 정기적인 방문을 "산전 방문" 또는 "산전 관리"라고 한다.

산과 환자의 해부 생리

부인과에서 설명한 대로 월경주기에서 첫 2주는 에스트로겐 호르몬 수치가 높아져, 자궁내막(자궁의 안쪽 면)이 비후되고, 혈액으로 충혈된다. 이어 황체호르몬(LH)과 난포자극호르몬(FSH)의 급격한 상승으로 난소에서 난자가 방출되는 배란(ovulation)이 일어난다. 난자는 자궁관을 지나 자궁으로 이동한다. 난자가 수정이 되면, 자궁내 착상이 이루어져 임신이 된다. 난자가 수정이 안 되면, 배란 후 14일째 자궁내막으로부터 혈액, 점액, 세포 조각들이 떨어져 배출되는 월경이 있다(배란에서부터 월경까지는 정확하게 14일이다. 하지만 월경 시작일부터 다음 배란까지 기간은 평균 14일에서 조금씩 다를 수 있기 때문에 임신이나 피임을 위해 적절한 시기를 찾는데 어려움을 겪을 수 있다).

배란 전 24~48시간 이내에 여성이 성교를 했다면 수정이 될 수도 있다. 많은 양의 정자를 함유하고 있는 남성의 정액은 질과 자궁 내로 들어가서 자궁관에 도착한다. 자궁관의 바깥쪽 1/3지점에서 이루어지는 수정은 남성의 정자가 여성의 난자와 만나는 순간 이루어진다(그림 2–1). 수정 이후 수정란은 즉시 세포분열을 일으키면서 자궁관을 통과하여 자궁 안으로 이동하게 된다. 수정란은 주머니배(포배강: 세포들로 구성된 속이 빈공모양)가 된다. 주머니배는 프로게스테론이라는 호르몬으로 인해 착상에 대비해 두꺼워진 자궁내막에 착상을 하게 되고 이곳에서 태아와 태반이 발육하게 된다.

수정 후 3주가 지나면, 주머니배가 착상한 부위의 자궁내막에서 태반이 발육하게 된다(그림 2–2). 태반(placenta)은 "임신을 위한 장기"로 알려져 있으며, 임신 중에만 한시적으로 태아 발육을 위한 생명선 역할을 하는 혈액이 풍부한 구조이다. 열을 전달하면서 산소 및 이산화탄소를 교환하며, 포도당, 칼륨, 나트륨, 염화물과 같은 영양소 전달과 요소, 요산, 크레아티닌과 같은 노폐물을 배출한다. 태반은 또한 임신기간 동안 임신유지에 필요한 에스트로겐과 프로게스테론을 분비하는 내분비샘의 역할을 한다. 추가적으로 태아에게 해가 될 수 있는 물질로부터 태아를 보호하는 장벽 역할을 하게 된다(그러나 마약류, 스테로이드, 특정 항생제 등은 태반막을 통과하여 모체로부터 태아에게 이동하기도 한다). 태아 출산 후

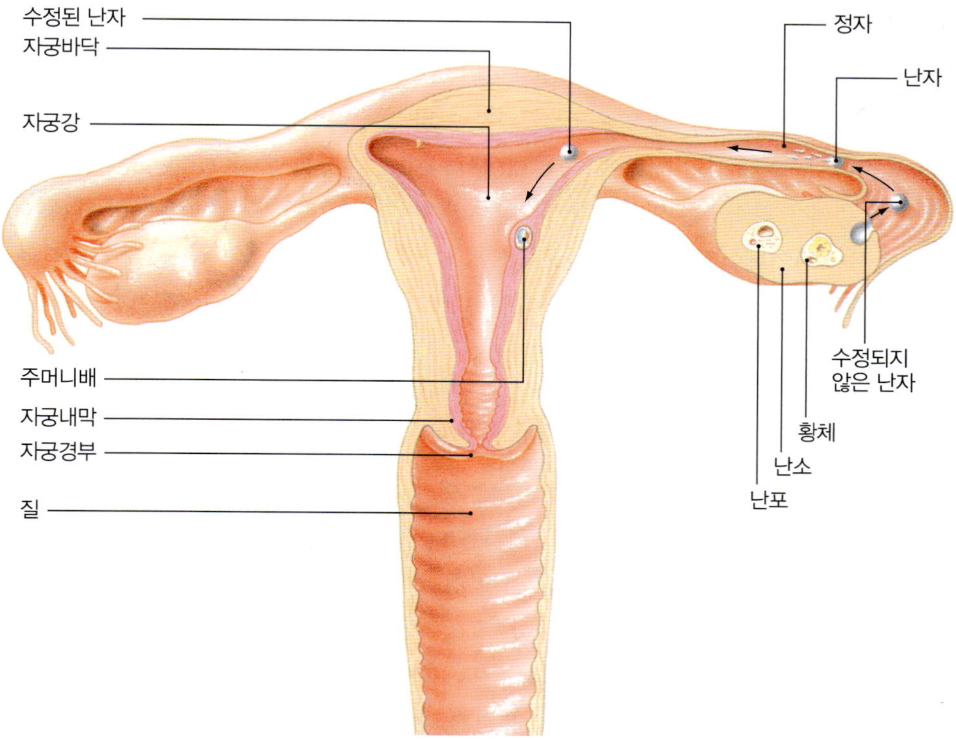

그림 2–1 난자의 수정과 착상

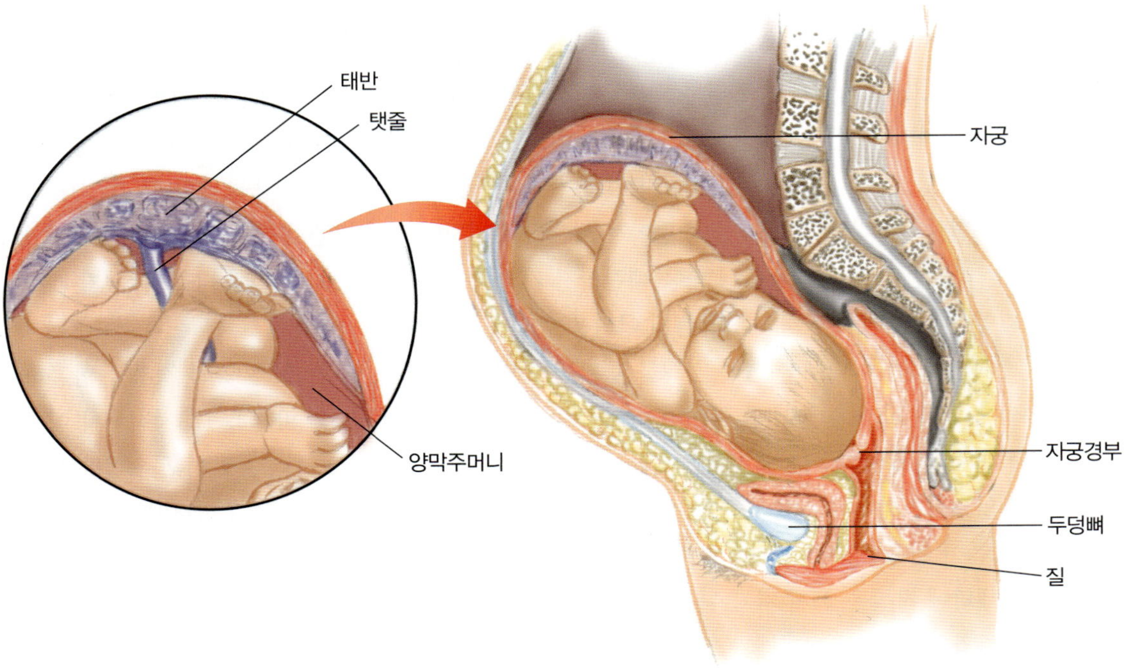

그림 2-2 태반의 구조

태반과 막이 자궁으로부터 배출되는 것을 후산(afterbirth)이라고 한다.

태반은 탯줄(제대, umbilical cord)을 통해 태아와 연결되어 있으며 탯줄은 밧줄모양으로 유연하며 길이는 약 2피트(60cm), 지름은 약 0.75인치(1.9cm)이다. 정상적으로 탯줄은 두 개의 동맥과 한 개의 정맥으로 구성되어 있다. 배꼽정맥은 산소가 풍부한 혈액을 태아에게 전달하고, 배꼽동맥은 상대적으로 산소가 적은 혈액을 태반으로 되돌려 보낸다.

태아는 "물주머니"(bag of water: BOW)라고 불리는 양막낭(amniotic sac)안에서 발달한다. 얇은 막으로 되어 있는 양막낭은 양수(amniotic fluid)를 담고 있으며, 태아가 자궁 강 내에서 성장하도록 보호하는 역할을 한다. 양수의 양은 임신 기간에 따라 증가한다. 임신 20주 이후에 양수의 양은 500~1,000mL이다. 양수가 있기 때문에 자궁 내에서 태아가 운동을 할 수 있다. 양수는 외상으로부터 태아를 보호하고 충격을 완화하는 역할을 한다. 양수의 양은 태반 막을 통해 이동하기 때문에 지속적으로 변화한다. 임신 후반기에는 태아의 허파에서 나오는 분비물과 소변이 양수 생성에 기여한다. 분만 중에 양막이 터지는데 양막이 분만 전에 미리 터져 질 밖으로 유출되기도 한다. 이를 양막파열(rupture of the membranes: ROM)이라고 한다. 이런 경우 임신부는 "양수가 터졌어요."라고 말한다.

임신 기간의 생리적 변화

임신과 관련하여 생리적 변화가 오는 이유는 호르몬의 변화, 증대된 자궁으로 인한 영향, 혈관 분포 정도, 모체의 대사 요구량 증가 때문이다. 임신한 여성을 더 잘 이해하고 평가하기 위해서 응급구조사는 임신과 관련된 생리적 변화를 아는 것이 중요하고, 생리적 변화를 숙지할 필요가 있다.

생식기계 임신으로 인한 가장 의미 있는 변화는 자궁 내에서 생긴다. 임신하지 않았을 경우, 자궁은 작은 서양배 모양으로 무게는 약 60g(2온스)이고 용적은 약 10mL이다. 임신 말기에 무게는 1,000g(약 2파운드)이고, 용적은 약 5,000mL로 증가한다(그림 2-3). 임신 중 또 다른 두드러진 변화는 자궁 혈관계

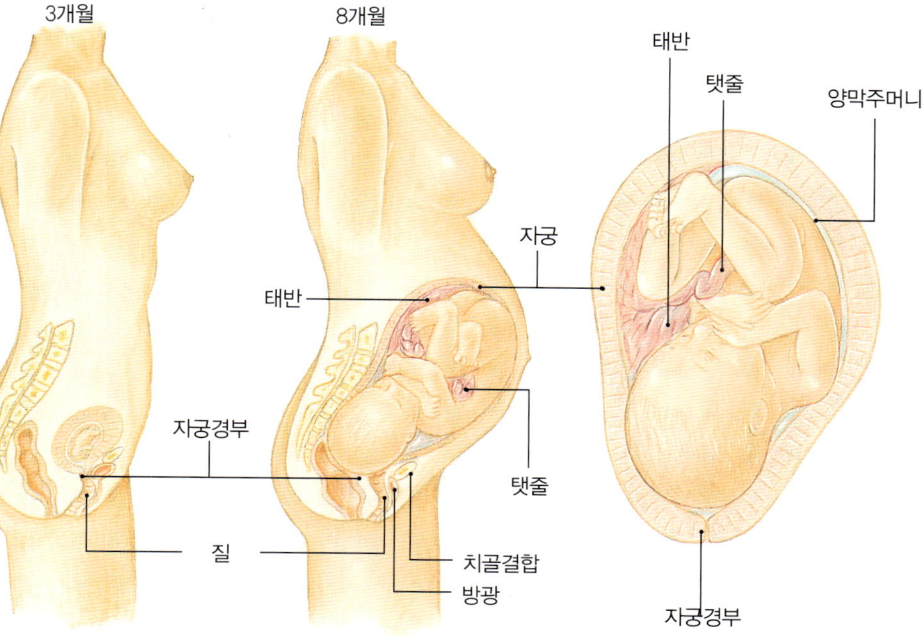

그림 2-3 임신과 관련된 자궁의 변화

통의 변화로 모체 총혈액량의 약 1/6(16%) 정도를 자궁이 포함하고 있다.

생식계통에서 생기는 다른 변화는 자궁경부 안에 형성된 점액성 마개로, 성장하는 태아를 보호하고 감염으로부터 보호한다. 점액마개는 분만 전 자궁경부가 확장되면서 배출된다. 에스트로겐은 질 점막을 두꺼워지게 하여 질 분비물을 증가 및 결합조직을 느슨하게 하여 분만을 돕는다. 또한 젖분비를 위해 젖샘의 수와 크기가 커지면서 유방은 증대되고, 유방결절이 많아진다.

호흡기계 임신 중 산소요구량은 증가한다. 이러한 요구를 충족하기 위해 프로게스테론은 기도 저항을 감소시킨다. 그 결과로 산소 소모량은 20% 증가하고 일회호흡량은 40% 증가한다. 호흡수는 약간 증가한다. 자궁 크기가 커지면서 가로막은 위로 올라가고, 흉곽 내부 용적을 유지하기 위해 갈비뼈 가장자리는 벌어지게 된다.

심혈관계 임신 중 심혈관계에는 다양한 변화들이 일어난다(그림 2-4). 심박출량은 임신기간 동안 30~50% 증가하여, 태아가 완전히 발달하였을 때에 최대 분당 6~7리터로 증가한다. 전신 혈관 저항은 감소한다. 임신부의 혈액량은 45% 증가하며, 적혈구와 혈장이 모두 증가하지만 혈장 증가가 적혈구 증가보다 약간 더 많아 상대적으로 빈혈이 초래된다. 빈혈상태를 방지하기 위해 임신한 여성은 적혈구의 산소 운반능력 증가를 돕기 위해 철을 보충해 주어야 한다. 혈액량 증가로 인해 임신부는 30~35%의 출혈이 있어도 활력징후에 큰 변화가 없을 수 있다. 임부의 심박동수는 분당 10~15회 정도 증가된다. 혈압은 임신 초기 및 중기에 약간 감소하고 임신 후기에는 임신 전 수준으로 증가한다.

누운 자세 저혈압증후군(supine hypotensive syndrome)은 임신부가 등을 대고 누워있을 때 임신상태의 자궁이 커져서 아래대정맥을 압박하여 우심방으로 가는 정맥 귀환이 감소되면서 혈압이 떨어져 발생한다. 최근 연구는 복부대동맥도 압박될 수 있다고 제시하고 있다. 크기가 커진 자궁은 골반과 넙다리 혈관도 압박할 수 있어, 하지정맥 귀환을 방해하고 정맥 정체를 초래할 수 있다. 이는 정맥류나 체위의존 부종과 체위성저혈압을 초래할 수도 있다. 일부 환자의 경우 순환 혈액량의 감소나 빈혈로 인해 이러한

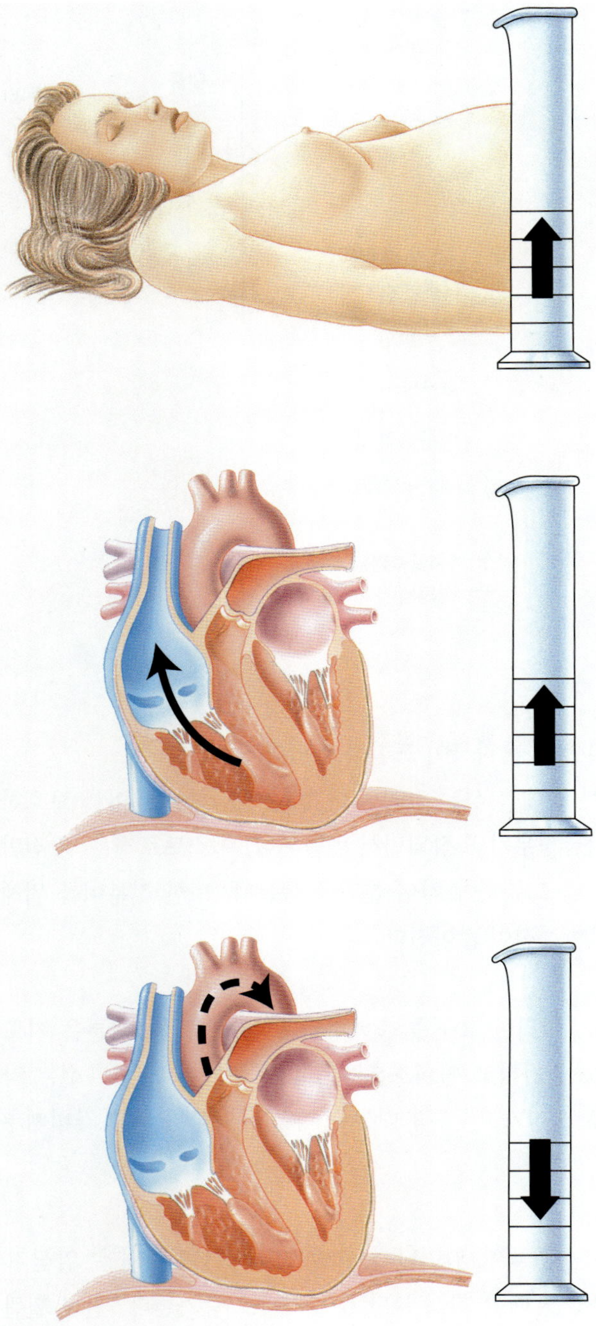

그림 2-4 임신 중 혈역학적 변화

문제점이 발생할 위험성이 더 높다. 누운 자세 저혈압증후군에 대한 평가와 처치는 뒤에서 다시 다룰 것이다.

소화기계 오심 및 구토는 호르몬과 탄수화물 요구량의 변화로 인해 임신 초기에 흔하다. 연동 운동은 느려지므로 위배출이 지연되기도 하며 복부팽창 및 변비도 흔하게 발생한다. 자궁 크기 증가로 인해 복부 내 장기들이 눌려서 장기들의 부위를 나누는 사분역 평가를 어렵게 한다.

비뇨기계 임신 중 콩팥으로 가는 혈액량은 증가한다. 토리여과율(사구체여과율)은 임신 2기에 거의 50% 가까이 증가하고 임신 기간 동안 증가된 상태로 유지된다. 이 결과로 콩팥 세뇨관 재흡수도 증가한다. 간혹 콩팥에서 여과된 당을 충분히 재흡수하지 못해 당뇨(소변 내에 당의 양이 증가하는 것)가 발생할 수 있다. 당뇨는 정상적인 현상일 수 있으나 임신성 당뇨를 시사하는 것일 수 있다. 방광은 전방 및 상방으로 밀려나면서, 파열 가능성이 증가된다. 자궁이 방광을 압박하기 때문에 임신 1기와 3기에 빈뇨는 흔한 증상이다.

근골격계 호르몬 영향에 의해 골반 관절이 느슨해지는 현상은 임신 중에 간혹 어기적어기적 걷게 된다. 자궁 크기가 커지고 산모 무게 중심이 변하면서 앞으로 배를 내밀게 되면서 자세 변화가 나타나고 이에 의해 요통이 발생한다.

태아의 발달

태아 발달은 수정 직후에 시작되며 그 과정은 상당히 복잡하다. 수정이 이루어지는 순간을 수태(conception)라 한다. 마지막 월경기간의 첫 날로부터 약 14일이 지나 수태가 이루어지기 때문에, 상당한 정확성을 가지고 분만일을 예측할 수 있다. 분만일 계산은 보통 산모의 첫 출산 전 방문 동안 이루어진다. 보통 임신 기간은 산모의 마지막 월경기간의 첫 날로 부터 40주로 계산한다. 이는 280일, 즉 음력으로 10개월이며, 양력으로 약 9개월이다. 이 날짜를 토대로 흔히 분만예정일로 불리는 출산일을 계산할 수 있으며 의학적으로 이를 출산예정일(estimated date of confinement: EDC)이라 한다. 일반적으로 임신기간은 세 주기로 나누어 구분한다. 각 세 주기는 약 13주, 혹은 3개월에 해당한다.

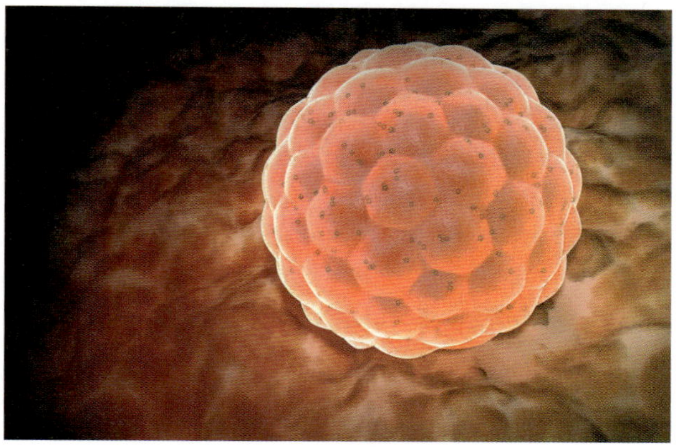

그림 2–5 착상 시 배아의 모습(ⓒ *MedicalRF/Sciebce Source*)

임신기간의 발달 기간을 설명하는데 각종 용어들이 사용된다. 배아전기는 수정 후 첫 14일을 뜻한다. 배아기는 15일째에 시작되어 약 8주까지이다(그림 2–5와 2–6). 8주~분만까지를 태아기라 한다. 응급구조사는 각 3개월의 시기마다의 중요한 발달단계를 숙지하는 것이 중요하다(표 2–1).

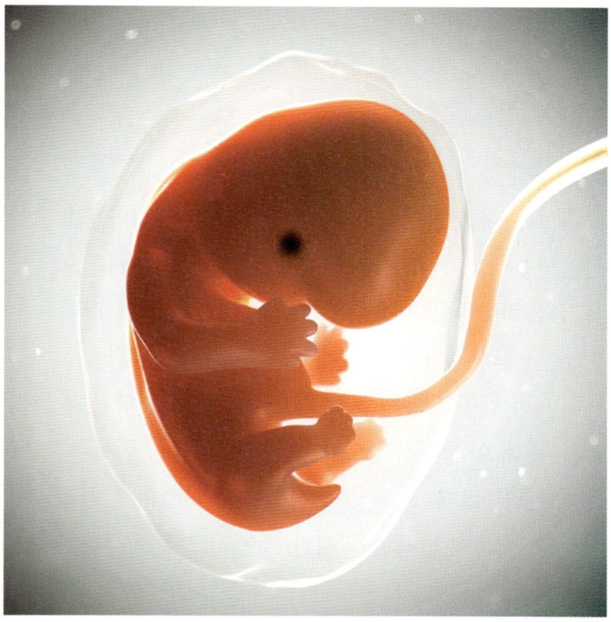

그림 2–6 발생 7주의 태아의 모습(ⓒ *SciPro/Science Source*)

정상적 태아 발달에서 태아의 성별은 임신 16주에 결정된다. 20주에 이르면 태아 심음(fetal heart tones: FHTs)이 청진기로 확인된다. 이때 임신부 역시 태동을 느낄 수 있다. 24주째에

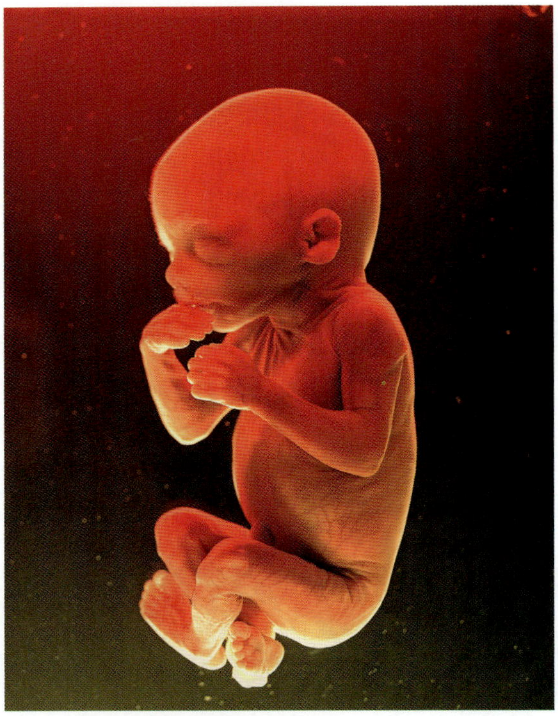

그림 2-7 성숙한 태아
(ⓒ *James Stevenson/Science Source*)

표 2-1 | 중요한 태아 발달 단계

배아전기	
2주	급속한 세포 분열과 세포 분화
배아기	
4주	태아의 심장이 뛰기 시작
8주	모든 기관계와 외부 구조가 형성 크기: 약 3cm(1.2인치)
태아기	
8~12주	도플러 청진기로 태아의 심음 확인 콩팥에서 소변 생성 크기: 8cm(3.2인치), 무게는 약 45g(1.6온스) 태아가 독소에 가장 취약한 시기
16주	성별이 육안으로 구분 양수를 삼키기 시작하며 태변 생성 시작 작지만 태아의 모습을 갖추어 감
20주	청진기로 태아의 심박 확인 가능 임신부가 태동을 느낌 태아의 빨기, 발로 차기, 수면의 단계 발달 모발, 눈썹, 속눈썹이 형성 크기: 19cm(8인치), 무게는 거의 448g(16온스)
24주	활동 증가 호흡운동 시작 크기: 28cm (11.2인치), 무게는 730g (1파운드 10온스)
28주	폐 기능에 필요한 계면활성제 형성 눈을 뜨고 감기 시작 무게: 900~1,360g(2~3파운드)
32주	골격이 완전히 형성되었지만 부드럽고 유연 피하지방 축적 손톱, 발톱이 나타남 무게: 1,360~1,820g(3~4파운드)
38~40주	만삭 태아가 자궁 채움 태아가 모체의 항체를 전달 받음

이르면, 조산아로 태어나도 태아가 생존할 수 있다. 28주 후에 태어난 신생아는 생존 가능성이 매우 높아진다(그림 2-7). 38주에 태아는 만삭, 즉 완전히 발달한 상태에 이른다.

첫 3달 동안 태아 장기의 대부분이 형성된다. 따라서 이 시기 동안 태아는 선천적 결함의 위험에 가장 취약하다.

태아 순환

태아는 태반을 통해 모체로부터 산소와 영양분을 전달받는다. 따라서, 자궁에 있는 동안 태아는 호흡기와 위장관을 사용할 필요가 없다. 따라서 태아 순환은 폐와 위장관을 피해 혈액을 순환시킨다.

태아는 배꼽정맥을 통해 태반으로부터 혈액을 받는다(그림 2-8). 배꼽정맥은 정맥관이라는 특수한 구조를 통해 아래대정맥으로 직접 연결된다. 혈액은 정맥관을 통해 산모의 아래대정맥에서 태아의 심장으로 흐른다. 그 후 혈액은 우심방을 통과하여 삼첨판막을 통해 우심실로 흐른다. 우심실에 있던 혈액은 우심실을 나와 폐동맥판을 지나 폐동맥으로 흐른다. 태아의 심장은 우심방과 좌심방 사이 난원공이라 하는 구멍이 있어 산소가 풍부한 혈액을 우심방에서 혼합하여 좌심방으로 가서 좌심실을 빠져나가 대동맥으로 향하게 한다. 이는 폐를 우회하는 혈류에 도움이 된다.

이때의 혈액은 산소가 풍부하다. 폐동맥에 혈액이 도달하면 폐동맥과 대동맥이 연결되어 있는 동맥관으로 흐르게 된다. 동맥관은 부풀어지지 않은 폐로 혈액이 통과하지 않도록 한다. 혈액이 대동맥에 도달하면 혈류는 자궁 밖에 있을 때와 동일하게 흘러간다. 노폐물이 들어있는 산소가 적은 혈액은 간을 통과한 후 배꼽동맥(제대동맥)을 통해 태아에서 배출된다.

태아 순환은 출산 직후에 바뀐다. 신생아가 첫 호흡을 하는 순간, 폐가 부풀게 되고 폐혈관의 저항이 급격히 감소하여 혈액이 폐로 흐르게 된다. 또한 동맥관이 닫히면서 혈액을 폐로 보내게 된다. 정맥관 역시 닫히면서 태반에서 오는 혈액공급이 중단된다. 심장에 나타난 압력의 변화로 인해 난원공 역시 닫히면서 우심방에서 좌심방으로 가는 혈액공급이 차단된다.

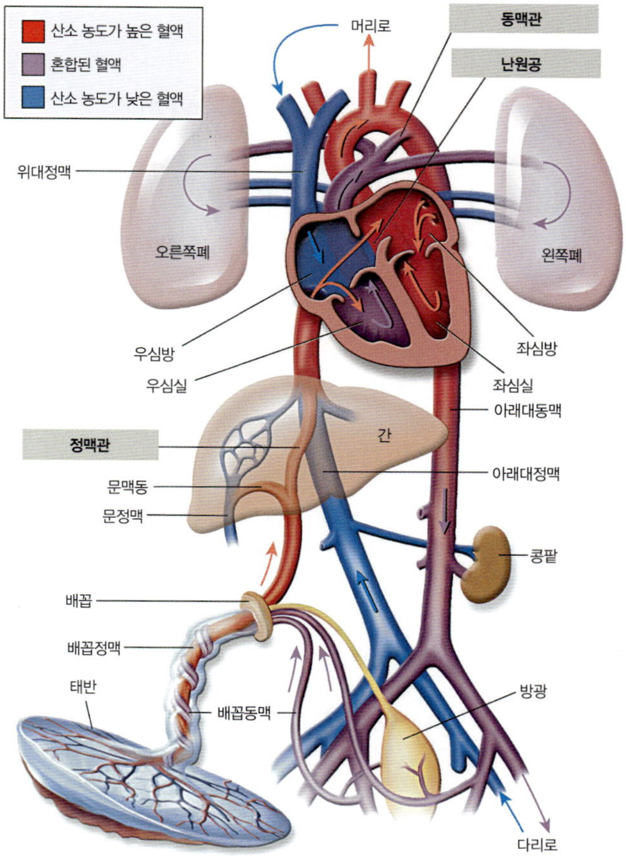

그림 2-8 모체-태아 혈액순환

산과 환자의 일반적 평가

일차 평가

산과 환자에 대한 일차 평가는 발달하는 태아에 대한 주의 이외에는 비산과 환자와 동일하다. 일차 평가를 신속하게 실시하고 필수 산과적 정보를 수집한다.

병력 청취(History)

SAMPLE 병력을 통해 산모의 상태와 해당 병력에 대한 구체적인 정보를 얻을 수 있다.

일반적 정보

임신력, 출산력, 임신기간 및 분만 예정일 등 환자의 임신에 대한 정보가 필요할 것이다. 더불어 환자가 과거에 제왕절개를 받은 적이 있는지 혹은 부인과나 산과적 합병증이 있었는지 확인해야 한다. 환자가 산전 관리를 받은 적이 있는지 확인하는 것 역시 중요하다. 어떤 의료진(의사 혹은 조산사)의 관리를 받고 있는지 확인해야 하고 마지막 검진일

산과학 용어

산과학 분야에서는 고유의 용어들을 사용한다. 환자 기록 및 다른 보건의료 종사자와 의사와의 의사소통에 있어서 필요하므로 이런 용어들을 이해하여야 한다.

antepartum 분만 전	태아 분만 이전의 기간
postpartum 분만 후	태아 분만 후의 기간
prenatal 출생 전	출생 이전의 기간, antepartum과 동의어
natal 출생	출생 또는 출생일
gravidity 임신력*	임신 횟수
parity 출산력*	만삭 분만까지 도달한 임신 횟수
primigravida 초임부	처음으로 임신한 여성
primipara 초산부	처음으로 분만한 여성
multigravida 경임부	한 번 이상 임신한 경험이 있는 여성
nulligravida 미임부	한 번도 임신한 경험이 없는 여성
multipara 다산부	한 명 이상의 아기를 분만한 경험이 있는 여성
nullipara 미산부	아직 첫 아이를 낳지 않은 여성
grand multiparity 다산부	7명 이상의 아기를 분만한 여성
gestation 임신	태아의 자궁 내 발달 기간

*임신력과 임신분만력은 다음과 같은 "약칭"으로 표현된다: G4P2. "G"는 임신력, "P"는 임신분만력을 지칭한다. 이 예에서의 4회의 임신과 2회 분만한 여성이다.

이 언제였는지도 확인한다. 초음파 검사를 했는지 묻는다. 초음파 검사는 임신기간, 태아의 수, 비정상 태위, 선천적 결함 등을 확인할 수 있다. 환자의 현 건강상태에 대한 전반적인 관찰이 중요하다. 현재 복용 중인 약물과 약물 알레르기 여부를 확인한다.

기존 병력이나 상태를 악화시키는 요인

임신은 기본 질병을 악화시키고 새로운 문제를 발생시키기도 한다.

당뇨병 기존에 진단 받은 당뇨병은 환자의 임신 상태에 따른 인슐린 요구량이 달라지기 때문에 임신과 함께 증상이 불안정해질 수 있다. 당뇨병 환자들은 자간전증과 고혈압이 될 위험이 높다(이 장에서 뒷부분에서 언급된다). 임신은 당뇨병의 혈관 질환 합병증을 악화시킬 수 있다. 또한 임신 중인 당뇨 환자들은 혈당수치 변동이 심하여 저혈당 또는 고혈당이 있는 경우가 흔하다. 많은 경우 임신 중에 당뇨병이 진행되기도 한다(임신성 당뇨병). 경구용 혈당강하제는 태반을 통과하여 태아에 영향을 줄 수 있어서 사용할 수 없다. 따라서 모든 임신 중인 당뇨 환자는 식단만으로 혈당 조절이 되지 않을 때 인슐린 투여를 받는다. 모체의 혈당 수치를 70~120mg/dL로 유지하는 것이 산모와 태아에게 가장 안전하다.

당뇨는 태아에게 영향을 주기도 한다. 혈당 조절이 잘 되지 않는 당뇨가 있는 임부의 경우 태아가 커지는 경향이 있다. 이는 분만 합병증을 유발한다. 이런 신생아들은 출산 후 체온 유지에 문제가 있을 수 있고 저혈당이 될 수도 있다. 당뇨가 있는 임신부의 아기는 선천성 기형 발생 위험이 높다.

심장질환 임신 기간 동안 심박출량이 최고 30% 증가한다. 기존에 심장질환을 앓던 환자들의 경우 임신 중 울혈성 심부전증이 발생할 수 있다. 임신부가 심장기능 부전이 우려되거나 나타나면 이전에 심장질환이나 심잡음이 있었는지 묻는다. 대부분의 환자들이 임신 기간 동안 수축기 심잡음을 나타난다. 이는 심박출량 증가에 따른 증상으로 염려의 대상이 되지 않는다.

고혈압 고혈압 역시 임신으로 인해 악화된다. 일반적으로 비임신 상태보다 임신 상태일 때 혈압이 낮아진다. 그러나 임신 전 고혈압 증상이 경계선에 있던 여성의 경우 임신 시 위험 수위의 고혈압이 발생할 수 있다. 또한 임신 기간에는 통상적인 고혈압 치료약물이 사용될 수 없다. 자간전증이 모체의 고혈압에 영향을 줄 수 있다.(뒷부분에서 설명) 지속적인 고혈압은 태반에 부정적인 영향을 가하여 태아에 좋지 않은 영향을 주며 모체 역시 뇌졸중, 발작, 혹은 콩팥기능상실 위험이 증가한다.

문화적 고려사항

산전 건강 관리의 중요성

여성들은 수천 년 동안 의학적 도움 없이 출산해 왔다. 출산과정과 산전관리가 소개되면서 출산이 안전하게 되었다. 출산전 관리는 임신여부가 확인된 직후 바로 시작되어야 한다. 질병의 감별 진단, 영양관리, 영양에 대한 교육, 부모됨 교육, 출산준비, 산후관리가 포함된다. 산전 관리는 초기에 잠재적 문제점을 발견하는데 도움이 되기 때문에 산전 관리가 제공되는 선진국의 경우 영아 사망률이 감소되었다. 예를 들어, 섬 국가인 쿠바에서는 복합적인 산전 관리 체계를 제공하고 있으며 이 덕분에 미국보다도 낮은 영아 사망률을 보이고 있다.

기회의 나라 미국에서는 멕시코 산모가 종종 미국에 들어와 분만을 하고 있다. 이 여성들은 보통 경제적 어려움이 있고 산전 관리를 받지 못하는 경우가 많다. 이들 경우 임신 중 합병증이 발생할 확률이 높다. 낮은 비용 또는 무료 산전 관리 프로그램을 제공하는 국가기관과 국제기관이 많이 있으며 이 기관들은 시민권과 무관하게 개방되어 있다.

발작 질환 이전에 약물을 사용해서 발작을 조절했던 여성들 중 대부분은 별문제 없이 건강한 아기를 분만한다. 발작이 조절되지 않았던 여성들의 경우 임신 기간 동안 발작 횟수가 증가한다. 발작을 조절하는 약물은 임신 기간 동안 사용할 수 있다.

신경근육 질환 다발경화증과 같은 신경근육 병변과 관련된 장애는 임신으로 악화될 수 있다. 그러나 임신 기간 중 증상이 완화되는 경우가 더 많으며, 산후 기간에는 재발율이 약간 증가한다. 이런 환자들의 자궁수축강도는 감소하지 않는다. 환자의 주관적인 통증감각은 다른 환자들보다는 미약하다.

통증

환자가 통증을 호소하면, 통증이 언제 시작되었는지, 통증의 시작이 갑자기 왔는지, 서서히 왔는지 확인해야 한다. 통증의 특성, 기간, 부위, 방사 여부를 확인한다. 통증이 규칙적인지 확인한다.

질 출혈

질 출혈이나 점상출혈(spotting)은 산과환자에게 중요한 문제이다. 출혈이 있기 직전에 상태에 관해 질문한다. 또한 출혈의 색, 양, 출혈 기간에 대한 정보를 수집한다. 출혈량을 측정하기 위해 사용된 생리대 혹은 탐폰의 수를 확인한다. 환자의 질에서 덩어리나 조직이 배출되면 나중 검사를 위해 따로 보관한다. 현재의 출혈 이외에도 다른 질분비물이 있었는지 묻고, 그 색과 출혈량과 기간에 대해 묻는다.

분만진행

분만이 진행되면 환자에게 힘을 주고 싶은지 대변을 보고 싶은지 묻는다. 환자가 양막이 터졌다고 생각하는지 확인한다. 이 경우 환자는 물이 흐르는 느낌이 있을 수 있으며 양수가 쏟아지는 감각을 느낄 수 있다.

신체검진

산과 환자를 위한 신체검진은 다른 응급환자와 동일하다. 이때 환자의 존엄성과 사생활을 유지하면서 조심스럽게 검진해야 한다.

임신부를 검진할 때 자궁바닥 높이를 측정하여 임신주수를 추정한다. 자궁바닥 높이는 두덩결합위에서 자궁바닥 위까지의 길이이다. 자궁바닥까지의 길이인 cm가 대략적으로 임신 주수를 나타낸다. 예를 들어, 자궁바닥 높이가 24cm인 여성은 약 임신 24주째에 들어섰다고 할 수 있다. 두덩결합 바로 위에 자궁바닥 높이가 촉지되면 임신 12~16주째라고 할 수 있다. 자궁바닥이 배꼽에 이르게 되면 약 20주이다. 18~20주에 청진기로 태아의 심음이 들리기 시작한다. 정상 태아 심음은 분당 140~160회이다.

일반적 경우 환자를 왼쪽으로 눕혀 활력징후를 확인한다. 앞서 설명한 바와 같이 임신이 진행될수록 자궁 크기가 증가한다. 결국 임신부가 바로 눕게 되면 자궁의 무게가 아래대정맥을 압박하여 정맥환류를 감소시킨다. 그러므로 임신부를 왼쪽으로 눕히면 이 문제가 해결된다. 간혹 기립성 활력징후를 측정하는 것도 도움이 될 수 있다. 먼저 환자를 왼쪽으로 누운 자세로 5분의 휴식을 취한 후 혈압 및 맥박을 측정한다. 그런 다음 환자가 서 있거나 앉은 자세에서 활력징후 측정을 반복한다. 혈압이 15mmHg 이상 떨어지거나 맥박수가 분당 20회 이상 증가한 경우 이상 증상으로 보고 후 기록한다. 이 검사를 실시할 때 환자가 실신할 수 있음을 주의한다. 환자가 쇼크 상태일 경우에는 수행할 수 없다.

질 분비물, 분만의 진행 정도를 확인하고, 탯줄이 태아의 머리보다 먼저 자궁을 빠져나온 경우인 제대

탈출의 증상이 보이는지 확인하기 위해 생식기 검사를 한다. 이는 간단히 회음을 관찰하여 확인될 수 있다. 신체검진 시 환자가 힘이 주어지는지, 대변을 보고 싶은지, 머리출현(crowning)이 있는지 확인한다. 머리출현은 자궁수축 시 태아의 머리가 질 입구를 지나 불룩하게 나온 것을 말한다. 머리출현은 분만이 임박했다는 것을 뜻하기도 한다. 자궁수축이 있을 때에만 머리출현을 확인한다. 현장에서 질 내진 검사를 실시하지 않는다.

산과 환자의 일반적 처치

응급 상황에서 산과 환자를 처치하는데 가장 먼저 고려해야 할 것은 응급구조사가 모체와 태아, 즉 두 명의 환자를 처치한다는 점이다. 태아의 건강은 모체의 건강과 직결된다. 응급구조사의 침착하고 전문가적 태도가 산과적 응급 상황에서 발생할 수 있는 정서적 스트레스를 완화시키는데 중요하다는 것을 기억해야 한다. 또한 환자의 존엄성과 사생활을 유지해야 한다.

산과적 응급 상황에서의 생리학적 우선 사항은 기타 다른 응급 상황에서와 동일하다. 기도 확보, 호흡, 순환 유지에 초점을 둔다. 저산소증을 보일 때 산소를 공급한다. 지역 지침에 따라 굵은 카테터를 이용하여 큰 정맥에 정맥로 확보 후 수액투여를 고려한다. 환자가 출혈이 있거나 쇼크 증상을 보인다면 두개의 정맥로를 확보한다. 심장 모니터링도 시행한다. 환자를 편안한 자세로 앉게 하거나 임신 24주가 지난 여성이라면 왼쪽 옆으로 눕게 한다.

주 호소 증상이 통증이라면 모르핀과 같은 진통제를 투여한다. 그러나 진통제 투여는 신중하게 해야 하며 환자의 상태가 진통제로 인해 왜곡될 수 있고 태아가 진통제로 인해 부정적인 영향을 받을 수 있기 때문이다. 아산화질소가 임신 중 가장 선호되는 진통제이지만 마약성 진통제(narcotics)도 투여 가능하다.

이송이 필요할 때 응급 산과 및 신생아 처치가 가능한 병원으로 이송한다. 응급실 의료진이 산과 의료진을 호출해야 할 수 있기 때문에 도착 전에 상황을 병원에 알린다.

임신 합병증

임신은 극히 정상적 과정이다. 그러나 임신한 여성이라고 외상이나 다른 질환으로부터 안전한 것은 아니다. 또한 임신 자체와 관련한 합병증이 발생할 수도 있다.

외상(Trauma)

응급구조사는 종종 자동차 충돌이나 낙상사고를 당한 임신부를 도와달라는 요청을 받는다. 임신기간 동안 실신이 종종 발생한다(연구에 의하면 임신 여성의 5~30%가 실신을 경험했다). 임신 중 실신은 앞서 설명한 바와 같이 하대정맥에 가해진 압박에 의해 유발되었거나 임신과 관련된 심혈관계의 정상적인 변화에 의한 것이기도 하다. 또한 임신 자궁 무게가 환자의 균형에 변화를 주어 임신부는 넘어지기 쉽다.

심각한 손상을 입은 임신부의 경우 비임신 환자보다 생명에 위협이 되는 외상에 더욱 취약하다. 이는 임신 상태의 자궁 혈관분포가 증가했기 때문이다. 손상은 임신부 사망의 가장 흔한 비산과적 원인이다. 자동차 사고, 낙상, 신체적 학대 등의 손상은 임신부 전체의 6~7%에 달한다. 태아 사망의 일차적 원인이 모성사망이므로 임신한 손상 환자는 더 심각할 수 있다. 임신 말기에는 자궁이 더 커지며 손상의 가능성도 커진다. 간접 혹은 직접적 외상의 병력이 있는 임신 20주(혹은 이상)의 모든 임신부는 의사의 진단을 받기 위해 이송되어야 한다.

응급구조사는 명백한 증상과 징후가 나타나기를 기다리기보다는 손상기전을 바탕으로 쇼크 발생을 미리 예측해야 한다. 임신 중 심혈관계의 변화로 쇼크의 징후는 지연되거나 일정하지 않다. 모체의 쇼크를 유발할 정도의 외상은 태아 사망의 70~80%에 달한다. 심각한 실혈의 경우, 카테콜아민 분비에 대한 반응으로 극도의 혈관 수축이 나타나 산모의 혈압을 정상으로 유지시킨다. 그러나 이는 심각한 자궁 관류 저하와 (심박출량의 20~30% 감소) 태아 서맥을 발생시킨다.

일반적으로 양수가 태아를 둔상으로부터 보호한다. 하지만 직접적 복부 외상으로 임신한 환자는 태반이 자궁벽에서 조기 박리될 수 있고 또한 조산아 분만, 유산, 자궁 파열, 심한 경우 태아 사망의 가능성이 있다. 질 출혈이 발견되거나 복부 통증이 있는 경우 심각한 외상을 의심해 볼 필요가 있다. 산모 사망, 태반조기박리, 모체의 쇼크, 자궁 파열, 태아의 머리 외상 등이 태아 사망 원인이 될 수 있다. 외상을 입은 모든 임신 상태의 환자는 즉시 응급실로 이송되어 의사의 검진을 받아야 한다. 외상에 대한 필수 처치는 다음과 같다.

- 경추 보호대를 착용하여 목을 고정하고 긴 척추고정판에 고정시킨다.
- 저산소증을 보일 경우 산소를 공급한다.
- 지침에 따라 굵은 카테터로 정질액을 투여한다.
- 왼쪽으로 기울인 채 이송하여 누운 자세 저혈압을 최소화한다.
- 재평가를 자주 실시한다.
- 태아를 모니터링 한다.

내과 질환

임신 환자는 비임신 상태에서 나타나는 모든 내과적 문제가 발생할 수 있다. 그 중 복부 통증이 가장 흔하다. 이는 자궁을 지지하는 인대(예, 자궁의 원인대(round ligament))가 늘어났기 때문이다. 그러나 막창자꼬리염(충수염)과 쓸개염(담낭염) 역시 흔하다. 또한 임신한 여성의 경우 쓸개의 배출을 지연시키는 호르몬 변화로 담석도 자주 나타난다. 임신 중 자궁의 늘어난 부피 때문에 복부 장기의 위치가 변하며, 이는 환자 평가에 어려움을 주기도 한다. 막창자꼬리염의 경우 오른쪽 상부의 통증을 느끼거나 요통을 느낄 수도 있다. 쓸개염의 증상은 비임신 환자의 증상과 다를 수 있다. 복부 통증을 호소하는 모든 임신부는 의사의 진단을 받아야 한다.

임신 시 출혈

임신 중에는 언제든 질 출혈이 발생할 수 있다. 출혈은 보통 유산에 의한 것이며, 자궁외 임신, 전치태반, 혹은 태반조기박리 때문일 수 있다. 일반적으로 임신 중 질 출혈에 대한 정확한 원인은 현장에서 밝혀질 수 없다. 앞의 설명과 해당 지역의 지침을 참고한다. 질 출혈은 잠재적으로 유산으로 이어질 수 있다. 이는 환자에게 정서적이고 스트레스가 많은 상황임을 고려하여 전문적이고 배려하는 태도가 필수적이다.

내용 요약

➤ 임신 중 출혈의 원인
- 유산
- 자궁외 임신
- 전치태반
- 태반조기박리

유산

임신 20주 전 태아가 배출되는 것을 유산이라 하며 이는 임신 1기와 2기 동안 발생하는 질 출혈의 가장 흔한 원인이 된다. 유산(abortion)과

유산의 분류	
응급구조사는 다른 건강관리 전문가와의 상호작용을 해야 하므로 다음의 유산 유형을 나타내는 용어와 친숙해져야 한다.	
완전 유산	태아와 태반을 포함한 모든 자궁 내용물이 배출된다.
불완전 유산	태아 조직이 불완전하게 배출된 경우를 말한다. 불완전 유산은 감염 발생률이 높다.
절박 유산	임신 첫1/2 기간 동안 원인 불명의 질 출혈이 동반되며, 이때 자궁경부는 약간 열려 있으며 태아는 생존한 상태로 자궁에 있다. 절박 유산의 경우 간혹 태아가 생존할 수도 있다.
불가피 유산	잠재적 유산으로 극심한 정도의 조이는 듯한 복부 통증과 질 출혈을 수반하고 자궁경부가 확장되어 있으며 태아는 아직 자궁을 빠져나가지 않았으나 생명을 구할 수는 없다.
자연 유산	태아의 생존력이 있기 전에 태아가 자연적으로 배출되는 것으로 일반적으로 염색체 이상에 기인한다. 대부분의 자연 유산은 임신 12주 이전에 발생한다. 수정 후 2주 이내에 발생하는 경우가 많아 월경으로 오해되는 경우가 많다. 흔히 자연 유산(miscarriage)이라고 하기도 한다.
선택적 유산	산모가 원하고 요청되어 임신이 종결되는 것을 말한다. 미국에서는 1973년부터 임신 1기와 2기 동안의 선택적 유산이 합법적으로 인정되어왔다. 대부분의 선택적 유산은 임신 1기에 이루어진다. 일부 병원에서는 2기에 유산 시술이 시행된다. 보통 1기 내의 유산보다는 2기 내의 유산 시 합병증의 위험이 커진다. 임신 3기 동안의 유산은 미국 내에서 불법이다.
범죄 유산	법으로 허용되지 않는 상황에서 실시하는 고의적인 임신 종결을 뜻한다. 보통 면허가 없는 사람에 의해 태아를 배출시키는 상황을 말한다. 범죄유산은 보통 비전문가에 의해 수행되며 무균적 환경에서 이행되는 것이 드물다.
치료적 유산	의사의 판단에 의해 모체의 건강을 위해 임신의 종결이 요구되는 경우를 말한다. 이는 결정이기도 하다.
계류 유산	태아의 사망 이후에도 태아의 몸체가 배출되지 않는 유산이다. 태아가 6주 이상 남아있는 경우 산모의 생명에 위협이 될 수 있다.
습관성 유산	3회 이상 연속으로 자연 유산이 발생하는 것을 말한다.

자연 유산(miscarriage)의 용어가 함께 사용된다. 일반적으로 유산은 임신부의 요청에 따라 임신이 종결되는 것을 뜻하고 자연 유산은 자연적으로 발생하는 것이다. 의학적으로, 유산(abortion)은 두 경우 다 포함한다. 보통 자연 유산은 자연적인 임신의 종결로 임신 12~14주 사이에 흔히 발생한다. 모든 임신의 10~20%가 자연 유산이다. 임신이 아직 확인되지 않은 경우 임신부는 유산시 출혈을 평소보다 많은 양의 생리라고 생각하는 경우가 많다.

모든 유산의 절반 정도만이 태아의 염색체 이상의 결과이다. 그 외 다른 원인으로 모체의 생식계 이상, 모체의 마약 복용, 태반 결손과 모체의 감염 등이 있다. 많은 사람들이 손상과 정신적 스트레스가 유산을 유발한다고 생각하지만, 이는 연구결과가 뒷받침되지 않은 것이다.

평가 유산을 경험한 환자는 경련성 복부 통증과 요통을 호소할 것이다. 또한 혈괴와 조직을 동반한 질 출혈을 보일 것이다. 유산이 최근에 발생할 것이 아니라면 감염의 징후와 증상이 명백히 나타날 것이다. 정규적인 응급 평가 외에도 기립성 활력징후 변화를 살피고 질 출혈량을 확인한다.

처치 유산을 겪고 있는 환자는 편안한 자세를 취하게 한다. 쇼크에 대비한 처치를 하고 저산소증이 보이는 경우 산소를 공급하며 수액공급을 위해 정맥로를 확보한다. 앞서 언급된 바와 같이 분비된 조직과 혈괴가 있으면 응급실 의료진에게 가지고 가야 한다. 유산이 임신의 1기 말이나 그 후에 발생한다면 태아가 배출될 것이다. 태반이 떨어지지 않아 태아가 탯줄로 이어져 있는 경우가 종종 발생한다. 이 경우 분만 도구함의 제대결찰기를 이용하여 탯줄을 묶고 자른다. 태아를 천이나 다른 적절한 천으로 감싸서 산모와 함께 병원으로 이송한다.

유산은 매우 슬픈 일이다. 부모에게 정서적 지지를 제공한다. 산모에게는 절망적인 심리적 경험이 될 수 있으므로 부적절한 말을 삼가한다. 의도는 좋지만 부적절한 표현으로는 “언제든 다시 임신할 수 있습니다.” 혹은 “유산은 태아가 불완전한 경우에 자연적으로 발생합니다.” 등이 있다. 부모가 태아를 보고 싶어 하면 그렇게 할 수 있도록 한다. 간혹 천주교 부모들은 태아가 세례 받기를 원한다. 이 경우 응급구조사는 십자가를 그리며 “성부와 성자와 성령의 이름으로 세례하노라. 아멘”이라고 하여 세례를 수행할 수 있다.

자궁외 임신

앞에서 언급된 바와 같이 수정난은 자궁내막에 착상된다. 자궁외 임신은 비정상적으로 수정난이 자궁강 밖에 착상되는 것을 말한다. 이 중 95%는 자궁관에 착상된다. 간혹 (1% 이하) 복강에 착상되기도 한다. 현행 연구에 의하면 자궁외 임신은 매 44명의 출산 중 1회로 발생한다. 진단 기술의 발달로 발병률이 증가했으며 대부분 2~12주째에 흔히 발견된다. 산모 사망률의 약 10%가 자궁외 임신으로 발생한다.

자궁외 임신의 요인으로 골반염증질환, 이전의 자궁외 임신 병력, 난관 결찰술과 같은 골반부 혹은 난관 시술 등에 의한 자궁관의 반흔이다. 다른 요인으로 자궁내막증 혹은 자궁 내 피임 장치 사용이 있다.

평가 자궁외 임신은 복부 통증이 주 증상이며, 광범위한 누름통증으로 시작되어 자궁외 임신 부위의 하복부에만 찌르는 듯한 통증으로 이어진다. 이 통증은 태아가 제한된 공간에서 발달하여 커지다가 결국 자궁관이 파열되면서 생긴다. 이 경우 여성은 지난 달 월경을 하지 않았거나 마지막 월경이 4~6주 전에 있었으며, 월경량은 감소하였고 평상시에 비해 갈색이며 기간은 평소보다 짧아졌다고 할 것이다. 복강내 출혈이 지속되면서 복부는 단단해지며 통증은 심해지고 통증이 있는 쪽 어깨에도 통증이 나타난다. 통증과 함께 실신, 질 출혈과 쇼크가 동반되기도 한다.

하복부 통증을 호소하는 모든 가임기 여성은 자궁외 임신으로 가정한다.

처치 자궁외 임신은 산모에게 심각한 생명에 위협이 된다. 상황의 해결을 위해서는 즉각적인 수술이 요구되므로 환자를 즉시 이송한다. 이송 중 처치로는 산소 공급(환자가 저산소증을 보인다면)과 수액 소생술을 위한 정맥로 확보가 포함된다.

전치태반(Placenta previa)

전치태반은 자궁벽 아래쪽 1/2 부분에 비정상적으로 태반이 자리를 잡아 생기는 현상으로, 이로 인해 부분적 또는 전체적으로 자궁경부 입구를 덮어버린다(그림 2-9). 임신 7개월 차에 들어서면 분만에 대비해 자궁이 수축하고 수축할 때 간헐적인 질 출혈이 발생한다. 이 과정을 통해 태반이 자궁벽으로부터 떨어지면서 선명한 적색의 질 출혈을 야기한다. 전치 태반은 정상출산의 250분의 1의 확률로 발생한다. 태반이 자궁경부를 완전히 가리거나 입구에서 가까운지의 여부에 따라 완전, 부분 또는 변연 전치태반으로 분류된다.

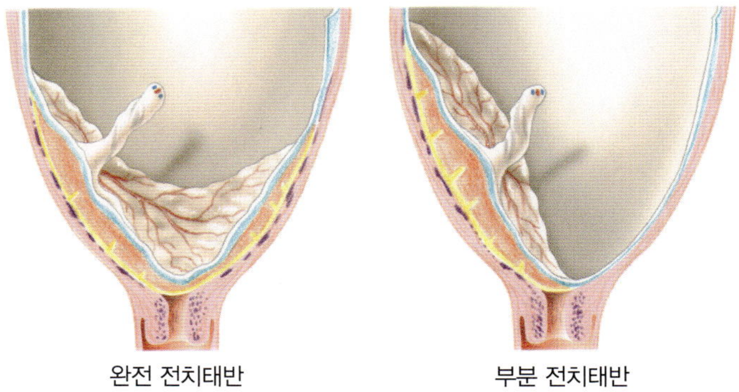

그림 2-9 전치태반(비정상적 착상)

전치태반의 정확한 원인은 밝혀지지 않았지만, 흔히 나타나는 요인들은 전치태반의 과거병력, 다출산 경력, 그리고 산모의 고연령 등이 포함된다. 이 외의 원인들은 제왕절개 중 생긴 자궁반흔이나, 거대 태반, 또는 자궁벽 혈관의 기형이 있다.

평가 전치태반 환자는 주로 2회 이상의 임신 3기까지의 임신경력이 있는 임산부이다. 이전 임신에서 전치태반 과거병력이 있거나 현재 임신 초기에 출혈병력이 있을 가능성이 있다. 환자는 출혈이 발생한 시점 전에 성교 혹은 질 검사의 가능성이 있으며 분만이 시작될 때까지 출혈이 없을 수도 있다. 점상출혈 혹은 출혈이 반복되는, 통증 없는 선홍색 질 출혈은 전치태반의 전형적 특징이다. 실제로 임신 중의 통증 없는 출혈은 다른 원인이 판명되기 전까지 전치태반으로 간주한다. 출혈은 자궁수축을 동반하거나 동반하지 않을 수도 있다. 자궁은 보통 부드럽고, 태아는 비정상적 선진부를 나타낼 수도 있다. 질 검사는 절대 시도하지 않는다. 검사자의 손가락이 태반을 자극하여, 치명적인 출혈로 이어질 수도 있기 때문이다.

임신 전기간의 산전관리를 통해서 임신부에게 예견되는 증상이 있을 경우 초음파로 이미 전치태반이 진단되기도 한다. 태아의 예후는 전치태반의 범위에 따라 다르다. 과도한 출혈이 있는 경우 태아는 저산소증이 나타나고, 태반의 생존 능력이 저하된다. 응급구조사는 환자평가와 신체검진을 수행해야 한다.

처치 전치태반을 이전에 진단 받았다면 환자는 이미 침상안정을 취하고 있을 것이다. 응급구조사는 다량의 출혈 가능성이 있으므로 쇼크에 대한 적절한 처치를 해야 한다. 산소를 공급하고 필요 시 정맥 투여를 한다. 또한 모체의 활력징후와 태아의 심음을 지속적으로 관찰해야 된다. 최상의 처치는 제왕절개를 통해 아기를 출산시키는 것이기 때문에 산과적 수술이 가능한 병원으로 이송해야 한다.

태반조기박리(Abruptio Placentae)

태반조기박리는 자궁벽에서 정상보다 빠르게 태반이 분리되어 산모와 태아 모두 생명에 위협을 받게 된다(그림 2-10). 태반조기박리의 발생률은 정상 출산의 120분의 1이다. 또한 태아 사망률의 20~30%를 차지하며, 태반의 대부분이 박리된 경우에는 100%의 사망률을 보인다. 산모 사망은 비교적 흔하지 않으나 쇼크를 적절하게 처치하지 않으면 증가한다. 태반조기박리는 부분, 중간 박리 또는 중증, 완전 조기박리로 구분된다.

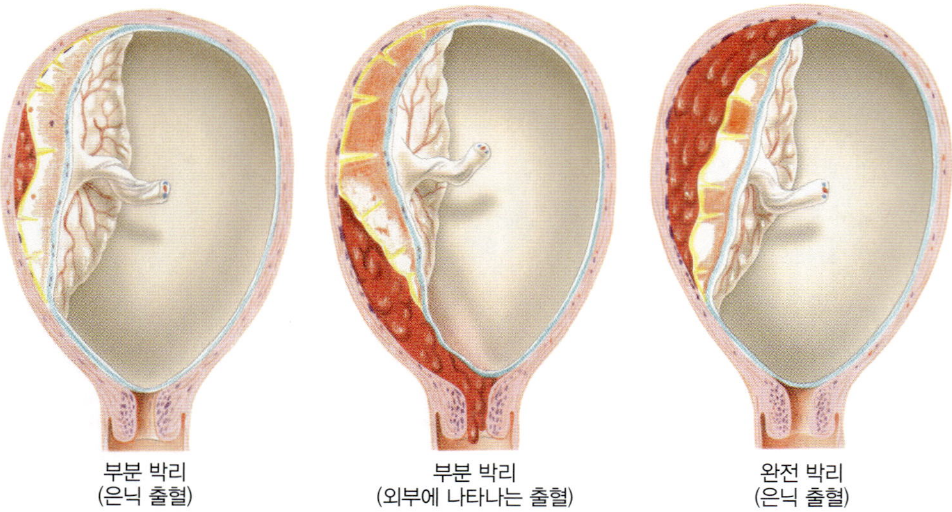

그림 2-10 태반조기박리

원인은 밝혀지지 않았지만, 예견되는 원인들은 다분만, 모체 고혈압, 손상, 코카인 복용, 고연령 산모, 태반조기박리 이전 병력 등이다.

내용 요약

- ➤ 임신의 내과적 합병증
  - 임신성 고혈압
  - 누운자세 저혈압 증후군
  - 임신성 당뇨병

평가 태반조기박리의 증상들은 범위와 특징에 따라 증상들이 다양하다. 조기 박리되는 순간에 분만이 진행되면, 자궁벽에서 태반 분리도 신속히 진행될 것이고, 태반의 박리 정도에 따라 태아사망과 태아 질식 정도가 결정된다. 부분박리는 변연(가장자리) 혹은 중간일 수 있다. 변연태반조기박리는 질 출혈이 있지만 통증은 없다. 반면 중간박리의 경우 태반 중간이 박리되면서 자궁벽과 태반 사이에 피가 고여 "은닉(숨겨진)"되어 질 출혈은 없다. 출혈은 없지만 날카로운 통증과 함께 복부가 나무판자처럼 경직된다. 완전태반조기박리 같은 경우에는 심한 질 출혈과 (모체) 저혈압(maternal hypotension)이 관찰된다. 박리된 상태에서 분만을 한다면 박리된 정도에 따라 태아의 생존율이 결정된다.

처치 태반조기박리는 생명에 위협을 가하는 산과적 응급 상황이다. 모체의 산소화와 관류를 유지하기 위한 즉각적 중재가 필요하다. 두 개의 정맥로를 확보하여 수액소생술을 시작한다. 환자를 왼쪽 옆으로 눕힌다. 산과적 수술이 가능하고 고위험 신생아 관리가 가능한 병원으로 즉시 이송한다.

임신의 내과적 합병증

앞서 설명된 바와 같이, 당뇨, 심장질환, 고혈압, 간질, 그리고 신경학 장애와 같은 질병들이 임신으로 인해 악화될 수 있다. 몇 가지 고혈압성 질환, 누운자세 저혈압 증후군, 임신성 당뇨병, 브락스톤-힉스 수축, 조기분만을 포함하여, 임신과 관련된 합병증들이 추가로 발생할 수 있다.

임신성 고혈압

미국 산부인과 협회는 임신성 고혈압("임신 중독증"으로 알려진)을 네 가지로 분류하였다. 그 내용은 다음과 같다:

- *자간전증과 자간증(Preeclampsia and eclampsia)* 임신성 고혈압(hypertensive disorder of pregnancy: HDP)은 자간전증과 자간증을 포함하여 대략적으로 임신의 5%를 차지한다. 자간전증은 임신의 가장 흔한 고혈압 질환이다. 특히 10대 혹은 35세 이상인 초임신부의 경우 높은 빈도를 보인다. 위험인자는 당뇨병, 자간전증의 과거병력, 다태임신 등이다. 자간전증은 진행성 장애이며, 경증 혹은 중증으로 구별된다. 간질(혹은 혼수)은 가장 심각한 형태이며 간질이 나타나면 자간증이다. 자간전증은 혈압을 6시간 간격으로 적어도 2회 측정한 경우 수축기혈압이 30mmHg 이상 혹은 이완기혈압이 15mmHg 이상 상승한 때로 정의된다. 임신하면 정상적으로 모체 혈압이 내려가며 임신 전 기본 혈압이 90/66mmHg인 경우 임신 시 측정 혈압이 120/80mmHg이라면 고혈압일 가능성이 있다. 비임신 시 혈압 측정치가 없는 경우에는 측정 혈압이 140/90mmHg 이상일 때 고혈압으로 간주된다.
  - 자간전증을 가장 흔히 볼 수 있는 기간은 임신 기간 중 마지막 10주 이내 또는 분만 직후 48시간 이내이다. 자간전증의 정확한 원인은 알려져 있지 않다. 비정상적인 혈관경련때문으로 생각되고 있는데 이러한 혈관경련으로 모체의 혈압이 증가하고, 혈압증가와 관련된 다른 증상이 나타난다. 이 혈관경련은 태아성장 지체, 그리고 태아의 만성 저산소증을 악화시키는 태반 관류 감소를 야기한다.
  - 경증 자간전증은 고혈압, 부종, 단백뇨의 특징을 보인다. 중증 자간전증은 부종이 전신으로 진행되면서 소변 내 단백질의 양이 크게 증가하고 혈압도 160/110mmHg 이상으로 빠르게 상승한다. 또

한 두통, 시력장애, 신경계 과반사, 폐부종의 진행, 현저한 소변 배설량 감소 등이 흔히 관찰된다.

- ㅇ자간전증 환자는 혈관 내 체액량이 감소하는데 그 이유는 다량의 체액이 제3의 공간으로 빠져나가기 때문이다. 심한 자간전증과 자간증 환자들은 뇌출혈, 폐색전, 태반조기박리, 파종혈관내응고(disseminated intravascular coagulopathy: DIC) 등의 위험이 있으며, 콩팥기능상실로 발전할 수 있다.
- ㅇ자간증은 임신성 고혈압질환 중 가장 심각한 질환으로 긴장간대발작(대간질) 발작이 발생한다. 밝은 빛이나 조명에 대한 시력장애가 먼저 일어나고 시야에 암점이 생긴다. 또한 상복부(명치)나 오른쪽 상복부로 통증이 진행되는 것은 발작이 임박했다는 뜻이다. 자간증은 환자의 병력과 신체적 외양으로 간질과 구별할 수 있다. 자간증 환자는 눈에 띄는 부종, 현저한 혈압 상승이 특징이며, 간질 환자는 이전의 발작경력이 있고 항경련성 약물을 복용하고 있다. 자간증이 진행되면 산모와 태아가 사망할 수 있다. 산모가 경련을 하면 태아 사망 위험도가 10% 증가한다.

- ●*만성 고혈압(Chronic hypertension)* 고혈압은 임신 전 혈압이나 임신 20주 이전 혈압이 140/90mmHg 이상이거나, 분만 직후 42일 이상 고혈압이 지속되는 경우에 만성으로 간주한다. 일반적으로 임신 2기 동안에 이완기혈압이 80mmHg 이상이 되면 만성 고혈압과 유사하다. 만성 고혈압의 원인은 알려져 있지 않다. 처치의 목표는 자간전증 진행을 방지하는 것이다.
- ●*임신 악화성 고혈압(Chronic hypertension superimposed with preeclampsia)* 만성 고혈압 환자가 임신 30주 이전에 자간증으로 빠르게 진행되는 사례는 흔히 볼 수 있다. 자간전증의 진단 기준과 동일하다(수축기혈압이 기본 혈압보다 30mmHg 이상 상승, 부종, 단백뇨).
- ●*일시적 고혈압(Transient hypertension)* 일시적 고혈압은 분만 동안 또는 분만 직후에 생기는 혈압의 일시적 상승으로 정의되며, 10일 내에 정상으로 돌아온다.

평가 임신한 경우 고혈압성 장애가 의심되면 정확한 과거병력을 얻어야 한다. 환자에게 과다한 체중 증가, 두통, 시력장애, 상복부 또는 오른쪽 상복부 통증, 불안, 발작이 있었는지 묻는다. 신체검진 시 임신성 고혈압 환자는 현저하게 부종이 있다. 창백하고 불안해 보일 때가 많다. 반사반응은 과반사를 보인다. 혈압은 보통 상승되어 있으므로, 왼쪽 가로 누운(횡와위) 자세로 5분간 안정을 취하게 한 후에 혈압을 측정한다.

처치 임신성 고혈압의 가장 적합한 처치는 태아의 출산이다. 하지만 현장에서는 다음과 같은 응급처치 전략을 통해 위험 수준을 넘는 혈압과 발작 증세를 예방해야 한다.

- ●*고혈압* 부종이나 자간전증의 증상이 없는 고혈압 임산부는 면밀하게 살핀다. 산모의 혈압과 태아 심음을 측정한다.
- ●*자간전증* 고혈압 임산부에서 부종, 두통, 시각장애 등의 자간전증 증상을 보이는 환자는 신속하게 응급처치 해야 한다. 환자를 안정시키고 조명을 약하게 조정한다. 환자를 좌측 옆(left lateral recumbent position)으로 눕히고 일차 평가를 한다. 정맥으로 생리식염수 주입을 시작한다. 환자를 경광등이나 사이렌을 울리지 않고 빨리 이송시킨다. 만약 임산부의 혈압이 이완기혈압이 110mmHg 이상으로 위험한 고혈압상태라면 의료지시에 의해 임산부가 복용해도 안전한 하이드랄라진(아프레솔린)이나 유사 항고혈압제를 복용시킨다. 만약 이송 시간이 길어지면 황산마그네슘 투여에 대한 의료지시 받는다.
- ●*자간증(Eclampsia)* 만약 환자가 이미 발작을 하고 있는 상태이거나 발작이 임박한 것으로 보인다면

그 어떤 응급처치보다 우선적으로 산소를 투여하고 기도를 적절히 관리한다. 발작을 통제하기 위하여 황산마그네슘 2~5g을 50~100mL의 수액에 희석시켜 정맥내로 일시적으로 한 번에 투여한다. 만약 황산마그네슘으로 발작을 통제할 수 없다면 디아제팜(diazepam, Valium)이나 다른 진정제를 고려한다. 황산마그네슘(magnesium sulfate)에 대한 해독제로 글루콘산칼슘(Calcium gluconate)을 준비하는 것이 좋다. 또한, 태반조기박리(abruptio placentae)의 징후인 질 출혈이나 복부경직이나 폐부종(pulmonary edema)으로 악화되는지 면밀히 감시한다. 산과수술과 신생아 관리가 가능한 병원으로 즉각 이송한다.

내용 요약

- 임신성 고혈압질환
  - 만성고혈압
  - 임신에 의해 유도된 고혈압
  - 자간전증
  - 자간증

누운자세 저혈압 증후군

누운자세 저혈압 증후군은 임신의 마지막 3개월 동안 나타난다. 대정맥증후군(vena caval syndrome)으로 알려져 있으며, 산모가 바로누운자세(앙와위)를 취했을 때 임신상태의 자궁이 하대정맥을 압박하여 저혈압이 나타나는 증상이다(그림 2-11).

평가 누운자세 저혈압 증후군은 임신후기에 바로누운자세로 오래 누워있을 때 생긴다. 환자는 어지럼(dizziness)을 호소하는데, 이는 우심방으로 가는 정맥환류가 감소하고 이에 의해 혈압이 감소하여 발생한다. 환자에게 이전에 비슷한 양상이 있었는지 최근에 출혈이나 체액 손실이 있었는지에 대해 질문을 한다. 환자의 체액량 감소(volume depletion) 여부를 알아보기 위한 신체검진을 실시한다.

처치 만약 환자에게서 피부긴장도 저하나 갈증 등과 같은 체액량 감소 징후가 없다면 환자를 좌측 옆누

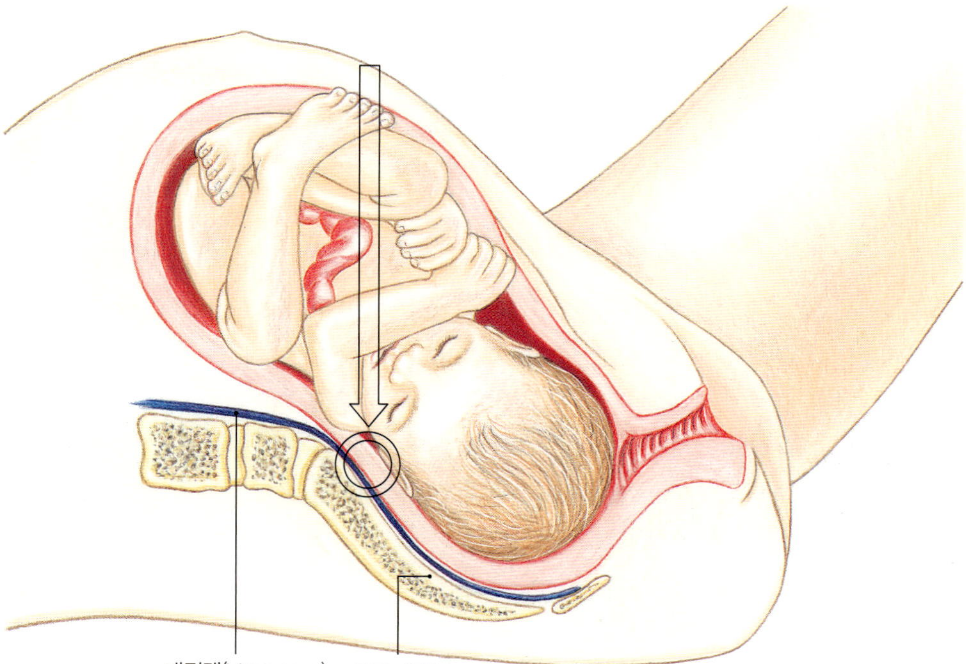

그림 2-11 누운자세 저혈압 증후군은 임신상태의 자궁이 하대정맥을 압박하여 발생한다.

운자세(left lateral recumbent position)를 취해 주거나 오른쪽 엉덩이를 올려준다. 태아심음과 산모의 활력징후를 자주 측정한다. 체액량 감소가 임상적으로 의심된다면(저산소증을 보인다면) 산소를 공급하고 생리식염수를 정맥투여한다. 바로누운자세에서 일어날 때 혈압이 저하되고 박동수가 증가되는 기립성변화(orthostatic changes)여부를 확인하고 심장감시전극을 부착한다. 즉각적으로 환자를 좌측 옆누운자세로 이송한다.

임신성 당뇨병(Gestational diabetes)

모든 임신의 약 4%에서 당뇨가 발생한다. 임신 중 호르몬의 영향으로 인슐린의 생산이 증가할 뿐만 아니라 임신 첫 20주 동안 인슐린에 대한 조직 반응이 증가한다. 하지만 임신 마지막 20주 기간은 태반호르몬이 인슐린에 대한 저항성을 증가시키고 포도당내성을 저하시킨다. 이것이 식사와 식사 중간과 수면 중에 이화작용(대사의 "파괴"단계)을 일으킨다. 이때, 지방대사과정이 더 빨라지면서 소변에서 케톤이 검출된다. 또한 태아의 성장에 필요한 에너지 요구량을 충족시키기 위한 포도당의 단일 원천인 모체의 포도당 저장분이 모두 사용된다. 이것을 임신의 당뇨병 유발 효과(diabetogenic effect)라 한다. 임신성 당뇨는 분만 이후 완화된다.

정규적인 산전건강관리에서 임신 전 기간 동안 당뇨를 찾아내기 위한 검사를 포함한다. 임신성 당뇨 발병 확률이 높은 여성들은 산전건강관리 첫 방문 시 포도당내성검사를 시행한다. 고위험군은 35세 이상의 고연령, 비만, 고혈압, 당뇨가족력, 이전의 사산아 분만력이 있는 산모와 관련이 있다. 임신성 당뇨의 처치는 양질의 산전 관리로 시작된다. 산모는 포도당 수치를 확인하여 인슐린을 투여하는 것뿐만 아니라 당뇨병과 균형 잡힌 식이요법의 중요성, 운동 등에 대한 교육도 받아야 한다. 태아의 성장도 임신 전 기간에 걸쳐 지속적으로 관찰한다.

평가 임산부의 의식 상태가 변하고 있다면 그 원인으로 저혈당증을 고려한다. 저혈당증의 임상적 증상과 징후는 많고 다양하다. 그 중 비정상적인 의식 상태가 가장 중요하다. 신체적 증상으로 발한, 빠른맥을 보인다. 혈당치가 아주 낮은 수준으로 내려가면 임신부는 산모와 태아의 생명을 위협하는 저혈당성 발작(hypoglycemic seizure)을 하거나 혼수상태를 보인다. 구역, 구토, 복통, 소변량 증가 혹은 최근의 감염에 대한 관련 증상과 징후에 대한 병력 확인은 산모의 의식변화의 원인으로 당뇨병 케토산증(diabetic ketoacidosis) 때문인지 아닌지를 명확히 한다. 환자의 기초 활력징후와 태아의 심장음을 측정하고 혈당치를 측정한다.

처치 혈당이 60mg/dL보다 낮게 측정되면 항응고제가 없는 채혈튜브(red-top)에 혈액을 채취하고 생리식염수로 정맥주입을 시작하며, 50% 포도당 50~100mL(포도당 25~50g)을 정맥주입한다. 환자가 의식이 있고 음식을 삼킬 수 있다면 오렌지 주스나 설탕이 함유된 음료수를 마시게 하거나 상품화된 포도당 연고를 뺨 안쪽에 발라주어 포도당 투여를 한다. 혈당이 200mg/dL보다 높은 수치가 나오면 정맥로를 확보하고 항응고제가 없는 채혈튜브(red-top)에 혈액을 채취하고 응급구조사 업무지침에 따라 0.9% 생리식염수를 1~2L 정맥투여한다. 환자를 이송하는 시간이 오래 걸리면 정맥 혹은 피하로 레귤러 인슐린 투여에 대한 지도의사의 처방을 요청할 수 있다.

가진통(브락스톤-힉스, Braxton-Hicks Contractions)

분만 시작 여부를 확인하는 일은 어려울 때가 있다. 임신 13주 정도의 이른 시기에 자궁이 간헐적으로 수축하는데, 이 자체가 출산 과정을 위한 준비이다. 이런 수축이 태반의 순환을 증진시킨다고 알려져 있다. 통증이 없고 불규칙적인 자궁수축은 브락스톤-힉스 수축으로 알려져 있으며, 출산예정일이 가까워지면 더 자주 나타나게 된다. 결국 수축이 더 강해지고 더 규칙적이면 분만이 시작된다는 신호이다. 분만은 자궁경부확장(cervical dilatation)과 자궁경부소실(cervical effacement: 자궁경부가 얇아지고 짧아짐)을 유발하는 자궁수축으로 이루어진다. 분만할 때 수축은 강해지고 규칙적이며 매우 통증이 심하다. 가진통(false labor)으로 불리는 분만 전의 브락스톤-힉스 수축은 강도와 빈도는 증가하더라도 자궁경부 변화는 나타나지 않는다.

현장에서 분만의 시작 여부를 구별하는 것은 실제적으로 어렵다. 진진통인지 가진통인지를 구별하기 위하여 시간경과 따른 자궁경부확장과 자궁경부소실을 확인하기 위한 질검사가 필요하나 현장에서는 질내진을 할 수 없다는 것을 명심한다. 그러므로 자궁수축이 있는 모든 임신부는 추가적인 검진을 위해 병원으로 이송되어야 한다.

브락스톤-힉스 수축이 있는 환자를 안심시키는 것 외에는 응급구조사가 할 수 있는 일은 없으며, 필요하다면 의사의 검진을 위해 이송한다.

조산(Preterm labor)

정상적인 임신 기간은 40주이다. 태아의 성장 기간을 보면 38주가 될 때까지는 완전히 성장했다고 볼 수 없다. 임신 38주 이전에 시작되는 분만을 조산이라 하는데, 의학적 중재가 필요하다. 산모, 태아 혹은 태반 등의 다양한 요소는 산모와 태아의 생명을 잠정적으로 위협하는 상황을 초래하기도 한다.

- 모체 인자(Maternal factors)
  - 심혈관질환(Cardiovascular disease)
  - 콩팥질환(Renal diseases)
  - 임신성 고혈압(Pregnancy-induced hypertension: PIH)
  - 당뇨병(Diabetes)
  - 임신 기간 동안의 복부 수술(Abdominal surgery during gestation)
  - 자궁과 자궁경부의 비정상(Uterine and cervical abnormalities)
  - 모체 감염(Maternal infection)
  - 외상, 특히 복부 외상(Trauma, particularly blows to the abdomen)
  - 예측 인자: 조산병력, 흡연, 코카인 남용
- 태반 인자(Placental factors)
  - 전치태반(Placenta previa)
  - 태반조기박리(Abruptio placentae)
- 태아 인자(Fetal factors)
  - 다태임신(Multiple gestation)
  - 양수과다증(Excessive amniotic fluid)
  - 태아 감염(Fetal infection)

대부분의 경우 의사들은 조산이 일어나지 않도록 치료하여 태아가 자궁에서 더 발달할 시간을 벌도록 노력한다. 조산은 대표적인 신생아의 건강문제로 모든 정상출산의 7%에서 10%를 차지한다. 조산한 신생아들의 신체기관은 미성숙하지만 가장 큰 문제는 폐의 발달이다. 기술의 발전으로 조산한 신생아에 대한 처치가 발전하여 예후가 크게 향상했으나, 조산으로 인해 발생한 문제는 평생 동안 남을 수 있다.

평가 자궁수축이 있는 환자라면 먼저 임신주수를 확인한다. 임신이 38주 이전이면 조산이고 임신 38주 이상이면 만삭 분만이다. 임신 38주 이상일 때는 다음 장에 설명된 만삭 분만 처치를 한다.

임신주수를 확인한 다음에 간단한 산과병력을 얻는다. 그 다음 산모에게 힘을 줄 수 있는지, 대변과 소변을 보고 싶은지, 혹은 양막이 파열되었는지 물어본다. 질로부터 어떤 물 같은 것이 '흐르거나' 혹은 '쏟아져 나오는' 느낌은 다른 것으로 판명되기까지는 양막 파열로 간주한다. 그 다음에 환자의 복부를 촉진하여 자궁의 수축 강도와 수축 기간, 수축 간격을 확인한다. 조산의 증상과 징후는 매 10분 혹은 그 이하의 수축, 생리통과 유사한 하복부의 경련, 골반 압력 등이 있다. 다른 호소사항들에는 요통, 질 분비물의 변화, 설사의 동반 여부와 관련된 복부경련 등이 있다. 조산의 결정적인 요소는 양막 파열이다.

처치 특히 임신 초기에는 조산을 예방해야 한다. 분만을 멈추는 과정 혹은 자궁수축억제(tocolysis)가 산과적으로 시도되고 있으나 응급현장에서는 거의 시도되지 않는다.

자궁수축억제를 위한 세 가지 접근법이 있다. 첫째는 마약성 진통제나 바르비튜레이트(barbiturate)와 같은 진정제로 산모를 안정시킨다. 안정을 취하면 자궁수축이 멈추는 경우도 있다. 두 번째는 정맥 내로 수액을 주입하는 것이다. 수액 1L는 혈관 내의 순환량을 증가시키면서 뇌하수체 뒤엽에서 항이뇨 호르몬의 분비를 방해한다. 옥시토신과 항이뇨 호르몬은 뇌하수체의 동일한 장소에서 분비되기 때문에 항이뇨 호르몬의 분비가 방해를 받으면 옥시토신의 분비 또한 방해를 받아서 자궁수축을 멈추게 할 수도 있다. 이상의 두 방법이 모두 실패하면 세 번째로 베타 작용물질(beta agonist)인 터부탈린(terbutaline)이나 리토드린(ritodrine)을 투여한다. 이는 자궁의 민무늬근 수축을 방해한다. 최근 연구에서 칼슘채널 차단제인 니페디핀(nifedipine)과 프로스타글란딘 억제제(prostaglandin inhibitor)인 인도메타신(indomethacin)을 자궁수축억제제로 사용하고 있다. 또한 조산한 환자가 태아의 허파 성숙을 촉진하기 위해 코티코스테로이드(corticosteroid)를 투여 받아 왔다는 것을 알 수도 있다.

일반적으로 현장에서 자궁수축억제요법은 제한적이며 안정을 취하게 하거나 수액요법만을 수행한다. 특히 이송 시간이 길어지는 경우에는 더욱 그렇다. 그러나 응급구조사는 베타 작용물질(beta agonist)을 투여 중인 조산 환자를 한 의료기관에서 다른 의료기관으로 이송할 수 있으므로 약물 사용에 친숙해져야 한다. 부작용으로는 신경과민, 환자가 심계항진으로 묘사하는 빠른맥, 복통 등이 있다. 신생아를 집중적으로 관리할 수 있는 가까운 병원으로 환자를 이송한다. 자궁수축억제요법 동안에 임신부의 활력징후와 태아의 심장음을 주의 깊게 자주 관찰해야 한다.

산후기(The puerperium)

산후기(puerperium)는 출산 후 몇 주간의 기간이다. 출산은 일반적으로 병원 안에서 혹은 적절한 장비가 갖춰져 있는 시설에서 이루어진다. 응급구조사는 가끔 분만이 진행되고 있는 현장에서 도움 요청을 받을 수 있다. 그러므로 분만 과정과 이와 관련된 합병증에 대한 이해가 요구된다.

분만(Labor)

출산 혹은 태아 분만은 임신의 완성이다. 밖으로 나오는 과정으로 산도를 통해서 태아, 태반, 양수막이 배출되는 생리학적이고 기계적인 과정이 분만(labor)이다. 분만 시간은 다양하다. 진분만 시작에 앞서, 태아의 머리가 골반 내로 진입한다.

진분만 준비를 위해 브락스톤-힉스 수축의 빈도와 강도가 증가한다. 질 분비물이 증가하고 자궁경부가 부드럽게 변한다. 점액 마개(mucus plug)가 자궁경부로부터 배설될 때 분홍색을 띤 혈액 분비물이 보이는데, 이것은 분만이 임박했음을 의미한다. 그러면 분만은 24~48시간 이내에 시작된다. 또한 양막 파열도 임박한 분만의 징후로 고려된다. 분만이 양막 파열 후 12~24시간 안에 자연스럽게 이뤄지지 않는다면, 감염될 위험이 있기 때문에 분만을 유도해야 한다.

내용 요약

➤ 분만의 단계
- 1단계: 확장
- 2단계: 배출
- 3단계: 태반

자궁경부에서 태아가 가하는 압력 때문에 다음에 태아의 배출을 유도하는 변화가 생기게 된다. 자궁근육의 수축은 빈도, 강도, 시간 면에서 증가한다. 자궁바닥에 손을 얹어서 수축의 빈도, 강도, 기간 등을 확인할 수 있다. 하나의 수축이 시작한데서 다음 수축이 시작될 때까지를 수축 시간이라 한다. 수축 사이에 자궁이 휴식을 충분히 취하는지를 확인하는 것도 중요하다. 또한 수축 사이에 태아의 심장음 강도를 감시하는 것도 명심해야 한다. 때론 수축기간 동안 태아는 느린맥이 될 수 있지만 수축이 끝나면 정상 심박동수(120~160)로 증가되어야 한다. 심박동수가 수축 사이에 정상으로 돌아오지 않는다면 태아 절박가사(fetal distress)를 의미한다.

분만은 일반적으로 3단계로 구분된다(그림 2-12).:

● *제1기 분만: 개구기(dilatation stage)* 분만의 제1기는 진분만 수축이 일어나면서 시작되고 완전한

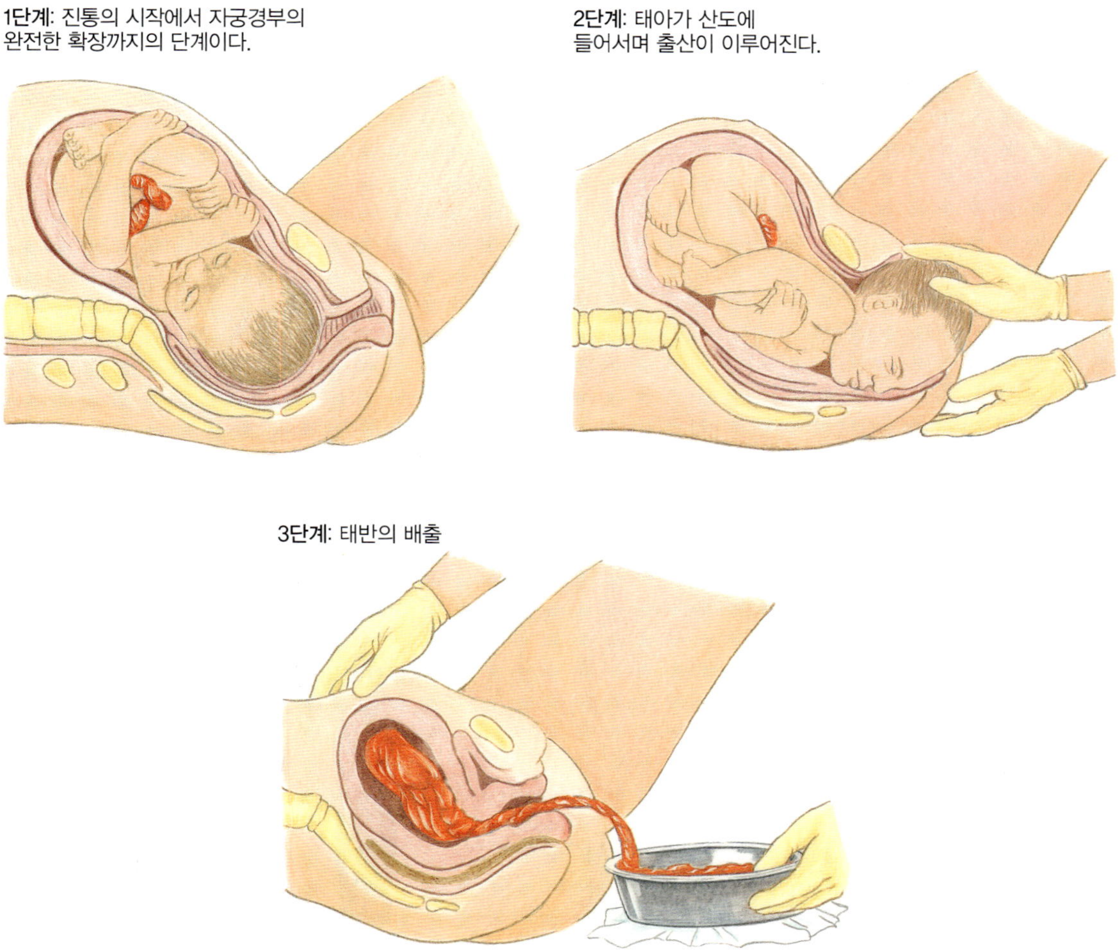

그림 2-12 분만의 단계

자궁경부확장과 자궁경부소실이 보이면 종료된다. 임신 전기에 자궁경부는 꽤 두껍고 길지만 완전한 소실 후에는 짧아지면서 종이처럼 얇아진다. 소실은 보통 분만이 진행되기 며칠 전에 시작된다. 자궁경부가 닫혀 있는 상태에서 10cm 정도까지 넓게 확장되는 것이 자궁경부확장이다. 제1기는 보통 초산부면 8~10시간, 경산부면 5~7시간 정도 소요된다. 자궁수축은 초기에 10~20분 빈도로 15~20초 동안 지속되다가 분만이 진행되면서 강도가 증가하고 2~3분마다 60초 동안 지속된다.

- *제2기 분만: 만출기(expulsion stage)* 분만의 제2기는 자궁경부의 완전 확장 이후에서 태아 몸체가 만출되는 시기까지이다. 초산부는 약 50~60분, 경산부는 초산부에 비해 약 절반 정도의 시간이 소요된다. 자궁수축은 매우 강하고 2분마다 60~75초 동안 지속된다. 산모에 따라서 태아가 골반 내로 진입할 때 요통을 호소하기도 한다. 제2기에 보통 누르거나 아래로 내려 미는 힘이 강하게 주어진다. 양막이 이전에 파열되지 않았다면 이 시기에 파열된다. 수축 시 아두출현(crowning)은 태아 배출이 다 가왔다는 것을 의미한다. 수축 시 질 입구에서 머리(혹은 태아의 다른 신체 부위)가 보이면 출산이 임박했다는 것을 의미한다. 가장 흔한 모습은 태아가 얼굴을 밑으로 한 채 머리가 먼저 배출되는 것이다(두정위, vertex position).
- *제3기 분만: 태반기(placental stage)* 분만의 마지막 단계인 분만의 제3기는 태아가 탄생 직후에서 태반이 만출되는 시기까지이다. 보통 태반은 5~20분 이내에 만출된다. 이를 위해 이송을 지체할 필요는 없다. 태반박리의 전형적인 증상들은 질로부터 혈액분출, 자궁의 크기, 모양, 경도의 변화, 질구에서 늘어지는 탯줄, 강하게 밀어내는 힘을 주었다는 산모의 호소 등이 있다.

분만 환자의 응급처치(Management of a patient in labor)

아마도 응급구조사가 내리는 가장 중요한 결정 중 하나는 환자가 진통을 겪을 때 현장에서 분만을 할지 병원으로 이송할지 선택하는 것이다(그림 2-13). 일반적으로 분만이 임박하지 않았을 경우 병원으로 가는 것이 더 나은 선택이다. 결정을 내릴 때 고려할 요소가 몇 가지 있다. 산모의 과거 분만수, 이전 임신동안 분만 기간, 수축 빈도, 밀어내는 힘, 배림 여부 등이다. 몇몇 산모는 빠르게 분만이 진행되어 단시간에 완전히 자궁경부확장이 이루어질 수 있다. 또한 경산부는 초산부보다 분만 시간이 짧다. 강하게 밀어내는 모체의 힘 혹은 배림은 분만이 임박했다는 의미이다. 이런 경우에는 현장 혹은 구급차 안에서 분만할 수 있다.

관례에 의하면 제왕절개를 했던 임신부에게는 그 후 모든 분만 시 제왕절개를 하도록 권유했지만, 최근에는 제왕절개후질분만(vaginal birth after cesarean: VBAC)을 하도록 임신부에게 권하고 있다. 만약 응급구조사의 환자가 산전 건강관리를 받았다면 의사와 어떻게 할지 상의를 했을 것이다. VBAC의 절대적 금기는 전형적인 세로 자궁절개법이다. 그러나 오늘날 대부분의 제왕절개는 하부 가로 자궁절개법을 시행하고 있다(주의: 피부 가로 절개는 자궁절개를 가로로 했다는 뜻이 아니다). VBAC를 선택한 임신부라도 다른 임신부보다 더 특별한 처치가 요구되지는 않는다.

그러나 몇몇 경우에는 분만 과정에 있음에도 불구하고 즉시 이송해야만 한다. 이는 양막 파열 후 시간이 지연된

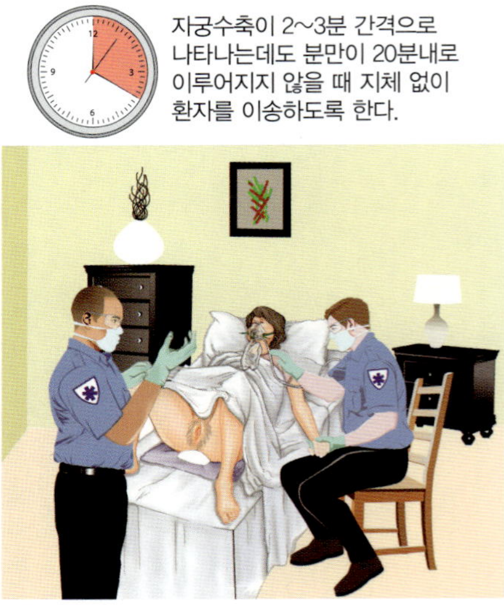

그림 2-13 분만을 현장에서 해야 할지 이송을 시도해야 할지 결정하는 것은 결코 쉽지 않다.

경우(24시간 이상)이다. 양막 파열과 분만 사이의 시간이 지연된다면 태아 감염, 비정상적인 선진부, 예를 들어 골반위 혹은 횡위; 탯줄 탈출, 태아의 서맥 혹은 태변착색으로 유추되는 태아 절박가사 (양수에 태변이 보일 경우) 등이 여기에 해당한다. 두 명 이상의 태아가 있을 경우 이송 결정에 반영한다. 본 단원의 뒷부분에 이런 상황에 대한 기술을 찾아볼 수 있다.

현장 분만(Field delivery)

분만이 임박했다면 현장에서 태아 만출을 위해 산모를 도와야 한다(절차 2-1 및 그림 2-14에서 2-21까지 참조). 물품과 장비를 빨리 준비해야 한다. 대개 침상이나 구급차 뒷부분처럼 여러 사람이 볼 수 있는 장소가 아닌 분만 장소를 마련한다. 산모에게 코삽입관(nasal cannula)나 비재호흡성 마스크를 통해 산소를 투여한다. 시간이 있다면 정맥로를 확보하고 생리식염수를 혈관을 유지할 정도로 투여한다. 환자에게 등을 대고 누워 무릎과 골반은 구부리고 볼기는 약간 상승시킨 자세를 취하게 한다. 이런 자세는 산모보다는 응급구조사에게 편한 자세로 알려져 있다. 산모는 쪼그려 앉거나 무릎과 골반을 구부린 반좌위 자세를 더 선호하기도 한다. 이 자세 모두 만출을 용이하게 하는 중력을 이용할 수 있다.

시간이 된다면 산과용 구급상자에서 타월들을 꺼내 산모의 엉덩이, 질구, 하복부에 멸균 천을 각각 대면서 산모를 싼다. 분만 때까지 태아의 심장박동을 자주 감시한다. 태아 심장박동이 분당 90회 이하로 감소하면 태아가사절박을 의미하는데 나타나는데, 산모를 왼쪽 가로 누운 자세를 취하게 한 후 즉각적으로 이송한다. 자궁수축 사이에 산모에게 깊게 호흡을 하도록 지도하고 수축이 시작되면 아래로 힘을 주라고 한다. 태아가 2~3분마다 20초 동안의 수축이 있은 후 만출이 안되면 즉시 이송한다.

절차 2-1 정상 분만

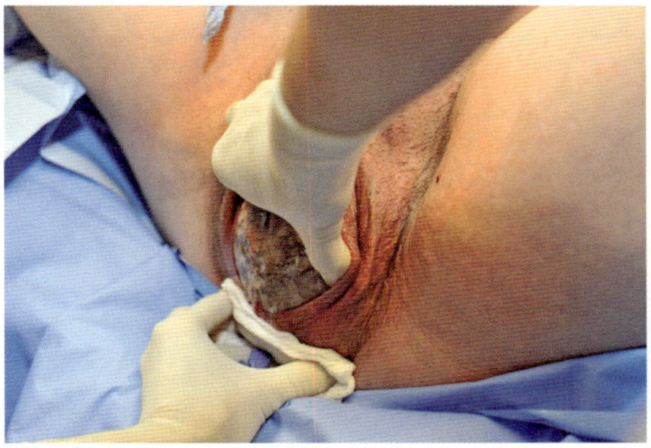

2-14 머리출현(crowning)

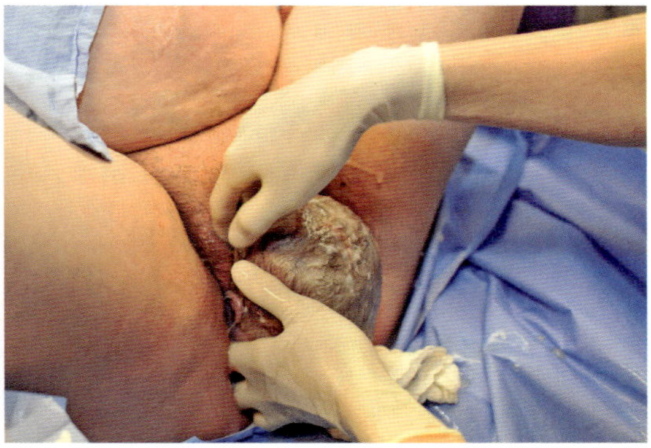

2-15 머리의 만출

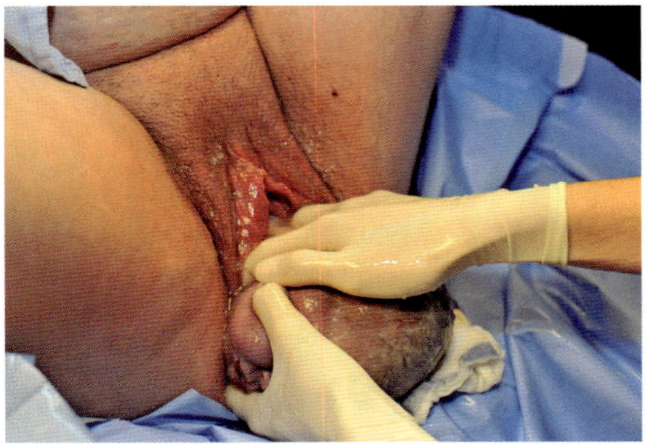

2-16 머리의 외측방향 회전

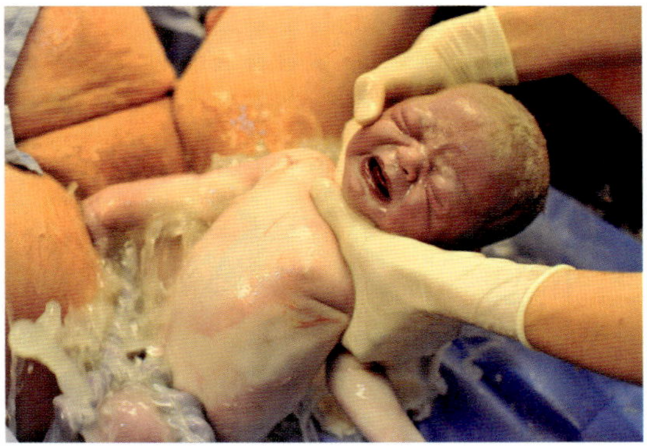

2-17 몸체의 만출

절차 2-1 정상 분만(계속)

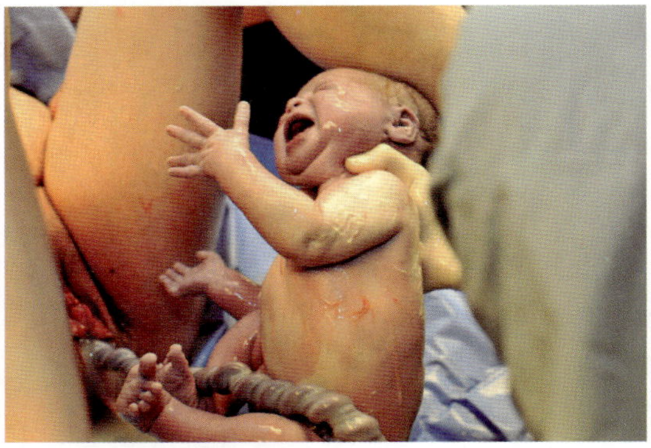

2-18 신생아의 완전한 분만

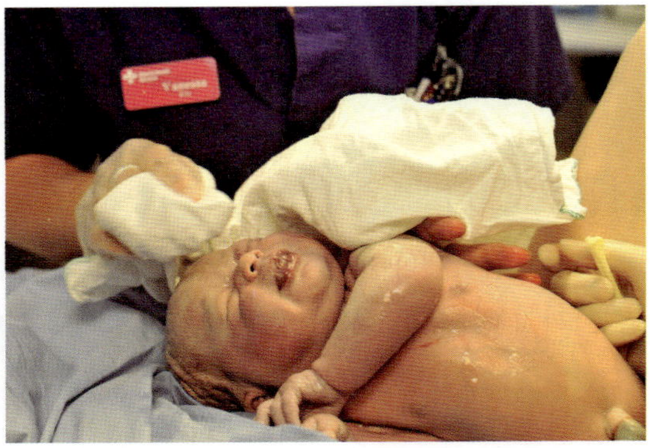

2-19 신생아를 수건으로 닦는다.

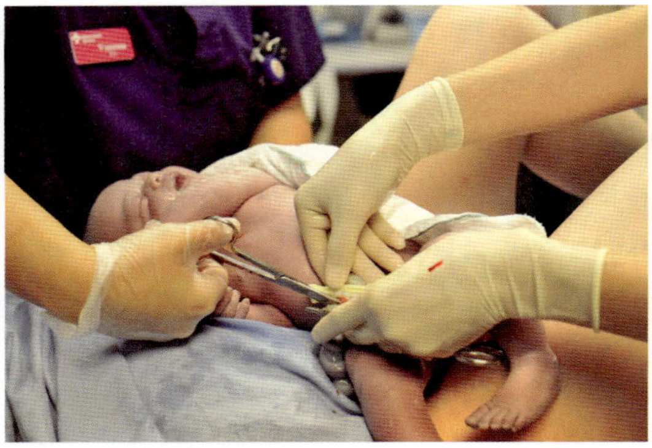

2-20 신생아를 산모의 복부에 눕히고 탯줄을 자른다.

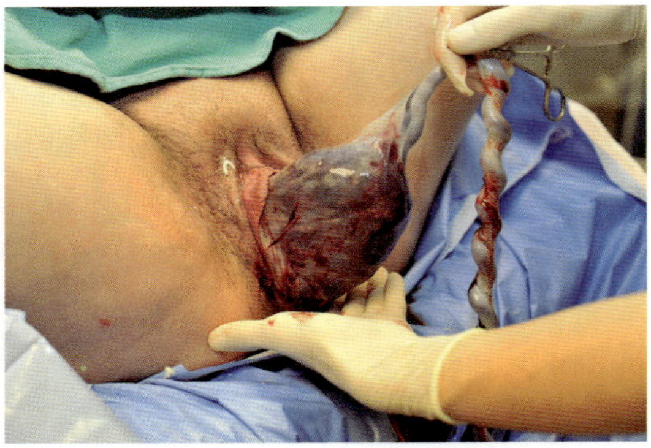

2-21 태반이 나오고 나면 산모와 신생아와 이송될 수 있도록 준비한다.

분만 장비를 준비하고 소독된 장갑, 가운, 보호안경을 낀다. 시간이 있다면 소독된 장갑을 끼기 전에 손바닥과 팔뚝 부위를 씻는다. 태아의 머리가 배림되면 압력을 낮게 조절한다. 아기의 머리와 회음부를 지지하면 질과 회음부의 열상이 감소되고, 산도를 갑작스럽게 통과할 때 발생하는 태아 머리뼈의 잠재적 손상이 감소된다. 질에서 머리가 빠져나올 때와 돌려고 할 때 아기의 머리를 지지한다. 양막이 파열되지 않았다면 양수가 빠져나오게 양막을 찢어서 태아가 호흡할 수 있게 한다.

탯줄이 태아의 목을 감지 않았는지 확인하기 위해 머리와 목을 따라 손을 조심스럽게 밀어 넣는다. 탯줄이 태아의 목을 감고 있다면 태아의 어깨와 머리 위로 조심스럽게 벗겨 낸다. 그런데 벗겨 내지도 못하고, 분만을 방해할 정도로 탯줄이 너무 단단히 태아의 머리를 조이는 경우 조심스럽게 약 5cm 간격으로 탯줄 양쪽을 결찰한 후 결찰된 사이를 절단한다. 태아의 머리가 질강 밖으로 만출되면 산모에게 힘을 주지 말라고 한다. 그 다음에 다시 산모에게 힘을 주라고 말하여 태아의 머리를 지지하여 회전시킨다. 신생아의 비인두 흡인은 예전에는 흔히 행했으나 별도의 지시가 없는 한 권장하지 않는다.

위쪽 어깨를 먼저 만출시키기 위해 태아의 머리를 아랫방향으로 부드럽게 유도한다. 절대 당기지 않는다. 아래 어깨도 만출시키기 위해 아기 몸을 약간 올려준다. 머리와 어깨가 만출되면 몸의 나머지 부분이 빠르게 따라 나올 것이다. 태아가 나올 때 그 몸체를 지지할 준비를 해야 한다. 탯줄로부터 혈액을 지나치게 받거나 모자라게 받는 것을 예방하기 위해 배출된 태아는 질 속에 있을 때와 같은 높이를 유지해야 한다는 것을 명심한다. 탯줄을 절대 '짜내지 않도록'한다. 아래와 같은 방법으로 결찰하고 절단한다(그림 2-22). 아기의 몸을 지지하고, 아기의 몸으로부터 10cm가 되는 지점을 첫 번째 결찰하고 그 첫 번째 결찰 지점 5cm 위에 두 번째 결찰을 한다. 그 다음에 결찰 지점 사이의 탯줄을 조심스럽게 절단한다. 신생아의 얼굴에서 혈액과 점액을 닦아 주고 기도가 깨끗해질 때까지 입과 코를 반복해서 흡인한다. 신생아를 건조시키고 따뜻한 마른 담요로 싸서 보온하고, 옆으로 눕힌다. 분만 시간을 기록한다.

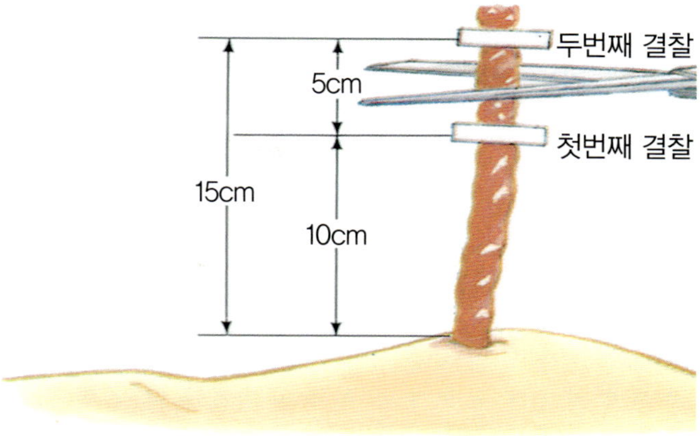

그림 2-22 탯줄결찰과 절단

보통 산모는 분만 중 약 500cc의 혈액을 손실한다. 자궁이 정상적으로 수축하는 분만의 경우 자궁바닥은 배꼽과 같은 높이에 있어야 하며, 자몽과 같은 크기와 밀도를 가지고 있어야 한다. 출산 후에 산모의 자궁에서 묻어나는 혈액이 계속 흘러나올 것이다. 탯줄을 잡아 당겨서는 안 된다. 그러면 탯줄이 늘어난 것처럼 보이는데, 이는 태반이 박리되었다는 것을 뜻한다. 태반이 만출되면 산모와 함께 태반도 병원으로 가지고 간다. 만출된 태반은 멸균비닐봉지에 넣어서 평가를 위해 병원으로 운반한다. 모체에 태반이 남겨지면 태반은 산모의 출혈을 야기하거나 감염의 원인이 될 수도 있다. 그러나 태반 만출을 기다린다고 이송을 지연할 필요는 없다. 이때 두덩결합부 위에 한 손을 대고 다른 손은 자궁바닥에 놓고 자궁바닥을 마사지한다. 마사지를 하는 동안 두 손으로 자궁을 감싸 안듯이 지지하고 자궁이 단단해질 때까지 마사지한다. 마사지를 너무 오래하지 않는다.

신생아를 산모의 가슴에 두는 것은 또한 자궁수축을 자극하는 것이다. 그러면 출혈이 감소될 수 있다. 출산으로 생기는 산모의 회음부 열상을 시진하고 열상 부위는 직접압박을 한다. 활력징후를 지속적으로 감시한다. 출혈이 계속되는지 확인하고, 그렇다면 의사에게 보고 한다. 어떤 의료시스템에서는 전문응급구조사가 분만 후 출혈을 조절하기 위해 자궁수축제인 옥시토신(Pitocin)을 투여할 수도 있다. 옥시토신은 태반이 완전히 만출된 후에만 투여해야 한다. 안정을 취하도록 하면서 신생아와 산모를 병원으로 이송한다.

신생아 처치

신생아(neonate)의 처치는 신생아학에서 자세히 다룬다. 신생아의 초기 치료는 앞에서 설명했다. 신생아의 일반적 치료에 있어 추가적인 중요 고려사항은 APGAR(아프가) 점수, 신생아 소생법으로, 다음에서 간단히 설명한다.

신생아의 일반적 처치

신생아는 미끄러우므로 양손으로 머리와 몸통을 지지해야 한다. 응급구조사는 처치를 위해서 신생아가 있는 표면 가까이에 위치해 있는다.

보온을 유지한다! 저체온의 신생아는 빠르게 질식한다. 젖은 타월은 버리고 마른 타월로 신생아를 빨리 건조시킨다. 건조시킨 목욕담요로 신생아를 감싸거나 틴슐레이트(Thinsulate™)와 같은 재료로 만든 상업용 보온담요를 사용한다.

기도를 깨끗이 한다. 신생아의 일반적 흡인은, 특히 양수가 깨끗한 경우에는, 권장되지 않는다. 이는 서맥이나 기타 문제와 관련이 있는 것으로 알려졌다. 따라서, 출생 후 즉시 실시하는 흡인은 자발적 호흡

내용 요약

- 비정상 분만
  - 둔위
  - 제대탈출
  - 사지태위
  - 후방후두위

에 명백한 장애가 있는 신생아에게만 실시한다. 일반적으로, 건조 및 촉각 자극은 호흡, 울음, 활동을 촉진한다. 이를 통해 영아가 혈색이 돌게 된다(사지가 거무스름한 것은 걱정하지 않아도 된다. 사지청색증(acrocyanosis)으로 알려진 이 증상은 생후 몇 시간 동안은 흔하게 나타난다). 만약 이것이 효과적이지 않으면 손가락으로 발바닥을 가볍게 치거나 등 가운데를 원형으로 부드럽게 문지른다(그림 2-23).

출생 후 가능한 빨리 신생아를 평가한다. 정상적인 신생아의 호흡수는 분당 평균 30~60회이며, 심박수는 분당 100~180회이다. 소생이 필요하지 않다면 아프가 점수를 측정한다. 하지만 아프가 점수 측정을 완료하기 위해 소생 시도나 이송이 지연되어서는 안 된다.

아프가 점수(APGAR Scoring)

아프가 점수 시스템은 이 평가법을 고안한 버지니아 아프가 박사의 이름을 따서 명명했으며, 분만 후 1분 및 5분 후 신생아의 활력 기능을 평가한다. 아프가 점수 시스템에는 다섯 개의 항목이 있으며, 최저 0에서 정상 2까지 점수를 매긴다. 아프가는 각 다섯 항목의 머리글자로서, 각각 피부색(Appearance), 맥박수(Pulse rate), 얼굴찡그림(Grimace), 운동(Activity), 호흡(Respiratory effort)이다(표 2-2).

영아 대부분은 건강하고 활발하며, 총 점수는 7~10점으로 일반적 처치만 필요로 한다. 점수가 4~6인 영아는 다소 질식되어 있어서 산소 공급 및 호흡하기 위한 자극을 필요로 한다. 점수가 0~3인 영아는 심각하게 질식상태이며 즉각적인 호흡 및 순환 보조가 필요하다. 출생 1분 및 5분 후에 점수를 측정하여, 처치로 인해 영아의 상태에 변화되었는지 알 수 있게 된다.

신생아소생술(Neonatal resuscitation)

병원에서 태어나는 모든 신생아 중 약 6%가 소생술을 필요로 한다. 정확한 수치는 알 수 없지만, 이 비율은 병원 외 출산에서 더욱 높을 것으로 사료된다. 소생술을 필요로 하게 되는 요인으로 조산, 임신과 분만합병증, 모체의 건강 문제 또는 부적절한 산전관리가 있다.

촉각적 자극으로 신생아의 호흡수가 증가하지 않는다면, 실내 공기로 소아용 백 밸브 마스크를 사용하여 환기를 보조한다. 호흡수가 정상 범주로 돌아온다면 심박수를 평가한다. 그렇지 않으면 환기를 계속한다.

청진기로 심첨맥박을 청진하여 심박수를 평가한다. 탯줄 하단의 맥박을 느끼거나, 상완동맥 또는 대퇴동맥을 촉진한다. 정상 심박수는 분당 100~180회이며, 140~160회가 이상적이다. 자발적 호흡으로 심박수가 100회 이상이라면 계속해서 평가한다. 심박수가

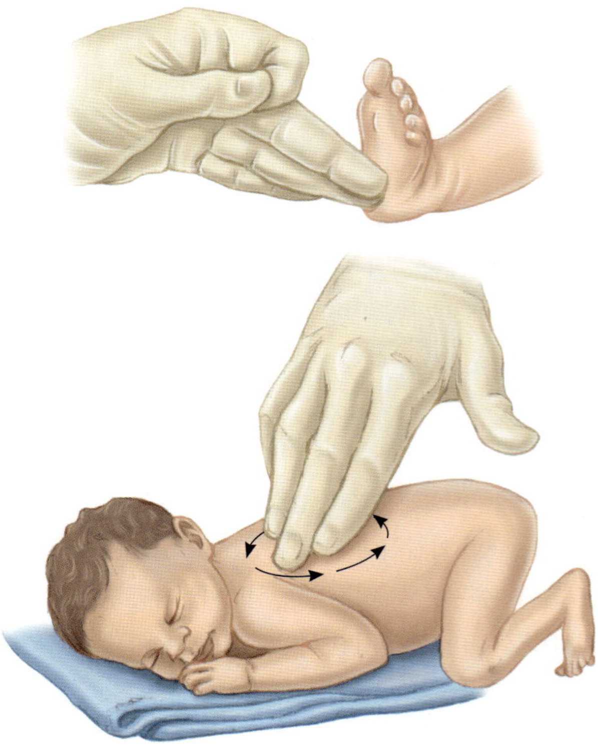

그림 2-23 필요한 경우 영아를 자극한다.

표 2-2 | 아프가 점수

항목	0	1	2	점수
모습(피부색)	몸통 및 사지가 청색, 창백	몸통 분홍, 사지 청색	완전히 분홍	
맥박수	없음	분당 100회 미만	분당 100회 이상	
찡그림(자극반응성)	무반응	얼굴을 찡그림	기침, 재채기, 울음	
활동성(근육긴장도)	축 늘어짐	팔다리를 약간 굽힘	활발히 움직임	
호흡노력	없음	느리고 불규칙	강하게 울음	
			총점 =	

100회 이하라면 양압 호흡을 지속한다. 심박수가 60회 이하이며 환기에 반응하지 않는다면 흉부 압박을 실시한다. 호흡 상태 및 심박수를 계속해서 자주 재평가한다.

소생술을 계속하면서 가능한 빨리 신생아 집중치료실이 있는 병원으로 이송한다. 이송 시간이 길다면 약물이나 수액 소생술을 실시하기 위해 정맥로를 확보해야 할 수 있다. 가장 적절하고 쉬운 경로는 탯줄정맥(제대정맥)이다. 이것이 불가능하다면 말초정맥이나 골내 경로를 고려한다. 이송 중에도 온기를 유지하며, 환기, 산소, 순환을 보조한다. 3장에서 신생아 소생술에 대한 더 자세한 정보를 참고한다.

비정상 분만 상황

둔위 분만(Breech presentation)

대부분 신생아는 머리가 먼저 나오면서 얼굴이 밑으로 향해 있는 두정위 분만(vertex position)이다. 둔위 분만(breech presentation)은 엉덩이나 발이 모두 먼저 나오는 상황을 말할 때 사용되는 용어로 출산의 약 4%를 차지한다. 이런 분만에서는 산모의 출산 외상의 위험이 증가할 뿐만 아니라 탯줄탈출, 탯줄압박, 태아에게 손상을 주는 산소 결핍 등의 잠재 위험이 증가한다. 원인은 잘 알려지지 않았지만 가장 흔하게 연관되는 요소는 조산, 전치태반, 다태임신, 비정상적인 자궁과 태아 등이 있다.

처치 둔위 분만인 경우 제왕절개가 종종 필요하므로 병원에서 분만하는 것이 가장 좋다. 그러나 현장에서 둔위 분만을 해야 한다면 다음에 설명되는 절차를 따른다. 우선 산모의 엉덩이가 단단한 침상 가장자리에 놓이도록 한 후 산모에게 양 다리를 굽히고 그 자세를 유지해야 한다고 설명한다. 산모는 종종 이런 자세를 취할 때 도움이 필요할 것이다. 태아 만출 때 아기의 다리를 잡아당기지 말고 단순히 받쳐주기만 한다. 태아의 몸을 계속 지지하면서 자궁수축으로 아기 몸 전체가 나오기를 기다린다(그림 2-24).

태아의 머리가 두덩 부위(두덩결합부위)를 지나 회음부 상부에서 입이 보일 때까지 태아의 몸을 조심스럽게 위쪽으로 당겨준다. 머리가 골반을 빠져나올 수 없다면 태아는 얼굴이 산모의 질벽에 눌려 있는 상태에

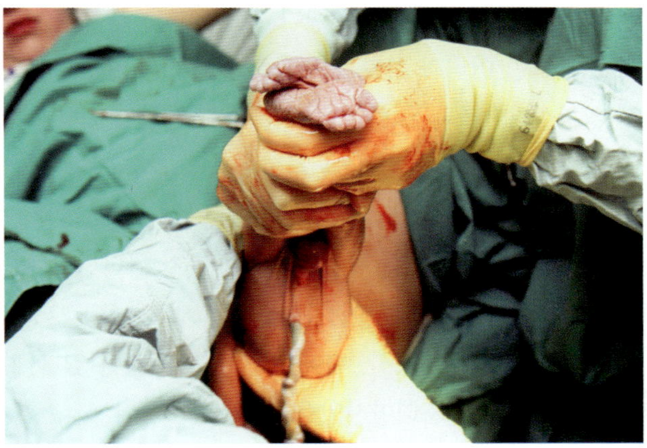

그림 2-24 둔위 분만(© *Eddie Lawrence/Science Photo Library*)

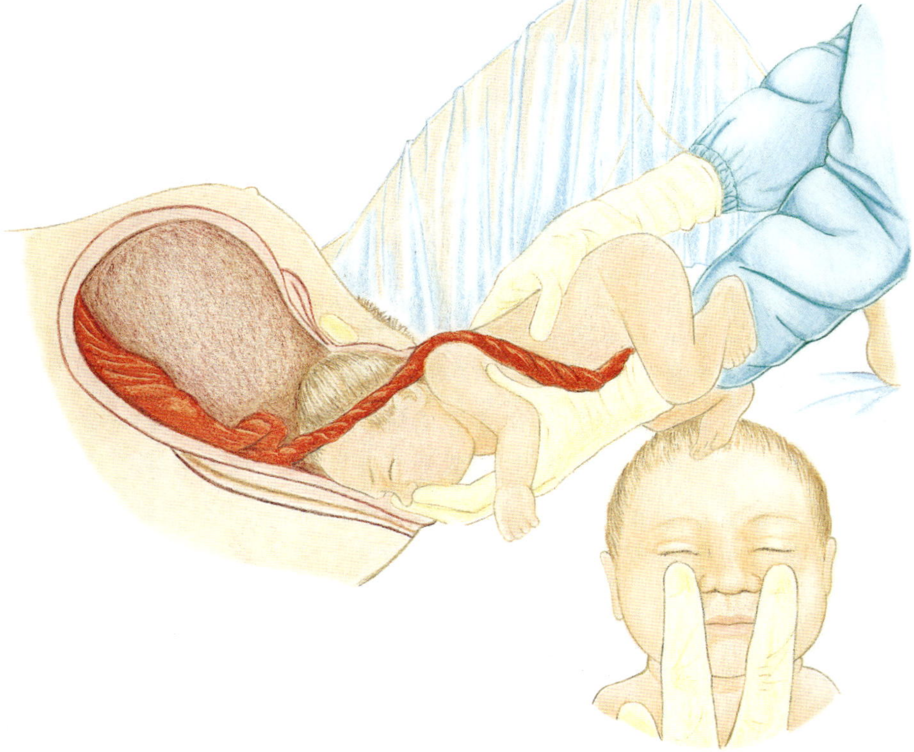

그림 2-25 둔위분만 시 기도를 유지하기 위한 손가락 위치

서 자발적으로 호흡을 시작하게 된다. 이런 상황이라면 처치자가 장갑을 낀 손을 산모의 질 안으로 넣어 손바닥이 태아의 얼굴 쪽으로 향하게 한다. 집게손가락과 가운뎃손가락, 이 두 손가락으로 V자 모양을 만들어 태아의 코 양쪽을 지지하면서 태아의 얼굴이 산모의 질벽에서 떨어지도록 눌러주어 자유롭게 호흡할 수 있게 한다(그림 2-25). 이송 도중에도 필요하다면 계속한다.

만약에 머리가 아닌 어깨가 보이면 이는 가장 힘든 분만이다. 이런 경우에는 태아의 몸이 배꼽 높이까지 분만되도록 한다. 탯줄이 약 10~15cm 부드럽게 빠져나오면 손바닥으로 태아의 몸을 지지한다. 탯줄이 배출되는 동안 누르지 않도록 매우 조심한다. 현재 양쪽 어깨가 앞뒤 자세가 되도록 신생아의 몸을 조심스럽게 회전시킨다. 겨드랑이가 보일 때까지 부드럽게 몸을 끌어당긴다. 뒤쪽 어깨가 빠져 나오도록 태아의 몸을 위쪽으로 유도한다. 그런 다음 앞쪽 어깨가 빠지기 쉽도록 신생아를 아래쪽으로 유도한다. 이렇게 되면 머리가 산도를 통과하기가 쉽다. 산모와 태아를 정상 분만의 응급처치와 동일하게 지속적으로 처치한다.

탯줄탈출(Prolapsed cord)

탯줄탈출은 태아보다 탯줄(제대)이 먼저 나타난 상태를 말한다. 탯줄탈출 시 탯줄은 태아와 뼈골반 사이에 끼이면서 태아순환이 차단된다(그림 2-26). 250건의 분만 중 한 번꼴로 발생한다. 탯줄탈출이 발생하는 원인으로는 조산, 다태, 조기양막파열이 있다. 이는 심각한 응급 상황이며, 즉각적인 의료개입이 실시되지 않는다면 태아사망을 초래할 수 있다.

처치 질에서 탯줄이 보인다면 장갑 낀 상태에서 손가락 두 개를 삽입하여 태아의 보이는 부분(선진부)

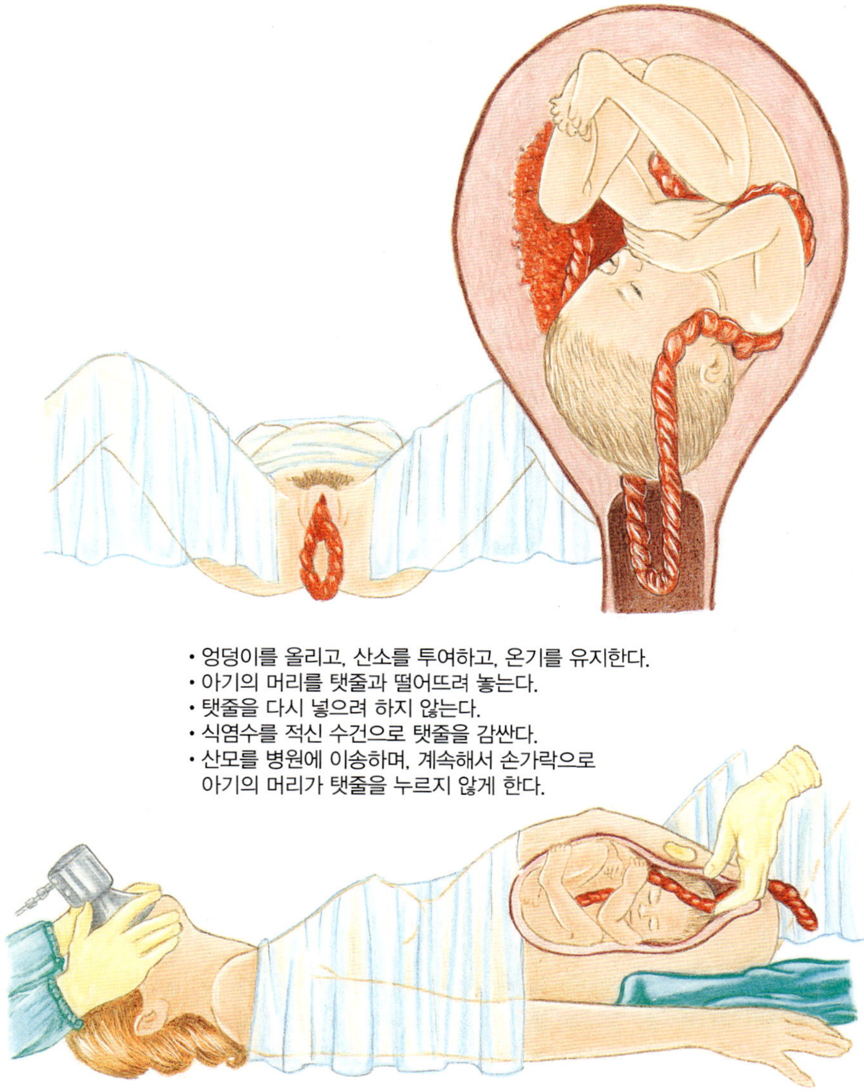

그림 2-26 탯줄의 탈출

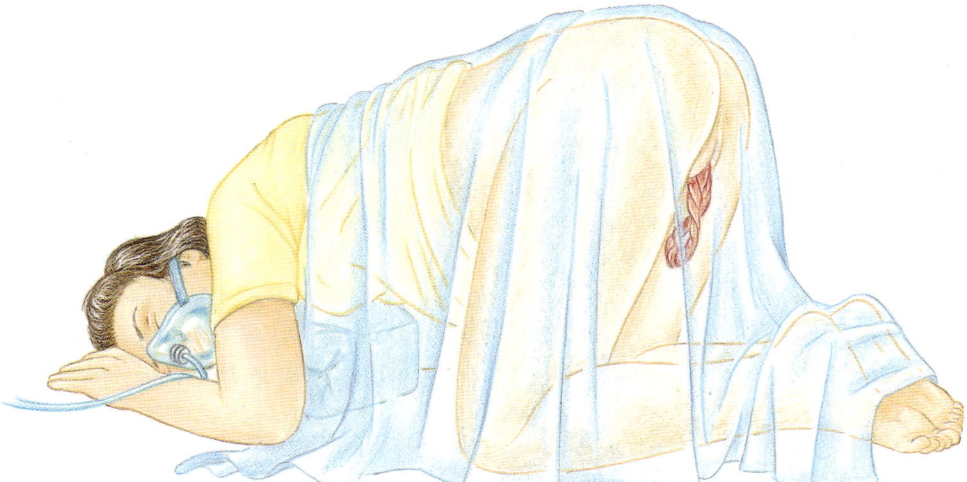

그림 2-27 탯줄탈출 시의 환자 자세

이 탯줄과 떨어지도록 들어 올린다. 동시에 부드럽게 탯줄을 통해 맥박을 확인하는데, 탯줄을 누르지 않도록 각별히 주의한다. 산모에게 트렌델렌버그 자세 또는 슬흉위를 취하게 한다(그림 2-27). (저산소증이 나타난 경우) 산소를 투여하고 즉시 이송하며, 손가락은 계속 태아의 보이는 부분(선진부)이 탯줄과 떨어져 있도록 유지한다. 보조가 가능한 경우, 노출된 탯줄에 식염수를 적신 드레싱을 대어 놓는다. 분만을 시도하지 않는다. 탯줄을 잡아당기지 않는다. 탯줄을 질 안으로 넣으려고 하지 않는다.

사지 분만(Limb presentation)

때로 아기가 자궁에 가로 누워있을 때, 팔이나 다리가 질에서 먼저 나오는 경우가 발생한다. 이는 1% 미만의 확률로 발생하며, 조산 및 다태와 관련된 것이다.

처치 회음에 팔 또는 다리 하나가 산도 밖으로 나온 것을 발견하면, 제왕절개가 필요하다. 어떠한 경우에도 현장 분만을 실시하지 않는다. 아기가 숨을 가쁘게 쉬도록 자극해 양수를 들이마시거나 흡인하게 할 수 있기 때문에 사지를 건드리지 않는다. 사지를 잡아당기거나 질 안으로 다시 넣으려고 하지 않는다.

탯줄탈출의 경우와 마찬가지로, 산모가 슬흉위를 취하도록 하며, (산모가 저산소증을 보일 경우) 산소를 투여한다. 산모를 안심시킨다. 응급 제왕절개를 위해 (슬흉위를 유지하며) 즉시 이송한다.

기타 비정상 태위

기타 비정상 태위가 분만을 어렵게 할 수 있다. 가장 흔한 경우 중 하나는 후방후두위(occiput posterior position)이다. 일반적으로 아기가 골반으로 내려오면서 얼굴은 후면을 향하게 된다. 머리를 젖히며 분만을 보조하기 때문에 이는 중요한 부분이다. 하지만 아기가 얼굴을 앞으로 하고 내려오게 되면 골반을 통과할 때 분만이 지연된다. 후방후두위는 초임부에게 가장 많이 나타난다. 경임부의 경우는 보통 자연스럽게 해결된다.

또한 선진부가 정수리보다는 얼굴이나 이마일 수 있다. 때로 후방후두위 시, 수축 중 얼굴이나 이마가 골반 위쪽 부위에서 보일 수 있다. 이 경우에 질분만은 불가능한 것이 보통이다.

사지태위에서 설명한 것처럼, 태아는 자궁에서 가로 누워있을 수 있다. 이 경우 태아는 분만을 위해 골반을 통과할 수 없다. 양막이 파열될 때 탯줄이 탈출하거나 팔이나 손이 질 밖으로 나올 수 있다. 질분만은 불가능하다.

기타 분만합병증

대부분의 분만은 사고 없이 이루어지지만, 합병증이 발생할 수도 있다. 따라서 응급구조사 분만합병증에 대응할 수 있어야 한다.

다태(Multiple births)

다태아 탄생은 드물고, 쌍생아인 경우는 90회 임신 중 1회 정도의 빈도를 보이며, 그 중 약 40%는 만삭 전에 출생한다. 보통 산모는 이미 한 명 이상의 태아임을 알고 있거나 적어도 의심은 하고 있을 것이다. 또한 태아 한 명을 분만했는데도 산모의 복부가 커진 상태로 있다면 다태아 탄생을 의심할 수 있고 분만이 지속되고 있는 상황으로 볼 수 있다.

처치 정상 분만 지침에 따라 처치를 하며, 다태아 탄생을 처치하기 위해서는 장비와 인원이 더 필요할 것이다. 쌍생아는 출산예정일보다 앞서 분만이 시작되고, 태아는 일반적으로 단태아에 비해 작다. 보통 태아 하나는 두정위를 보이고 다른 태아는 둔위를 보인다. 하나의 태반을 공유할 수도 있고 각각 따로 태반을 가질 수도 있다. 첫 번째 태아를 분만한 후에 탯줄을 결찰하고 절단한다. 그리고 두 번째 아기를 분만하도록 한다. 다태아 출산은 조산이 흔하고 대부분 저체중이다. 저체온증 예방이 매우 중요하다.

내용 요약

▶ 기타 분만상 문제
- 다태
- 머리골반불균형
- 급속분만
- 견갑난산
- 태변착색

머리골반불균형(Cephalopelvic disproportion)

머리골반불균형은 태아의 머리가 너무 커서 모체의 골반을 쉽게 통과할 수 없기 때문에 발생한다. 이는 태아의 크기가 큰 경우에 생긴다. 당뇨병산모, 다산부, 과숙아인 경우에 태아가 크다. 뇌수종, 유합쌍생아(샴쌍생아), 태아종양 등의 태아 비정상 상태는 질분만이 불가능할 수 있다. 키가 작은 여성이나 골반이 협착된 여성도 매우 위험하다. 머리골반불균형이 이미 알려져 있지 않거나 적절하게 처치되어 있지 않다면 태아 손상이나 자궁파열이 초래될 수 있다.

머리골반불균형은 초산부에게 빈번하게 일어난다. 강한 수축이 오랫동안 계속되거나 신체검진 시 태아가 크게 느껴지거나 진통이 진행되지 않을 때 의심할 수 있다. 느린 맥과 태변이 착색된 양수는 태아가 질식 상태에 있다는 것을 의미한다.

처치 일반적인 머리골반불균형 응급처치는 제왕절개이다. (산모가 저산소증을 보이면) 산모에게 산소를 투여하며 정맥로를 확보한다. 이송은 즉시 신속하게 이루어져야 한다.

급속분만(Precipitous delivery)

급속분만은 3시간 이내에 분만을 하는 경우를 말한다. 이는 다산부에게 가장 많이 발생하며, 태아 외상, 탯줄 파열, 산모 열상 가능성이 정상분만보다 많이 발생한다.

처치 급속분만에 대응하는 가장 좋은 처치는 분만을 위한 준비이다. 산모에게서 눈을 떼지 않는다. 급속 분만에 대비하고, 신생아의 머리를 잘 지지한다. 일단 분만된 신생아는 체온 조절에 어려움이 있을 수 있으므로 따뜻하게 유지되어야 한다.

견갑난산(Shoulder dystocia)

견갑난산은 아기의 어깨가 머리보다 큰 경우에 생긴다. 당뇨 및 비만인 산모와 과숙 임신의 경우에 가장 흔하다. 견갑난산 시 진통은 정상적으로 진행되며 머리는 일반적으로 나온다. 하지만 두덩결합부과 엉치뼈 사이에 어깨가 걸려, 머리가 나왔다가 다시 회음부 쪽으로 돌아간다("거북 징후, Turtle sign")(그림 2-28).

처치 견갑난산이 발생한 경우 아기의 머리를 당기지 않는다(산모가 저산소증을 보이는 경우). 산소를 투여하고, 산모가 침대 끝에 엉덩이를 떨어뜨리도록 자세를 취하게 한다. 그 후 허벅지를 위로 올려 분만을 촉진하고, 두덩결합부위에 손바닥으로 강한 힘을 가한다(맥로버츠법, McRobert's maneuver). 분만이 일어나지 않으면 환자를 즉시 이송한다(그림 2-29).

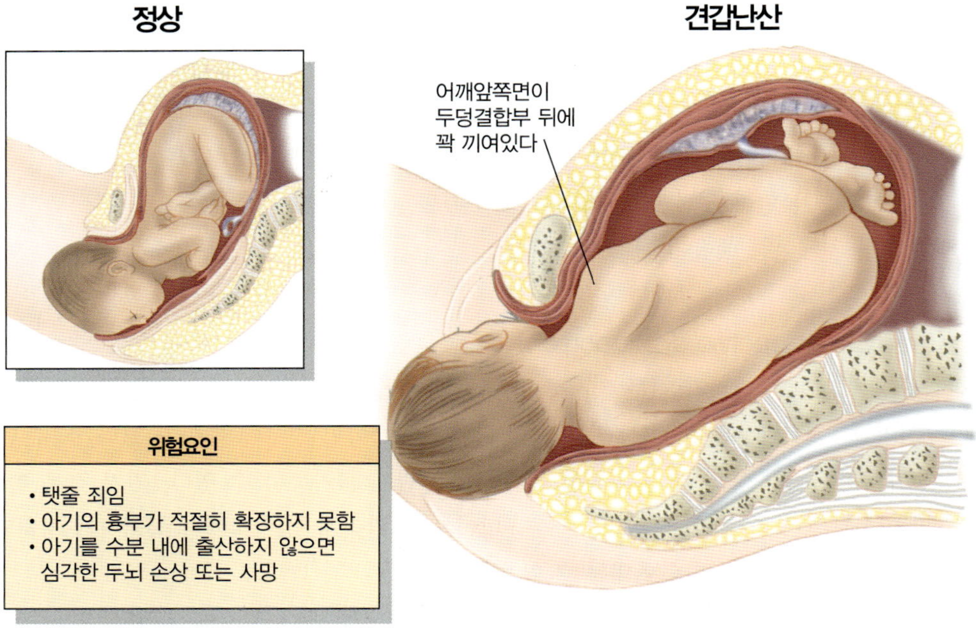

그림 2-28 견갑난산

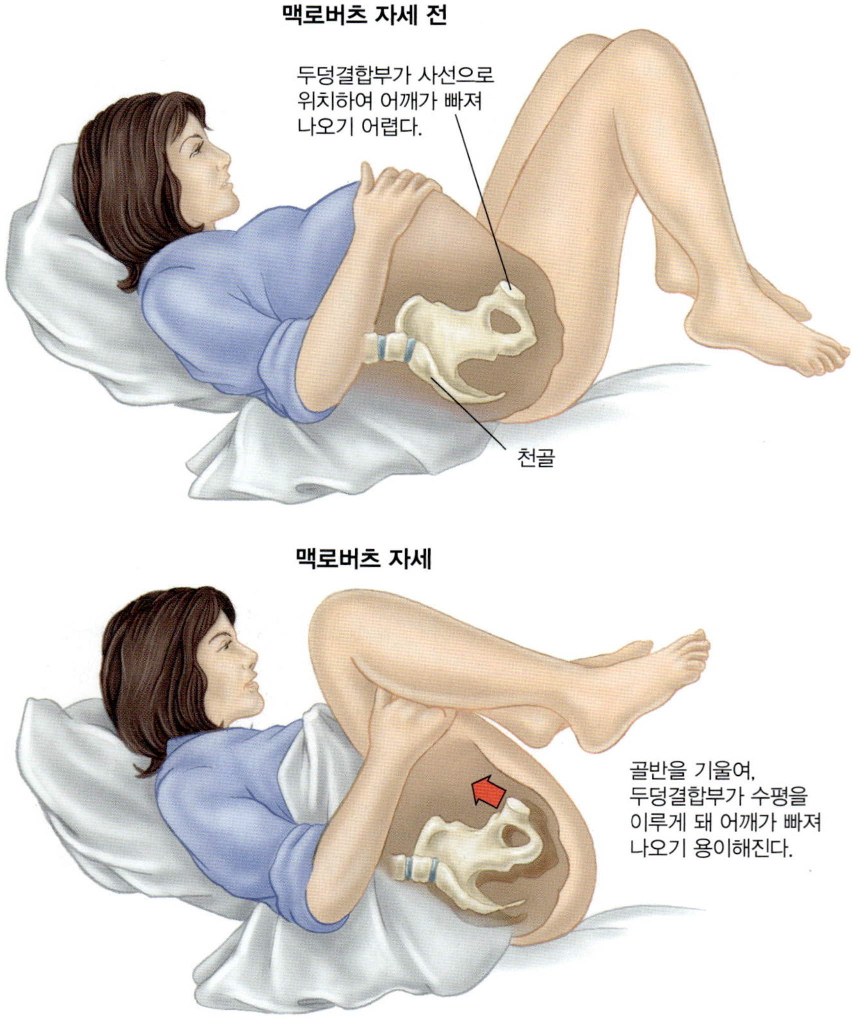

그림 2-29 견갑난산 시의 McRobert's maneuver

태변착색(Meconium staining)

태변착색은 양수에 태변이 섞이는 것을 말한다. 전체 분만 중 10~30%에서 태변착색이 발생한다. 이는 항상 태아 저산소증을 암시한다. 저산소증으로 인해 항문괄약근이 이완되면서 태아 연동운동이 증가하고, 양수에 태변이 섞이게 된다. 태변착색을 일으키는 스트레스 외에도, 태변이 섞인 양수를 흡인하게 될 위험이 나타난다.

태변착색은 지연분만 시 자주 발생하나, 만숙아, 과숙아, 저체중 신생아에게서도 나타난다. 출산 며칠 전이나 출생 시에 발생할 수 있다. 일부 태변착색은 둔위 분만 시 미주신경자극으로 인해 발생한다. 이때 미주신경자극은 아기의 머리에 자궁이 수축하는 압력이 작용해 일어나는 것이다.

태변착색의 징후는 쉽게 발견할 수 있다. 일반적으로 양수는 깨끗하거나 옅은 밀짚색을 띈다. 태변이 섞이면 양수가 옅은 연두색이나 옅은 녹색을 띄고, 최악의 경우에는 "완두콩 스프"같은 암록색을 띈다. 일반적으로, 색이 진하거나 어두울수록 태아가 사망할 확률이 증가한다.

처치 앞서 언급한 것처럼, 벌브 흡인법은 더 이상 권장되지 않는다. 태변이 묽고 색이 연하면, 일반적으로 처치는 더 이상 필요하지 않으며, 분만관리를 계속하고 일상적 응급처치를 실시한다. 하지만 태변이 진하면 성문을 눈으로 확인하면서, 신생아의 기도에서 태변을 모두 제거할 때까지 기관내 튜브를 사용하여 하인두 및 기관을 흡인한다. 이 처치에 실패하면, 분만 과정에서 태변이 기도 깊숙한 곳으로 넘어가 폐로 들어간다.

분만과 출산에 따른 산모합병증

분만 중이나 분만 후에 산모에게 발생할 수 있는 여러 문제들로는 산후출혈, 자궁파열, 자궁내번, 폐색전증 등이 있다.

산후출혈(Postpartum hemorrhage)

산후출혈은 분만에 뒤이어 즉시 500mL 이상의 실혈이 발생하는 것을 말한다. 약 5%의 확률로 나타난다. 산후출혈이 발생하는 가장 흔한 이유는 자궁근육이완증(uterine atony) 또는 자궁 근긴장도 결여이다. 경임부에게 가장 흔히 발생하며, 다산 또는 거대아 출생 후에 흔히 발생한다. 또한 자궁이완증은 급속분만 및 지연분만 후에 나타난다. 자궁이완증 외에 전치태반, 태반조기박리, 잔류태반, 산모의 혈액응고기전 장애, 질 및 자궁 경관 파열 시에도 발생한다. 가끔 산욕기(산후기간) 동안 자궁이 정상 크기로 돌아가지 않고, 산후출혈이 출산 후 오랫동안, 거의 출산 후 2주 이상 있을 수도 있다.

산후출혈이 발생한 환자의 평가는 병력 및 앞서 설명한 선행 요인에 중점을 두고 실시해야 한다. 반드시 환자의 임상적 징후 및 활력징후에 중요하게 생각해야 한다. 종종 신체 검진에서 자궁이 부드럽고 물렁물렁한 것처럼 느껴진다. 질 출혈은 보통 꾸준히 피가 흘러나온다면 명백한 질 출혈이다. 출혈을 관찰하기 위해, 사용한 생리대의 개수를 확인하는 것이 좋다. 병원에서 산후출혈이 발생한 경우, 종종 생리대의 무게를 재는데, 500mL의 혈액은 약 450그램이 된다. 외상성 손상 여부를 확인하기 위해 회음부를 검사한다. 회음부가 출혈이 발생하는 부위일 수 있다.

내용 요약

➤ 모성합병증
- 산후출혈
- 자궁파열
- 자궁내번증
- 폐색전증

처치 산후출혈이 발생한 환자의 경우, 즉시 일차 평가를 실시한다. (환자가 저산소증을 보일 경우) 산소를 투여하고 자궁바닥 마사지를 실시한다. 한 개 또는 두개의 큰 정맥로를 확보하여 생리식염수를 주입한다. 강제적으로 태반을 나오게 하거나, 질 내부를 팩킹을 하지 않는다. 심각한 경우, 옥시토신(Pitocin)을 투여할 수 있도록 의료지도를 요청할 수 있다. 일반적인 투여량은 10~20 USP unit(20mg)을 식염수 1리터에 섞어 125mL/hour로 점적주입한다. 정맥로를 확보하지 못한 경우, 대체 요법으로 10 USP unit을 근육에 투여한다.

자궁파열(Uterine rupture)

자궁파열은 자궁이 실제로 찢어지거나 파열된 것을 말한다. 보통 진통 시작 시 발생한다. 하지만 복부 둔상으로 인해 진통 전에 발생할 수 있다. 진통 중, 자궁 수축이 지연된 경우에 발생하거나, 과거에 제왕절개로 인해 전통적인 가로절개를 실시하여 자궁에 상처가 있는 경우에 발생한다. 또한 아두골반불균형의 경우나 비정상 태위가 수반된 경우, 지연분만이나 난산으로 인해 발생한다. 발생률은 적지만 산모 및 태아의 사망률을 증가시킨다.

자궁파열 환자는 극심한 복부 통증을 호소하며 대개 쇼크 상태에 있다. 사실상 자궁수축이 중단된다. 완전히 자궁이 파열되었다면 보통 통증은 사라진다. 신체검사 시, 때로 질 출혈을 수반하는 경우도 있지만, 보통 외부 출혈의 징후 없이 심각한 쇼크를 발견하게 된다. 복부는 통증이 있고 단단하며, 반동누름통증을 보일 수 있다. 촉진 시, 태아 옆에서 독립된 단단한 덩어리 같은 자궁을 촉진할 가능성이 많다.

처치 쇼크환자 응급처치와 동일하게 실시한다. 고농도 산소를 투여한다. 한 개 또는 두 개의 큰 정맥로를 확보한 후 생리식염수를 주입하여 수액소생을 한다. 활력징후와 태아 심음을 감시한다. 환자를 즉시 이송하고 태아가 살아 있다면 확실한 치료로 자궁 교정이나 자궁 적출을 병행하는 제왕절개술을 시행한다.

자궁내번증(Uterine inversion)

자궁내번증은 2,500회 분만에 1회 발생하는 보기 드문 응급 상황이다. 분만 후 자궁이 뒤집혀져서 발생하며 자궁경관 밖으로 나와 있는 상태이다. 자궁내번은 자궁을 지지하는 인대나 혈관이 찢어지는 손상인데, 이 경우 심각한 쇼크에 빠진다. 자궁내번과 관련해서 800~1,800mL 정도의 혈액이 손실된다. 보통 분만 직후 자궁이 이완된 상태에서 태반이 자연적으로 박리되지 않았는데 억지로 탯줄을 잡아당긴 결과로 발생한다.

처치 자궁내번증이 발생하면 반드시 신속한 행동을 취해야 한다. 우선 환자를 바로 누운 자세(앙와위)로 눕히고 (산모가 저산소증을 보이면) 산소를 공급한다. 태반을 떼어내려 하거나 탯줄을 잡아당겨서는 안된다. 한 개 또는 두 개의 큰 정맥로를 확보하여 생리식염수를 주입하여 수액소생술을 한다. 자궁을 제자리로 되돌리기 위한 시도로 손바닥을 이용하여 자궁의 바닥을 밀어 질 속으로 집어넣는다. 이때 성공하지 못하면 식염수를 적신 타올로 자궁을 감싸고 환자를 즉시 병원으로 이송한다.

폐색전증(Pulmonary embolism)

폐색전증은 폐혈관계에 핏덩이(blood clot)가 존재하는 것을 말한다(호흡기학 참조). 임신 후에 정맥혈전색전증으로 인해 발생할 수 있다. 산모가 사망하게 되는 흔한 원인 중 하나이며, 질분만보다 제왕절개분만 산모에게서 더 자주 나타난다. 폐색전증은 임신 중 어느 때나 발생할 수 있다. 보통 날카로운 흉통을 수반한 심각한 호흡장애가 갑자기 나타난다. 일부 환자는 곧 죽음이 닥칠 듯한 느낌을 호소한다. 신체검사 시, 환자에게 빠른맥, 빠른 호흡, 목정맥팽대, 심각한 경우, 저혈압이 나타날 수 있다.

처치 폐색전증의 처치는 고농도 산소 투여 및 환기 보조로 이루어진다. 정맥로를 확보하여 생리식염수를 혈관을 유지하는 정도의 속도로 주입한다. 심장 감시를 시작하고 환자의 활력징후와 산소화를 주의 깊게 감시하면서 신속하게 이송한다.

내용 요약

➤ 임신에서 심정지 고려사항
- 임신 주기의 측정
- 가슴압박
- 맨손가쪽 자궁전위
- 제세동
- 기도관리
- 응급약물 사용
- 이송 결정

임신에서 심정지(Cardiac Arrest in Pregnancy)

임신 상황에서 심정지는 매우 힘든 일이 될 수 있다. 실제로, 여러분은 두 명의 환자를 소생시킨다. 2015년, 미국심장협회는 임신부 환자의 소생을 위한 첫 번째 지침을 발표하였다. 임신하지 않은 사람들과 비교할 때, 임신부 환자에서 차이가 있는 중요한 환자관리지침을 이 지침에서 강조한다.

임신기간의 추정(Estimation of Gestational Age)

심정지가 있는 임신 환자를 치료할 때, 임신 기간을 추정하는 것이 중요하다. 산모의 두덩결합에서 자궁바닥 높이를 비교하여 측정하는 것이 가장 좋다. 특히, 두덩결합과 자궁바닥사이의 높이(cm)는 1주에 1cm씩 증가한다. 환자가 36주 이상이 되면, 이런 측정은 약간 정확하지 않다. 일반적으로, 두덩결합에서 자궁바닥이 만져진다면, 임신 12주 정도가 된다. 자궁바닥이 배꼽에서 만져진다면, 임신 20주이다. 자궁바닥이 칼돌기에 있다면, 적어도 임신 36주이다. 이런 것은 단순한 추정이기는 하지만, 응급처치 과정의 좋은 길잡이가 된다.

임신에서 가슴압박(Chest Compression in Pregnancy)

고품질의 가슴압박은 심정지 임신 환자 치료에 필수적이다(그림 2-30). 효과적인 가슴압박을 위해,

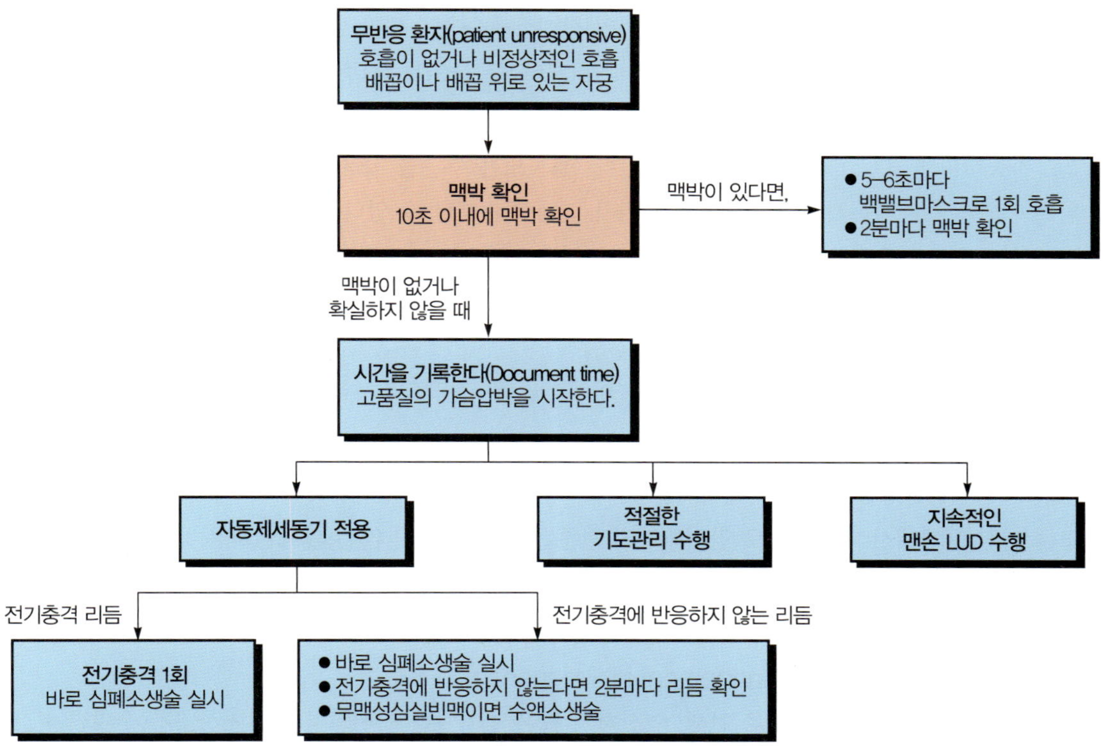

그림 2-30 심정지 임신 환자 치료 전략

환자를 딱딱한 표면에 눕히고, 적절한 횟수와 깊이의 가슴압박을 해야 한다. 가슴압박 중단을 최소화해야 한다. 가슴압박은 최소 분당 100회, 가슴압박 깊이는 최소 2인치(5cm)이어야 한다. 다음 가슴압박 전까지 완전한 가슴이완이 있어야 한다(심실충만이 효과적으로 되기 위해서). 가슴압박 중단이 최소화되어야 한다. 가슴압박과 환기가 30 대 2가 되도록 환기가 이루어져야 한다. 기계적 가슴압박은 임신에서 사용되서는 안 된다.

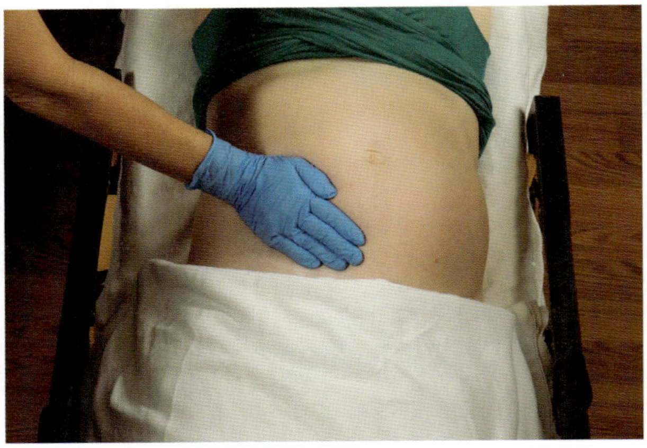

그림 2-31 한손으로 수행하는 맨손 LUD

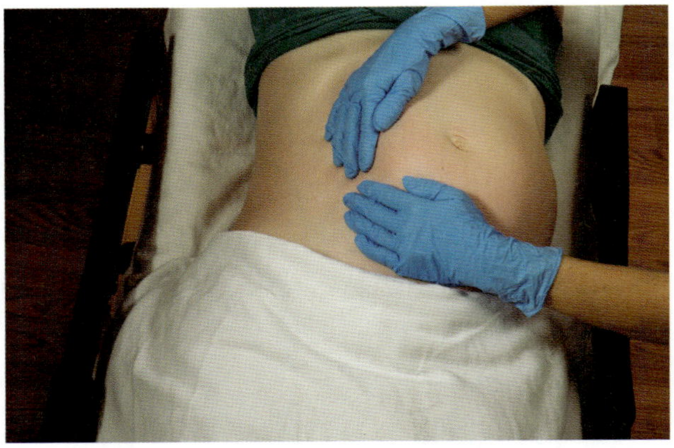

그림 2-32 두손으로 수행하는 맨손 LUD

대동정맥 압박(Aortocaval Compression)

몇 가지 요인들은 임신 환자의 가슴압박의 질에 불리하게 작용할 수 있다. 그 중의 하나가 대동정맥 압박(aortocaval compression)이다. 임신 환자에서, 커진 임신 자궁은 환자가 누워있을 때 대동맥과 대정맥을 압박할 수 있다. 적절한 심폐소생술을 수행하기 위해서, 대동맥과 대정맥을 손으로 움직여서 심장으로 충분한 혈액이 되돌아가게 해야 한다. 환자를 바로 눕게 하는 것보다 왼쪽으로 30도 몸을 돌린 자세로 하면, 효과적인 심폐소생술을 수행할 수 있다. 이런 이유로, 맨손가쪽자궁전위(manual lateral uterine displacement, LUD)라는 술기를 20주 이상의 심정지 임신부 환자들에게 적용한다. 자궁 크기를 측정하기 어려울 때, 비만 환자에서 발생할 수 있는 상황과 마찬가지로, 기술적으로 가능하다면, LUD 술기를 사용해야 한다 한손 또는 두손을 사용해, 임신부의 혈관으로부터 자궁을 위쪽과 왼쪽으로 이동시켜, 맨손 LUD를 환자 옆에서 수행할 수 있다(그림 2-31, 그림 2-32). 구조자는 부주의하게 아래로 밀지 않도록 주의해야 하는데, 그 이유는 대정맥 압박을 증가시키기 때문이다.

임신에서 제세동(Defibrillation in Pregnancy)

심실세동 또는 무맥성심실빈맥에 의한 심정지에서 빠른 제세동이 이루어질 때, 생존이 가능하다. 이런 두 가지의 치명적인 부정맥이 있는 임신부에서도 이런 상황은 동일하다. 임신부에게 제세동 또는 심장율동전환이 태아에게 상당량의 전기에너지를 준다는 뚜렷한 증거는 없다. 따라서, 제세동과 심장율동전환은 모든 임신 단계에서 대체적으로 안전하다고 간주된다. 임신하지 않은 환자에서 사용되는 같은 제세동 지침은 변경 없이 임신 환자에게 사용되어야 한다.

임신에서 기도관리(Airway Management in Pregnancy)

임신과 관련된 산모 생리 변화로 인해, 임신하지 않은 환자보다 임신환자에서 저산소증이 훨씬 빠르게 발생한다. 이런 이유로, 빠른 고품질의 기도관리 술기와 기계 환기가 필수이다. 가능하다면, 임신 환자는 100% 산소로 초기에 백밸브마스크 환기를 공급받아야 한다. 임신하지 않은 심정지 환자와 마찬가지로, 임신 환자도 과환기를 피해야 한다. 임신 환자는 제한된 산소 용량을 가져 소생술 초기에 보조 산소를 공급해야 한다. 기관내삽관을 할 때, 수동적인 산소화 술기 사용을 고려한다. 임신 환자의 기관내삽관에서, 기관내관 크기가 6.0~7.0mm로 처음 시작한다. 두 번 이내의 기관내삽관이 이루어져야 한다. 기관내삽관이 바로 될 수 없다면, 성문외기도기(extraglottic airway)가 좋은 기구이다. 반지연골 압박은 권장되지 않는다. 연속파형 이산화탄소 측정기(continuous waveform capnography)는 적절한 환기율 유지에 필수적이며, 모든 소생술에서 바로 적용되어야 한다.

심정지 임신부 환자에서 응급약물의 사용(Use of Emergency Drugs in the Pregnant Cardiac Arrest Patient)

임신환자 심정지에서 약리학적 치료는 임신하지 않은 환자와 거의 차이가 없다. 임신으로 인해 투여량이 바뀌어서는 안 된다. 3-5분마다 정맥내 또는 골내로 1mg 용량의 에피네프린을 임신한 심정지 환자에게 주어야 한다. 임신 자궁에 대한 바소프레신 효과로 인해, 에피네프린이 바소프레신보다 더 좋다. 반응하지 않는(전기충격에 저항하는) 심실세동 또는 심실빈맥에서, 아미오다론 300mg을 빨리 점적주입해야 하고, 필요할 때 150mg 용량을 더 준다. 심정지에서, 태아사망을 고려하여 응급치료약물을 제한해서는 안 된다. 기타 ACLS 약물을 표준의 임신하지 않은 환자 용량으로 제공해야 한다.

심정지 임신 환자의 이송병원(Transport Destinations for the Pregnant Cardiac Arrest Patient)

심정지 임신 환자는 치료가능한 적절한 의료 인력과 장비가 있는 병원으로 이송되어야 한다. 사망전 제왕절개분만(perimortem Caesarean delivery, PMCD)를 수행할 수 있는 병원이어야 한다. 인력과 장비는 잠재적인 신생아의 소생과 안정화에 적절해야 한다. PMCD의 목표는 대동정맥 압박을 완화하고 자궁으로 태아를 배출시켜 산모의 소생을 가능하게 하는 것이다. 이런 방법들은 분명히 소생 노력을 향상시킬 수 있다. PMCD는 아기의 빠른 출산과 무산소증으로부터 보호하게 한다. 심각한 외상과 지속되는 무맥박과 같은 산모를 살릴 수 없는 상황에서도, 태아분만은 필수이다. PMCD는 병원전 술기로 해서는 안 된다.

요약

출산은 정상적인 과정으로 산과적 응급 상황이 그리 흔하지는 않다. 하지만, 모든 임산부는 합병증의 위험에 처할 수 있으며, 어떤 합병증이 실제로 발생할 지는 예측할 수 없다. 따라서 각 합병증을 알아차리고 그에 따라 행동하는 것이 중요하다. 산모가 산전 건강 관리를 꾸준하게 받은 행운의 경우라면 임산부 자신의 상황에 대해 잘 알고 있을 것이고 태반의 위치나 태아의 선진부에 대한 중요 정보를 알려줄 것이다. 하지만 불행하게도 응급의료체계 출동을 요청하는 거의 대부분의 산과 응급 상황들은 산전 건강 관리를 받지 않고, 최후의 순간에 응급출동을 요청하는 경향이 있는 임산부 인구를 대상으로 한다. 이런 경우, 응급구조사는 본인을 소개할 시간도 없이 두 번째 환자인 신생아를 맞이하게 될 수도 있다.

모든 산과 응급 상황 시 두 명의 환자를 대한다는 것을 잊지 말아야 한다. 더구나 이 중 한 명은 출산까지 응급구조사가 모니터링할 수 없는 신생아이다. 가능한 한 신생아를 보호하고 모니터링할 수 있는 시설에서 분만을 하는 것이 항상 최상의 방책이다. 하지만 현장에서 분만이 요구되는 상황이 생길 수 있다.

현장분만 후 응급구조사가 할 수 있는 중요한 일 중 하나는 신생아를 따뜻하게 하는 것이다. 일반적 기준으로 응급구조사가 구급차에 탔을 때 등에 땀이 날 정도의 온도여야 한다. 일반 실내 온도가 19℃에서 22℃인 것을 고려하여 신생아를 위해서는 온도를 37.5℃까지 올려야 한다.

현장 분만은 굉장히 흥분이 고조되고 긴장되는 순간일 수 있다. 환자 치료의 우선순위를 기억하면 상황을 순조롭게 진행될 것이다. 침착함을 유지하고 새 생명을 세상에 소개하는 체험을 즐기도록 한다. 이런 상황이 전문응급구조사가 긍정적인 의료상황에 참여할 수 있는 몇 안 되는 기회이다.

현장 출동 후 결과 분석

오전 9시, 응급구조사와 그의 동료가 직무훈련을 받고 있던 중 '뇌졸중 징후'가 있다는 호출을 받고 출동하였다. 정원형 저층아파트에 도착하자마자 응급구조사는 몹시 불안하고 초조한 남성을 만났다. 그는 야근을 마치고 직장에서 귀가한 직후 자신의 임신한 아내가 거실 바닥에 의식을 반쯤 잃고 쓰러져 있는 것을 발견하고 신고했다고 말했다. 그가 1시간 전에 전화했을 때 아내가 "괜찮다"고 말했다고 했다.

환자를 평가한 결과, 임신한 25세 여성으로, 일관되지 않게 중얼거렸고 구두자극에 반응을 보인다는 사실을 알 수 있었다. 기도는 개방되어 있다. 호흡은 분당 20회이고, 허파음은 양쪽 모두 깨끗하고, 맥박은 강하고 규칙적이며 분당 96회이다. 홍조를 띤 피부는 만졌을 때 따뜻하고 땀으로 젖어 있다. 발목은 눈에 띄게 부어올라 있다. 혈압은 158/100mmHg이다. 외상성 손상에 대한 명백한 증거는 없다. 동료 응급구조사가 생리식염수 잠근 장치를 설치했다. 또 혈당치를 측정하여 120mg/dL임을 확인한다. 응급구조사는 환자의 산과병력을 조사해서 G1P0, 임신 32주라는 것을 알았다. 환자는 산전 관리를 잘 받고 있었고 당일 오후 4시에 산전관리를 받기 위해 예약을 했었다. 환자의 남편이 응급구조사에게 임신 전 기간 동안 아내가 철분이 포함된 비타민을 복용하고 있었다고 알려 주었다. 환자의 남편은 의사가 지난 몇 개월 동안 혈압을 주시하고 있었다는 사실 이외에 다른 의학적인 문제는 없었다고 말한다. 남편은 아내가 술을 마시거나 마약을 사용하지 않는다고 말한다.

1. 응급처치 최우선순위는 무엇인가?

2. 환자의 증상과 징후의 원인으로 의심될 만한 것들은 무엇인가?

3. 환자의 남편은 부인과 아기의 건강에 대해 몹시 걱정하고 있다. 그에게 해줄 수 있는 말은 무엇인가?

4. 환자를 병원으로 어떻게 이송해야 하는가?

이 책 뒷부분에 제시된 해설을 참고한다.

복습 문제

1. 월경주기 중 처음 2주 동안 우세하며, 자궁벽이 비후해지고 혈액으로 충만되게 하는 것은?
a. 피토신(pitocin)
b. 에스트로겐(estrogen)
c. 에피네프린(epinephrine)
d. 프로게스테론(progesterone)

2. 정상적인 태아의 발달에서 태아의 성이 분명하게 결정될 수 있는 시기는?
a. 10주 b. 12주
c. 14주 d. 16주

3. 첫 아기를 출산한 여성을 ______라 한다.
a. 경산부(multipara)
b. 초산부(primipara)
c. 초임부(primigravida)
d. 다임산부(multigravida)

4. 일반적으로 임신한 환자의 활력징후는 ______자세로 확인한다.
a. 바로 앉은 자세(sitting upright)
b. 오른쪽으로 누운 자세(lying on her right side)
c. 왼쪽으로 누운 자세(lying on her left side)
d. 등을 대고 바로 누운(lying flat on her back)

5. 구급차에서 항상 사용되지는 않지만, 임신 때 선호되는 진통제는?
a. 아스피린(Aspirin)
b. 이부프로펜(Ibuprofen)
c. 황산 모르핀(Morphine sulfate)
d. 아산화질소(Nitrous oxide)

6. 합법적이지 않은 의도적 임신의 중단을 ______이라 한다.
   a. 계류 유산(missed abortion)
   b. 선택적 유산(elective abortion)
   c. 범죄 유산(criminal abortion)
   d. 치료적 유산(therapeutic abortion)

7. 자궁 벽 하부 1/2 지점에 태반이 비정상적으로 착상하여 자궁경부를 부분적 혹은 완전히 덮는 임신 3기에 가장 많이 발생하는 것은?
   a. 전치태반(Placenta previa)
   b. 자궁외 임신(Ectopic pregnancy)
   c. 태반조기박리(Abruptio placentae)
   d. 불완전 유산(Incomplete abortion)

8. 사망한 태아가 배출되지 않은 유산을 ______이라 한다.
   a. 계류 유산(missed abortion)
   b. 범죄 유산(criminal abortion)
   c. 습관 유산(habitual abortion)
   d. 불완전 유산(incomplete abortion)

9. 경관이 완전히 열리고 태아가 분만되는 것은 분만 ____이다.
   a. 1기 b. 3기
   c. 2기 d. 확장기(dilation)

10. 아프가(APGAR) 점수 시스템에 따라 ______점수를 받은 신생아는 중간 정도의 질식상태를 보이고 호흡을 하기 위해서 산소와 자극을 요구한다.
   a. 7–10점 b. 0–3점
   c. 6–9점 d. 4–6점

11. 조기분만, 다태아 임신, 자궁 이상과 관련된 분만 태위의 종류는 무엇인가?
   a. 전방후두위(Occiput anterior)
   b. 후방후두위(Occiput posterior)
   c. 마루점태위, 두정위(Vertex)
   d. 볼기태위, 둔위태위(Breech)

12. 분만 중에, 탯줄이 산도 밖으로 나와서 보인다면, 무엇을 해야 하는가?
   a. 노출된 탯줄 위로 마른 드레싱을 댄다.
   b. 산모에게 고농도 산소를 투여한다.
   c. 산모를 무릎–가슴 자세를 취하게 한다.
   d. 과도한 혈액손실을 막기 위해 트롬복산 A(thromboxane A, TXA)를 점적주입으로 시작한다.

13. 맥로버츠 자세를 수행해야 하는 분만 응급은?
   a. 노출된 탯줄 b. 두정위
   c. 태변 착색 d. 견갑난산

14. 맨손가쪽자궁전위(manual lateral uterine displacement)를 해야 하는 상황은 무엇인가?
   a. 임신 20주 이후의 산모 심정지
   b. 의심되는 성폭행 피해자의 연부조직 손상을 확인한 후
   c. 심장압박을 10분 동안 해도 자발순환회복(ROSC)이 되지 않을 경우에만
   d. 볼기태위 분만을 위해 산모를 무릎–가슴 자세로 하기 전에

이 책 뒷부분에 제시된 해답을 참고한다.

참고문헌

1. American Diabetes Association. "Executive Summary: Standards of Medical Care in Diabetes—2011." Diabetes Care 34 (Suppl 1) (2011): S4–S10.
2. Nama, V. and I. Manyonda. "Tubal Ectopic Pregnancy: Diagnosis and Management." Arch Gynecol Obstet 279 (2009): 443–453.
3. Leeman, L. and P. Fontaine. "Hypertensive Disorders of Pregnancy." Am Fam Physician 78 (2008): 93–100.
4. Kattwinkel, J., J. M. Perlman, K. Aziz, et al. "Part 15: Neonatal Resuscitation: 2010 American Heart Association Guidelines for Cardiopulmonary Resuscitation and Emergency Cardiovascular Care." Circulation 122 (2010): S909–S919.
5. Jeejeebhoy, F, M., C. M. Zelop, S. Lipman, et al. "Cardiac Arrest in Pregnancy: A Scientific Statement from the American Heart Association." Circulation 132 (2015):1747–1773.

추가문헌

Cunningham, F., K. Loveno, S. Bloom, J. Hauth, D. Rouse, and C. Spong. Williams Obstetrics. 23rd ed. New York: McGraw Hill, 2009.

Gruenber, B. N. Essentials of Prehospital Maternity Care. Upper Saddle River, NJ: Pearson/Prentice Hall, 2006.

Chapter 3
신생아 응급
Neonatology

Bryan Bledsoe, DO, FACEP, FAAEM, EMT-P

단원 표준

특수 환자군(신생아 응급)

학습 역량

평가 결과를 역학 및 병태생리학의 원리와 사회심리학 요구에 대한 지식과 통합하여 현장진단을 내리고 특수 요구를 가진 환자를 위한 통합적인 처치/배치 계획을 수립한다.

학습 목표

최종 목표

환자 평가 결과를 환자 병력, 해부학, 생리학, 병태생리학적 지식과 기본 및 전문 생명 유지술과 통합하여 신생아 환자의 문제를 인지하고 처치할 수 있다.

수행 목표

최종 목표를 달성하기 위해 다음 사항은 필수적이다.

1. 핵심 키워드를 숙지한다.
2. 신생아학, 신생아에서 가능한 합병증을 알려줄 수 있는 위험 요소들과 관련된 역학적 소견들을 확인할 수 있다.
3. 자궁내에서 자궁외 환경으로 이동할 때 신생아의 생리학을 논의할 수 있다.
4. 출생 시 발견될 수 있는 여러 가지 선천성 기형의 병태생리와 평가를 확인하고 논의할 수 있다.
5. 신생아 소생술 알고리듬에 따라, 정상 신생아와 질식된 신생아의 환자평가 및 처치 절차를 알려주고 해석하는 임상적 추론과정을 사용할 수 있다.
6. 신생아에게 아프가 점수 체계 항목을 열거하고 사용방법을 설명할 수 있다.
7. 태변흡인, 무호흡, 호흡기 질식, 심장박동장애, 조산, 발작, 출생 시 손상과 기타 장애 등의 신생아 문제들을 인지하고 관리하는 방법을 확인할 수 있다.
8. 신생아 응급 시나리오에서 주어지며 병원전 환경에서 응급구조사가 신생아 응급상황을 평가하고 관리하는 방법을 논의할 수 있다.

핵심 키워드

말단청색증(acrocyanosis)
산전(antepartum)
아프가 점수(APGAR score)
출생 시 손상(birth injury)
후비공폐쇄(choanal atresia)
구순파열(cleft lip)
구개파열(cleft palate)
탯줄 결찰 지연(delayed cord clamping(DCC))
가로막 탈장(diaphragmatic hernia)
동맥관(ductus arteriosus)
자궁 외(extrauterine)
성문 기능(glottic function)

탈장(herniation)
고빌리루빈혈증(hyperbilirubinemia)
분만중(intrapartum)
인큐베이터(isolette)
태변(meconium)
척수수막류(meningomyelocele)
비위관/구위관(nasogastric tube/orogastric tube)
신생아 금단증후군(neonatal abstinence syndrome (NAS))
신생아(neonate)
신생아(갓난아이, newborn)
배꼽내장탈장(omphalocele)
호기말양압환기(PEEP)
지속적 태아순환(persistent fetal circulation)
광선치료법(phototherapy)
피에르 로빈 증후군(Pierre Robin syndrome)
적혈구증가증(polycythemia)
갑상선중독증(thyrotoxicosis)
미주신경자극(vagal stimulation)

사례 연구

외출하는 것이 위험할 만큼 바깥에 폭풍우가 휘몰아치고 있다. 한밤중에 응급구조사는 전화를 받았고, 어떤 임산부가 막 아기를 출산하려 한다고 한다. 그녀는 병원에서 20분가량 떨어진 곳에 살고 남편은 날씨에 대해서 걱정하며 응급의료체계 내 구급대에 도움을 청했다.

그 집에 도착하자마자 두 번째 아이를 막 낳으려고 하는 24살의 임신부를 보게 된다. 임신부를 병원까지 데리고 갈 만한 충분한 시간이 없어서 응급구조사와 동료는 현장 분만을 위한 장비를 준비하기 시작한다.

분만을 무사히 마쳤고 부부에게 딸이 탄생했음을 알려준다. 기도의 이물질을 제거했음에도 아기가 파랗게 질려서 사지가 축 쳐져 있어 빨리 아기를 닦아주고 마른 담요로 싸준다. 아기의 등을 계속 문지르고 발바닥을 부드럽게 때려서 자극시켜 준다.

아기가 계속 파랗고 힘이 없어서 실내공기로 백-밸브-마스크를 이용하여 인공양압환기를 시행했다. 아기는 갑자기 피부가 붉어지면서 울기 시작했다.

맥박산소측정기를 사용하여 측정한 결과 산소 포화도가 95퍼센트였다. 아기를 병원으로 이송할 준비를 하는데 이때 꼭 머리를 감싸주어야 한다. 응급구조사는 산모에게 아이를 꼭 잡고 있으라고 하고 산모와 아기를 같이 구급차에 실어서 병원으로 간다.

병원으로 가는 도중에도 감시를 계속하며 출생 5분 후 아프가 점수 산정 결과 9점이다. 이송은 무사히 이루어지고 아기는 병원에서 하루를 보낸 뒤 어머니의 품으로 되돌아간다. 그 부모들은 구급대가 갑자기 방문을 해서 아기를 받았었던 응급구조사의 이름을 딴 자신들의 건강한 딸을 자랑스럽게 보여주었다.

개요

아기는 여러 신체, 정서적 발달 단계를 거친다. 이 장에서는 생후 1달 이내의 아기에 대해 다룬다. 생후 1달 이내의 아기는 신생아(neonates)라고 불린다. 최근 태어난 아기–생후 몇 시간 이내의 아기–는 동일하게 신생아(newborns)라고 불리거나 또는 새로 태어난 영아라고 불리기도 한다(그림 3–1).

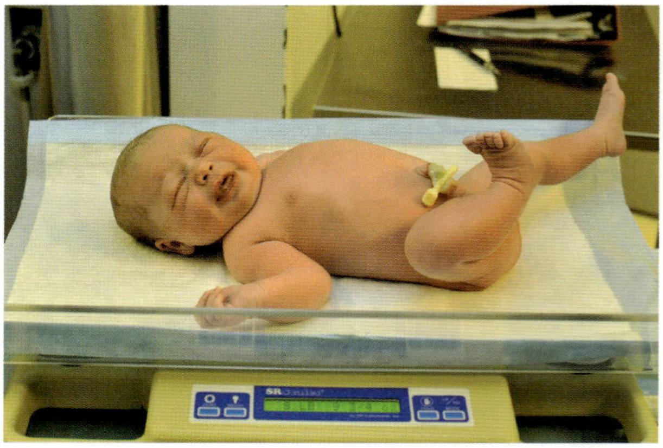
그림 3–1 신생아

현장에서 응급 출산이 발생한 경우, 돌보아야 할 환자는–아기와 산모–두 명이다.

본 교재 2장에서 산과학에 대한 정보를 복습할 수 있다. 본 3장에서는 질식된 신생아와 조산아의 특수 요구에 중점을 둔 신생아의 초기 처치에 대해 설명한다.

일반적인 병태생리학, 평가 및 관리

신생아 처치는 모든 환자들과 동일한 우선순위를 따른다. 우선 일차 평가를 완료한다. 다음 단계로 넘어가기 전 일차 평가 중에 발견되었던 문제를 모두 해결한다. 대부분의 신생아는 기도 흡인, 유연한 자극, 체온 유지 이상의 소생술은 필요로 하지 않는다. 하지만 추가 처치가 필요한 신생아에게는 빠른 처치가 생사를 결정할 수 있다.

역학

신생아 중 약 10%는 호흡을 시작하기 위한 처치가 필요하며 약 1% 미만의 신생아는 집중소생술을 필요로 한다. 신생아 소생에서 약물 처치는 거의 필요하지 않다. 합병증은 출생 시 체중이 적을수록 많이 발생한다. 체중이 1,500그람(3파운드, 5온스) 미만 신생아의 80%가 소생술을 필요로 한다. 출산 시의 합병증을 암시할 수 있는 분만전(antepartum) 및 분만중(intrapartum) 요소를 고려하여 신생아가 위험한 상태인지를 결정한다(표 3-1).

표 3-1 | 신생아에게 발생 가능한 합병증을 암시하는 위험 요인

분만전 요인들	분만중 요인들
다태 임신	조산
부적절한 산전 관리	태변착색양수
산모 연령(16세 미만 또는 35세 초과)	출산 24시간 이전 양막파수
주산기이환 또는 주산기사망의 병력	출산 4시간 이내 진통제 사용
과숙 임신	이상태위
약물	지연 분만 또는 급속 분만
임신중독증, 고혈압, 당뇨병	제대 탈출 또는 출혈

신생아처치 훈련과 지속적인 연습, 구급차에 적절히 장비를 갖추어 놓는 것으로 위험 상태의 신생아를 소생시킬 수 있다. 구급차에 산과장비 및 다양한 크기의 신생아를 위한 기본 소생 장비가 갖추어져 있는지 확인한다(후반부의 소생 부분에서 목록을 확인한다).

사전에 미리 이송 계획을 세우고 지역에서 이용 가능한 시설의 종류 및 해당 시설의 용도를 규정하는 현행 의료 지침에 대해 숙지한다. 근처에 위치한 신생아 집중치료실(NICU)은 위험 상태의 신생아에게 최선의 선택이다. 그러나, 반드시 원거리 신생아 집중치료실로 이송해야 하는 경우, 산모나 신생아 상태의 안정을 위해 가장 가까운 거리의 시설로 이송하는 것이 신생아에게 최선인지를 결정해야 한다. 현행 의료 지침을 따르고 필요한 경우 의료 지침을 참고한다.

병태생리

출생 시, 자궁 밖(extrauterine)의 삶을 준비하기 위해 신생아에게 극적인 변화가 발생한다. 태아가 자궁 내에 있을 때 본래 기능하지 않았던 호흡계통이 갑자기 기능을 시작하며 호흡을 유지한다. 자궁 내에 있는 동안 태아 양수액이 태아의 폐를 채운다. 폐 모세 혈관과 세동맥은 닫히고, 심장에서 내보내는 대부분의 혈액은 동맥관(ductus arteriosus)을 흐르며 기능하지 않는 호흡계통을 우회한다.

태아의 수액 중 1/3 가량은 질분만을 하는 동안 가슴이 압박되면서 자연스럽게 제거된다. 정상적인 조

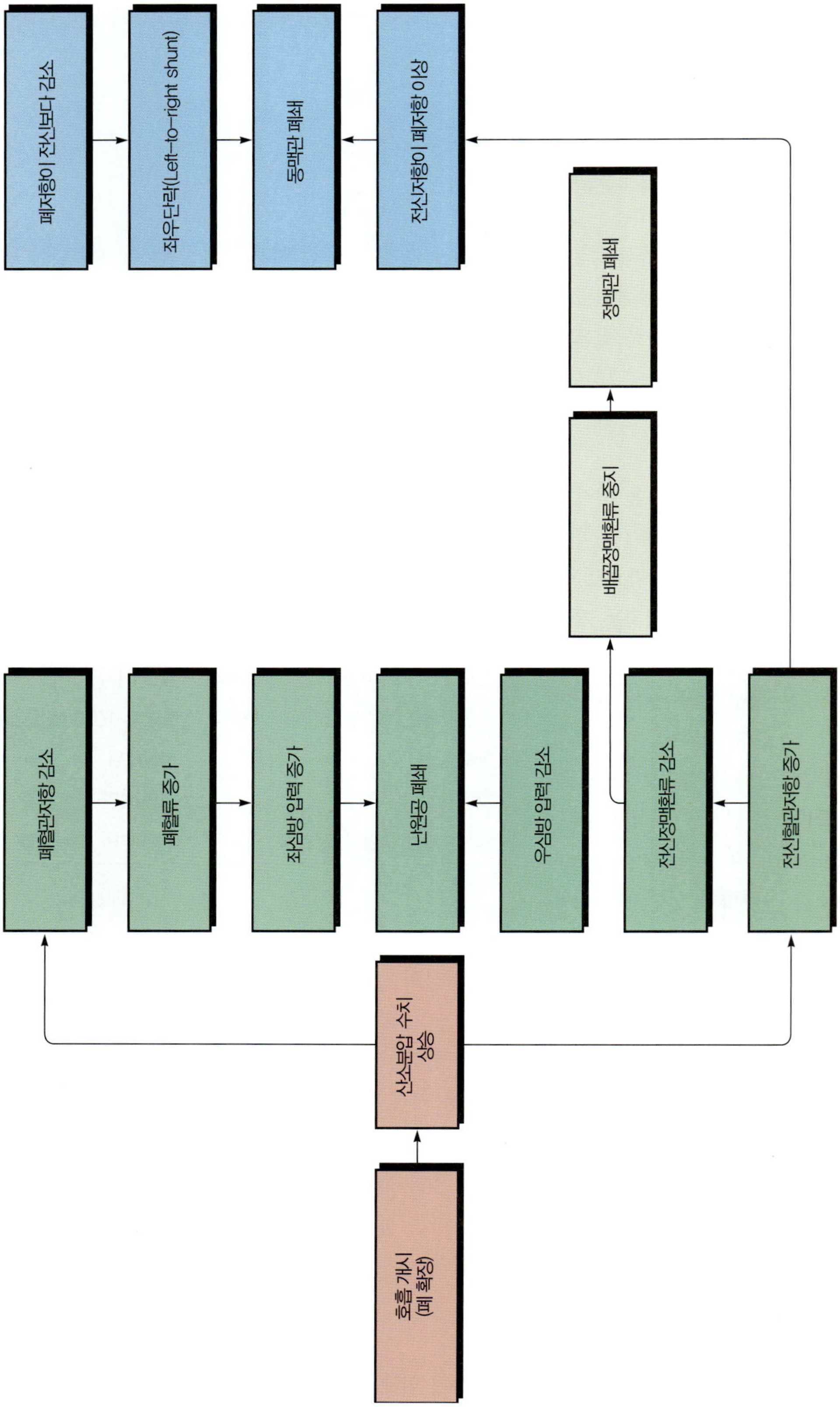

그림 3-2 신생아 출생 시 혈역학적 변화

건 하에서 신생아는 출생 후 몇 초 내에 첫 호흡을 한다. 첫 호흡을 하는 시기는 탯줄을 자르는 것과는 무관하다. 아기의 첫 호흡을 유발하는 요소는 다음과 같다.

● 가벼운 산증
● 폐의 팽창 반사 시작
● 저산소증
● 저체온증

처음 호흡을 몇 번 하고 나면 태아의 폐에 남아있던 액체가 모두 배출되고 공기가 폐를 급속히 채운다. 폐 세동맥과 모세혈관이 열리고 폐혈관저항이 감소한다. 이때 폐 내 혈류에 대한 저항은 동맥관의 저항보다 낮아진다. 이 혈압 차이로 인해 혈류는 동맥관에서 폐로 우회하고, 말초조직까지 산소를 전달한다(그림 3-2).

곧, 동맥관은 필요 없어지고 결국 폐쇄되어 닫히고 동맥관인대(ligamentum arteriosum)가 된다. 하지만 저산소증이나 심각한 산증이 발생하면 폐 혈관은 다시 수축하고 동맥관이 다시 열릴 수 있다. 이는 동정맥이 연결된 동맥관의 재형성과 함께 저산소증이 발생되는 태아순환을 유발시키는 원인이 된다(이 상태를 지속성 태아순환(persistent fetal circulation)이라고 한다). 신생아가 자궁 밖의 생활에 적응할 수 있도록, 응급구조사는 아기가 첫 호흡을 쉴 수 있게 하고 저산소증과 산증을 방지하는 것이 아주 중요하다.

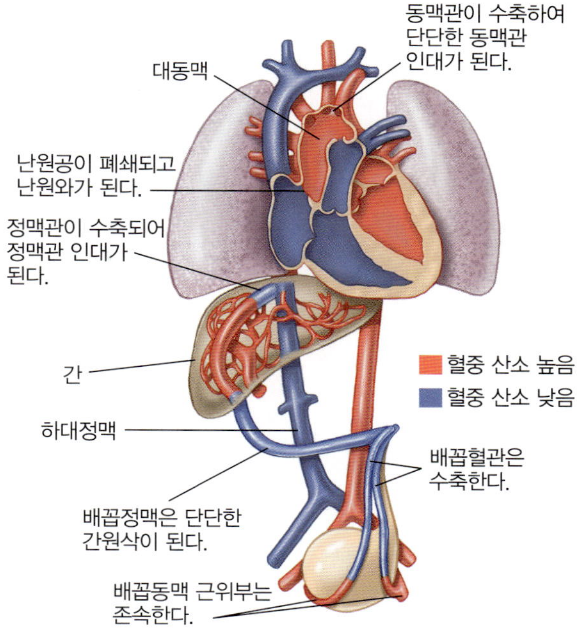

그림 3-3 신생아 순환계의 주요 변화

호흡계통 질식 징후들에 항상 유의해야 한다. 저산소혈증이 의심되는 신생아는 영구적으로 뇌손상이 될 수 있다. 초기 저산소증 후, 신생아는 숨가쁜 호흡을 빠르게 한다. 만일 질식 상태가 계속되면 호흡운동이 모두 멈추고 심장 박동이 떨어지기 시작하며 신경근육의 탄력도는 점차 줄어든다. 그 후 신생아는 일차 무호흡증(primary apnea)으로 알려진 무호흡 상태로 들어간다. 대부분의 경우, 간단한 자극과 산소공급은 서맥을 되돌리고 폐혈류 발달을 돕는다.

질식(asphyxia) 상태가 계속되면 신생아는 이차 무호흡(secondary apnea)으로 진입한다. 이차 무호흡 중 신생아는 마지막 깊고 헐떡이는 호흡을 여러 번 내쉰다. 심장 박동, 혈압, 혈중 산소포화도는 계속해서 떨어진다. 신생아는 점차 자극에 반응하지 않고 스스로 호흡을 회복하지 못할 것이다. 소생술을 즉시 실시하지 않으면 신생아는 사망할 것이다. 이러한 이유로, 항상 신생아의 무호흡은 이차 무호흡이라고 가정하여 신속하게 인공환기로 치료하며, 필요시 흉부 압박을 실시한다.

자궁 내의 삶에서 필요했던 많은 해부학적 구조는 출생 후 변한다. 동맥관(ductus arteriosus)은 동맥관인대(ligamentum arteriosum)가 되고 난원공(foramen ovale)이 폐쇄되어 난원와(fossa ovalis)가 된다. 정맥관은 정맥관 인대가 되고, 배꼽정맥(umbilical vein)은 간의 둥근인대(간원삭, ligamentum teres)가 된다. 배꼽동맥은 근위부가 계속 잔존해도 수축된다(그림 3-3).

선천성 기형

신생아 중 약 2% 가량이 선천성 기형을 갖고 태어난다. 선천성 기형은 일반적으로 태아 발달 시 발생한다. 대부분의 태아 발달은 임신 첫 3개월 동안 이루어진다. 발달 중인 태아는 이 시기에 정상 발달에 영향을 미칠 수 있는 환경적 요인과 물질에 가장 민감하다.

선천성 기형의 종류는 다양하다. 선천성 기형은 하나 또는 그 이상의 장기나 구조에 영향을 미칠 수 있

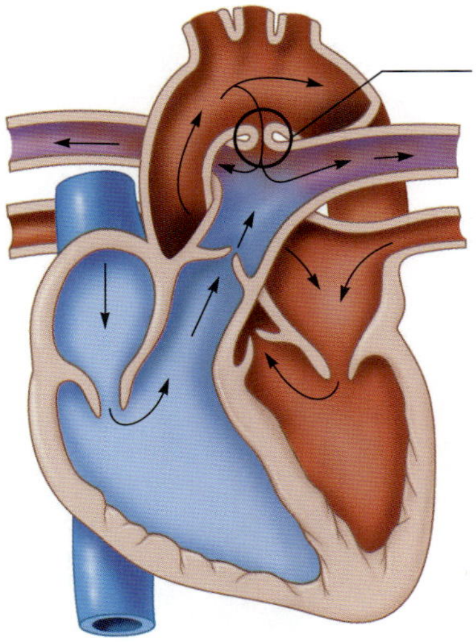

그림 3-4 동맥관 개존증

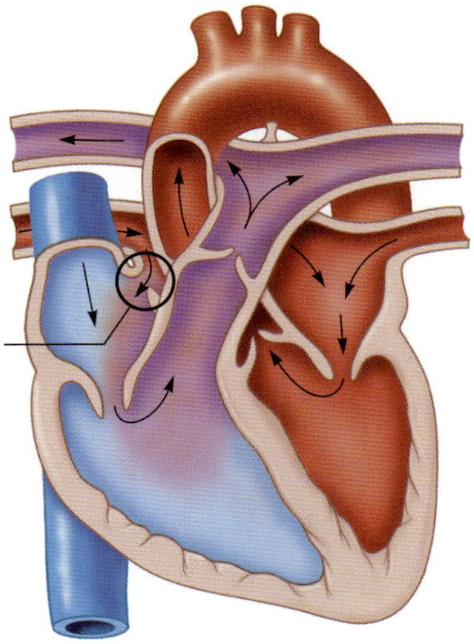

그림 3-5 심방 중격 결손

다. 선천성 기형은 신생아 사망의 주요 원인으로, 신생아 사망 중 1/4 가량을 차지한다. 일반적으로 증후군이라고 불리는 여러 양상이 나타난다. 본 장에서 모든 선천성 기형에 대해 논의하기는 힘들다. 하지만 일부 선천성 기형이 신생아 소생을 더욱 어렵게 할 수 있다.

선천성 기형 중에 가장 흔한 것은 선천성 심장병이다. 선천성 심장병의 원인은 거의 알려지지 않았다. 선천성 심장병은 많은 경우 해당 증상이 허파혈류를 증가시키는지, 감소시키는지 혹은 혈류를 방해하는지 여부로 분류된다.

일부 선천성 심장병은 허파혈류를 증가시킨다. 이는 동맥관이 폐쇄되지 못하는, 동맥관 개존증이라는 증상을 포함한다(지속성 동맥관 개존증이라고도 불린다)(그림 3-4).

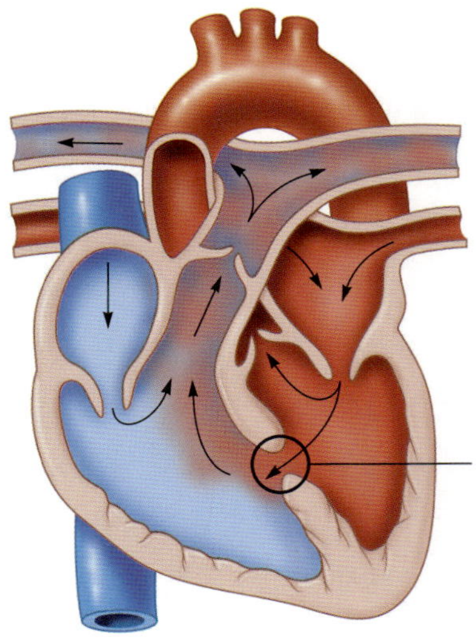

그림 3-6 심실 중격 결손

중격 결손(심방 중격 또는 심실 중격의 구멍) 역시 허파혈류를 증가시킬 수 있다. 심방 중격 결손, 즉 심방 중격에 구멍이 있으면 혈액이 섞이게 된다(그림 3-5). 심실 중격 결손, 즉 심실 중격에 구멍이 있으면 혈액이 섞이게 된다(그림 3-6). 각 중격 결손으로 인해 허파혈류가 증가하면 울혈성 심장기능 상실이 발생할 수 있다.

다른 선천성 심장기형은 허파혈류 감소로 이어질 수 있으며, 혈액에 산소를 공급하는 허파의 기능을 저하시킨다. 여기에는 네 가지 선천적 증상이 결합된 팔로사징후가 포함된다(그림 3-7). 또한 좌우심실의 정상 혈관 유출로의 위치가 바뀌는 대혈관 전위증이라는 증상이 발생할 수 있다(그림 3-8).

마지막으로, 일부 선천성 심장기형은 혈류 방해를 일으킬 수 있다. 혈류 방해 원인에는 대동맥 협착증, 대동맥판막 또는 승모판막 협착증/폐쇄증, 좌심형성부전증후군이 있다. 대동맥 협착증은 대동맥궁이 좁아져 혈류를 방해하는 증상이다(그림 3-9). 승모판막, 폐동맥판막, 대동맥판막은 혈류 방해를 일으키며,

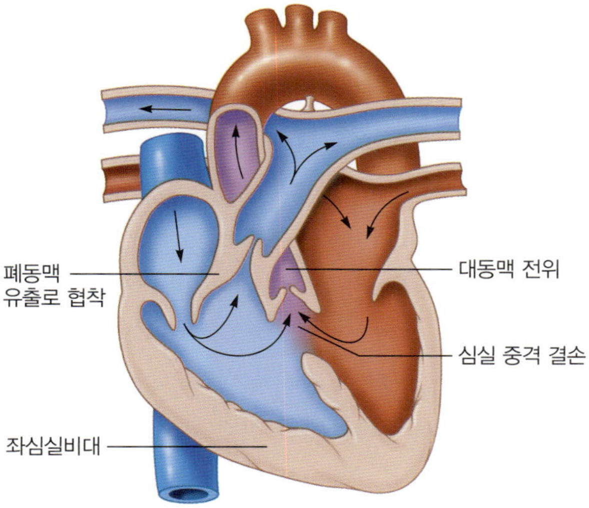

그림 3-7 팔로사징후(Tetralogy of Fallot)

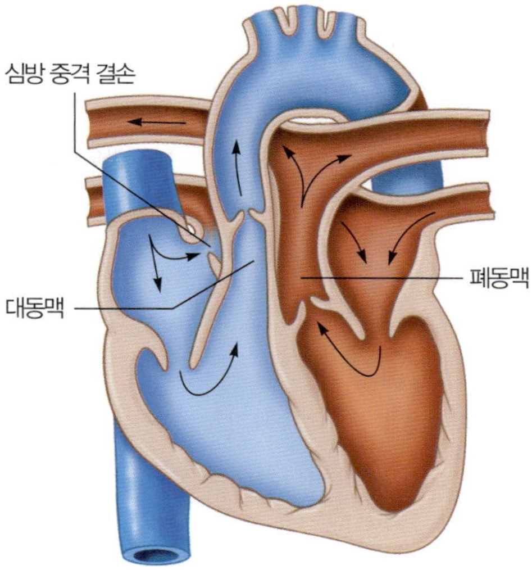

그림 3-8 대혈관 전위증(Transposition of the great vessels)

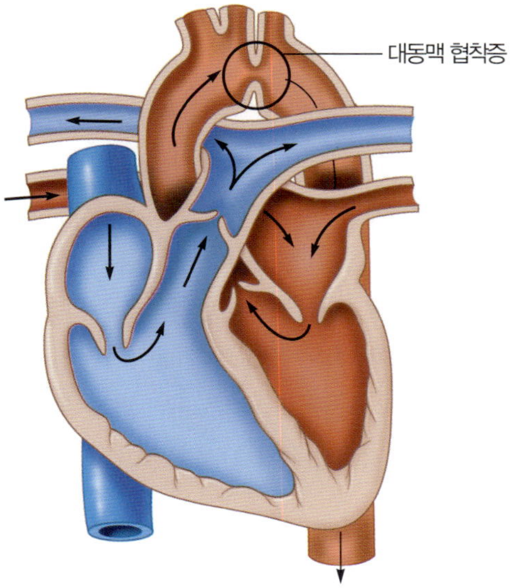

그림 3-9 대동맥 협착증(Coarctation of the aorta)

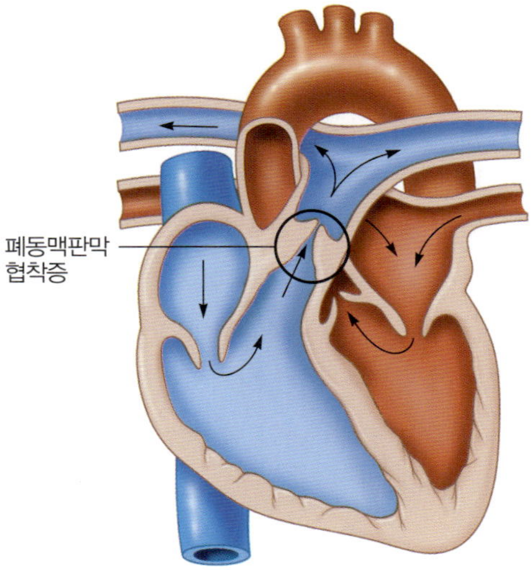

그림 3-10 폐동맥판막 협착증(Pulmonary stenosis)

승모판막, 폐동맥판막 협착증(그림 3-10), 또는 대동맥판막 협착증이라 불린다(그림 3-11).

좌심형성부전증후군은 좌심장이 미숙하게 저형성되는 증상으로, 치료하지 않는 경우 일반적으로 생후 1개월 이내 신생아에게 치명적이다.

선천성 심장기형이 아닌 중요한 선천성 기형도 있다. 예를 들어, 일부 신생아들은 가로막 손실을 가지고 태어나는 경우가 있다. 이 경우 복강 장기가 결손부를 통해 흉강내로 탈출할 수 있다. 이 기형은 가로막 탈장(diaphragmatic hernia)이다. 가로막 탈장을 발견한 경우 신생아에게 백 밸브 마스크 환기법을 시술해서는 안 된다. 가로막 탈장이 있으면 백 밸브 마스크 또는

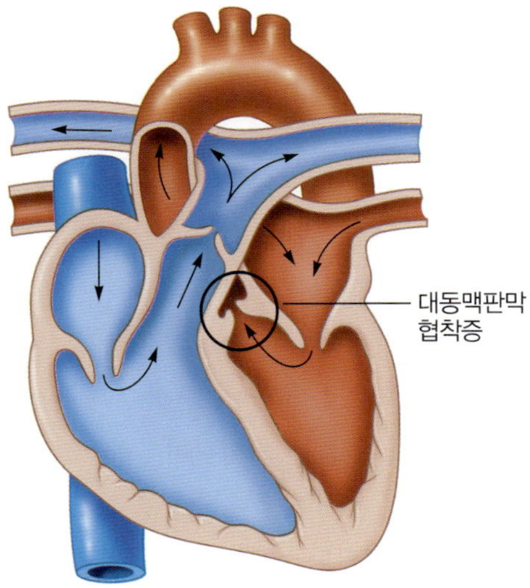

그림 3-11 대동맥판막 협착증(Aortic stenosis)

> **내용 요약**
>
> ▶ 신생아 활력징후 정상치
> - 호흡: 30–60/min
> - 심박수: 100–180/min
> - 혈압: 60–90mmHg (수축기)
> - 체온: 36.7℃~37.8℃ (98℉~100℉)

기타 양압환기는 위팽창을 일으켜 위가 흉막강으로 탈출해 환기 능력이 감소된다. 대신, 신생아에게 즉시 삽관을 실시한다. 가로막 탈장은 이 장의 후반부에 더 자세히 다룬다.

일부 신생아는 척수에 결손을 가지고 태어난다. 일부 경우, 척수와 수막이 노출된다. 이 장애를 척수수막류(meningomyelocele)라고 한다. 척수수막류를 가진 신생아는 등을 대고 눕게 해서는 안 된다. 대신 엎드리거나 옆으로 눕게 하고, 가능한 경우 이 자세에서 소생술을 실시한다. 따뜻한 멸균식염수에 넣은 성형 보호막이 있는 멸균 거즈 패드로 척수 결손부를 가린다.

신생아는 배꼽 부분에 결손이 있을 수 있다. 일부 경우, 복강 장기가 이 결손 부위로 돌출되는 배꼽내장탈장(omphalocele)으로 이어진다. 신생아의 배꼽내장탈장(omphalocele)을 발견했다면 결손 부위를 폐쇄하여(occlusive plastic covering) 수분과 열손실을 줄인다.

신생아는 코로 숨을 쉬기 때문에 후비공폐쇄(choanal atresia)가 상기도폐쇄와 호흡기 질식을 야기할 수 있다. 후비공폐쇄는 코에 가장 흔하게 발생하는 선천적 결손이며, 비강과 인두 사이의 골성중격과 막성중격이 존재하여 발생한다. 외비공에서 구인두로 카테터를 삽입할 수 없을 때 이 증상을 발견한다. 일반적으로 구강용 기도유지기가 우회적 호흡통로가 될 수 있다.

상당히 흔한 선천성 기형으로 구순파열과 구개파열이 있다. 태아 발달 시, 입술과 구개는 구강 중심부에서 합쳐져 구강을 형성한다. 구개가 태아 발달 시 완전히 붙지 못한 경우 구개파열(cleft palate)이라는 결손이 될 수 있다. 또한 구개파열은 윗입술이 붙지 못하는 증상과 함께 나타날 수 있다. 구순파열(cleft lip)이라고 불리는 이 증상이 있으면 효과적으로 마스크 환기를 하기 어렵다. 구순파열 또는 구개파열이 있는 아이에게 간단한 기계적 환기 이상의 시술이 필요한 경우 기관내 삽관을 실시한다.

피에르 로빈 증후군(Pierre Robin syndrome)은 구개파열을 수반한 턱이 작고 혀가 큰 선천성 증상을 말한다. 이 증상은 혀가 상기도를 막는 경우가 많다. 일반적으로 비강용, 구강용 기도유지기가 우회적 호흡통로가 될 수 있다. 이 증상을 가진 신생아에게 폐색부가 간단한 기도유지기로 우회되지 못하는 경우 삽관이 필요하다.

환자 평가

출생 즉시 신생아를 평가한다(그림 3–12) (응급구조사가 두 명인 경우, 한 명은 산모를, 다른 한 명은 아기를 평가하는 것이 이상적이다). 출생 시간을 머릿속에 기록하고 활력징후를 재빠르게 평가한다. 기억해야 할 사실은 신생아의 신체는 미끄러우므로 머리와 상체를 지탱하기 위하여 양손을 사용해야 한다는 점이다. 지면 가까이에서 처치할 수 있도록 신생아를 위치시킨다.

신생아의 분당 호흡수는 평균 40에서 60회이다. 호흡수가 충분하지 않거나 신생아가 호흡을 헐떡이면 즉시 양압환기를 실시한다.

출생 시 정상심박수는 분당 150에서 180회, 그 후 130에서 140회로 느려진다. 맥박수가 분당 100회 이하라면 이상이 있음을 의미하며, 응급으로 의료적 중재가 필요하다.

피부색을 확인한다. 출생 직후의 말초청색증은 일반적이다. 하지만 안타깝게도 청색증은 신생아의 산소

표 3–2 | 출생 후 예상되는 혈중 산소포화도(SpO_2)

출생 후 시간	예상 산소포화도
1분	60~65%
2분	65~70%
3분	70~75%
4분	75~80%
5분	80~85%
6분	85~95%

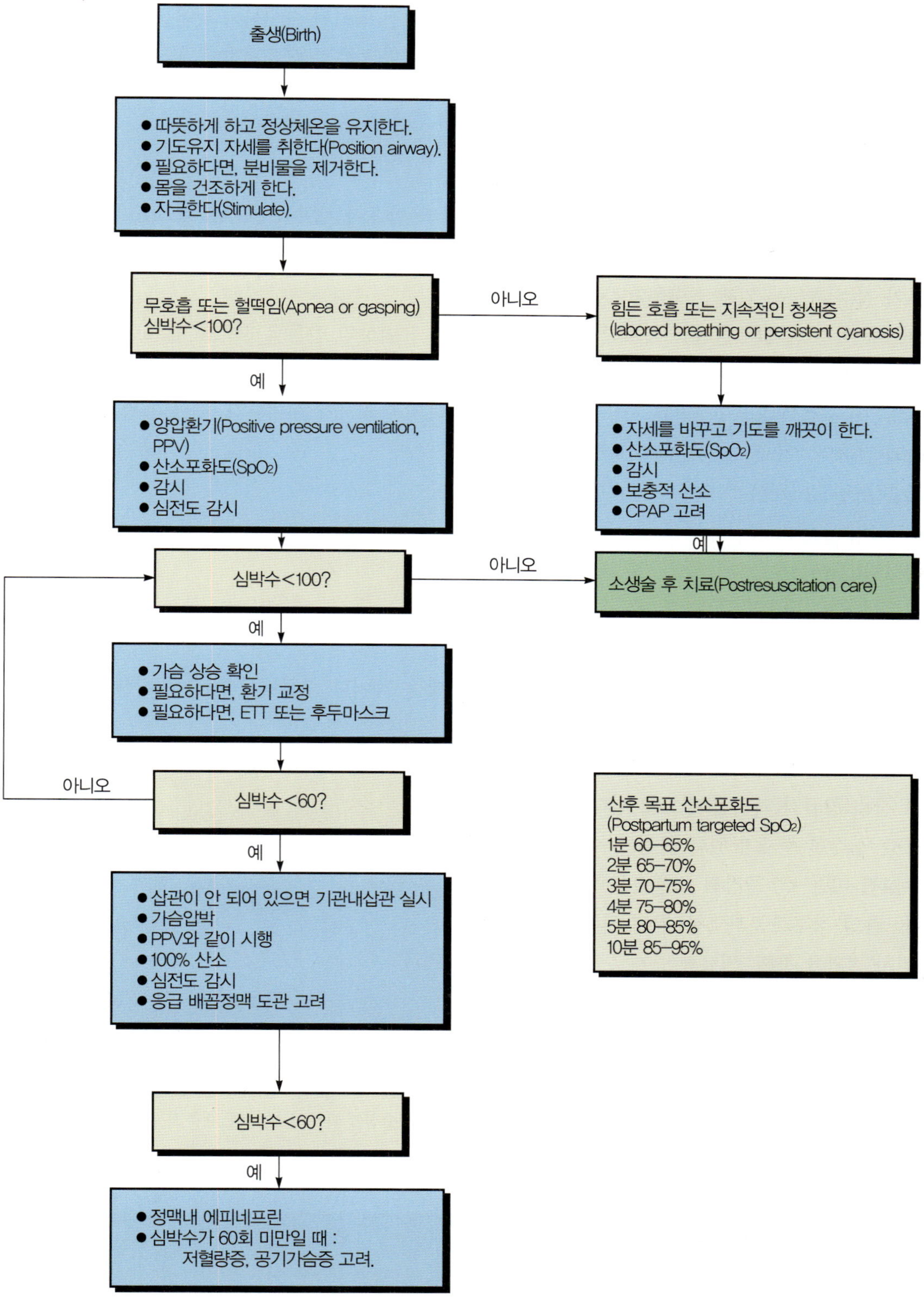

그림 3-12 신생아 소생술 알고리듬

포화도가 부족하다는 징후이다. 맥박 산소 측정방법이 산소포화도를 측정하는 데 있어 더 좋은 방법이다. 신생아의 산소포화도는 출생 후 10분이 지나기 전까지는 정상 수준에 도달하지 않는 다는 사실을 기억해야 한다. 처음에는 70~80% 수준이 일반적이다(표 3-2). 보충적 산소는 산

내용 요약

➤ 신생아 평가지표
- 호흡노력
- 심박동수
- 피부색
- 아프가 점수

내용 요약

➤ 아프가(APGAR)
- 모습(Appearance)
- 맥박수(Pulse rate)
- 찡그림(Grimace)
- 운동(Activity)
- 호흡(Respiratory effort)

소포화도 수준이 표 3-2에서 명시된 수치보다 낮은 경우에만 실시한다. 필요한 경우 명시된 산소포화도 수준을 유지하기 위해 필요한 정도만 보충적 산소를 투여한다.

아프가 점수

가능한 빨리 신생아의 아프가 점수(APGAR score)를 측정한다(표 3-3). 출생 후, 1분 및 5분에 평가를 실시하는 것이 이상적이다. 하지만 신생아가 호흡을 하지 않는다면 아프가 점수 측정을 위해 소생을 미루지 않는다.

아프가 점수 체계는 일반적 처치만 필요한 신생아와 그 이상의 전문적 치료를 필요로 하는 신생아를 구분하는 데 도움을 준다. 또한 이 시스템은 장기 생존을 예측하게 한다. 마취과의사 Virginia Apgar가 1952년 이 시스템을 고안했으며, 각각의 용어가 각 항목의 머리글자를 이룬다. 아프가 점수의 각 항목은 다음과 같다.

- 모습(Appearance)
- 맥박수(Pulse rate)
- 찡그림(Grimace)
- 활동성(Activity)
- 호흡노력(Respiratory effort)

각 항목 당 0,1,2의 점수를 준다. 최소는 0에서 최대는 10이다. 7점에서 10점은 신생아가 활발하고 건강한 상태로, 일반적 처치만 필요로 한다. 4점에서 6점은 다소 문제가 있는 신생아로 산소 공급과 자극을 필요로 한다(그림 3-13). 심각한 문제가 있는 신생아–아프가 점수 4점 미만–는 즉각적 소생술을 필요로 한다. 출생 직후 1분과 5분 후에 이루어지는 검사 결과를 통해, 의료적 중재로 신생아 상태에 변화가 발생했는지 알 수 있다.

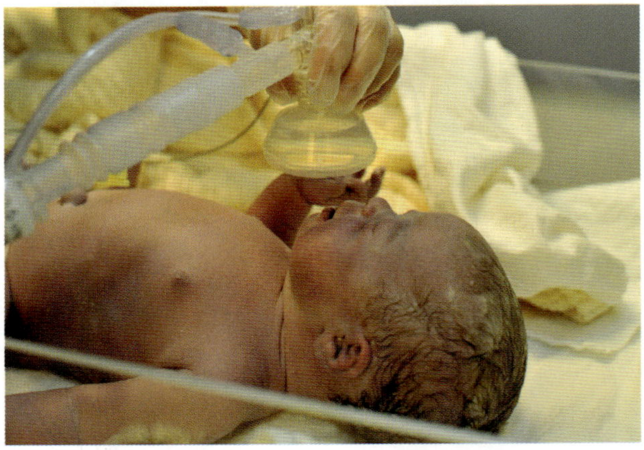

그림 3-13 중심청색증이 보이면 보충적 산소요법을 실시한다.

처치(Treatment)

처치는 분만 전에 시작한다. 신생아의 분

표 3-3 | 아프가 점수

징후	0	1	2	점수	
				1분	5분
모습(피부색)	몸통 및 사지가 청색, 창백	몸통 분홍, 사지 청색	완전히 분홍		
맥박수	없음	분당 100회 미만	분당 100회 이상		
찡그림(자극반응성)	무반응	얼굴을 찡그림	기침, 재채기, 울음		
활동성(근육긴장도)	축 늘어짐	팔다리를 약간 굽힘	활발히 움직임		
호흡노력	없음	느리고 불규칙	강하게 울음		
			총점 =		

만과 즉각적인 처치에 필요한 환경 정리와 장비 준비로 처치를 시작한다. 신생아의 초기 처치는 환자치료와 마찬가지로 동일한 우선순위를 따른다. 가장 먼저 일차 평가를 한다. 다음 단계를 수행하기 전에 일차 평가 동안에 발견한 문제들을 교정한다. 약 80%의 만삭 신생아는 소생술이 필요하지 않다. 소생술이 필요하지 않은 신생아는 다음과 같은 세 가지 질문을 분만 시에 빠르게 확인한다.

- 만삭아인가?
- 아기 피부 긴장도가 좋은가?
- 아기가 호흡하고 울었나?

위의 세 가지 질문에 대한 대답이 "예"라면, 아기는 일반적인 관리를 위해 산모와 같이 있어도 된다. 건조시키고 산모와 피부를 맞대고 있게 하며 정상 체온 유지를 위해 마른 천으로 아기를 덮는다. 호흡, 움직임, 피부색을 관찰한다.

위의 세 가지 평가 질문에 대한 대답이 "아니오"라면, 아기는 다음의 네 가지 처치를 순서대로 받아야 한다:

- 아기 안정화의 첫 번째 단계(따뜻하게 하여 정상 체온 유지, 자세 유지, 분비물이 많거나 기도가 막혀 있다면 분비물 제거, 건조, 자극)
- 환기와 산소화
- 가슴압박 시작
- 에피네프린 또는 수액 투여

기도확보(Establishing the Airway)

신생아 관리에 있어서 가장 중요한 단계 중 하나는 기도 관리이다. 분만 중, 양수가 폐에서 입인두로, 그리고 코와 입 밖으로 흘러 나간다. 중력에 의해 양수 배출이 각각 이루어진다. 분만 직후, 산모의 질(vagina)과 같은 위치에 아기 머리를 두고 "냄새 맡는 자세"로 신생아를 놓는다.

출산 과정과 출산 후 압착식 구형흡인기(bulb suctioning)를 사용하는 흡인은 한 때 일반적으로 행하던 조치였다. 하지만 비교적 비효율적이며 실제로 신생아 서맥을 유발할 수 있다. 이런 이유로 더 이상 권장되지 않는다. 따라서 양수가 깨끗하면, 자발 호흡에 장애가 있는 신생아나 양압환기를 필요로 하는 신생아에게만 흡인(구형흡인기 또는 기타)이 필요하다. 태변이 있는 경우, 특히 태변 착색이 심한 경우, 호흡이 없거나 호흡이 원활하지 않는 신생아에서 생후 1분 이내에 환기를 시작한다. 환기와 산소화를 위한 적절한 중재는 각 개별 신생아에 맞게 시작되어야 한다.

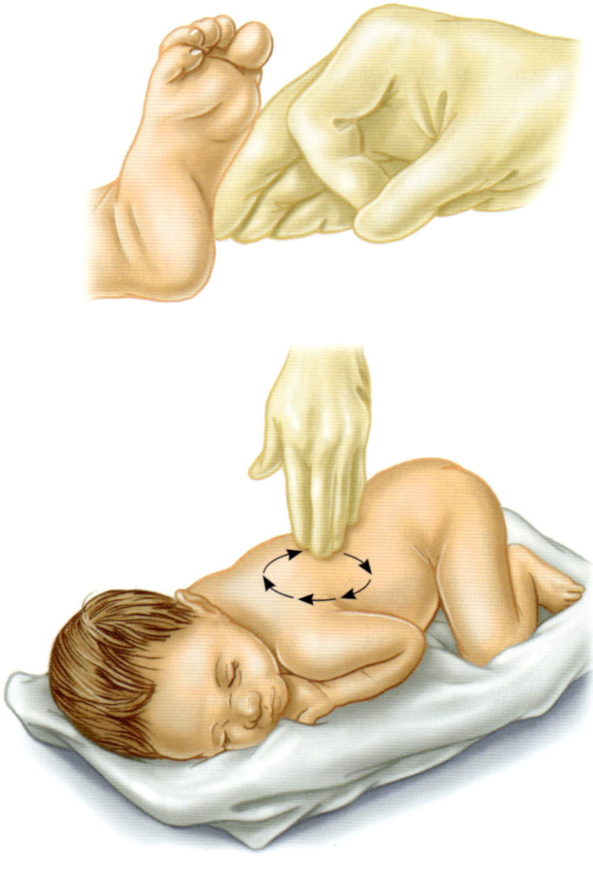

그림 3-14 필요 시 신생아 자극하기

대부분의 신생아에게 있어 일반적으로 건조 및 가벼운 자극은 신생아의 호흡을 시작하게 하는 요소가 되기도 한다. 신생아가 즉시 울지 않는다면 발바닥을 가볍게 치거나 등을 부드럽게 문질러 자극을 준다(그림 3-14). 신생아의 엉덩이를 때리거나 강하게 문지르지 않는다.

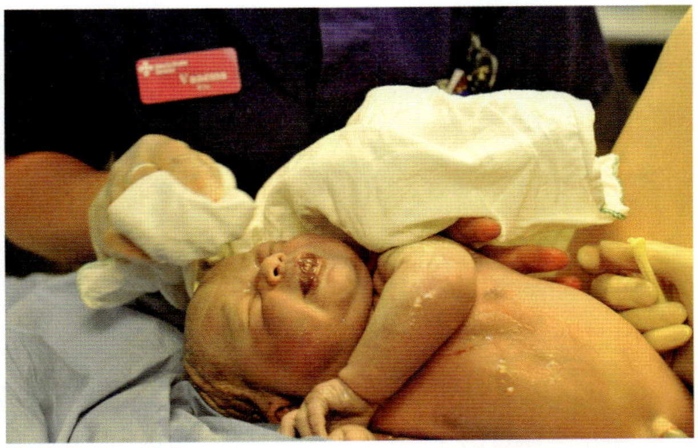

그림 3-15 증발에 의한 신생아의 체온소실을 예방하기 위해 닦아 준다.

열 손실 방지(Preventing Heat Loss)

열 손실은 신생아에게 생명의 위협을 가할 수 있다. 열손실된 신생아는 빠르게 질식된 신생아가 된다. 열 손실은 증발, 대류, 전도 및 복사를 통해 발생한다. 신생아의 열 손실은 증발에서 야기된다. 신생아는 젖은 상태로 세상에 나오고, 양수가 빠르게 증발한다. 출생 직후, 신생아의 심부 체온은 출생 시 체온 38℃(100.4℉)에서 1℃(1.8℉) 이상 떨어질 수 있다.

열 손실은 실내 공기 및 신생아 주변의 공기 순환에 따라 대류에 의해서도 발생할 수 있다. 신생아는 열전도 즉 주변의 표면을 통해서 근처의 더 차가운 물체로 열이 방사되는 것에 의해 추가적인 열 손실을 겪을 수 있다.

열 손실을 방지하기 위해서 다음의 단계를 거친다.

- 증발로 인한 열 손실을 방지하기 위해 신생아를 즉시 건조시킨다(그림 3-15).
- 주변 온도(분만실 실내 온도 또는 구급차 온도)를 최소 23℃에서 24℃로(74℉-76℉) 유지한다.
- 창문과 문을 모두 닫는다.
- 신생아 건조에 사용한 수건을 버리고 따뜻하고 건조한 담요나 기타 적절한 천으로 신생아를 감싸고, 머리도 감싼다.
- 처음 1~2시간 동안 병원 밖 환경에서, 건강한 신생아의 체온 유지와 저체온증 예방은 신생아를 건조시킨 후 깨끗한 식품용 비닐봉투(food-grade plastic bag)를 목까지 감싸면 가능하다. 산모가 신생아를 직접 안아서 피부를 맞대고 수유하는 것이 바람직하다.
- 추운 지역에서는, 절연 처리된 물병이나 따뜻한 물(40℃[104℉])로 채운 고무장갑을 신생아 곁에 놓아 따뜻한 체온을 유지할 수 있도록 한다. 화상을 방지하기 위해 피부에 직접 대지 않는다. 신생아는 담요로 감싸고 물병이나 고무장갑을 그 위에 놓는다.

탯줄(제대) 절단

신생아가 안정화되도록 출산 직후 탯줄을 결찰하는 것이 일반적인 방법이다. 탯줄결찰지연(delayed cord clamping, DCC)은 출생 후 소생술이 바로 필요하지 않은 아기에게 이로울 수 있다. DCC는 심실내 출혈 가능성을 최소화하게 할 수 있다. 그 결과, 출

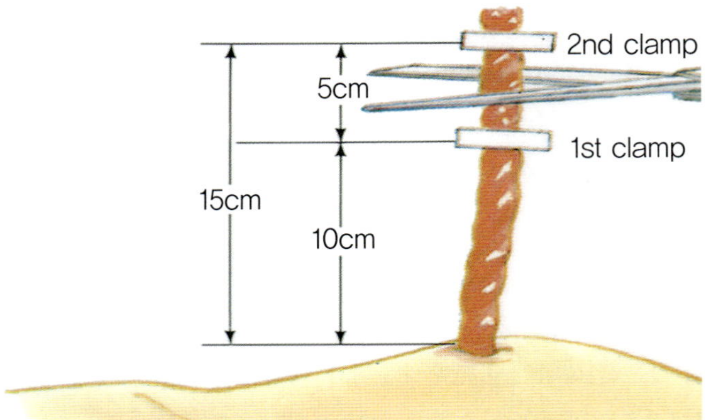

그림 3-16 탯줄 결찰과 절단

생 직후, 호흡하고 울음소리를 내는 신생아는 DCC를 할 수 있다. 호흡이 없고 울지 않는 신생아는 탯줄을 결찰해야만 소생술을 시작할 수 있다.

앞서 설명했던 것과 같이 산모의 자궁과 같은 높이에 아기를 위치시켜 혈액흐름의 과소나 과다를 방지한다. 탯줄을 짜거나, 잡아당기지 말아야 하는데, 이는 혈액 점도를 상승시키거나 적혈구증가증(polycythemia)을 야기할 수 있고, 태아에서 모체로 혈액이 흐를 수 있기 때문이다. 적혈구증가증은 심폐 문제를 야기할 수도 있다. 또한 과도한 적혈구 파괴를 조장하여, 혈액 내 빌리루빈 수치를 상승시켜 황달을 일으키는 고빌리루빈혈증(hyperbilirubinemia)으로 이어질 수 있다.

내용 요약

➤ 신생아 평가 항목
- 호흡
- 심박수
- 피부색
- 아프가 점수

출산 후 30초에서 45초 이내에 탯줄을 결찰하는데, 처음 결찰 위치는 신생아에게서 약 10cm(4인치) 떨어진 곳에 놓고, 두 번째 결찰기는 첫 번째 결찰기보다 약 5cm(2인치) 떨어진 곳에 놓는다. 그리고 두 결찰기 중간에서 탯줄을 자른다(그림 3-16). 탯줄을 자른 후 주기적으로 추가적인 출혈이 없는지 검사한다.

질식된 신생아

호흡이 질식된 신생아는 만삭아일 수도 있고 조산아일 수도 있다(이 장의 후반부에서 조산 부분을 확인하도록 한다). 출생 시 태변은 분만 중 어떤 시점에 태아 질식증상이 발생했다는 뜻이다. 태변 착색이 된 양수가 발견되면 질식증상이 아주 이전에 발생했다는 뜻이다. 하지만 양수 내에 미세한 태변을 발견한 경우, 질식증상은 최근에 발생했을 수 있고 신생아는 이에 따라 관리되어야 한다.

태변 흡인은 심각한 호흡기 문제를 일으킬 수 있다(추후 태변 착색된 양수 부분에서 자세히 다룬다). 의료지도의사에게 태변의 유무를 보고해야 한다.

출생 직후 신생아가 경험할 수 있는 가장 일반적인 문제는 환기이다. 이러한 이유로 소생술에는 보통 환기와, 필요한 경우 산소 공급이 포함된다. 특수한 경우가 아니면, 정맥투여용액, 약물 또는 심장검사 장비의 사용은 보통 지시되지 않는다(후반에서 소생술을 위한 역피라미드 확인). 가장 중요한 절차로는 흡인, 건조, 질식된 신생아의 자극이 있다.

활력징후 중에서 신생아 질식증상을 암시하는 가장 중요한 요소는 태아 심박수이다. 신생아의 1회 박출량은 고정되어 있는 편이다. 따라서 심박출량은 1회 박출량보다 심박수와 더 관련이 있다. 저산소증에 의한 서맥은 심박출량을 감소시키고, 결국 관류 기능을 저하시킨다. 60회 미만의 심박수를 가진 신생아는 흉부압박소생술을 실시해야 한다. 질식된 신생아는 심박수와 심전도 및 맥박산소측정기로 감시해야 한다.

소생술

신생아 대부분은 자극, 기도 유지, 체온 유지 이상의 소생술을 필요로 하지 않는다. 하지만 안타깝게도 어떤 신생아가 결국 소생술을 필요로 하는 지를 알아내는 것은 어려운 일이다. 따라서 각 응급의료팀은 다음 물품을 포함하는 신생아 소생 키트를 보유해야 한다.

- 신생아용 백-밸브-마스크
- 압착식 구형흡인기
- 0호, 1호 날이 부착된 후두경
- 흡인 카테터가 부착된 커프가 없는 기관내 튜브(2.5, 3.0, 3.5, 4.0)

- 기관내 튜브 탐침
- 기관내 튜브 고정용 테이프 또는 도구
- 후두마스크
- 탯줄(제대) 카테터 및 10-mL 주사기
- 삼방향밸브(Three-way stopcock)
- 위 흡인용 20-mL 주사기 및 8-French(Fr.) 튜브
- 혈당측정기
- 분류된 주사기와 바늘
- 수건(소독)
- 약물
    - 에피네프린 1:10,000 및 1:1,000
    - 수액(링거락테이트액 및 식염수)

소생의 역피라미드 구조

신생아의 소생은 역피라미드를 따른다(그림 3-17). 피라미드에서 나타나듯이, 문제가 가장 심각한 신생아는 비교적 간단한 조치에 반응한다. 심폐소생술이나 전문소생술을 필요로 하는 신생아는 거의 없다.

다음은 신생아의 초기 처치에 대한 단계를 보여준다(절차 3-1 참조).

1단계: 건조, 보온, 체위, 흡인, 유연한 자극 소생술은 신생아를 건조, 보온, 체위, 흡인, 자극을 주는 것으로부터 시작한다. 분만 즉시 신생아를 건조시켜 열 손실을 최소화한다. 그 다음, 신생아를 산모에게 피부와 닿게 안아주게 한다. 이것이 가능하지 않다면, 따뜻하고 건조한 담요로 감싼다. 주변 환경이 따뜻하고 외풍이 없도록 확인한다.

환기 또는 가슴압박과 같은 추가의 소생술이 필요하다면, 탯줄을 결찰하고 자른 후, 신생아를 소생술이 가능한 곳으로 옮긴다. 신생아를 바로 눕히고 머리를 "냄새 맡는 자세"로 둔다(그림 3-18). 2cm 두께로 접은 작은 담요를 신생아의 어깨 아래 위치시켜 이 자세를 유지시킨다.

앞선 절차를 끝낸 후, 다음과 같이 신생아를 평가한다.

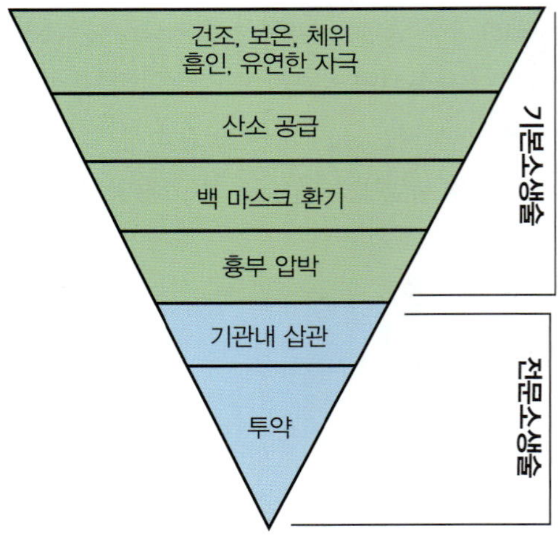

그림 3-17 신생아 소생의 역 피라미드는 신생아 처치와 소생노력의 대략적인 빈도를 나타낸다. 신생아 대부분이 맨 위의 넓은 부분에 언급된 단순한 처치로도 신생아의 상태가 호전된다는 것을 의미한다.

신생아 평가 항목

- *호흡 노력.* 신생아의 호흡률과 호흡 깊이는 유연한 자극 후 즉시 증가되어야 한다. 호흡 반응이 충분하다면, 그 다음은 심박수를 평가한다. 호흡 반응이 충분하지 않다면, 양압환기를 시작한다(2단계 참고).
- *심박수.* 앞서 언급한 대로, 신생아에게 있어 심박수는 중요하다. 앞의 치료지침에서, 심박수를 평가하기 위한 신체검진 방법으로 전흉부(precordium)의 청

절차 3-1 질식된 신생아의 소생술

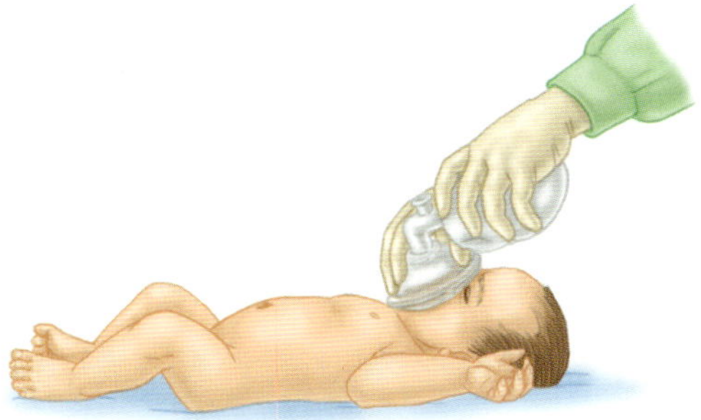

3-1a 15~30초 동안 환기를 실시한다.

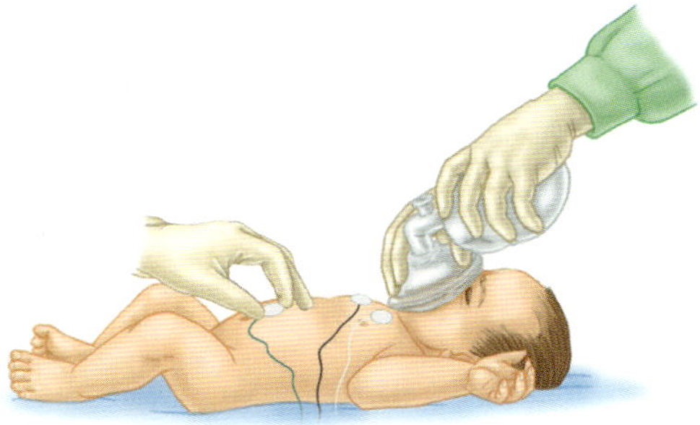

3-1b 심박수를 평가한다.

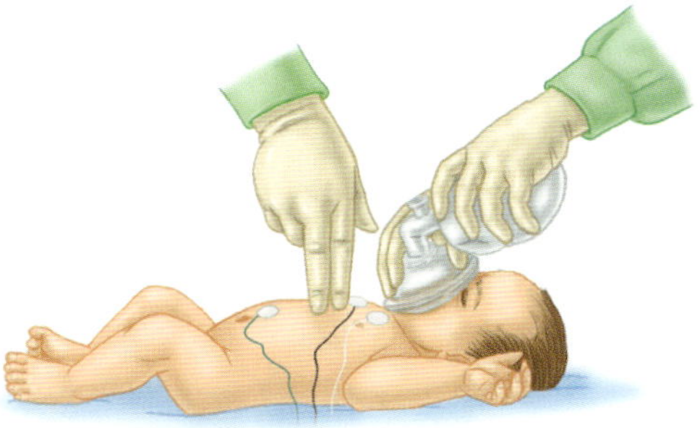

3-1c 심박수가 분당 60회 미만이라면 흉부압박을 실시한다.

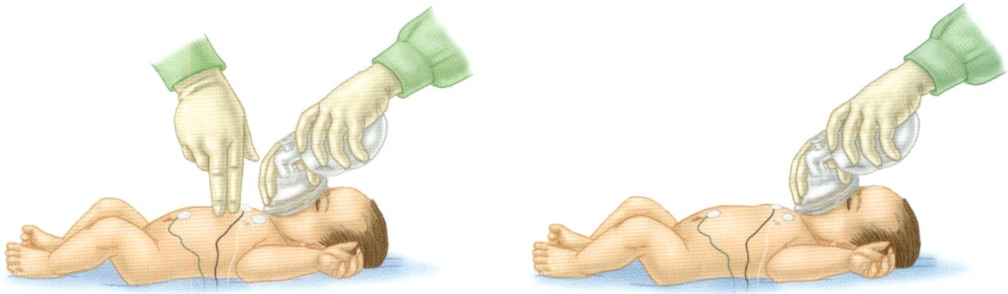

3-1d 심박수를 평가한다: 60회 미만-흉부압박 계속; 60회 이상-흉부압박 중단

진이 권장된다. 소생술 동안, 비침습적이고 빠르고 지속적인 심박수 평가를 제공하기 위한 보조방법으로 맥박 산소포화도가 권장된다. 현재, 신생아 심박수 측정에 유용한 것으로 3 유도 심전도 감시와 맥박 산소측정기가 권장된다. 심박수가 100회 이상이고, 자발 호흡이 있다면, 평가를 계속한다. 심박수가 100회 미만이면, 양압환기를 바로 시작한다(2단계 참고).

- *피부색.* 신생아는 심박수가 100회/분 이상이고 자발 호흡을 하는 경우에도 청색증을 보일 수 있다. 환기가 적절하고 맥박수가 100회/분 이상인 신생아가 중심부 청색증이나 흉부 및 복부 청색증을 보일 경우, 산소포화도를 평가하고, 표 3-2(3단계를 참고)에서 명시된 수치와 같이 적절한 산소포화도를 유지하기 위해서 보충적 산소공급을 실시한다. 말단청색증을 보이는 신생아는 일반적으로 청색증이 지속되지 않는 이상 보충적 산소를 필요로 하지 않는다.
- *아프가 점수.* 소생술이 필요하지 않은 경우 출생 후 1분과 5분에 평가해서 아프가 점수를 구한다.

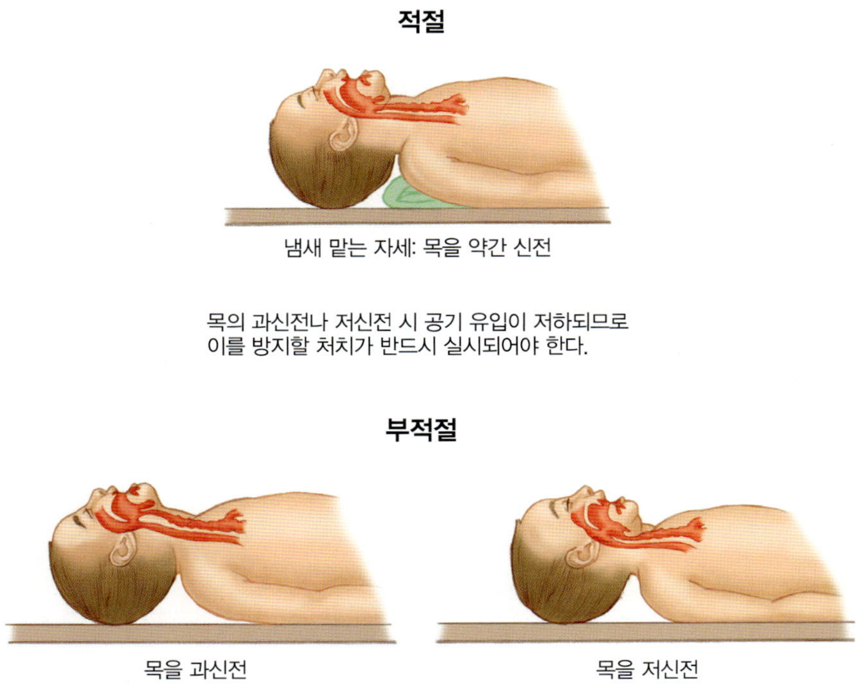

그림 3-18 기도를 확보하기 위한 신생아의 냄새 맡는 자세

2단계: 환기 다음 중 어떠한 증상 하나라도 나타나는 경우 양압환기를 실시한다.

- 심박수 분당 100회 미만
- 무호흡
- 산소포화도의 출생 후 예상 수치 이하(표 3-2)
- 지속적인 중심부 청색증

일반적으로 적절한 분당 호흡률은 40~60회 이다. 백 밸브 마스크를 사용할 수도 있다(그림 3-19). 적절한 크기의 자가팽창 백(450mL가 이상적)이 사용되어야 한다. 대부분의 자가팽창 백은 30~45cmH_2O로 설정된 압력 제한 팝오프 밸브(pop of valve)가 장치되어 있다. 하지만 신생아에게 환기를 행하기 위해 필요한 초기 압력은 40~60cmH_2O만큼 높아야 하기 때문에, 팝오프 밸브를 조절하여 적절한 환기가 가능하게 해야 한다. 환기가 계속해서 행해져야 하는 경우, 팝오프 밸브를 사용하지 않도록 조절한다.

안면마스크는 반드시 다양한 크기로 갖추어 놓아야 한다. 가장 효과적인 안면마스크는 신생아의 안면 윤곽에 꼭 맞도록 제작되어 호흡사강량을 줄여야 한다(5mL 이하). 마스크의 크기가 적절하고 잘 위치하게 되면, 눈을 제외하고 코와 입을 가리게 된다.

신생아의 기관 내 삽관은 다음 상황에서 이루어져야 한다.

- 흉부 압박 실시
- 환자가 마스크 없이 호흡할 수 없음
- 기관 흡인이 필요함(예를 들어 짙은 태변이 있는 경우)
- 계속해서 환기가 필요함
- 가로막 탈장
- 호흡이 부적절함

반지연골의 위치에서 신생아의 기도가 좁기 때문에, 항상 커프가 없는 기관내 튜브를 사용한다(튜브 크기에 관한 표 3-4 참고). 튜브를 삽입한 후, 흉벽 운동이 대칭적인지, 호흡음이 동일한지 점검하여 튜

절차 3-2 신생아의 삽관 및 기관 흡인

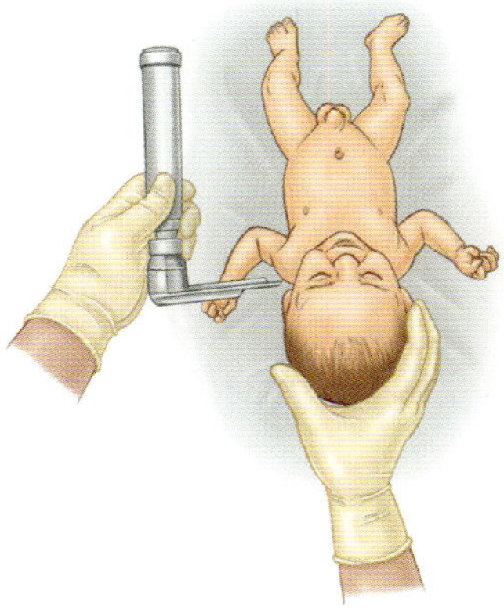

3-2a 신생아를 적절히 위치시킨다.

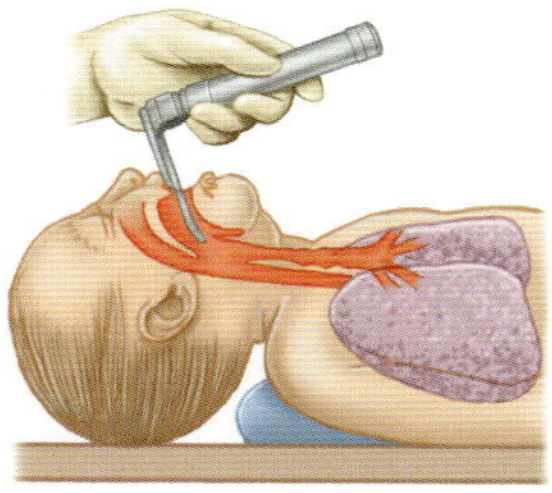

3-2b 후두경을 삽입한다.

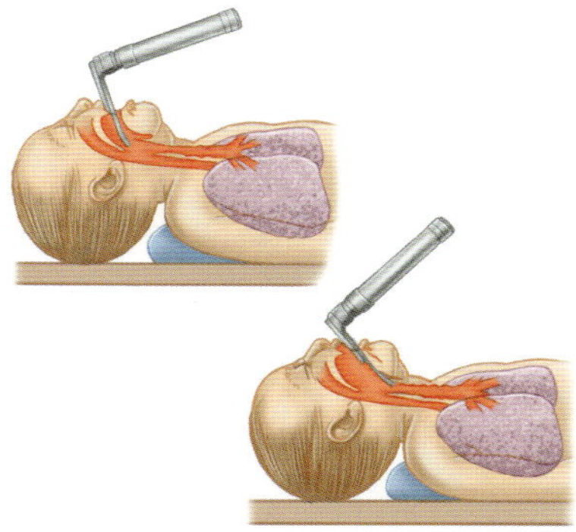

3-2c 후두개를 들어올린다.

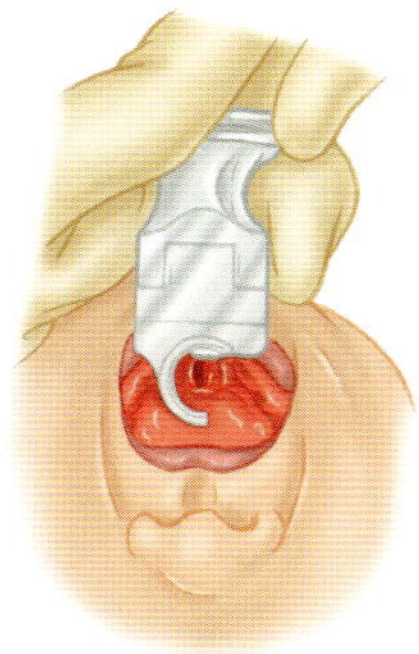

3-2d 성대를 눈으로 확인한다.

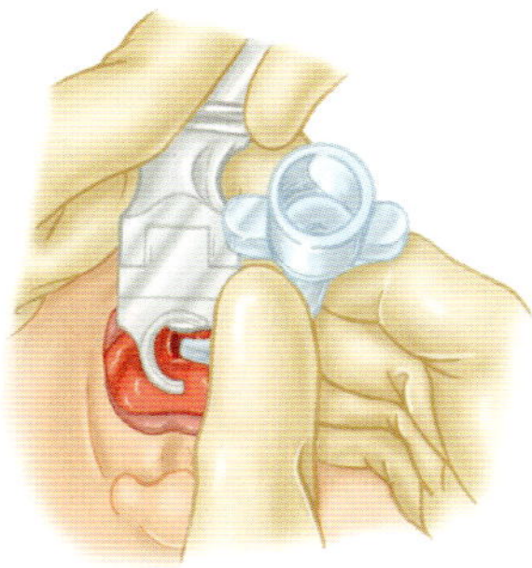

3-2e 환기를 위해 새로운 튜브를 삽입한다.

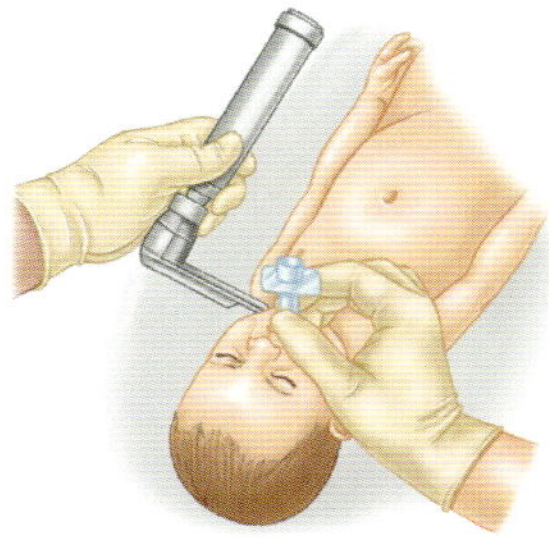

3-2f 후두경을 제거한다.

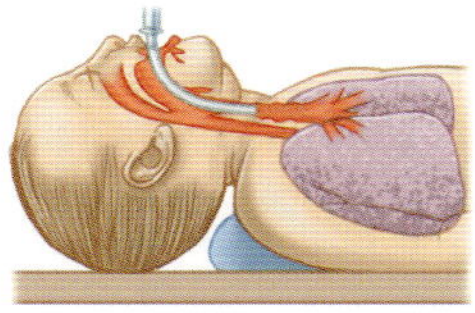

3-2g 튜브 위치가 적절한지 확인한다.

브가 제대로 위치했는지 확인한다(절차 3-2 참고). 기관 삽입 튜브의 위치를 확인하기 위해 호기말이산화탄소 측정기(capnography)를 사용하여야 한다.

삽관은 신생아에게 다양한 효과가 있다. 첫째, 성문기능(glottic function)을 우회한다. 둘째, 호기말양압(PEEP)-정상 기침과 정상 울음 시 발생하는 호기말양압-을 제거한다. 기능적 잔기량을 적절히 유지하기 위해, 호기말양압환기 밸브를 백 밸브 마스크에 연결하여 기계적 환기를 실시할 때 2~4cmH_2O의 압력이 제공되어야 한다.

기관내 튜브 주변의 구멍으로 인한 위 팽창은 신생아의 환기를 악화시킬 수 있다. 이는 적절한 크기의 기관내 튜브를 사용하여 최소화할 수 있다. 만약 심각한 수준의 위 팽창이 감지되는 경우, 기도를 조절하자마자 비위관(nasogastric tube) 또는 구위관(orogastric tube)을 (각각 코와 입으로 삽입하여 식도를 통해 위로) 삽입해야 한다. 기관내 튜브는 위관을 기관으로 잘못 삽입되는 것을 막기 위하여 위관보다 먼저 삽입되어야 한다.

위관을 삽입하기 전 신생아에게 환기가 잘 행해지고 있는지 확실히 확인하여야 한다. 비위관 삽입 깊이를 결정하기 위해, 코 끝에서부터, 귀를 지나, 칼돌기 아래까지 위관의 길이를 측정한다. 구위관의 길이는 입술에서부터 칼돌기 아래까지 측정한다. 튜브 끝에 윤활제를 발라 주고 코안저부 또는 입안을 따라 부드럽게 통과하여 식도에 삽입한다. 튜브에 10mL의 공기를 주입하고 상복부에서 거품 소리를 청진하여 튜브가 위장에 있음을 확인한다.

3단계: 보충적 산소 중심부 청색증이 보이거나 산소포화도가 기대수치보다 낮은 경우(표 3-2), 정상 수준 이내의 산소포화도를 유지하기 위해 보충적 산소를 공급한다. 저산소증이나 고산소증을 피한다. 고산소증은 신생아에게 여러 부작용을 수반하므로 저산소증을 회피하는 것만큼이나 예방해야 한다. 일반적으로, 보충적 산소는 기계적 환기와 함께 실시된다. 가능하면 산소는 따뜻하고 습기가 있어야 한다. 신생아의 피부색이 호전되었거나 산소포화도가 목표 수치로 유지될 때까지 보충적 산소를 제공한다.

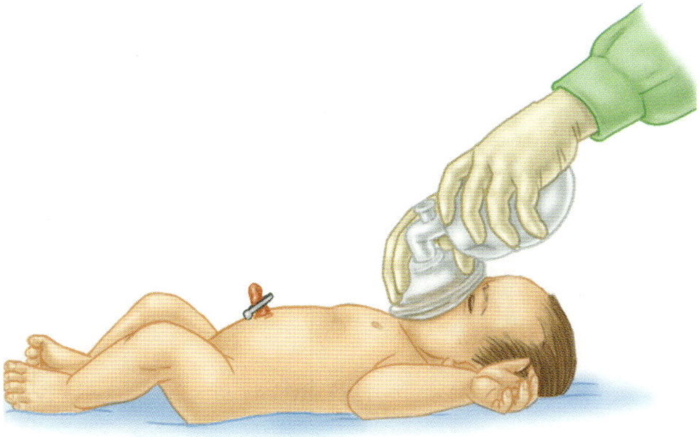

그림 3-19 양압환기할 때는 백 밸브 마스크를 사용한다. 마스크를 얼굴 부위에 완전히 밀착시키고 신생아의 가슴이 올라오도록 충분한 힘으로 백을 압박하여 양압환기시킨다. 30초 동안 분당 60회의 속도로 환기시키고, 재평가한다.

4단계: 흉부 압박 심박수가 분당 60 미만일 경우 흉부 압박을 실시한다. 다음 단계를 따른다.

- 흉골 하부 1/3 부위에 양쪽 엄지를 놓고 신생아의 흉부를 감싼다. 신생아가 아주 작다면 양 엄지를 겹쳐야 할 수도 있다. 신생아가 아주 크다면 한쪽 손의 약지와 중지를 유두선 아래에 놓고 두손가락 압박을 실시한다(그림 3-20).
- 압박 대 환기 비율을 3:1로 하여 흉골 아래쪽 2분의 1을 압박한다. 동시 전달을 피하기 위해서 압박과 환기를 맞추는 것이 권장된다. 이완할 때 가슴이 충분하게 재확장 되도록 해야 하고 구조자의 엄지손가락이 가슴에서 떨어지면 안 된다. 압박과 환기가 3대 1의 비율이 되도록 분당 90회 압박과 30회 환기를 하여 분당 약 120번이 되어야 한다. 이렇게 하면, 목표비율에 환기가 최대로 된다. 환기할 때마다 첫 번째 압박이 있는 동안 발생하는 날숨은 약 0.5초가 될 것이다. 3:1의 압박: 환기 비율은 가스교환 문제가 심혈관 허탈의 일차적인 원인이 되는 거의 모든 신생아 소생술에서 사용된다.
- 심박수, 호흡, 피부색을 매 30초마다 재평가한다. 흉부 압박과 환기를 함께 수행한다.
- 심박수가 분당 80회를 초과하면 압박을 중지한다.

5단계: 약물과 수액 신생아의 심폐정지 대부분은 저산소증으로부터 발생한다. 이러한 이유로 초기 처치에는 환기와 산소 공급이 포함된다. 하지만 이 방법이 실패하면 수액과 약물이 사용되어야 한다. 서맥이 지속되거나, 저혈량증, 마약에 의한 호흡 억제, 대사성산증의 경우 수액과 약물 치료가 필요하다.

표 3-4 | 신생아에서 기관내 튜브 크기와 삽입 깊이

튜브 크기(mm ID)	윗입술로부터의 삽입 깊이(cm)	몸무게(g)	임신 기간 주(wk)
2.5	6.5~7	<1000	<28
3.0	7~8	1000~2000	28~34
3.5	8~9	2000~3000	34~38
3.5~4.0	>9	>3000	>38

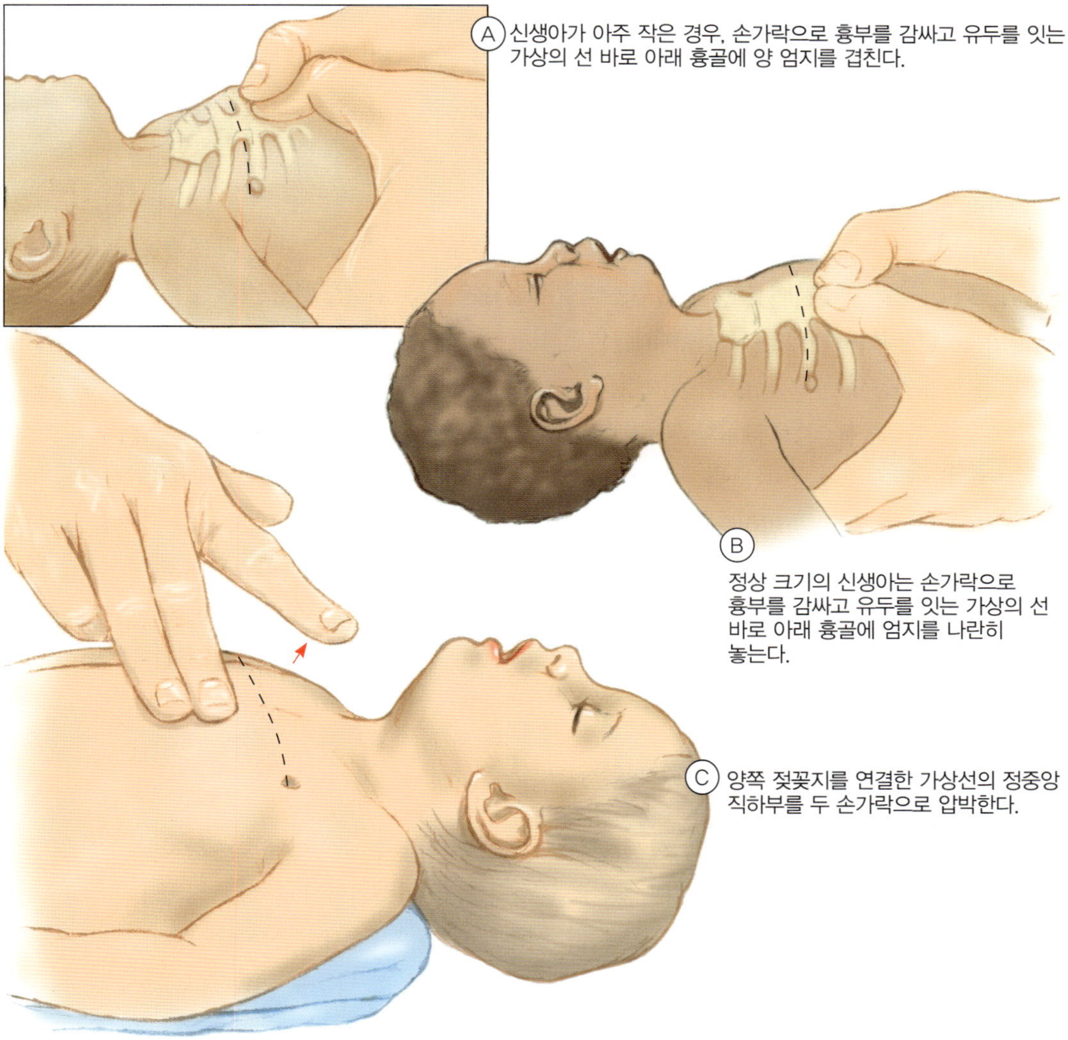

그림 3-20 흉부 압박 시 신생아의 체구에 따른 손가락 위치

수액 및 약물 투여를 위한 혈관주입은 배꼽정맥을 사용하여 가장 쉽게 실시될 수 있다. 탯줄은 3개의 핏줄 – 2개의 동맥과 1개의 정맥으로 이루어져 있다. 정맥은 동맥보다 굵으며 벽이 더 얇다(그림 3-21).

정맥로 확보를 위해 다음 단계를 따른다.

- 해부용 칼로 복부 1cm 위의 탯줄을 자른다. 추가 삽입이 필요한 경우를 대비하여 탯줄을 충분히 남긴다.
- 5-Fr. 탯줄 카테터를 배꼽정맥에 삽입한다. 카테터를 삼방향밸브에 연결하고 식염수로 채운다.
- 카테터 끝이 피부 바로 아래에 도달할 때까지 카테터를 삽입하고 혈류를 확인한다(카테터가 너무 깊게 삽입되면, 간

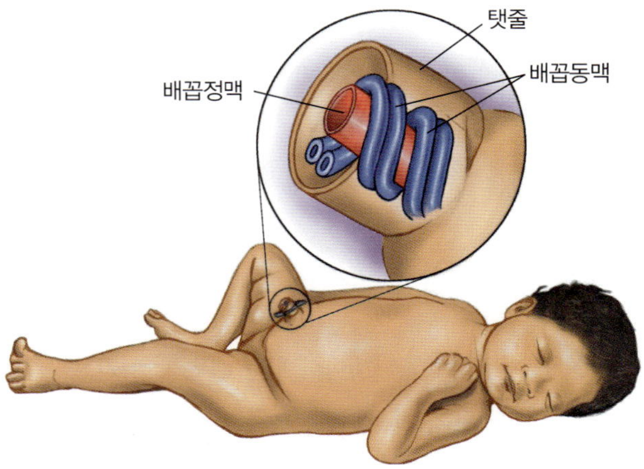

그림 3-21 탯줄은 2개의 동맥과 1개의 정맥으로 이루어져 있다. 배꼽정맥은 동맥보다 굵고 벽이 얇으며 수액과 약물의 혈관 투여가 가능하다.

에 닿아 기능하지 않을 수 있다).

- 카테터가 제자리에 위치하면, 테이프로 고정한다.

배꼽정맥 카테터를 삽입할 수 없는 경우에는 기관내 튜브를 통해 약물을 투여한다. 다른 방법으로는 말초정맥 삽입 및 골내 삽입이 있다. 수액 처치는 주사기를 통해 식염수 10mL/kg이나 링거락테이트액을 정맥내로 투여한다.

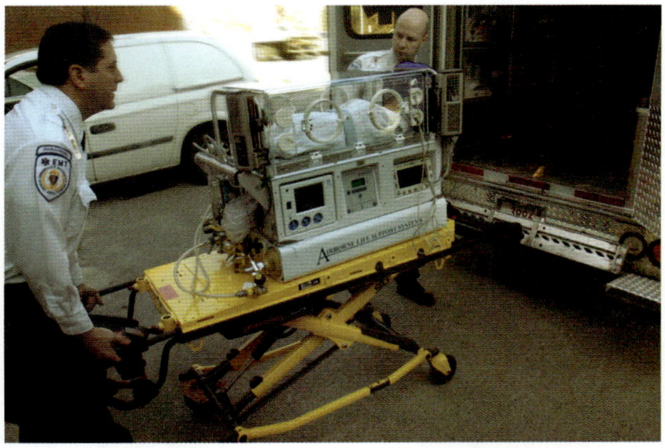

그림 3-22 현대적 신생아 이송(ⓒ *Mark C. Ide/Science Source*)

산모의 마약 복용

산모의 진통제 남용은 – 불법이든 처방을 받았든 – 병원 전 현장 분만을 더욱 어렵게 한다. 산모가 마약(진통제)을 남용하면 저체중 신생아를 출산하는 경우가 많다. 이러한 신생아는 금단증상 – 수전증, 놀람, 기민성 저하 등을 보일 수 있다. 또한 출생 시 호흡억제의 위험을 겪는다. 이전에 사용되던 마약길항제 날록손(나르칸)은 신생아 소생 시 사용하지 않는다. 신생아가 소생하거나 응급의료인이 처치를 맡기 전까지 소생 조치를 지속한다.

신생아 이송

건강한 신생아는 가능한 빨리 모체와 함께 하는 과정을 시작할 수 있어야 한다. 하지만 질식증상이 있는 신생아는 반드시 흡인을 방지하기 위해 옆으로 눕혀서 빨리 이송되어야 한다.

응급구조사는 고위험 신생아를 신생아 집중치료실(NICU)을 갖춘 시설로 이송해달라는 요청을 자주 받는다. 이 경우 거리 하나를 이동할 수도 있고 도시를 벗어나야 할 경우도 있다. 일반적으로 소아과 간호사, 호흡기치료사(respiratory therapist), 그리고 종종 의사가 신생아와 동행한다. 이송 중, 응급구조사는 신생아의 체온을 유지하고 산소 공급을 조절하며 환기보조를 유지한다. 종종, 자체 열, 빛, 산소 공급 기구를 갖춘 이송용 인큐베이터(isolette)를 사용한다(그림 3-22). 이 같은 경우, 정맥 투여 약물은 보통 배꼽정맥을 통해 투여한다. 배꼽동맥 역시 카테터를 장치한다.

이송 시 인큐베이터 사용이 불가하다면 구급차를 따뜻하게 유지하는 것이 중요하다. 신생아를 담요 여러 겹으로 감싸고, 머리를 감싸며, 40℃(104℉) 이하의 뜨거운 물이 담긴 물병을 신생아와 직접 닿지 않게 놓는다. 신생아를 따뜻하게 하기 위해 화학적 보온팩은 사용하지 않는다. 열이 과도하게 발생하여 신생아에게 화상을 입힐 수 있다.

특수한 신생아 응급 상황

질식증상이 발생한 신생아에게는 신속한 평가 및 치료가 생존을 좌우한다. 신생아와 관련된 구체적인 응급 상황에 대한 치료 계획을 세울 때 다음의 정보가 도움이 될 것이다. 달리 지시되지 않은 한, 고위험 신생아를 치료할 수 있는 시설로 아기를 이송해야 한다. 신생아 치료 시설의 이용 가능 여부를 파악하기 위해, 구급차 및 전화상담소 이용이 가능한 참조 카드(reference card)가 비치되어 있어야 한다. 가능하다면 어떤 조치가 실시되고 있는지, 그 조치를 실시하는 이유가 무엇인지에 대해 부모에게 알린다. 하지만, “생존 가능성”에 대해 부모나 보호자에게 이야기하지 않는다.

태변 착색된 양수

태변 착색된 양수는 대략 분만의 10~15퍼센트의 비율로 생기는데 주로 분만일을 넘겼거나 임신기간이 짧은 신생아의 경우에서 일어난다. 이런 경우의 사망률은 태변이 배출되지 않은 신생아보다 상당히 높고 태변을 흡입하는 것은 신생아 사망의 중요한 원인이 된다.

태아질식과 저산소증은 양수 속에서 태변이 배출되도록 한다. 태변은 암녹색의 물질로 만기출생한 신생아의 소화기관에서 찾아볼 수 있는데, 여러 소화 분비선의 분비물들과 양수로 인해 생긴다. 자궁내에서 또는 주로 처음 호흡할 때 끈적한 태변이 허파로 들어가면 좁은 기도를 막게 되고 흡입성 폐렴의 원인이 된다. 이런 경우에 첫 몇 시간 이내에 단 몇 분 이내에라도 영향받은 신생아에게 호흡기 질식을 일으키게 되어 빠른 호흡, 흉부퇴축, 그렁거림, 청색증이 나타난다.

기도의 부분적인 폐쇄는 공기가슴증을 유발시킬 수 있다. 신생아에게 생기는 공기가슴증은 질식 상태도 유발시키지 않고, 어떤 치료법도 필요하지 않다. 그렇지만, 신생아가 심한 호흡기질식 상태가 있을 때는 공기가슴증을 치료해야 한다. 긴장성 공기가슴증은 바늘 감압법이 필요할 수도 있다.

태변이 조금 있었던 신생아가 활기차다면(호흡운동 활발, 근육긴장도 양호, 심박수 > 100회/분) 별다른 치료를 필요로 하지 않지만, 활기차지 않고 심하고 콩스프처럼 알갱이 진 태변으로 가득 찬 양수에서 태어난 질식된 신생아에게 첫 번째 환기를 하기 전에 신속하게 기관내 삽관을 해야 한다. 신생아의 태변 흡입은 부분적이나 혹은 전체적으로 기도를 막을 수 있다. 완전한 기도폐쇄는 무기폐를 유발시킨다(허탈되거나 무기폐). 덧붙여서 어떤 경우에는 태아의 혈류흐름을 보면 난원공(태아 심장의 심방 사이의 구멍)을 가로질러서 오른쪽에서 왼쪽으로 피가 흐르는 우-좌 단락현상이 계속된다. 이것은 증가된 허파압력 때문이다. 부분적으로 막힌 것은 좁은 기도 안에서 볼밸브(ball-valve)처럼 작용해서 호기를 방해한다. 또한 공기가슴증으로 악화될 위험도 높다.

신생아가 호흡하도록 자극하기 전에 기관내관에 부착된 태변흡인기로 흡인해 내야 한다. 기도내 태변 제거를 위해서는 100cm/H_2O나 더 낮게 흡인압력을 조절하여 흡인해 낸다. 흡인이 끝나면 기관내관을 빼낸다.

태변이 완전히 제거될 때까지 관을 삽입해서 흡인하는 것을 반복해야 하지만, 대부분 두 번 이상하지 않는다. 기도가 깨끗해지면 아기는 스스로 호흡이 가능하고 100% 산소를 해당 시간의 목표산소포화도 수준을 유지하도록 공급할 수 있다. 만약 신생아 혈압이 낮아졌다면 수액주입을 고려한다. 저체온증을 막기 위해서 신생아를 따뜻하게 해야 한다. 부모들은 아마도 자신들의 신생아 치료에 대하여 매우 궁금해하기 때문에 현재 치료는 무엇을 하고 있고 왜 하는지 설명해주지만 생존율에 대한 것은 이야기 하지 말아야 한다. 고위험성 신생아를 치료할 수 있는 시설로 빨리 이송하는 것이 중요하다.

무호흡

무호흡은 조산아, 체중 1,500그램(3파운드, 5온스) 미만의 신생아, 약물에 노출된 신생아, 또는 지연 분만, 난산으로 태어난 신생아에게 흔히 발견된다. 보통, 자극 후 자발적으로 호흡하지 못하거나 20초 이상 호흡 멈춤을 경험하는 경우를 말한다.

보통 무호흡은 저산소증이나 저체온에서 기인하나, 다음과 같은 다른 요인이 있을 수 있다.

내용 요약

➤ 신생아 무호흡의 원인
- 저산소증
- 저체온증
- 마약
- 호흡근 약화
- 패혈증
- 대사장애
- 중추신경계 장애

- 마약 또는 중추신경진정제
- 호흡근 약화
- 패혈증
- 대사이상
- 중추신경계이상

유연한 자극으로 무호흡 치료를 시작한다. 신생아의 발바닥을 가볍게 두드리거나 등을 부드럽게 문지른다. 필요한 경우 앞서 설명한 것과 같이 팝오프 밸브의 기능을 중지한 백 밸브 마스크를 이용하여 환기한다. 신생아가 스스로 호흡하지 않거나, 적절한 환기와 흉부 압박을 행함에도 심박수가 60회 미만일 경우, 직접 눈으로 확인하며 기관내 삽관을 실시한다. 계속해서 심박수를 측정한다. 일반적으로 태아 날록손은 더 이상 권장되지 않는다.

무호흡은 빠르고 적극적으로 처치해야 좋은 결과를 얻을 수 있다. 치료하는 동안 저체온증을 예방하기 위해 신생아를 따뜻하게 유지한다. 또한 부모에게 처치 절차 및 빠른 이송이 필요한 이유를 설명한다.

가로막 탈장(Diaphragmatic hernia)

가로막 탈장은 거의 발생하지 않는다. 약 2,200명의 신생아 중 한 명 정도로 발생한다. 가로막 탈장이 나타나면, 가로막 뒤가쪽에 탈장이 일어나며, 좌측에 발생하는 경우가 가장 흔하다(90%). 이 결손은 흉복막관(보흐달레크 공, foramen of Bochdalek)이 완전히 닫히지 못해서 발생한다. 출생 후 18~24시간 이내에 기계적 환기를 필요로 하는 신생아의 사망률은 약 50%이다. 하지만, 생후 24시간 이내에 호흡 곤란증이 없다면, 생존율은 100%에 육박한다.

탈장부를 통한 흉강으로 복강내장 돌출은 그 정도가 다양하다. 심각한 경우, 위 및 장의 대부분, 지라, 간, 콩팥이 허파와 심장을 반대 방향으로 밀어낸다. 밀려난 쪽의 허파는 짓눌려, 총폐용량이 감소한다. 최소 1/3의 환자에게서 폐고혈압의 증상이 나타난다. 동맥관 개존증이 있는 경우 심각한 우-좌 단락이 발생할 수 있어, 더욱 심각한 저산소증으로 발달할 수 있다.

평가 결과는 다음과 같을 수 있다.

- 출생 시부터 미약하거나 심각한 질식 상태가 나타날 때
- 환기에 반응하지 않는 호흡곤란증 및 청색증
- 작고, 평평한 복부(서양배 모양의 복부)

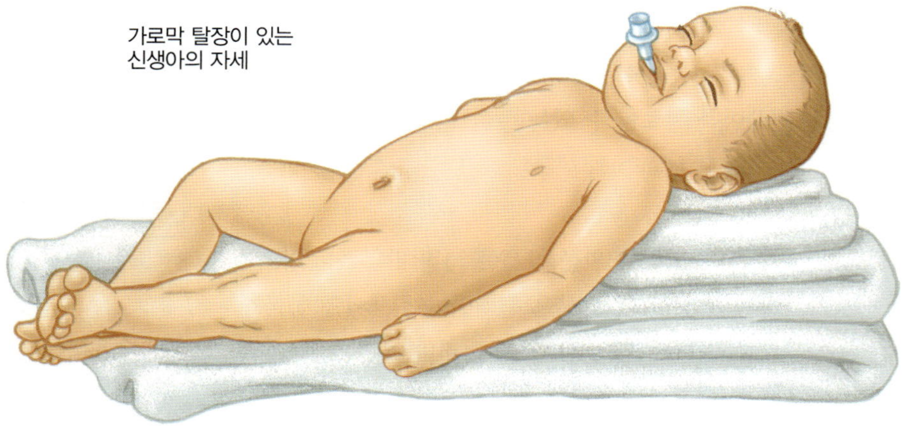

그림 3-23 가로막 탈장을 발견하는 즉시, 머리와 가슴을 복부와 발보다 높게 위치시킨다. 이는 복부 장기를 하부로 이동시키는 데 도움이 된다.

● 가슴에서 장음이 들릴 경우
● 오른쪽에서 심음이 들리는 경우

가로막 탈장을 발견하는 즉시, 머리와 가슴을 복부와 발보다 높게 위치시킨다(그림 3-23). 이는 복부 장기를 하부로 이동시키는 데 도움이 된다. 비위관 또는 구위관을 삽입하여 간헐적인 흡인을 수행한다. 이는 탈장된 내장에 공기와 액체가 고이는 것을 감소시켜 환기 시 저항을 낮출 수 있게 한다. 백 밸브 마스크는 위팽창을 야기하여 증상을 악화시킬 수 있기 때문에 사용하지 않는다. 필요한 경우 삽입내관을 통해 양압 호흡을 조심스럽게 실시한다.

이 증상은 보통 수술적 교정을 필요로 한다. 부모에게 수술이 필요한 이유를 설명하고, 이 시술을 받을 수 있는 가장 좋은 시설로 빠르게 이송하겠다고 안심시킨다.

서맥

신생아 서맥은 저산소증에 의해 가장 흔히 발생한다. 하지만 두개내압상승, 갑상선기능저하증, 산증 등 기타 다양한 원인으로 나타날 수 있다.

저산소증의 경우, 빨리 교정된다면 신생아가 겪는 위험을 최소화할 수 있다. 처치 시, 앞서 설명한 것과 같이 역피라미드의 절차를 따른다. 기도 분비물을 확인하고, 혀와 연부조직의 위치를 확인하며, 이물질에 의한 기도폐쇄 여부를 확인한다. 약물치료 만으로 치료하지 않도록 한다. 에피네프린이 필요한 경우에도 환기와 보충적 산소(필요시)로 문제를 교정해야 한다. 처치 시, 신생아의 체온을 따뜻하게 유지시키고 가장 가까운 시설로 이송한다.

조산아

조산아는 37주 이전에 출생하거나 체중이 0.6~2.2kg(1파운드 5온스에서 4파운드 5온스)인 신생아를 말한다. 체중이 1,700그람(3파운드 12온스) 이상인 건강한 조산아는 만삭아와 동일한 생존성과 건강 상태를 보인다. 임신기간이 태아가 스스로 생존할 수 있는 기간을 넘게 되면 사망률은 매주마다 줄어든다. 현재 기술이 발달하면서, 태아 생존능력은 임신 23주~24주부터로 간주된다.

조산아는 호흡 억제, 저산소증으로 인한 머리나 뇌의 손상, 혈압 변화, 뇌실내출혈, 혈장 삼투압의 변화 등을 겪을 위험이 크다. 또한 만삭아보다 더 쉽게 저체온증을 나타낸다. 조산아가 더 쉽게 열 손실을 겪는 이유는 다음과 같다.

● 조산아는 비교적 적은 체중과 상대적으로 넓은 체표면적을 갖고 있다.
● 조산아는 체온을 조절하기 위해 필요한 다양한 조절 기전이 충분히 발달하지 않았다.
● 조산아는 단열역할을 하는 피하지방의 저장량이 적다.
● 조산아는 몸을 떠는 오한을 나타낼 수 없어서 다른 기전을 통해 체온을 유지해야 한다.

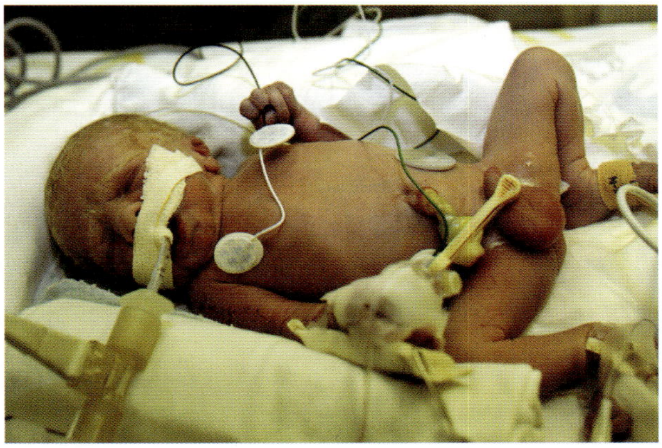

그림 3-24 조산아

미숙한 정도는 조산아의 신체 특징을 결정한다(그림 3-24). 조산아는 종종 몸에 비해 머리가 크며, 몸통이 크고 사지가 짧으며, 피부가 투명하고 다소 주름이 있다.

조산아는 장기 치료가 필요하다. 소생술은 활력징후가 조금이라도 있는 경우 시도되어야 하며, 소생술은 정상 체중과 만기출산된 정상 신생아와 동일하게 이루어져야 한다. 기도를 유지하고 위 내용물의 기도내 흡입가능성을 제거해야 한다. 의료 지도 시 에피네프린을 투약할 수 있다. 신생아의 체온을 유지하고 저체중 신생아를 위한 특수 시설을 갖춘 기관으로 이송한다.

호흡기 질식/청색증

조산은 신생아에게 호흡 곤란증과 청색증을 야기하는 가장 흔한 요인이다. 해당 증상은 체중이 1,200그램(2파운드 10온스) 미만이며 재태 기간이 30주 미만인 조산아에게 가장 흔하게 나타난다. 조산아는 호흡조절중추가 미숙하며 환경적 변화 및 대사적 변화에 쉽게 영향을 받는다. 다태임신과 분만 전 산모 합병증 역시 호흡기 질식증상과 청색증의 위험을 증가시킬 수 있다.

호흡기 질식증상과 청색증을 가진 병약한 신생아는 진단에 어려움이 발생한다. 감별진단이 필요한 질환으로 폐 질환, 심장 질환, 중추신경계 장애, 태변 흡인, 대사 장애, 비강 폐쇄, 쇼크 및 패혈증, 가로막 탈장 등이 있다. 평가 결과는 다음과 같다.

- 빠른 호흡(tachypnea)
- 기이성 호흡(paradoxical breathing)
- 늑골사이 퇴축(intercostal retractions)
- 코벌렁임(nasal flaring)
- 호기 시 그렁거림(expiratory grunt)

기도와 환기에 특별히 주의하며 소생의 역피라미드를 따른다(그림 3-17). 필요한 경우 흡인을 실시하고 고농도산소를 공급한다. 필요한 경우 백 밸브 마스크를 사용하여 환기시킨다. 계속해서 환기가 필요한 경우 기관내 삽관을 고려한다. 필요한 경우 흉부 압박을 실시한다. 소생술이 지연되면 중탄산나트륨을 투여한다. 신생아가 저혈당인 경우 포도당 용액($D_{10}W$ 또는 $D_{25}W$)을 고려한다. 체온을 유지하면서 병원으로 이송한다. 부모에게 정보를 제공하고 필요한 심리적 도움을 제공한다.

저혈량증

저혈량증은 신생아의 경우에 쇼크 상태의 주요 원인이 된다. 이것은 탈수나 출혈 혹은 체액유출로 인해 생긴다. 탈수가 대부분 주된 원인이다. 저혈량증 징후는 다음과 같다.

- 창백한 피부색
- 차가운 피부
- 감소된 말초맥박
- 정상적인 실내온도에도 지연된 모세혈관 재충혈
- 의식 상태의 변화
- 짙은 소변색 또는 마른 기저귀로 나타나는 소변량 감소(핍뇨증)

이런 증상들이 발견되면, 수액을 일시주입하고 신생아의 반응을 살펴본다. 쇼크증상이 계속되면 수액을 두 번째로 일시주입한다. 부가적으로 투여하는 수액들은 반복적인 환자평가 결과에 따라서 지시되는 대로 주입해야 한다. 저혈량증의 신생아들은 소생술 시행한 처음 한 시간 동안에 40~60mL/kg의 수액을 필요로 할 수 있다.

소생 요법 시에 사용되는 수액은 주로 링거락테이트 수액과 생리식염수 같은 등장성 용액 10mL/kg이 필요하다. 정맥내, 골내 투여경로가 확보됨과 동시에 5~10분간 수액을 일시 주입한다. 절대로 포도당이 든 용액을 사용해서는 안 되는데, 그 이유는 저칼륨혈증을 유발하거나 허혈성 뇌손상을 더 악화시키기 때문이다. 또한 급속한 투여나 대용량 수액투여는 뇌실내 출혈을 유발하므로 혈관확장제 투여는 피해야 한다.

발작

발작은 신생아에게 있어서 아주 작은 확률로 일어나지만, 보통 이런 발작들은 보이지 않는 비정상상태를 알려주고 응급 상황을 나타낸다. 지연되거나 빈번히 나타나는 복합적 발작은 대사의 변화나 심폐기능에 장애를 일으킨다.

신생아의 발작은 소아나 성인들의 발작과 다른데 생후 첫 한 달간은 일반적인 긴장성 간대성 경련이 일어나지 않기 때문이다. 신생아 발작증상은 다음과 같다.

- *미묘한 발작(Subtle seizure)* 이런 발작은 씹는 동작, 과도한 침 분비, 눈을 깜박임, 빠는 것, 수영하는 것 같은 팔 동작, 페달 밟는 것 같은 다리 동작, 무호흡, 피부색 변화 등으로 이루어진다.
- *긴장성 발작(Tonic seizures)* 이런 발작의 경우 몸통과 사지의 경직된 자세가 특징이다. 때때로 눈동자도 한 방향으로 고정되어 있을 수 있다. 이런 발작은 주로 미숙아에게 일어나고 특히 뇌실내출혈을 가진 경우에 일어난다.
- *병소의 간대성 발작(Focal clonic seizure)* 이런 발작은 근육이 주기적으로 뒤틀리는데 특히 사지와 얼굴에 나타난다. 만기 출생이나 조산아 모두에게 일어날 수 있다.
- *다중병소의 발작(Multifocal seizures)* 이 발작은 병소의 간대성 발작과 비슷하지만, 여러 근육이 발작을 일으킨다. 간대성 경련은 어느 부위에서나 무작위성으로 이동하여 발생한다. 이 발작의 경우는 주로 만삭아에서 나타난다.
- *간대성근경련발작(Myoclonic seizure)* 이 발작은 간단한 병소의 경련이나 전반적인 사지 경련, 혹은 말초근육과 관련되는 신체부분에서 주로 일어난다. 한번 일어나거나 계속되는 경련으로 나타날 수 있다.

신생아의 발작의 원인은 패혈증, 열, 저혈당증, 허혈성 저산소뇌병증, 대사이상, 수막염, 발달이상이나 약물 금단현상 등이다. 평가소견은 의식수준이 저하되고 위에서 기술한 바와 같이 발작을 포함한다. 처치의 주요점은 기도관리와 산소포화도 관리이다. 의료지시를 참조해서 항경련제 투여를 고려한다. 또한 간질지속상태(status epilepticus)인 경우 벤조디아제핀(주로 로라제팜)을 투여하거나 저혈당증에는 포도당($D_{10}W$, $D_{25}W$)을 투여할 수도 있다. 이 모든 경우에 체온을 유지시켜 주고 빠르게 병원으로 이송한다.

발열

신생아의 체온은 보통 37.5℃(99.5℉)이다. 항문체온이 38℃(100.4℉)나 그 이상일 경우에 열이 있다고 본다. 신생아의 경우 소아처럼 급격하게 열이 오르지는 않는다. 신생아의 발열은 넓게 살펴봐야 하는데 그 이유는 폐렴이나 패혈증, 수막염 같은 생명에 위협을 주기 때문이다. 수막염에 걸렸을 때는 열 증상만 나타난다. 왜냐하면 아직 덜 성숙했기 때문에 뻣뻣한 목강직 같은 전형적인 증상이 나타나질 않는다. 이렇게 열이 있는 신생아는 다른 질병이 입증될 때까지 우선 수막염에 걸렸다고 여겨야 한다.

열이 나는 신생아를 평가할 때는 신생아들이 체온을 조절하는 능력이 제한되어 있음을 염두에 둔다. 그 결과로 열은 굉장히 심각한 문제가 될 수 있다. 평가 시 소견은 다음과 같다.

- 의식 상태의 변화(과민성/졸음)

●수유 감소

●촉진 시 따뜻한 피부

●발진 혹은 점상출혈(피부에 작고 빨간 출혈점)

만삭아는 이마에만 구슬땀이 생길 수 있다. 조산아의 경우에는 눈에 보이는 땀은 전혀 없다.

열이 있는 신생아의 처치는 대부분 기도를 개방해 주고 적절한 환기를 해주는 것뿐이다. 얼음팩은 체온을 너무 급격하게 떨어뜨릴 수 있고 발작을 유발시킬 수 있으므로 사용하지 않는다. 만약 서맥이 나타나면 흉부압박을 해준다. 병원전 상황에서 해열제의 사용은 그 효과가 의문시되므로 피하는 게 좋다. 적절한 병원을 선택하고 부모나 보호자에게 이송의 필요성을 설명해야 한다.

저체온증

먼저 언급한 대로 저체온증은 신생아에게 있어서 흔히 나타나지만 생명의 위협이 되는 증상이다. 어른들은 때때로 자신들이 편안하다고 느끼는 온도에서 신생아는 사망할 수 있다는 것을 잘 알지 못한다. 신생아에게 있어서 증가된 체표면적은 주위온도에 대해서 극도로 민감하며 특히 분만 직후에 젖어 있을 때 그렇다. 그 결과로 네 가지의 체온손실(증발, 전도, 대류, 방사)에 대한 관리가 중요하다.

저체온증(체온이 35℃도 이하일 경우)에 대한 처치에 있어서 신생아에게 저체온증은 패혈증의 지표도 될 수 있다는 것을 기억한다. 이유를 불문하고, 저체온증으로 인한 대사항진 요구도 증가는 대사성 산증, 폐고혈압(pulmonary hypertension)과 저산소혈증 등과 같은 여러 가지 상태를 유발할 수 있다.

체온이 저하된 신생아를 평가할 때 신생아들은 오한과 같은 전율(shiver)현상을 보이지 않는다는 것을 기억한다. 대신 다음과 같은 증상을 보인다.

●창백한 피부색

●촉진 시 차가운 피부, 특히 사지가 차갑다.

●말단청색증(acrocyanosis)

●호흡기 질식

●무호흡이 가능함

●서맥

●중심부 청색증

●초기 과민증(irritability)

●후기 기면(lethargy) 증상

처치는 적절한 환기와 산소포화도를 높여주는 것이다. 필요하다면 흉부압박을 시행한다. 의료지시에 의하면 정맥로를 통해 따뜻한 수액을 투여할 수도 있다. 수액 온도에 커다란 변화가 있을 수 있으므로 전자레인지로 용액을 데우지 않는다. 신생아가 저혈당증이라면 포도당($D_{10}W$, $D_{25}W$)을 주입해도 된다. 가장 중요한 것은 신생아를 계속 따뜻하게 해야 한다는 것이다. 구급차의 온도를 24~26℃로 맞추고 신생아를 만질 때는 항상 손을 먼저 따뜻하게 한다. 저체온증 처치가 가능한 병원으로 급히 이송한다.

저혈당증

신생아는 당뇨병을 가지고 있지 않으면서도 심각한 저혈당증이 생길 수 있는 유일한 연령 집단이다. 저혈당증은 부적합한 포도당 섭취와 포도당 대사 항진으로 생긴다. 스트레스나 다른 요소들도 혈당을 떨어뜨릴 수 있고 때때로 위험한 수준까지 가기도 한다.

저혈당증은 주로 조산아나 가임기간이 짧은 아기들, 쌍생아 중 더 작은 아기, 당뇨를 앓는 산모의 아이들에게서 나타나는데 이들은 종종 글리코겐 저장량이 감소되었기 때문이다. 저혈당증은 포도당 대사항진 때문에 나타나기도 한다. 그 원인으로는 호흡장애, 저체온증, 독소혈증, 중추신경계 출혈, 질식, 수막염, 패혈증 등이 있다. 좀 더 자란 아기의 경우 저혈당증은 부적절한 포도당섭취나 포도당 대사항진 때문에 생긴다. 포도당 주사를 맞았던 신생아들에서 갑자기 주사를 끊으면 저혈당증이 생기기도 한다.

저혈당증을 가진 신생아들은 증상이 없거나 무호흡, 피부색변화, 호흡기 질식, 기면, 발작, 산증, 그리고 약한 심근수축력 등의 증상을 보인다.

지속적인 저혈당 상태는 뇌에 치명적인 영향을 끼칠 수 있다. 정상적인 신생아의 글리코겐 저장량은 8~12시간 동안 포도당 필요량을 충분히 공급한다. 이 시간 내 수치는 글리코겐 저장량이 감소했거나 포도당 대사 항진의 문제를 가진 신생아의 경우에서는 감소한다. 그래서, 모든 아픈 신생아의 경우에는 혈당량을 측정해야 한다. 혈당량 검사에서 45mg/dL보다 적게 나오면 저혈당증을 가리킨다.

저혈당증의 상태가 되면 신생아의 몸에서는 글루카곤, 에피네프린, 코르티솔 및 성장호르몬 같은 반작용 호르몬이 분비될 것이다. 이런 호르몬은 포도당 저장량을 늘여서 혈당을 올리는데 도움을 준다. 사실 이런 호르몬의 작용은 몇 시간 동안 지속될지도 모르며 일시적으로 고혈당을 유발할 수 있다. 그렇지만 포도당 저장량이 고갈되면 혈당수치는 다시 내려간다.

저혈당증의 신생아를 평가할 때는 다음과 같은 소견이 포함된다.

- 근육이 뒤틀리거나 발작
- 기진맥진함(축 처짐)
- 기면증
- 눈동자 굴림
- 울음소리가 고음
- 무호흡
- 불규칙 호흡상태
- 청색증

처치는 기도확보와 환기부터 시작한다. 산소화를 적절하게 유지한다. 필요시 흉부압박을 해 준다. 의료지도를 받으며 포도당($D_{10}W$ 또는 $D_{25}W$)을 투여하고 따뜻하게 체온을 유지시키며 적절한 시설로 이송한다.

구토

신생아가 구토를 할 경우에는 여러 가지 복합적인 원인에서 발생하며 한 가지 원인으로 나타나는 것은 드물다. 구토(위내용물의 폭발적 분출)는 생후 첫 주 동안에는 잘 나타나지 않고 단순한 역류(위에서 식도로 음식물이 단순히 올라오거나 내뱉는 것)와 혼동될 수 있다. 신생아에게 있어서 구토는 기관식도루(tracheoesophageal fistula)나 상부위장관폐쇄 같은 해부학적 이상 때문에 주로 일어난다. 종종 두개내압 증가나 감염과 같은 심각한 장애일 수 있다. 검은 피를 포함하는 구토물은 종종 생명을 위협하는 질병을 의미하기도 한다. 분만 후 몇 시간 안에 종종 혈액이 섞인 점액 구토는 흔한 일이 아니다.

평가소견으로 팽창된 위, 감염의 징후, 두개내압 증가 혹은 약물금단 현상 등이 있다. 구토물은 흡입될 수 있으므로 적합한 처치법은 기도를 개방하는데 중점을 둔다. 호흡장애나 기도내 이물질이 있을 경우에는 기도에서 구토물을 흡인하거나 제거해 주고 적절한 산소공급을 해준다. 탈수를 막기 위해서 수액투여가 필요할 수도 있다. 또한, 좀더 자란 신생아들에게 하는 미주신경자극(vagal stimulation)은 신생아에게 있어선 서맥을 야기시킬 수 있음을 알아 두어야 한다.

기도를 안전하게 확보한 후에는 아기를 옆으로 눕혀서 병원으로 이송한다. 모든 다른 경우와 마찬가지로 부모나 보호자에게 모든 절차와 그 이유를 설명한다.

설사

심한 설사는 신생아에게 심각한 탈수와 전해질 불균형을 유발시킬 수 있다. 다른 환자들에게서보다 신생아에게서 설사를 진단하는 것은 더 어려울 수 있다 해도, 모유를 먹는 아이들은 특히 하루에 5~6회의 변을 보면 정상으로 간주한다.

신생아에게 있어서 설사의 원인은 다음과 같다.

- 세균이나 바이러스 감염
- 위장염
- 유당불내성증
- 광선요법(phototherapy)
- 신생아 금단 증후군(neonatal abstinence syndrome(NAS))
- 갑상선중독증(thyrotoxicosis)
- 낭성섬유증

설사하는 신생아의 처치는 모든 상황에서 그렇듯이 적절한 신체분비물격리(감염차단)의 예방조치를 해야 한다는 것을 명심한다. 묽은 변, 줄어든 소변량, 그리고 느려진 모세혈관 재충혈, 차가워진 사지와 무기력이나 기면 등의 탈수 징후가 나타날 수 있다. 종종 부모가 변의 횟수를 측정하는 것이 어려우므로 그런 경우에는 사용한 기저귀의 숫자를 묻는 편이 좋다.

처치법으로는 환기와 기도를 확보해 주고 적합한 산소공급을 하고 적용이 되면 흉부압박을 한다. 의료지시대로 수액요법을 고려할 수도 있다. 모든 처치법은 부모와 돌봄제공자에게 설명해주고 증세가 심한 경우 아기를 치료할 수 있는 병원으로 이송한다.

출생 시 발생하는 보편적 손상들

출생 시 손상(birth injury)은 미국에서 매 천명 출생 당 2명에서 7명꼴로 일어난다. 이 출생 시 손상으로 10만 명 당 5~8명꼴로 사망하고 10만 명 당 25명꼴로 산소결핍 손상으로 죽는다. 이런 손상들은 전체 영아사망률의 2~3%를 차지한다. 출생 시 손상의 위험요소는 다음과 같다.

- 조산
- 과숙
- 아두골반 불균형
- 지연 분만
- 둔위 분만
- 급속 분만
- 견갑만출장애
- 당뇨병이 있는 산모

출생 시 외상은 여러 가지 형태를 지닌다. 두개골 손상은 압박형 머리형태형성(molding of head), 두정골겹침, 홍반(붉은 피부색), 찰과상, 반상출혈(검푸른 변색)과 피하지방 괴사, 결막하 및 망막출혈, 골막하출혈, 두개골 골절 등을 포함할 수 있다. 두개내 출혈은 외상이나 질식에서 올 수 있다. 종종 신생아는 출생 시에 커다란 두피혈종이 생길 수 있다. 이런 외상은 출생 시 압박으로 인한 머리부종으로 산류

문화적 고려사항

부모가 세례식을 요청할 때

때때로 병원전 출산은 사산아를 분만하는 경우가 있다. 그 신생아의 사인은 명백할 수도 있거나 다른 반면 정상적 신생아에게도 사망이 있을 수 있다. 어떤 기독교 가정들은 그 신생아가 출산하자마자 세례받기를 원한다. 세례를 받지 못한다는 것은 "신의 아이로 되는 은총을 거부하는 것"으로 생각하기 때문이다. 비슷한 종교들이라도 신생아 세례식은 우선 로마카톨릭 교회예식으로 실시한다. 세례식 요청을 받았을 때 자신의 종교적 믿음상태에도 불구하고 세례를 준다는 사실은 그 부모들에게 매우 중요한 사실이며 응급구조사에게 큰 신뢰감을 갖고 있다는 것을 의미한다. 카톨릭 교회 세례식에 따르면 대접에 담긴 물을 손가락으로 찍어 신생아의 이마에 십자가 표시를 하면서 "나는 성부와 성자와 성령의 이름으로 너에게 세례를 주노라"라고 말한다. 모든 부모들은 이 행동에 감사할 것이다.

(caput succedaneum)라고 불리며 일주일이 지나면 없어진다. 척추가 과신전되거나 측부 쪽이 당겨질 때 척추와 척수신경이 강하게 견인되어 척추나 척수에 손상을 입을 수 있다. 또 출생 시 다른 손상은 말초신경 손상, 간 손상, 지라파열, 부신 출혈, 빗장뼈 골절이나 사지 골절, 그리고 저산소증/허혈 등이 있다.

평가 시 소견은 다음과 같다.

- 산재성, 반상출혈성, 부종성 두피주위 연부조직의 부종
- 척수신경 손상위치 이하 부위의 마비
- 아래팔(forearm) 마비를 동반하거나 동반하지 않는 상지(upper arm) 마비
- 가로막 마비
- 울 때 얼굴 한쪽만 움직이는 것
- 골절된 빗장뼈 부위 쪽의 팔을 자유롭게 움직일 수 없는 것
- 외상 입은 사지의 자연스런 움직임 부족
- 저산소증
- 쇼크 상태

신생아 혹은 출생 시 손상을 입은 신생아의 관리는 주로 기도확보에 중점을 두고 적합한 환기 및 산소공급에 중점을 둔다. 만약 필요하다면 흉부압박을 시행한다. 의료지도에 따라서 투약이나 다른 비약물적 처치단계로 특별한 손상을 지지할 수 있다. 출생 시 손상을 입은 신생아들은 특별한 시설의 치료를 필요로 한다. 다른 응급상태에서의 관리방법과 마찬가지로 전문시설을 찾고 부모나 돌봄제공자와 따뜻한 마음으로 대화를 한다.

심장소생, 소생 후 그리고 안정화

신생아에게 심정지가 발생하는 것은 주로 저산소증과 관련되어 있다. 이미 설명한 대로 재빠르고 적합한 중재를 취하지 않는다면 결과는 좋지 않다. 짐작할지도 모르겠지만, 심정지와 관련된 경우는 뇌와 장기손상의 가능성도 높아진다. 신생아에게 있어서 심정지를 일으킬 만한 위험요소는 다음과 같다.

- 서맥
- 자궁내 질식
- 조산
- 산모가 복용했거나 투여된 약물들(마약 등)
- 선천적인 신경근육계통 질병들
- 선천적인 기형
- 분만 중 저산소혈증

내용 요약

➤ 신생아 심정지의 원인
- 일차적 무호흡 또는 이차적 무호흡
- 서맥
- 지속적 태아 순환
- 폐고혈압

심정지는 일차나 이차 무호흡, 서맥, 지속성 태아 순환이나 폐고혈압증으로 인해서 생긴다. 평가시 소견은 말초청색증, 부적절한 호흡상태, 비효율적 심박동 혹은 심박동 없음이다.

신생아의 심정지는 소생의 역피라미드 절차에 따른다(그림 3-17). 의료지도에 따라 약이나 수액을 투여한다. 체온을 유지하면서 빨리 전문시설로 이송한다. 이런 상황에서 부모나 관리하는 사람을 대하는 것은 굉장한 주의가 요구된다. 아기에게 무슨 일이 일어나고 있는지 설명하고 생존가능 여부에 대해서는 말하지 않는다.

요약

출산을 하게 되면 산모와 새로 태어난 아기를 모두 보살펴야 한다. 신생아는 특별한 보살핌을 필요로 하고 가장 중요한 사항은 기도확보와 환기처치에 있다. 신생아 처치에서 가장 중요한 것은 기도와 환기, 열손실 방지이므로 신생아를 항상 따뜻하게 해야 한다.

만약 평가 시 질식된 신생아를 발견하면, 즉각적으로 환기처치를 하고 자극을 하면서 필요하면 심폐소생술을 해야 한다. 출생 후 산소와 환기 보조가 요구되는 신생아는 흔하지 않는 상황이 아님을 명심해야 한다. 일반적으로 산소처치와 환기보조는 약간의 문제가 있는 신생아를 극적으로 좋아지게 한다. 신생아의 APGAR 점수가 낮으면 산소(불어주기)와 비침습적 절차(CPR)을 시작해야 한다. 가능하면 집중적인 치료실(NICU)로 이송한다.

현장 출동 후 결과 분석

산모의 난산으로 인해 기본인명소생술 구급대(BLS unit)로부터 지원을 요청받는 경우가 있다. 현장에 도착하면 응급구조사가 분만예정일을 2주 넘긴 35세의 산모가 환자라고 말한다. 양막은 이미 터졌고 양수에 태변이 진하게 섞여 있다. 막 당신이 도착했을 때 태아는 산도 밖으로 머리가 보이기 시작한다. 현장에 도착하자마자 아기가 나온다라고 산모가 소리치기 시작한다.

1. 분만하자마자 호흡을 위해 이 신생아를 자극해야만 하는가?
   그 이유는 무엇이고 혹은 하지 않아야 할 이유는 무엇인가?

2. 이런 경우에 있어서 주요 위험 요인은 무엇인가?

3. 이 신생아를 안정시킨 즉시 어디로 이송해야만 하는가?

이 책 뒷부분에 제시된 해설을 참고한다.

복습 문제

1. ______ 보다 적은 체중이 되는 신생아는 출생 시 소생술을 필요로 한다.

a. 1,500g　b. 2,350g
c. 2,500g　d. 1,580g

2. 신생아의 첫호흡을 자극하는 요인이 아닌 것은?

a. 저산소증
b. 과체온증
c. 경미한 산증
d. 폐의 신전반사(Stretch reflex) 시작

3. 대부분 태아의 발달은 임신 ______시기에 이루어진다.

a. 1기　b. 2기
c. 3기　d. 마지막

4. 신생아 호흡률은 분당 평균 ______회이고 심박수도 분당 ______회의 범위 내에 있어야 한다.

a. 20~30, 90~100　b. 25~35, 100~110
c. 30~40, 120~140　d. 40~60, 150~180

5. APGAR 점수의 최고점은?
   a. 6　　b. 7
   c. 8　　d. 10

6. 신생아 체온손실의 주요 요인은?
   a. 복사　　b. 대류
   c. 전도　　d. 증발

7. 신생아에서 적혈구 수가 과도하게 많은 상태는?
   a. 후비공 폐쇄　　b. 적혈구증가증
   c. 배꼽탈장　　d. Pierre Robin 증후군

8. 신생아의 bulb suctioning은 ________________.
   a. 5초 이내로 해야 한다.
   b. 의사만이 해야 한다.
   c. 더 이상 권장되지 않는다.
   d. 모든 신생아에게 한다.

9. 신생아에서 수액과 약물투여는 어느 경로로 하는 것이 가장 바람직한가?
   a. 두정맥　　b. 위팔정맥
   c. 배꼽정맥　　d. 복재정맥

10. 조산아란 출생 시 몸무게가 0.6~2.2kg 정도이며 임신기간 ______주 이내에 출생한 신생아이다.
   a. 40주　　b. 39주
   c. 28주　　d. 37주

11. 신생아의 혈당이 ______ 이하일 때 저혈당증이다.
   a. 75mg/dL　　b. 65mg/dL
   c. 55mg/dL　　d. 45mg/dL

12. 여러분이 신생아에게 다량의 수액 일시주입을 한다. 일시주입주사의 용량은?
   a. 30mL/kg　　b. 20mL/kg
   c. 10mL/kg　　d. 5mL/kg

이 책 뒷부분에 제시된 해답을 참고한다.

참고문헌

1. Perlman, J. M. and R. Risser. "Cardiopulmonary Resuscitation in the Delivery Room: Associated Clinical Events." Arch Pediatr Adolesc Med 149 (1995): 20–25.
2. Barber, C. A. and M. H. Wyckoff. "Use and Efficacy of Endotracheal versus Intravenous Epinephrine during Neonatal Cardiopulmonary Resuscitation in the Delivery Room." Pediatrics 118 (2006): 1028–1034.
3. Toth, B., A. Becker, and B. Seelbach-Gobel. "Oxygen Saturation in Healthy Newborn Infants Immediately after Birth Measured by Pulse Oximetry." Arch Gynecol Obstet 266 (2002): 105–107.
4. Davis, P. G., A. Tan, C. P. O'Donnell, and A. Schulze. "Resuscitation of Newborn Infants with 100% Oxygen or Air: A Systematic Review and Meta-Analysis." Lancet 364 (2004): 1329–1333.
5. Rabi, Y., D. Rabi, and W. Yee. "Room Air Resuscitation of the Depressed Newborn: A Systematic Review and Meta-Analysis." Resuscitation 72 (2007): 353–363.
6. Apgar, V. "A Proposal for a New Method of Evaluation of the Newborn Infant." Anesth Analg 32 (1953): 260–267.
7. Mieczyslaw, F. and M. Wood. "The APGAR Score has Survived the Test of Time." Anesthesiology 102 (2005): 855–857.
8. Kattwinkel, J., J. M. Perlman, K. Aziz, et al. "Part 15: Neonatal Resuscitation: 2010 American Heart Association Guidelines for Cardiopulmonary Resuscitation and Emergency Cardiovascular Care." Circulation 122 (2010): S909–S919.
9. Berg, M. D., S. M. Schexnayder, L. Chameides, et al. "Part 13: Pediatric Basic Life Support: 2010 American Heart Association Guidelines for Cardiopulmonary Resuscitation and Emergency Cardiovascular Care." Circulation 122 (2010): S862–S875.
10. Roggensack, A., A. L. Jeffries, D. Farine, et al. "Management of Meconium at Birth." J Obstet Gynaecol Can 31 (2009): 355–357.
11. Raghuveer, T. S. and A. J. Cox. "Neonatal Resuscitation: An Update." Am Family Physician 83 (2011): 911–918.

추가문헌

American Heart Association. 2010 American Heart Association Guidelines for CPR and ECC. Dallas: American Heart Association, 2010.

American Heart Association and American Academy of Pediatrics. PALS Provider Manual. 6th ed. Dallas: American Heart Association, 2011.

Braner, D., J. Kattwinkel, S. Denson, and S. Niermeyer, eds. Neonatal Resuscitation. 5th ed. Elk Grove Village, IL: American Academy of Pediatrics, 2011.

DeBoer, J. L. Emergency Newborn Care: The First Minutes of Life. Chicago: ACM Publications, 2004.

Kleigman, R. M., et al. Nelson Textbook of Pediatrics. 19th ed. Philadelphia: W. B. Saunders, 2011.

Tintinalli, J. E., J. Stapczynski, O. John Ma, D. Cline, and R. Cydulka. Emergency Medicine: A Comprehensive Study Guide. 7th ed. New York: McGraw-Hill, 2010.

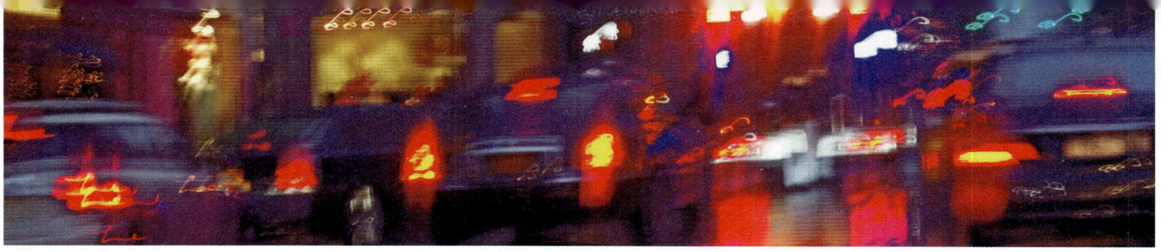

Chapter 4
소아 응급

Pediatrics

Bryan Bledsoe, DO, FACEP, FAAEM, EMT-P
David Nelson, MD, FAAP, FAAEM

단원 표준

특수 환자군(소아 응급)

학습 역량

평가 결과를 역학 및 병태생리학의 원리와 사회심리학 요구에 대한 지식과 통합하여 현장진단을 내리고 특수 요구를 가진 환자를 위한 통합적인 처치/배치 계획을 수립한다.

학습 목표

최종 목표

환자평가 결과, 병력, 해부학, 생리학, 병태생리학적 지식을 알아야 하며, 소아 환자의 응급상황들을 인식하고 처치할 수 있는 기본소생술(BLS) 및 전문소생술(ALS)을 통합 관리할 수 있어야 한다.

수행 목표

최종 목표를 달성하기 위해 다음 사항은 필수적이다.

1. 핵심 키워드를 숙지한다.
2. 소아 환자와 관련된 기초적인 역학적 소견과 소아 처치에서 응급구조사의 역할을 확인할 수 있다.
3. 의사소통의 적응, 평가, 소아 환자 처치, 부모나 보호자의 심리사회적 요구에 따라 다양한 연령의 소아들의 차이를 확인할 수 있다.
4. 신생아부터 사춘기까지 변화하는 소아 생리학을 해부학, 생리학, 병태생리학과 관련하여 논의할 수 있다.
5. 현장평가, 일차평가, 환자병력 청취, 이차평가, 활력징후 결과를 적용하고 임상적 추론을 이끌어내는 감시기술 사용 방법을 확인할 수 있다.
6. 소아의 환자평가 및 처치를 위한 지침/해석을 마련하기 위해 임상적 추론 과정을 사용할 수 있다.
7. 소아환자의 기도관리, 환기, 산소화, 정맥로 확보, 수액 및 약물주입과 심정지 관리 등을 고려하여 일반적 관리 방법을 논의할 수 있다.
8. 평가 소견에 근거하여, 호흡곤란, 호흡부전, 호흡정지를 설명하고, 각각의 처치 방법을 논의할 수 있다.
9. 외상 및 내과적 소아 응급 상황의 병태생리와 응급구조사에 의한 환자 평가와 처치의 우선순위를 확인할 수 있다.
10. 영아돌연사 증후군(SIDS), 생명을 위협하는 사건(ALTE)과 학대와 방임 등의 상황에 대한 관리 및 기록에서 특별한 고려사항을 기술할 수 있다.
11. 의료 기술에 의존하는 소아환자의 특별한 요구를 관리하고 처치하는 과정을 논의할 수 있다.
12. 아동을 포함한 다수 사상자 사고에 점프스타트(JumpSTART) 환자분류 방법을 적용할 수 있다.
13. 소아 응급 시나리오에서, 병원전 환경의 소아 응급 평가와 처치를 응급구조사가 어떻게 통합해야 하는가를 논의할 수 있다.

핵심 키워드

천식(asthma)
세균 기관염(bacterial tracheitis)
굴곡골절(bend fractures)
세기관지염(bronchiolitis)
융기골절(buckle fractures)
심장성 쇼크(cardiogenic shock)
중심정맥관(central IV line)
선천성(congenital)
크룹(croup)
당뇨병 케톤산증(diabetic ketoacidosis)
분포성 쇼크(distributive shock)
소아 응급의료체계(Emergency Medical Services for Children(EMSC))
후두개염(epiglottitis)
열성경련(febrile seizures)
이물질에 의한 기도폐쇄(foreign body air-way obstruction (FBAO))
생나무골절(greenstick fractures)
성장판(growth plate)
고혈당증(hyperglycemia)
저혈당증(hypoglycemia)
저혈량성 쇼크(hypovolemic shock)
비심장성 쇼크(noncardiogenic shock)
단락(우회술)(shunt)
간질지속상태(status epilepticus)
스토마(인공구멍)(stoma)
영아돌연사증후군(sudden infant death syndrome)
기관절개술(tracheostomy)

사례 연구

응급구조사의 무선통신으로 세 번의 비상벨이 울린다. 그 곳에서 메시지가 흘러나온다. "LA 54 응급 상황입니다." LA 54 구조대원들은 6번 침상을 담당하는 병원 관계자들에게 환자를 넘긴다. 60초 이내에 그들은 병원 주차장을 떠난다. 현장으로 가는 도중에 환자의 상태에 대한 정보를 얻는다. 환아는 5개월 된 여자아이로, 아버지의 표현에 의하면 숨을 쉬지 않고 있다고 한다.

도착하기까지 4분이 걸렸다. 환자의 부모는 응급구조사를 아이 방으로 안내한다. 아기는 침대에 누워있다. 순간적으로 응급구조사들은 아기가 창백하며 피부가 차고 습함을 알아차린다. 여자아이의 큰숫구멍(대천문)은 눈에 띄게 푹 꺼져 있다. 호흡은 분당 20여회이며 얕은 호흡이다. 약간의 통증 자극에 아기는 격렬하게 울며 환기의 속도와 양을 증가시키지만 눈물은 보이지 않는다. 적절한 감염 예방조치를 취한 후 전문응급구조사는 아이의 기저귀가 말라 있는 것을 확인하다. "대변을 본 지 3일 정도 됐어요." 그리고 "소변을 안 본 지도 몇 시간 됐고요."라고 아이의 어머니가 설명하였다.

응급구조사는 비재호흡 마스크로 보충 산소를 아이에게 준다. 아기는 마스크에 울음을 터뜨린다. 하지만 마스크를 제거하지는 않는다. 모세혈관 재충혈은 위험 수위에 가깝다(2.5초). 응급구조사들은 부모에게 도움을 요청하며 아기를 응급실로 옮길 준비를 한다. 병원 이송 중에 정맥로를 확보하고 20mL/kg의 식염수를 주입한다. 병원에 도착하자 아기의 혈색이 좋아지고 호흡 속도가 올라가기 시작한다. 모세혈관 재충혈 시간과 맥박 또한 정상으로 돌아오기 시작한다. 응급실에서는 검사를 실시하고 24시간 동안 아기를 살피며 수액을 정맥으로 주입한다. 다음날 아이는 퇴원한다. 전문응급구조사는 나중에, 그 아기가 바이러스성 위장염에 걸렸었음을 알게 되었다. 48시간 이내에 아기는 정상적인 상태로 되었다.

개요

아프거나 다친 아이는 병원전 의료 인력에게 특별히 고려해야 할 사항들이 있다. 최근의 조사에 의하면 미국에서는 연간 2만 명 이상의 소아 사망이 발생한다고 한다. 주요 사망 원인은 나이에 따라 다르다. 그 원인들은 자동차 사고, 화재, 익사, 자살, 살인 등이다. 조금 더 빠른 대처가 있었다면 많은 죽음이 예방될 수 있었을 것이란 전문가들의 연구결과는 우리를 더욱 각성시킨다. 응급의료서비스 과정 중에서 소아 -신생아에서부터 청소년까지- 와 관련된 이런 비극들은 가장 다루기 힘든 부분 중의 하나일 것이다.

소아과 치료는 의료인들에게 항상 많은 도전을 요구한다. 소아들, 특히 나이가 어린 아이들은 자신들에게 무슨 일이 일어났으며 현재 어디가 불편한 것인지 스스로 설명하지 못한다. 또한 여러분은 아이들 외에도 아이들의 부모 혹은 보호자와 대면해야만 한다. 이런 모든 것들이 아이들의 처치를 더 어렵게 만드는 것이다. 소아들이 단순히 작은 어른이 아님을 명심한다. 그들은 특별한 고려사항과 요구를 가지고 있다. 이 장에서는 각종 소아 응급 상황과 그 처치에 대해 배울 것이다.

소아 환자 처치 시 응급구조사의 역할

감소하고 있는 유아 발병률과 사망률을 생각했을 때 전문응급구조사의 역할은 크게 두 가지로 생각해 볼 수 있다. 첫째는 소아의 부상이 주요한 건강상의 걱정거리가 되었다는 점이다. 둘째로는 아이들이 부상에 대한 대처 능력이 떨어지므로 부상을 당했을 때 어른들보다 더 위험하다는 사실을 기억해야 한다는 점이다.

높은 소아 부상률은 여러 가지 요인에 기인한다. 지리적, 기후적 요인들과 같은 것은 바뀔 수 없다. 하지만 가정과 동네 내에서 아이들을 위협하는 요소들은 없어져야 하고, 최소화되어야 한다. 보건의료 전문가로서 우리는 영아와 소아들의 손상을 막는 최선의 방법과 기전들을 찾아야만 한다. 전문응급구조사들은 단순히 사고가 난 후에 처치만 하는 것이 아니라 그 이상의 역할을 해야만 하는 것이다.

소아 외상에 대한 처치뿐 아니라 전문응급구조사는 아픈 소아들의 처치도 책임을 져야 한다. 소아에게만 특별히 나타나는 질환이나 질병의 과정이 소아에게만 독특하게 나타나는 경우도 있다. 어떤 질병이나 외상에 대한 초기 대처만큼 발병률이나 사망률을 줄이는데 좋은 것은 없으므로 우리는 그런 과정들에 대해 잘 알아야 할 것이다.

지속적인 교육과 훈련

소아 환자에게 적절한 처치를 해 주기 위해서는 먼저 스스로 공부하는 것이 필요하다. 아무래도 어른 환자보다는 적은 수의 소아 환자를 대할 것이기 때문에, 소아 처치를 위한 소아과적 지식과 특히 임상 처치 기술들을 꾸준히 익히고 향상시켜 나가야 한다. 지속적인 교육 프로그램들에는 다음과 같은 과정들이 있다.

- 소아전문소생술(PALS)
- 전문 응급구조사를 위한 소아과교육(PEPP)
- 전문소아소생술(APLS)
- 병원전소아관리(PPC)

이런 프로그램들에 더해 각종 세미나에 참석해 소아 응급 분야의 지식을 늘려나갈 수 있을 것이다. 이런 프로그램들은 주로 그 지역의 소아 병원에서 주관된다. 임상적 측면의 기술을 향상시키기 위해 소아 응급실, 소아과 병원 혹은 병원내 소아병동에 있어 보는 것이 도움이 될 것이다. 소아과 의사나 소아과 전문 간호사와 이야기해 보는 것도 좋은 방법이다. 스스로 공부할 때에는 훌륭한 소아과 전공 서적들과 EMS 저널들에 실린 최근의 기사들, 인터넷 사이트 등을 이용할 수 있다.

건강증진과 손상 예방

소아 응급의료체계(EMSC) 프로그램에서 병원전 소아교육에 가장 많은 자금을 지원한다. 소아 응급의료체계는 미국 보건복지부 산하기관인 모자보건국에서 연방 차원의 후원을 받는다. 소아 응급의료체계는 생명

내용 요약

➤ 소아 사망의 주요 원인
- 자동차 사고
- 화상
- 익사
- 자살
- 살인

을 위협하는 질환이나 부상으로 고통 받을 수 있는 소아 환자들의 건강을 증진시키기 위한 목적으로 조직되었다. 이런 국가적 노력은 다음과 같은 사안들을 중심으로 한다.

- 지역사회 교육
- 각종 정보 수집
- 질 향상 또는 개선
- 손상예방
- (의료) 접근
- 병원 전 처치
- 응급처치
- 최종처치
- 재정
- 재활 프로그램
- 소아 치료를 위한 (의료)접근시스템
- 출생에서 청소년까지 지속적 건강관리

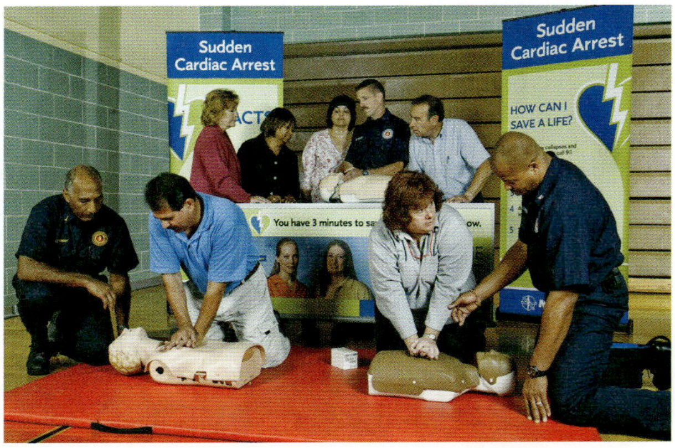

그림 4-1 지역사회에서 손상예방과 건강관리에 대한 교육 프로그램에 참여하고 조직화하는 것이 중요하다.

응급의료 종사자인 전문응급구조사는 사고 예방을 목적으로 하는 프로그램에 적극적으로 참여하는 방식으로 위와 같은 국가적 노력에 동참할 수 있다. 병원전 의료 단계를 담당하는 사람으로, 너무나 자주 소아 환자들의 외상(사고)을 목격하고 있다는 현실을 인정한다. 이런 사고 발생률은 내가 알고 있는 지식을 일상생활에서, 직업적으로 또 개인적으로 주위 사람들과 정보를 나누고 공유하는 작은 일만으로도 줄여나갈 수 있다. 사고 예방과 건강관리에 관한 학교나 지역사회의 프로그램들을 적극적으로 만들고 참여해 나간다(그림 4-1). 학교의 "일일 교사"프로그램에 참여하여 많은 학생들이 응급의료에 관심을 가지도록 한다. 급하지 않은 사유로 구급차를 호출하는 방법과 "아동 안전(Child proofing)" 의 중요성에 대해 가족 구성원이나 보호자들에게 교육할 기회로 삼는다. 안전을 감시하며, 구역 또는 마을 지킴이 등을 수행하거나 참여할 수 있는 적절한 기관에서 일하는 것도 좋다.

병원전 소아 관련 응급 상황의 심각성과 그 특성을 알기 위한 많은 노력이 기울여지고 있다. 이제 많은 지역에 소아 환자등록(pediatric registries) 및 외상환자등록(trauma registries)이 존재한다. 이 같은 등록데이터는 지역 보건소에서 수행하던 표준역학조사 외에도 병원전 문서에 기반을 두고 있다. 거주하는 지역에서 등록 프로그램 또는 연구에 참여하고 있다면, 필요한 모든 데이터를 습득하여 제공하도록 한다. 이 같은 등록 자료에서 얻은 정보를 통해 어떤 자료가 더 필요한지 알게 된다.

소아전문소생술의 기술

최근 여러 연구에 따르면, 응급의료제공자에게 처치를 받은 소아 중 85%가 기본소생술(BLS)만으로 충분했다고 한다. 이 같은 기본소생술(BLS)은 붕대감기, 부목, 산소공급 및 비슷한 기본적 기술을 말한다. 또한 응급구조 이송에서 소아가 차지하는 비율은 아주 낮았다. 따라서, 응급구조사가 소아에게 기관내삽관, 정맥로 확보 또는 약물 투여 등의 전문소생술(ALS)을 실시하기 위해 호출되는 일은 드물다. 이 같이 소아처치는 드물기 때문에 소아를 위한 응급처치 술기를 언제나 능숙한 상태로 유지하는 것이 쉽지 않다. 이러한 이유로 많은 응급의료체계에서는 소아기관내삽관 대신 간단한 백-밸브-마스크(BVM) 환기를 선호하고 있다. 또한 병원전 상황에서 소아환자를 대상으로 기관내삽관과 백마스크 환기를 비교한 대규모 연구에서도 BVM 환기가 기관내삽관과 비슷하거나 더 좋은 결과를 이끌어냈다는 결과도 있었다.

응급의료체계의 운영 방식과 관계없이, 기술이 드물게 사용될수록 더 많이 연습해야 한다는 사실을 염두에 두어야 한다. 전문소생술은 적절히 실시되었을 때 생명을 구할 수 있다. 소아전문소생술은 드물게 사용되지만, 필요한 경우 능숙하게 실시되어야 한다.

소아 응급 상황에 대한 일반적 조치

소아 환자에 대한 응급처치는 나이와 처치해야 하는 문제에 따라 달라진다. 소아 응급 상황에서 가장 먼저 고려해야 할 것은 환자의 정서적 · 심리적 발달이다. 소아를 돌보는 부모나 보호자 역시 돌보아야 한다. 그들은 정보를 요구하거나 분노를 표출하기도 하고, 처치나 이송에 대해 동의하거나 거부할 수 있다.

의사소통과 심리적 지지

신생아, 아동, 청소년 처치에 있어서 선행되어야 할 것은 의사소통과 심리적 지지이다. 소아 환자 평가 및 처치 시, 소아와 관련된 성인과 지속적으로 의사소통을 해야 한다. 병력은 가능한 빠르고 정확하게 조사한다. 소아, 특히 영아의 병력을 물어볼 때 부모와 보호자에게 가장 우선적으로 정보를 얻을 수 있다. 아동이 나이가 있는 경우 아동에게 정보를 구할 수도 있다. 나이가 있는 아동은 증상이나 기타 세부 사항에 대해 정확히 설명할 수 있다.

환자들이 자신의 의견을 피력하고 질문을 자유롭게 할 수 있도록 하는 정중한 마음으로 소아 환자들을 처치해야 한다. 이야기를 차근차근 들어주는 일이 처치에 대한 어린환자의 두려움을 없애는데 큰 역할을 할 수 있을 것이다. 이렇게 세심하게 살피어 주는 분위기를 조성하면, 어린 아기들과도 의사소통을 할 수 있다. 아기들 또한 다른 사람의 목소리와 접촉에 반응을 하기 때문이다.

환자 요구에 대응

앞에서도 말했듯이, 소아의 응급처치에 있어서는 아이의 나이와 감정적 성숙도가 매우 큰 영향을 미친다. 가장 일반적으로 아이들은 아픔과 상처에 대해 '무서움'(두려움)으로 대응한다. 일반적인 두려움은 다음과 같다.

- 부모나 보호자와 떨어졌을 때 느끼는 공포
- 집이나 친숙한 장소를 영원히 벗어나고 다시 돌아갈 수 없음에 대한 공포
- 다치는 것에 대한 공포
- 신체적으로 불구가 되거나 외관을 손상시킬 것에 대한 공포
- 모르는 것에 대한 두려움

소아 환자에 대한 진료는 환자의 나이와 얼마나 쉽게 아이를 다룰 수 있느냐에 따라 달라진다.

부모나 보호자가 또한 무서워하고 있다는 것을 아이들이 알게 되었을 때에는 위와 같은 두려움들이 한층 더 심화된다. 응급 상황과 같은 혼란스러운 분위기 자체가 아이들에게는 더 큰 스트레스가 되는 것이다.

자신에게 어떤 처치가 행해지고 있는지 아이들도 알 권리가 있음을 기억하라. 아이에게는 할 수 있는 한 정직해야 한다. IV 주사기 바늘과 같이 아이들이 아픔을 느낄 만한 처치를 할 때엔 얘기를 한다. 처치를 하기 바로 직전에 얘기를 해 주어야 한다. 그 처치가 아플 것이며 물품을 준비하는데 약 5분 정도 걸릴 것이라는 말은 하지 않는다. 그러면 아이의 두려움을 가중시킬 뿐이다.

항상 아이의 수준에 맞는 단어를 사용하여 말한다. 우리들이 매일 사용하는 의학, 해부학적 용어들은 아이들에게 외국어처럼 들릴 것이다. "지금부터 경추고정기를 할 거야."라는 말은 아이들에게 아무 의미도 되지 못한다. 대신에 "목이 움직이는 것을 막기 위해 목걸이 같은 것으로 목을 고정시킬 거야" "목을 움직이지 마세요." "너무 꽉 조이면 말해줘"라고 말하면 된다. 이와 같은 방식의 의사소통으로 아이들은 처치를 '자신'의 일로 받아들일 수 있으며 아이들의 불안감을 덜어 줄 수 있다.

부모 또는 보호자의 반응

소아 응급 상황에서 부모나 보호자의 반응은 매우 다양하다. 처음에는 쇼크, 슬픔, 부정, 분노, 죄책감, 두려움 혹은 얼이 빠진 정신없는 상태를 보인다. 그들의 이러한 기분 상태는 응급처치가 이루어지는 과정에서 변한다. 의사소통이 이런 상황을 해결해 주는 열쇠가 된다. 전문응급구조사들은 각각의 응급 상황에서 한 사람의 어른하고만 대화하는 것을 선호한다. 그래야만 혹시 있을지 모르는 의견 충돌을 최소화하고 전문응급구조사가 환자의 상태에만 신경을 쓸 수 있다. 전문응급구조사가 확신에 차 있는 모습을 보이면 부모나 보호자들도 정신을 차리고 구조사의 지시에 따를 수 있게 된다. 대부분의 경우 부모와 보호자들은 아이의 일에 대해 공포에 질린 모습을 보인다. 그들은 종종 다음과 같은 질문으로 자신들의 두려움을 드러낸다.

"우리 아이가 죽는 건가요?"

"혹시 뇌를 다쳤나요?"

"아이는 괜찮을까요?"

"지금 아이한테 뭘 하고 계신 건가요?"

"우리 아이가 걸을 수 있을까요?"

병원전 단계에서 위와 같은 질문들에 대해 명확히 답을 하기 어려울 것이다. 그러나 다음과 같이 한다면 부모들의 걱정을 덜어 줄 수 있다.

- 자신의 이름과 자격을 말한다.
- 그들의 두려움과 걱정을 이해한다.
- 두려움을 느끼는 것이 당연하고 괜찮은 일임을 확인시킨다.
- 부모들의 에너지를 환아를 처치하는 당신을 도울 수 있는 방향으로 향하게 한다.
- 응급 상황에서 침착한 모습을 보인다.
- 무슨 처치를 하고 있는지 부모나 보호자에게 알려 준다.
- 얕보거나 명령하듯 말하지 않는다.
- 아이를 위해 할 수 있는 모든 처치가 행해지고 있음을 부모나 보호자에게 확인시킨다.

상황이 허락된다면 부모나 보호자가 처치를 받는 아이와 항상 함께 있도록 해 주어야 한다. 응급 상황에서 특히 더 감정적인 모습을 보이는 가족들이 있을 수 있다. 하지만 침착하고 확신에 찬 모습을 보이는 가족의 아이들이 응급처치를 할 때에 긍정적인 반응을 보인다. 만약 부모나 보호자가 정신없이 얼이 빠진 상태라면 그들이 처치 현장에서 떨어져 있도록 조치를 취한다. 만약 아이의 과거 또는 현재의 상처가 일정한 패턴을 드러낸다면 아동폭력을 의심해 본다. 보호자들은 이런 상황에서 적절한 조사와 처치를 막으려고 노력할 것이다(아동 폭력이나 방임 문제는 뒤에서 자세히 다룬다).

성장 및 발달

소아는 발달 단계에 따라 성인이 되기까지 성장한다. 소아 환자 발달 정도에 따라 접근법을 달리해야 한다.

갓난아기(생후 처음 몇 시간)

갓난아기(newborn)와 신생아(neonate)라는 단어는 혼용되는 경우가 많지만, 갓난아기는 생후 처음 몇 시간 이내의 아기를 칭한다. 신생아는 생후 한 달 이내의 아기를 말한다. 갓난아기를 평가하기 위해 가장 자주 사용되는 방법은 신생아응급에서 설명한 아프가 점수 체계이다. 갓난아기의 소생술은 신생아학(신생아응급)장에서 설명한 역피라미드 방법을 따르며, 신생아전문소생술(NALS) 교과과정에서 규정한 지침을 따라야 한다.

신생아(생후 1달)

신생아학(neonatology) 장에서 설명했듯이 신생아(neonate)란 태어난 지 한 달 이내의 신생아를 이르는 말이다. 이 시기는 가장 급격한 성장이 이루어지는 시기이다. 태어난 후 신생하는 외부환경에 적응하기 위해 태어날 당시 체중의 10% 정도를 잃는다. 그러나 이렇게 잃은 체중은 보통 10일 내로 회복된다. 이 시기의 성장에 가장 큰 영향을 주는 것은 임신 기간이다. 정상적으로 약 40주 만에 태어난 아이들은 위에 설명한 것과 같은 체중 변화를 보인다. 조산된 아이들은 얼마나 일찍 태어났느냐에 따라 신경학적으로 또 신체적으로 위와 같은 발달을 보이지 않는다.

신생아기의 발달은 '반사작용'을 중심으로 한다. 아이의 인격 또한 이 시기에 형성되기 시작한다. 엄마 곁에 있는 이 시기의 아이들은 때때로 엄마를 쳐다보거나 웃거나 하는 등의 반응을 보일 것이다. 엄마나 혹은 아빠는 이 시기의 아이들을 안정시킬 수 있다. 많은 일련의 과정들이 부모와 함께 이루어져야 하지만 이 시기에 아이에 대한 세심한 관찰을 놓쳐서는 안 된다. 황달과 구토, 호흡곤란 등이 이 시기의 아이들에게 일어날 수 있다. 신생아에서 뇌막염과 같은 중증 질환은 경증 질환과 구별하기 어려울 수 있다. 단지 열이 나는 것이 그 증상인데 열이라는 것은 다른 경미한 이상이 있을 때도 나타나는 증상이기 때문에 별 것 아닌 것으로 인식하고 넘어가기가 쉽다. 이러한 이유로 이 시기 신생아의 열(fever)은 세심한 검사를 필요로 한다.

이 시기 아이들의 처치에는 다음과 같은 몇 가지 사항을 유의해야만 한다. 먼저, 아기들의 몸이 언제나 따뜻한 상태로 유지되어야 한다는 것이다. 피부의 색깔과 몸통과 호흡을 잘 관찰한다. 울 때 눈물이 나지 않는 것은 아이의 몸에 수분이 부족하다는 것을 의미한다. 청진기는 아이가 평온한 상태에 있을 때 항상 먼저 사용되어야 한다. 신생아를 검사하는 동안 보호자가 곁에 있는 것이 더 편할 것이다. 부모나 보호자의 무릎에 아기를 뉘이면 아이가 쉽게 안정을 찾을 것이다. 부모나 보호자에게 병력을 물어야 한다. 하지만 아이를 관찰하는 것 역시 중요하다.

영아(생후 1달~5달)

생후 5~6개월이 되면 체중이 출생 시 체중의 두 배가 된다. 눈으로 다른 사람들의 움직임을 따라갈 수 있다. 근육 조절은 머리에서 꼬리 방향으로 이루어진다. 이는 근육 조절 발달 방향이 머리(cephalo)에서 시작하여 꼬리(미추, caudal)쪽으로 향한다는 것이다. 또한 근육 조절은 몸통에서 사지로 향한다. 이 시기 영아의 인격은 아직 부모나 보호자를 중심으로 한다. 이들에게 반드시 병력을 구해야 하며, 영아돌연사증후군(SIDS), 구토, 탈수, 뇌수막염, 아동학대 및 가정 내 사고 등 발생 가능한 질병이나 사고에 각별히 유의한다.

영아를 따뜻하고 편안하게 유지한다. 영아가 부모나 보호자의 무릎 위에 안겨 있을 수 있도록 한다. 검진 중 고무젖꼭지나 젖병을 사용하여 영아를 조용하고 안정되게 할 수 있다.

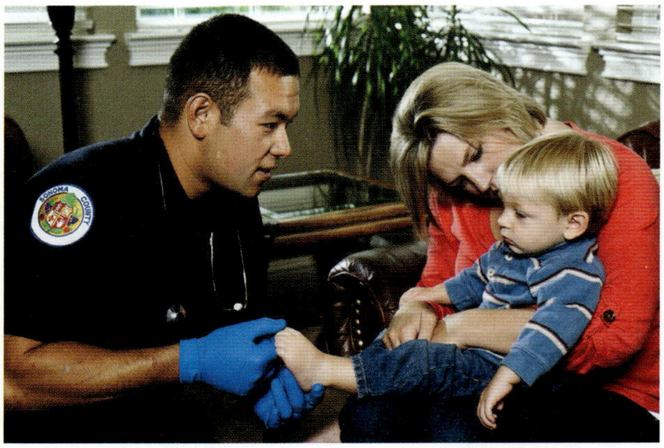

그림 4-2 영아와 유아는 엄마의 팔로 감싸 안을 수 있게 한다.

영아(생후 6개월~1년)

이 시기의 아이들은 도움 없이도 설 수 있거나 혹은 걸을 수 있다. 아이들은 활동적으로 변하며 무엇이든 입에 넣고 먹으려 하는 경우가 많다. 따라서 이 시기에 가장 주의해야 할 것은 이물질에 의한 기도폐쇄(foreign body airway obstruction, FBAO)이다. 6개월 또는 그 이상의 영아는 성격이 형성되어 있으며 보다 쉽게 자신을 표현하고 낯선 사람에 대한 불안감을 많이 느낀다. 그들은 등을 대고 누워 있기를 싫어한다. 주로 엄마(가끔은 아빠)에게 매달려 있는 것을 좋아한다. 열성경련, 구토, 설사, 탈수, 기관지염, 자동차 사고, 크룹, 아동학대, 중독, 낙상, 기도폐쇄 등이 이 시기에 흔히 발생할 수 있는 질환이나 사고이다.

이 시기의 아이들은 부모나 보호자의 무릎에 앉혀 놓고 검진을 해야 한다(그림 4-2). 아이를 응시하는 일은 아기를 불편하게 할 수 있음으로 다리에서부터 머리의 순서로 검사한다. 만약 시간이 된다면 처치하기 전에 아이와 응급구조사가 친해질 시간을 갖는 것이 좋다.

유아(1살~3살)

이 시기에는 큰 근육의 발달로 성큼 성큼 잘 걷는다. 아이들은 모든 물건 아래로 달리거나 물건 위에 서기를 좋아한다. 그들은 쉬지 않고 항상 움직이는 것처럼 보인다. 아이들은 커갈수록 용감해지고, 호기심이 왕성해지며 고집이 세어진다. 그들은 더 자주 부모나 보호자의 시야에서 벗어나고자 한다. 그러나 이런 면을 통해 아이들은 누가 자신을 가장 빨리 보호해 주고 챙겨 줄 수 있는지 판단하게 되고 두려운 일이 있을 때엔 그 사람에게 더욱 의지한다.

1세에서 3세 시기엔 언어 발달이 시작된다. 보통 아이들은 직접 말하는 것보다 듣고 이해하는 것을 먼저 배운다. 따라서 아이를 처치할 때 아이의 주요 병력을 가르쳐 주는 일은 아직까지 부모나 보호자의 몫이다. 그러나 아이에게도 쉽고 간단한 질문들을 할 수는 있음을 기억한다.

1세부터 15세 사이의 사망 원인 중 많은 부분을 차지하는 것이 각종 사고에 의한 것이다. 이 시기 아이들에게 빈번하게 발생하는 사고에는 자동차 충돌, 살인, 화상, 익사, 보행중 사고 등이 있다. 구토와 설사, 열성경련, 중독, 낙상, 아동학대, 크룹 등도 이 시기에 흔한 질환 및 사고이다. 이물질에 의한 기도폐쇄(FBAO) 또한 여전히 위험성이 높다는 것을 잊어서는 안 된다.

이 시기의 아이들을 처치할 때에는 항상 신경을 쓴다. 조심스럽고 천천히 아이에게 접근을 시도하고 그들의 신뢰를 얻는다. 머리부터-발의 순서로 아이를 검사한다. 검사를 받거나 만져지는 것에 대해 아이가 거부감을 드러낼 수도 있다. 이때에는 아이를 조용하고 쉬운 말로 달래야 한다. 아이가 '싫어요.'라고 대답할 만한 질문들은 피한다. 만약 상황이 된다면 아이들이 자신이 좋아하는 물건(장남감이나 담요)을 들고 있을 수 있도록 한다. 검사가 아플 경우에는 아이에게 미리 말로 알려 준다. 가능하다면 아이가 처치를 거부할 수 있는 손과 팔의 처치는 피한다.

학령 전기(3세~5세)

이 연령 집단의 소아는 소근육 및 대근육 발달이 굉장한 수준으로 이루어지고 언어 능력도 크게 증가하여 말하는 방법을 알고 있다. 하지만 놀란 경우나 특히 낯선 이에게는 말하지 않으려 한다. 상상력이 풍부하고 괴물이 세상 어딘가에 존재한다고 생각한다. 학령전기 아동은 때로 성질을 내거나 표현을 하기도 한다. 이 발달 단계에서 소아는 신체손상을 두려워하고 처치를 두려워한다. 따라서 겁을 주거나 오해의 소지가 있는 언급은 지양한다.

학령전기 아동은 상황에 따라 특정 부모나 보호자에게 달려간다. 자신이 사랑하는 사람의 편을 들고 애정표현을 한다. 가정 내에서 지지와 편안함을 구한다.

이 시기의 소아를 평가할 때는 소아에게 먼저 질문을 던진다. 이때 소아의 상상이 사실에 반영될 수 있음을 염두에 둔다. 소아는 시간관념이 부정확할 수 있다. 따라서 시간 차가 존재할 경우 부모나 보호자에게 정보를 구한다. 이 시기의 소아에게 발생할 수 있는 일반적인 질병과 사고로는 크룹, 천식, 중독, 자동차 사고, 화상, 아동학대, 이물질 섭취, 익사, 열성 경련 등이 있다.

학령전기 아동의 처치에는 요령이 필요하다. 아기에게 쓰는 말투는 피하며 만약 시간과 상황이 허락된다면 소아에게 선택의 여지를 준다. 검사 시 인형이나 봉제인형을 사용하면 검사가 용이해질 수 있다. 소아가 청진기 등의 장비를 들고 있을 수 있게 할 수 있다. 소아가 응급구조사의 무릎에 앉을 수 있게 한다. 가슴부터 검사를 시작하여 마지막에 머리를 평가한다. 불필요한 언행은 지양한다. 소아를 속이거나 소아에게 거짓말을 하지 않고, 어떤 처치를 할 것인지 설명한다.

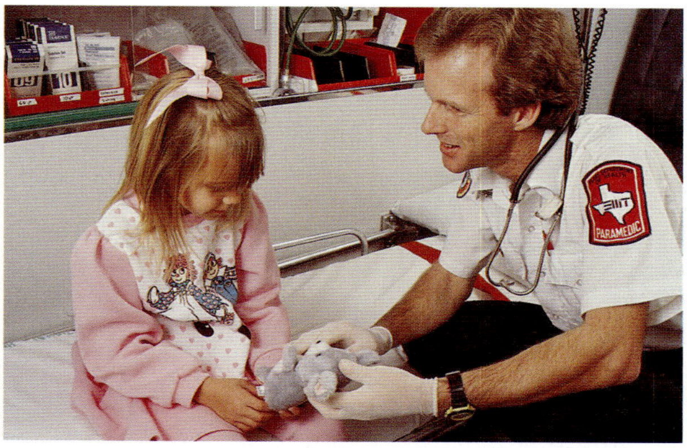

그림 4-3 작은 인형이 6~10세 사이의 소아를 진정시키는데 도움이 될 수도 있다.

학령기 아동(6세~12세)

이 시기의 아이들은 활동적이며 더 이상 세세한 돌봄을 필요로 하지 않는다. 이 시기의 급격한 성장은 아이가 신체의 조화로운 운용 능력의 부족함과 서투름이 있을 수 있다. 인격은 점점 더 발전한다. 아이들은 방어적이며 자신의 부모나 보호자를 자랑스러워하며 그들의 관심을 필요로 한다. 동년배들을 좋아하지만 여전히 든든한 가정을 필요로 한다. 학교에 들어간 이 시기의 아이들을 검사할 때에는 아이들 스스로 자신의 상태에 대해 설명할 수 있는 기회를 준다. 하지만 만약 현재의 병이나 부상이 무엇인가 금지되었던 잘못된 행동에 의해 생긴 것이라면, 아이들은 그것에 대한 자세한 진술을 꺼릴 수 있음을 기억하라. 이럴 경우 부모나 보호자들이 부족한 부분을 메워줄 수 있을 것이다. 아이들을 처치할 때 존중해 주며 솔

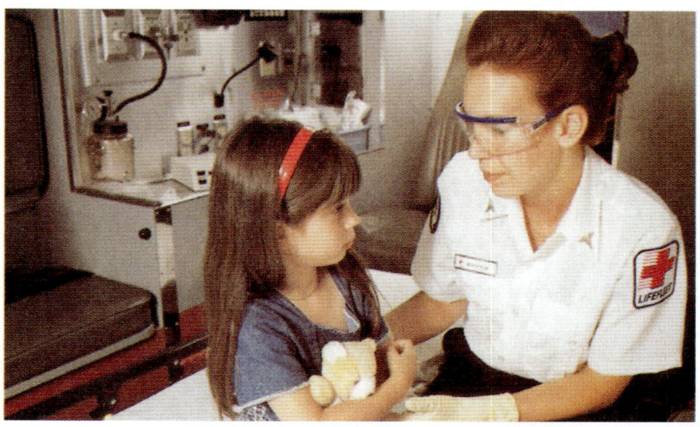

그림 4-4 소아 환자에게 접근할 때는 부드럽고 천천히 해야 한다.

직하게 잘못된 것은 짚어 주어야 한다. 작은 장난감들은 아이의 기분을 안정시키는 데에 도움을 줄 것이다(그림 4-3 및 4-4). 이 시기 아이들에게는 천식, 익사, 교통사고, 자전거 사고, 낙상, 골절, 운동경기 중의 부상, 아동학대, 화상 등이 흔히 발생한다.

청소년기(13세~18세)

청소년 시기는 아동기의 끝에서부터 성인(18세)이 되기 전까지의 시기를 말한다. 이 시기는 사춘기로부터 시작되는데 남자아이들은 주로 13세 정도에, 여자아이들은 주로 11세 정도에 청소년기가 시작된다고 볼 수 있다(이러한 이유로 청소년 시기는 13~18세 보다는 11~18세 사이의 시기로 정의된다). 사실 사춘기는 아이에 따라 매우 다양한 연령에서 시작될 수 있다. 예를 들어 가장 빠르게는 7~8세의 여자 아이가 월경을 시작하기도 한다.

청소년은 그들의 발달에 있어 상당히 다르게 나타난다. 신체적으로 어른에 가까운 15세 이상의 청소년들은 생리적으로 성인처럼 성숙했어도 정신적으로는 아직 어린아이 상태일 수 있다. 신체적인 성숙도에 관계 없이 십대들이 자신의 몸에 대해 많이 의식하고 있음을 알아야 한다. 그들은 그 어떤 단계의 소아보다 강하게 자신의 신체적 이미지에 대해 신경을 쓰고 걱정을 한다. 신체의 청결이나 외관상의 손상에 대한 그들의 걱정에 대해 이야기를 잘 나눌 수 있어야 한다. 그것이 비록 작을지라도 어떤 상처가 외관상으로 남는 것은 이 시기의 환자에게 매우 큰 일이 될 수 있다.

이 시기의 아이들이 비록 법적으로는 어른이 아니지만 그들은 스스로를 다 컸다고 생각한다. 그들은 '소아'란 용어가 자신들에게 사용되는 것에 대한 반감을 드러낼 수도 있다. 아이들은 또래 친구들에게 포함되고 그 속에서 인정을 받으려는 매우 강한 욕구를 가진다. 이 시기의 아이들이 독립을 원할 경우 부모나 보호자와의 관계에 갈등이 있을 수 있다. 그들은 다른 또래의 의견, 특히 자신과는 다른 성을 가진 또래의 의견을 중요시 여긴다. 일반적으로 이 나이 또래의 환자들은 있었던 일에 대한 설명을 잘 한다. 하지만 혹시 그들이 사건에 대해 설명하는 관점과 부모, 보호자의 관점이 다르더라도 놀랄 필요는 없다.

이 시기의 청소년들에게 흔한 질병이나 손상은 단핵구증, 천식, 자동차 사고, 운동 중의 부상, 약물과 술 문제, 자살 시도나 성적 학대 등이다. 청소년기 여성의 경우 임신 또한 가능하다는 것을 기억해야 한다. 십대들을 평가할 때는 그들의 활력징후가 성인에 근접할 것이라는 것을 기억해야 한다. 병력을 조사할 때는 사실에 귀를 기울이고 아이들의 질문에 잘 대답한다. 인터뷰를 할 때에 부모나 보호자와는 떨어져서 하는 것이 좋다. 청소년이 말하지 않는 것이 무엇인지 뿐만 아니라 무엇을 말하는 지 귀를 기울인다. 만약 물질 남용이 의심되거나 환자 또는 다른 사람이 위태로운 상황이라면 재치와 동정어린 마음을 가지고 사건에 접근한다. 만약 정밀 신체검진을 해야 한다면 청소년의 프라이버시를 존중해주며, 신체적으로 수줍음을 느낀다면 환자와 같은 성별의 응급구조사가 검사나 처치를 할 수 있도록 해주는 것이 좋다. 어떤 상황에서든, 정신적인 지지와 안도감을 준다.

해부학 및 생리학

영아와 소아, 성인의 해부 생리학적 차이는 응급 상황에서 각각 응급의료 및 처치 방식을 다르게 한다(표 4-1). 앞에서도 설명했듯이 아이들은 단순히 작은 어른이 아니다. 소아들은 성장에 맞는 신체구조를 가지고 있다. 일반적으로 소아는 더 건강한 조직을 가지고, 질병에 대응하는 능력이 더 강하며, 더 부드럽고 유연한 조직을 가진다. 소아 환자들을 다루는 경우는 그리 흔하지 않을 것이므로 그들의 신체 특징과

표 4-1 | 영아 및 아동의 해부 생리학적 특징

성인과 비교했을 때 영아 및 아동의 차이	평가와 처치에 영향을 미칠 수 있는 잠재적 효과
비율적으로 혀가 크다.	기도를 막기 쉽다.
좁은 기도의 구조를 갖는다.	더 막히기 쉽다.
분비물이 많다.	기도를 막을 수 있다.
유치(젖니)가 있다.	쉽게 빠질 수 있다; 기도를 막을 수 있다.
코와 얼굴이 평평하다.	안면마스크가 밀착되기 어렵다.
몸보다 머리가 무겁고 목의 구조와 근육이 덜 발달되었다.	머리가 몸보다 더 빨리 떨어지기 때문에 머리 손상이 더 심각하게 일어날 수 있다.
어린 영아의 정수리에 숫구멍(천문)이 있으며, 봉합부가 열려 있다(부드러운 부분).	부풀어 오른 숫구멍은 두개골 내 압력의 증가를 의미한다. (아기가 울고 있는 상태에서는 천문이 올라오는 것이 정상); 푹 꺼진 천문은 수분 부족(탈수) 증세를 가리킨다.
뇌 조직이 얇고 부드럽다.	심각한 두뇌 손상에 취약하다.
몸에 비해 머리가 크다.	바로 누운 자세에서 고개가 앞으로 꺾이는 자세(앞으로 굴곡)가 되어 중립자세가 안되므로 기도 확보가 어려워질 수 있다.
기관이 짧고 좁으며 더 탄력적이다.	목의 과신전으로 기관이 닫힐 수 있다.
목이 짧다.	안정시키거나 고정시키기 어렵다.
복부로 숨을 쉰다.	호흡을 평가하기 어렵다.
호흡수가 빠르다.	근육이 쉽게 피로해지고 호흡곤란을 야기할 수 있다.
갓 태어난 신생아는 코를 통해 숨을 쉰다.	코가 막혀 있을 때 숨을 쉬기 위해 입을 자동적으로 열지 않을 수 있다; 기도가 쉽게 막힐 수 있다.
몸무게에 비해 피부 체표면적이 넓다.	저체온증에 빠지기 쉽다.
뼈가 물렁물렁하다.	더 유연하고 부러질 가능성이 적다 ; 외상시의 충격이 뼈내부의 장기들에까지 전달되므로 갈비뼈가 손상되지 않아도 장기들이 다칠 수 있다 ; 특히 폐가 다치기 쉽다.
지라와 간이 더 노출되어 있다.	복부에 큰 힘이 가해졌을 때 장기 손상을 입을 수 있다.

일상에서 자주 접하는 어른의 신체 특징과의 차이를 정기적으로 복습해 둘 필요가 있다(그림 4-5).

머리

소아 환자의 머리는 성인의 머리보다 비율적으로 더 크며, 후두부가 비교적 크다. 머리 크기와 비교해서 대부분의 소아 환자는 얼굴이 작고 코가 낮다. 이러한 이유로 안면마스크 착용시 밀착이 어렵다. 영아를 처치할 때, 두개골에서 아직 닫히지 않은 부분인 숫구멍을 특별히 조심해야 한다. 숫구멍으로 인해 출산 시 좁은 산도에 맞게 머리가 압축될 수 있으며 발달 초기 뇌가 빨리 성장할 수 있다. 작은숫구멍은 생후 4개월쯤 닫히고, 큰숫구멍은 생후 6개월이 지나면 사라지기 시작해 9개월 내지 18개월에 닫힌다.

평가할 때 항상 큰숫구멍을 검사한다. 보통 머리뼈와 같은 높이이거나 살짝 함몰되어 있다. 맥박 박동이 있을 수도 있다. 두개내압 상승이나 뇌수막염, 두뇌 손상이 있을 경우 숫구멍이 좁아지고 부풀어 오를 수 있으며 맥박 강도가 감소하거나 사라질 수 있다. 탈수가 있으면 큰숫구멍이 머리뼈 아래로 꺼져 함몰되어 있는 것처럼 보일 수 있다.

몸 크기에 비해 머리가 무겁기 때문에 영아나 아동은 머리손상의 위험이 있다. 사고가 일어나면 머리가 몸보다 빨리 떨어져, 두뇌 손상이 일어날 수 있다. 또한 머리 크기는 소아 환자 처치 시 기도를 확보

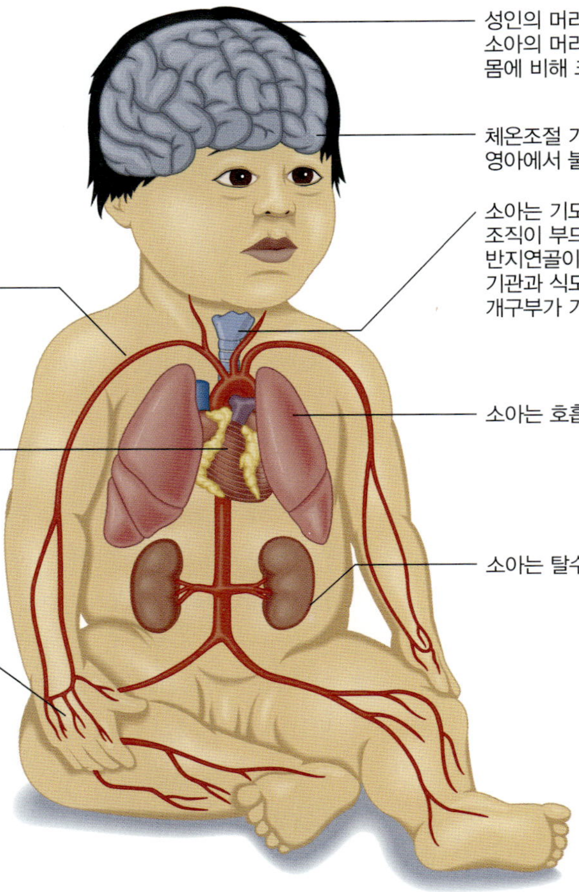

그림 4-5 영아 및 소아의 해부 생리학적 고려사항

하거나 유지하는데 영향을 미친다. 일반적으로 다음과 같은 지침을 따른다.

- 심각한 손상이 있는 3세 이하의 소아 환자에게 외과적으로 처치할 때에는 바로 누운 자세를 취하면 머리가 앞으로 기울어져서 기도확보가 좋지 않으므로 패드를 등 또는 어깨에 대주어 중립자세를 취할 수 있도록 한다(그림 4-6).
- 3세 이상의 소아에게 내과적 처치를 할 때에는 냄새맡기자세(sniffing position)를 만들어 주기 위해

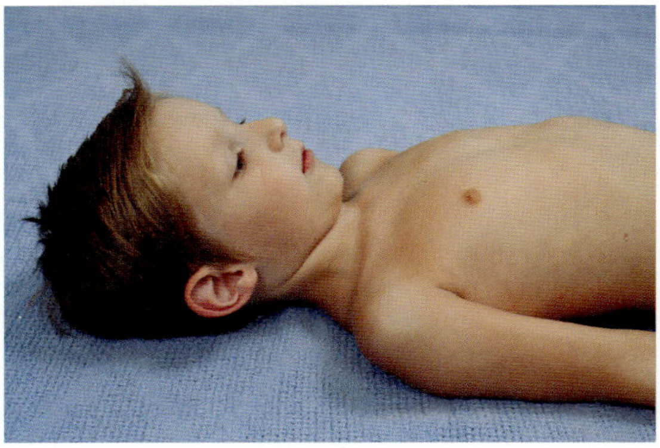

(a)

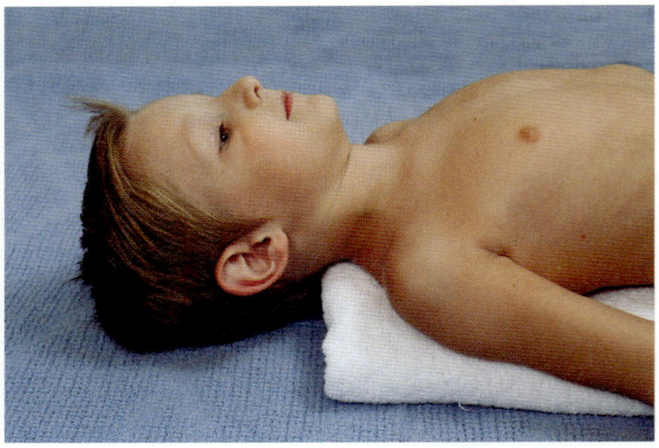

(b)

그림 4-6 (a) 바로 누운(앙와위) 자세에서, 소아의 머리가 앞쪽으로 기울면(tip forward) 기도폐쇄가 발생할 수 있다. (b) 환자의 등과 어깨에 패드를 놓아 중립 또는 가볍게 뻗은 자세에서 기도를 확보한다.

접힌 시트나 타월 등으로 아이의 머리를 받쳐 준다. 즉, 냄새맡기자세란 목이 약간 앞쪽으로 기울여져 있고 인두와 기관을 일렬로 맞추기 위해 머리를 약간 뒤쪽으로 위치시키는 자세를 말한다.

기도

영아나 소아의 기도관리 시, 다음의 해부 생리학적 요인을 고려한다.

- 소아 환자는 전체적으로 성인보다 기도가 좁기 때문에, 분비물이나 장애물로 인해 더 쉽게 폐쇄를 일으킬 수 있다.
- 영아는 코로 숨을 쉰다. 코가 분비물로 막혀 있는 경우, 자동적으로 숨을 쉬기 위해 입을 벌려야 한다는 사실을 모를 수도 있다.
- 소아의 혀는 입 크기에 비해 상대적으로 많은 공간을 차지하므로, 의식 불명인 소아 환자는 호흡 폐쇄를 겪기 쉽다.
- 소아의 기관은 성인보다 부드럽고 탄력적이기 때문에, 목과 머리가 과신전 되었을 경우 허탈(collapse)이 발생하여 기도가 막힐 수 있다.
- 성인보다 후두가 높고(C3–C4), 인두까지 확장될 수 있다.
- 어린 소아의 반지연골은 기도에서 가장 좁은 부분이다.
- 영아는 기도 안쪽으로 45도 각도로 연장된 오메가 모양(말굽 모양)의 후두개가 있으며, 소아 환자의 후두개 연골은 성인보다 더 부드럽기 때문에 더 연장될 수 있다.

다음의 일반적 절차를 따라 위와 같은 해부 생리학적 차이를 고려한다. 생후 6개월 이하의 영아는 항상 콧구멍을 청결하게 유지한다. 목을 과신전하면 허탈이 발생할 수 있으므로 피한다. 연골 부상을 예방하기 위해 기도를 부드럽게 확보한다. 영아 및 유아의 기도에 기도기를 사용할 경우 기도의 반경을 더 좁게 만들어 부분적으로 어느 한 쪽에 부종을 야기하기 때문에, 수기로 다른 모든 방법이 실패하였을 때 최후의 수단으로만 입인두 및 코인두 기도기의 사용을 고려한다(소아의 기도 확보에 대한 더 자세한 정보는 후반에서 다루도록 한다).

흉부 및 폐

영아 및 소아의 흉부와 폐를 검사할 때 기억해야 할 점은 조직과 근육이 성인의 것보다 미숙하다는 것이다. 가슴 근육은 쉽게 피로해지고, 폐 조직은 연약하다. 부드럽고 유연한 갈비뼈는 장기 보호에 미숙하다. 갈비뼈는 수평적으로 위치해 있고 가슴세로칸(종격동)은 좀 더 유동적이다.

영아와 아동의 흉부와 폐 관리에서, 다음의 해부 생리학적 요인을 고려한다.

- 영아와 소아는 가로막(횡격막)을 이용한 복식 호흡을 한다.
- 소아 환자, 특히 어린 영아는 위 팽창이 쉽게 된다.
- 소아에게 갈비뼈(늑골) 골절은 흔한 일은 아니지만, 아동학대에서 흔히 발견된다.
- 소아의 갈비뼈는 부드럽기 때문에 외상에 의해 갈비뼈 내부 장기에 큰 부상이 있을 수 있다. 그 결과, 외부 징후 없이도 심각한 장기 손상이 발생할 수 있다.
- 폐좌상이 중증 외상을 당한 소아 환자에서 더 흔하게 발생한다.
- 성인보다 영아 및 소아의 폐는 압력손상으로 인한 공기가슴증이 더 쉽게 올 수 있다.
- 성인보다 영아 또는 소아의 세로칸은 긴장성 공기가슴증으로 인해 더 많이 한 쪽으로 치우친다.
- 소아의 얇은 흉벽은 숨소리를 더 잘 들리게 한다. 이 때문에 가슴 이외에서의 소리를 숨소리로 잘못 인지하는 경우가 있을 수 있으며 이 경우 공기가슴증이나 잘못된 삽관을 놓치고 지나칠 위험이 있다.

복부

간이나 지라처럼, 혈관이 많은 장기들은 아이들의 배 속에서 상대적으로 큰 자리를 차지하고 있다. 복부에 있는 많은 장기들은 서로 가깝게 붙어 있다. 아이들의 경우, 아직 복부의 근육이 성숙되지 않았기 때문에 간이나 지라 혹은 이들을 포함한 여러 장기의 손상을 입을 가능성이 높다.

사지

소아 환자가 청소년기에 이르기까지 그들은 더 연하고 구멍이 많은 다공성의 뼈를 가진다. 따라서 이 시기에 삐거나(인대 늘어남) 염좌 등으로 다치는 것은 골절과 같은 방법으로 처치해야 하며, 따라서 움직이지 못하게 고정시켜 주어야 한다.

어린 시절의 발달 과정에서 성장판(growth plate)의 손상은 뼈 성장에 치명적일 수 있다. 골내주사는 바늘을 뼈에 삽입할 때 항상 성장판을 조심해야 한다(골내주사에 관해서는 뒷부분에서 다시 설명한다).

피부 및 체표면적

소아의 피부와 체표면적에는 세 가지 특징적인 면이 있다. 첫째, 소아의 피부는 어른들의 피부보다 얇다는 것이다. 둘째, 아기나 아이들은 보통 적은 양의 피하지방을 갖는다는 점이다. 마지막으로 전체 몸무게 당 체표면적 비율이 높다.

위와 같은 특징들 때문에 아이들은 극단적인 주변 온도 상태나 열 노출 시 큰 손상을 당할 수 있다. 어른들에 비해서 체액이나 몸의 열을 빨리 빼앗기며 탈수나 저체온 증상을 보일 가능성이 크다. 또한 심부화상을 입기 쉽다. 이 때문에 화상은 소아 외상 환자 사망의 주 요인이 된다.

호흡계

영아와 소아는 청소년과 성인들과 비율적으로 비슷한 일회호흡량(tidal volume)을 갖지만 대사 과정은 어른들보다 약 두 배 가량 더 많은 산소를 요구한다. 또한 영아와 소아는 저장해 둘 수 있는 산소 양이 적다. 높은 산소 요구량과 낮은 저장량 때문에 영아와 소아는 저산소증에 빠지기 쉽다.

심혈관계

영아와 어린 소아들에 있어서 심장 활동은 박동수에 의존한다. 그들은 매우 활동적이나 제한적인 심장혈관을 가진다. 비록 영아와 소아가 가진 혈액순환양은 어른들과 비교 했을 때 상대적으로 크지만 피의 절대량은 적다. 결과적으로 이들은 성인보다 더 길게 혈압을 유지시킬 수 있지만 쇼크(저관류)의 위험을 가지고 있는 것이다. 이런 쇼크에 대한 처치에서는 다음과 같은 사항을 기억해야 한다.

- 소량의 체액/혈액을 잃는 것이 큰 쇼크를 초래할 수 있다.
- 큰 비율을 차지하는 체액/혈액을 잃어야 이런 쇼크가 발생하는 것이다.
- 모든 환자군에 있어 저혈압은 가장 늦게 보이는 쇼크 징후이다. 소아 환자에게 있어 곧 심폐정지가 발생할 수 있다는 불길한 징후이다.
- 정상적인 혈압 상태에서도 아이들은 쇼크에 빠질 수 있다.
- 소아 및 영아의 쇼크에 대한 평가는 조직관류의 임상적 징후에 기반해야 한다(순환 평가에 대한 후반 내용을 살펴보도록 한다).
- 빈맥이 나타나면 쇼크를 의심한다.
- 저혈압 발생 위험이 있기 때문에 소아 환자를 신중히 관찰한다.

소아는 체구가 작은 성인이 아니다. 성인에게 대수롭지 않은 출혈이 영아 및 소아에게 심각하며 치명적일 수 있다. 두피에 열상이 있거나 1컵 분량의 혈액 손실이 발생한 소아는 쇼크가 발생할 수 있다(소아 환자의 쇼크 관리는 후반부에서 다루도록 한다).

신경계

신경계는 아동기 이후 지속적으로 발달한다. 그럼에도 불구하고 신경 조직은 어른의 신경 조직보다 더 약하다. 어른보다 더 유연한 두개골과 척추는 뇌와 척수 보호에 미숙하다. 따라서 큰 힘이 소아의 신경 조직에 전달되어 더 심각한 결과를 야기할 수 있다. 이 같은 부상은 두개골 또는 척추의 부상 없이도 발생할 수 있다(머리 및 목 손상에 대한 처치는 후반부에서 다루도록 한다).

대사적 차이점(Metabolic Differences)

지금까지 처치 및 이송 과정에서 신생아 및 소아 환자를 보온하고 따뜻하게 유지해야 한다는 사실을 반복해서 강조했다. 이는 다음과 같은 대사적 고찰에 기반하고 있다.

- 영아와 소아는 글리코겐과 포도당 저장량이 한정되어 있다.
- 소아 환자는 체중에 비해 체표면적 비율이 높기 때문에 저체온증에 취약하다.
- 구토 및 설사로 인해 심각한 체액 손실이 발생할 수 있다.
- 갓 태어난 신생아(newborns)와 신생아(neonates)는 몸을 떨지(shiver) 못한다.

열 손실을 방지하기 위하여 항상 환자의 머리를 감싸고 구급차내의 기온을 적절히 유지한다. 구급차 내에는 항상 충분한 양의 담요를 갖추고 있어야 하며, 지역이 추운 곳이라면 뜨거운 물병을 장비한다.

소아 환자평가에 대한 일반적 접근

다른 환자를 처치할 때에도 마찬가지이지만 소아 환자를 다루는 순서는 언제나 생명을 위협하는 위독한 것이 우선되어야 한다. 만약 위협 요소가 없다면 아래에 설명된 일반적인 순서를 따라야 할 것이다.

기본적 고려사항

일차 평가 중 대부분의 요소는 현장을 눈으로 평가하면 해결된다(이는 때때로 "출입구 평가"로 불린다. 무기력증 등 아픈 아동의 증상을 빨리 주목한다). 가능하면 항상 소아를 안정시키는 데 부모나 보호자의 조력을 받는다. 상황에 따라 처치 및 이송 시 부모나 보호자가 동행할 것인지를 결정한다. 앞서 언급한 것처럼, 이 같은 결정을 내리는데 있어 환자 발달 단계와 부모나 보호자의 대처 기술을 고려해야 한다.

부모나 기타 성인들과 의사소통 시, 앞서 언급한 의사소통 기술을 잘 기억한다. 부모나 보호자가 소아와 소통하는 방법에 주의를 기울인다. 그러한 의사소통이 응급 상황에 적절했는가? 가족들이 염려하고 있는가? 그들이 화를 내고 있는가? 과민하거나 너무 무관심하지 않은가?

출동 시부터 환자의 상태와 관련된 정보를 계속해서 구한다. 안전이 최우선이 되어야 한다. 소아 환자를 처치할 때는 다른 환자들을 처치하는 것과 동일한 현장 접근 지침을 따른다. 잠재적 위험 상황이 있는지 관찰하고 표준 안전지침을 적절히 따른다. 영아와 유아는 감염에 특히 위험하다는 사실을 기억한다.

법적 고려사항

언제까지를 아동으로 보아야 하는가?

응급구조사가 마주칠 수 있는 어려운 질문은 "법적으로, 언제까지를 아동으로 보아야 하는가?"이다. 이 질문에 대한 대답은 주마다 다르다. 법률에 따르면 아동은 18세 생일이 지나게 되면 스스로 결정을 내릴 수 있고 계약을 체결할 수 있으며 군에 입대할 수 있고 의료 행위에 동의할 수 있다. 또한 18세 미만일지라도 결혼을 하게 되면, 특히 아이가 있는 경우 그 아이에 대해, 동의를 내릴 수 있다.

18세 미만의 일부 아동은 부모에게서 독립해서 살아간다. 이와 같은 상황과 관계된 법은 다양한 편이지만, 친권으로부터 독립한 미성년자는 법정 판결에 의해 친권으로부터 독립하고 스스로 결정을 내릴 수 있는 권한을 얻은 자이다. 여기에는 의료 행위에 동의할 수 있는 권한도 포함된다. 다시 말하건대 이 법은 주마다 다르다. 근무하고 있는 주의 법률을 숙지하도록 한다. 의료 행위가 필요한 미성년자를 마주했을 때, 가능한 부모에게 연락해서 동의를 구해야 한다. 미성년자의 치료거부는 까다로운 문제이다. 부모에게 연락이 닿지 않으면, 미성년자를 이송하고 응급실 직원이나 경찰관으로 하여금 부모의 위치를 찾고, 치료에 대한 동의를 구하거나 치료 거부를 받는 것이 가장 안전하다. 비슷한 경우로, 친권으로부터 독립했다고 주장하나 서류 상 증명이 불가능한 미성년자를 마주했을 경우, 이송하는 편이 더 낫다. 위와 같은 상황에는 상관과 경찰관에게 의사결정 도움을 구한다.

현장 평가

도착 시 빠르게 현장 평가를 실시한다. 출동 중에 받은 정보와 직접 관찰한 사실로 현장 안전에 대해 평가할 수 있다. 영아, 소아와 관련된 상황에서 불안과 스트레스가 증가할 수 있다는 사실을 감안한다. 현장 안전과 효과적 환자 관리에 필요한 전문적이고 체계적 평가를 실시한다. 스스로 화가 나거나 스트레스 상황이면 안정이 될 때까지 다른 응급구조사에게 처치를 일시적으로 부탁하도록 한다.

현장을 조사하면서, 손상기전(MOI) 또는 질병특성(NOI)에 대한 징후를 찾는다. 이 같은 징후는 평가와 적절한 처치를 결정하는 데 도움을 준다. 아동이 삼킬 수 있는 위험물이 존재하면 기록한다(예, 약병, 가정용 화학제품, 또는 유독 식물). 난간이 없는 계단, 등유 히터 등 위험한 환경적 위험요인이 있는지 찾아본다. 자동차 사고 등 부상의 요인이 있는지 밝힌다. 부상과 병력이 일치하지 않는 경우에 특히 아동학대가 있었는지 주목한다. 앞서 언급한 것처럼, 부모나 돌봄제공자가 소아에게 어떻게 반응하고 소아가 그들에게 응답하는 방법을 유심히 살펴본다.

현장 평가 시 소아에게 주의를 기울인다. 응급구조사에게 적응할 수 있도록 소아에게 시간을 준다. 부드러운 목소리로 간단한 단어를 사용한다. 소아에게 다가갈 때, 환자의 눈높이에 맞춰 이야기하고 신뢰를 얻을 수 있도록 가능한 모든 방법을 사용한다. 소아가 다른 사람보다 유난히 한 명의 요원과 쉽게 친해진다면, 해당 요원에게 소아를 위임하고, 가능하면 이차 평가를 해당 요원이 실시할 수 있도록 한다.

일차 평가

환자 상태에 따라 일차 평가 과정을 결정한다. 소아가 활발하고 기민한 경우 좀 더 편안한 방법을 사용할 수 있고, 의사소통에 더 많은 시간을 소비할 수 있다. 반면 소아가 심각하게 아프거나 부상당한 경우 신속한 의료 개입과 이송이 필요할 수 있다. 어떠한 결정을 내릴지는 전반적인 평가에 따라 달라진다(소아 환자 일차 평가에 대한 개요는 그림 4-7을 참조한다).

내용 요약

- 소아평가삼각구도
  - 외관
  - 호흡
  - 순환

전반적인 인상

전반적인 인상을 구성하는 중요한 요소들은 소아평가삼각구도(pediatric assessment triangle, PAT)라고 하는 평가 도구로 정리할 수 있다(그림 4-7). 여러 전문가들은 중증도와 신속한 처치의 필요성을 빠르게

소아 평가 삼각구도

일차평가

소아 평가의 기본은 "원거리"에서 아이가 위협을 느끼지 않도록 하며 청각적, 시각적 단서를 얻는 것이다.

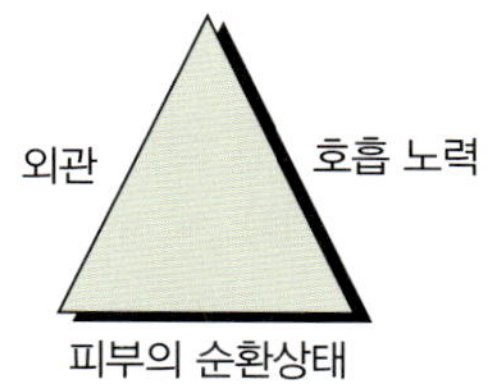

외관 (의식 상태)

"간지럽힘"(TICLS)이 AVPU평가에서 "AV"부분이 된다.

- 근 긴장도(Tone)
- 상호작용(Interactiveness)
- 달랠 수 있음(Consolability)
- 보기/시선(Look/gaze)
- 말/울음(Speech/cry)

근거리 관찰: AVPU평가의 "PU"부분이다.

- 통증에 대한 반응
- 반응없음

호흡 노력

PAT 원거리 관찰:

- 비정상적 기도/호흡음 (쉰 목소리, 작게 들리는 목소리(muffled speech), 그렁거림, 쌕쌕거림, 천명음, 까마귀 울음소리 같은 호흡음)
  비정상적 자세 (냄새맡기자세(sniffing position), 삼각자세 , 눕지 않으려 함)
- 퇴축(retraction), 코벌렁임, "시소" 호흡, 머리를 끄덕임(영아)

PAT 관찰 후 근거리 관찰:

- 청진기를 양쪽 가슴에 대고 청진

피부의 순환상태

PAT 원거리 관찰:

- 창백함
- 얼룩덜룩함
- 청색증

PAT 관찰 후 근거리 관찰

- 위팔, 대퇴부와 말초맥박 확인
- 5세 미만 아동의 모세혈관 재충혈시간 확인
- 3세 이상 아동의 혈압 측정

병력 및 신체검진

흔한 내과적 문제

- 기도폐쇄
- 호흡 응급
- 발작
- 의식 상태 변화
- 발열
- 중독
- 쇼크
- 익수
- 영아돌연사증후군(SIDS)

흔한 외상 상황

- 안전벨트 손상
- 자전거 관련 손상
- 자동차-보행자 손상
- 머리와 목 손상
- 화상
- 학대 및 방임

그림 4-7 기본 소아 평가 단계

평가할 수 있는 방법으로 이 평가도구를 권장한다. 소아평가삼각구도는 청진기, 혈압계, 맥박산소포화도 측정기, 또는 기타 의료기기를 사용하지 않고, 눈과 손으로 빠르게 치명적인 상황을 발견하도록 도와준다. 소아평가삼각구도의 세 가지 요소는 다음과 같다.

- 외관–소아의 의식 상태와 근긴장도에 초점을 맞춘다.
- 호흡–호흡수와 호흡노력 여부에 주의를 기울인다.
- 순환–순환상태를 나타내는 지표로, 모세혈관 재충혈 뿐만 아니라 피부의 상태와 피부색을 확인한다.

활력징후의 기능

소아평가삼각구도를 신속히 적용하여 전반적 평가를 내린 후, 의식 상태와 ABCs와 같은 생체 기능을 평가한다. 평가 단계는 기본적으로 성인 평가와 동일하나, 정확한 자료를 얻기 위해서 약간의 변형이 필요하다.

의식 수준 AVPU 방법(의식 명료, 언어 자극에 대한 반응, 통증 자극에 대한 반응, 무반응)을 활용하여 소아 환자의 의식 정도를 평가한다. 아동의 연령에 따라 방법을 조정한다. 영아일 경우, 언어 자극에 대한 반응(울음)을 이끌어 내기 위해 소리를 질러야 할 수도 있다. 영아나 소아를 절대 흔들어서는 안 된다.

기도 그림 4–8부터 그림 4–11에 제시된 방법을 사용하여 기도를 평가한다. 공기의 움직임이 약하거나 없는 경우, 즉시 처치를 실시한다. 다음 사항을 항상 기억한다. 영아 및 소아에게 가장 흔한 심정지의 원인은 기도와 호흡기 문제이다.

기도를 검사하면서 다음을 확인한다.

- 기도가 개방되어 있는가?
- 기도유지가 머리 위치 조절, 흡인, 기도유지 보조도구로 가능한가?

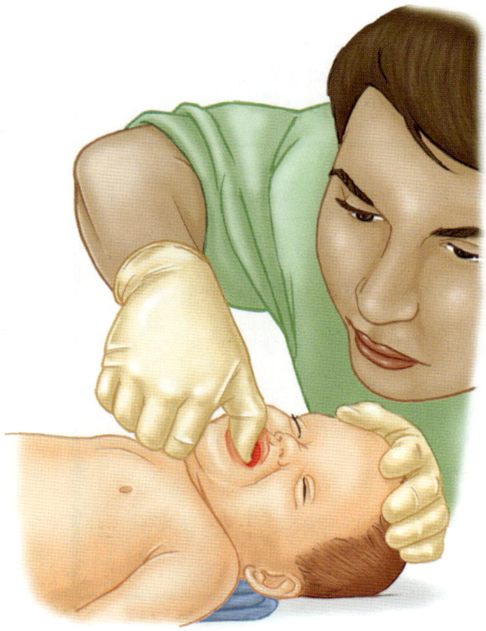

그림 4–8 기도 개방

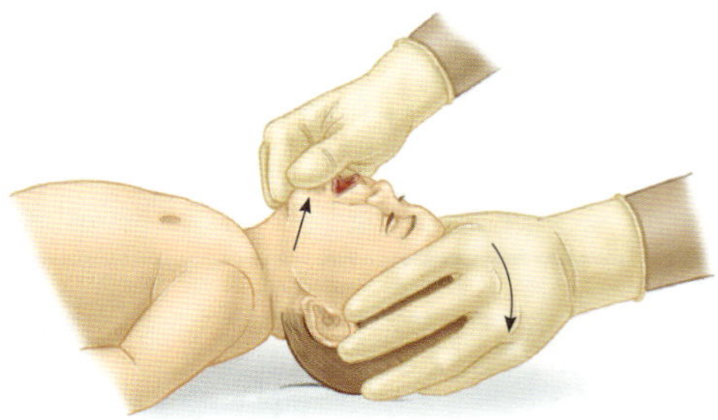

그림 4–9 머리 기울임–턱 들어올리기

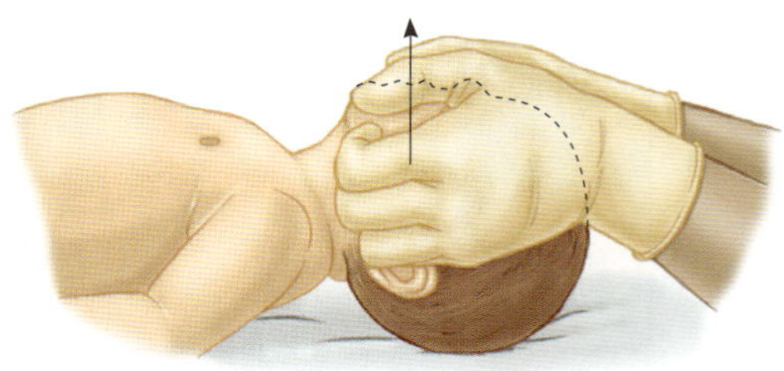

그림 4–10 턱 견인법

- 기도가 유지되지 않는가? 만약 그렇다면 어떤 조치를 취해야 하는가?(기도 관리는 이 장 후반부에서 다루도록 한다.)

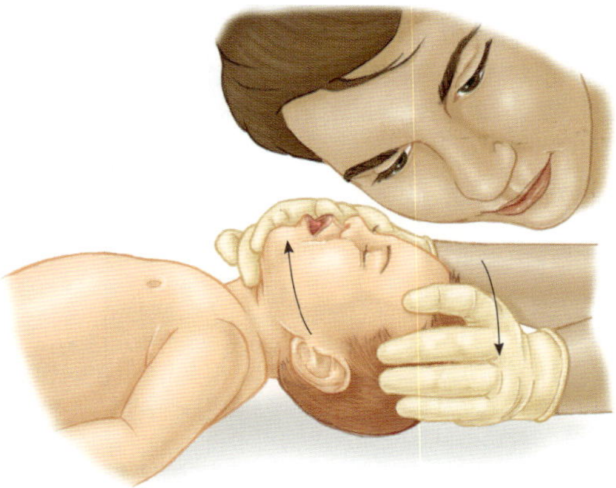

그림 4-11 호흡 평가

호흡 소아 환자의 호흡을 평가할 때, 심폐소생술 자격증 과정에서 배웠던 "보고, 듣고, 느끼는" 방법을 떠올린다. 환자의 흉부와 복부 움직임을 보고, 호흡음이 정상인지 아닌지 듣는다. 환자의 입에서 공기의 움직임을 느낀다.

소아 환자는 흉부가 작다. 이러한 이유로 호흡음 전달을 최소화하기 위해 겨드랑이와 가까운 곳에 청진기를 댄다. 호흡음을 평가 시, 통증이나 공포로 인해 아동의 호흡이 증가할 수 있음을 유념한다. 호흡이 비정상적으로 빠른 빈 호흡은 공포, 통증 및 부적절한 산소 공급, 또는 신생아의 경우 추위에 노출되었음을 의미할 수 있다.

외상이 의심되면, 영아나 아동에게 치명적인 흉부 손상이 있지 않은지 확인한다. 흉부 손상은 정도가 경미하더라도 아동의 호흡을 방해할 수 있다. 흉부 손상은 적절한 산소 공급이나 환기를 방해할 수도 있다.

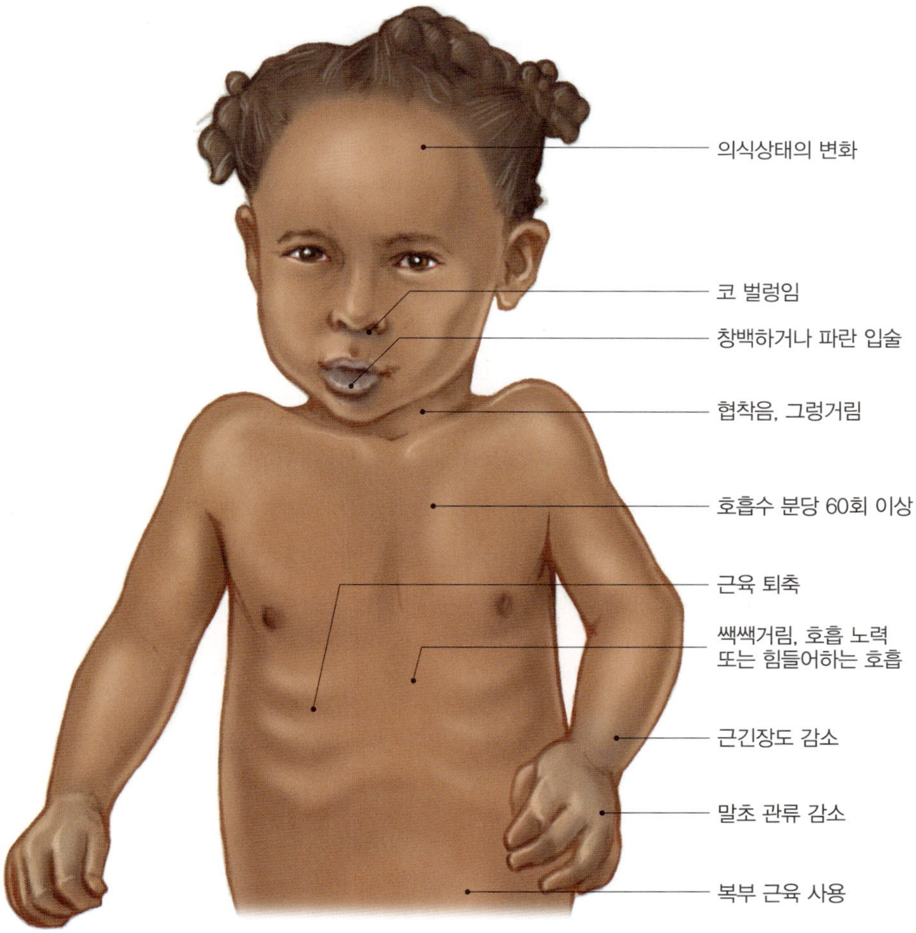

그림 4-12 호흡 곤란 징후들. 빨리 관찰하여 알아낼 수 있는 증상에 주목한다.

표 4-2 | 영아 및 소아의 정상 활력징후*

정상 맥박(분당 박동수, 휴식 시)		
신생아(생후 0~1개월)	100~180	
영아(생후 1~12개월)	100~160	
유아기(1~3세)	80~110	
학령전기(3~5세)	70~110	
학령기(6~10세)	65~110	
초기 청소년기(11~14세)	60~90	
정상 호흡수(분당 호흡수, 휴식 시)		
신생아(생후 0~1개월)	30~60	
영아(생후 1~12개월)	30~60	
유아기(1~3세)	24~40	
학령전기(3~5세)	22~34	
학령기(6~10세)	18~30	
초기 청소년기(11~14세)	12~26	
정상 혈압 범위(mmHg, 휴식 시)		
	수축기 약 90+2×나이	이완기 수축기 약 2/3
학령전기(3~5세)	평균 98(78~116)	평균 65
학령기(6~10세)	평균 105(80~122)	평균 69
초기 청소년기(11~14세)	평균 114(88~140)	평균 76

*15~18세 청소년의 활력징후는 성인과 비슷하다.
주: 영아 또는 소아의 맥박이 높은 것은 낮은 것만큼 중요하지 않다. 맥박이 낮으면 심정지 임박을 의미할 수 있다. 보통 3세 미만의 소아는 혈압을 측정하지 않는다. 혈액 손실이나 쇼크의 경우, 소아의 혈압은 한계에 가까워질 때까지 정상 범주에 머물다가 신속히 감소한다.

목표는 위태로운 호흡의 증거를 찾는 것이다(그림 4-12). 호흡 평가는 다음과 같은 상태의 평가를 포함한다.

- *호흡수* 신생아에게 호흡곤란이 있을 때 가장 먼저 빈 호흡이 나타난다. 원인에 관계없이 빠른 속도로 호흡하는 영아는 결국 지치게 된다. 따라서 호흡이 느려지면 꼭 회복의 신호가 아니라 피로의 결과일 수 있음을 기억해야 한다. 급성 병색을 띤 아이의 호흡수가 느린 것은 불길한 징후이다(정상적인 호흡수는 표 4-2에 나타나 있다). 간단히 말해, 호흡수가 비정상적으로 빠르거나 비정상적으로 느리면 주의를 기울여야 한다.
- *호흡 노력* 가슴의 상승정도, 호흡음, 협착음, 또는 쌕쌕거림을 관찰하여 공기 유입이 적절하게 이루어지고 있는지 평가할 수 있다. 영아나 소아의 호흡 증가는 코의 벌렁임이나 보조 호흡근의 사용 여부를 통해 알 수 있다(호흡 노력의 징후들은 표 4-3에 있다).
- *색* 청색증은 다소 늦게 나타나는 호흡부전의 징후이며, 입과 코 점막에서 가장 빈번하게 관찰된다. 말단 청색증만 나타나는 경우는 호흡부전보다는 순환부전(쇼크)일 가능성이 높다.

순환 앞서 언급한 것과 같이, 소아의 피부색을 확인하여 소아 환자 순환 상태를 평가해야 한다. 소아 환자는 저체온증에 걸리기 쉽다. 따라서 흉골이나 이마 등 중심순환부의 모세혈관 재충혈시간을 확인한다(소아 응급의 후반부에서 자세히 설명할 모세혈관 재충혈시간은, 주로 6세 미만의 소아의 경우에서, 확실한 관류 징후이다). 일반적으로 일차 평가시 순환을 평가할 때 다음의 조건을 평가한다.

- *심박수* 앞서 언급한 것과 같이, 영아의 경우 스트레스에 반응하여 동빈맥이 나타난다. 따라서 영아 또는 소아에게 빈맥이 나타날 경우 원인을 밝혀내기 위해 추가적 평가가 필요하다. 영아나 아동에게 서맥이 발생한 경우 저산소증을 보이며, 곧 심정지가 임박했음을 나타내는 불길한 징후일 수 있다(정상 심박수는 표 4-2에 있다).

표 4-3 | 호흡 노력 증가의 징후

퇴축 (retraction)	가슴주위와 흉골 아래, 빗장뼈 위의 피부 및 연조직이 눈에 띄게 가라앉음.
코 벌렁임	콧구멍이 벌어짐; 주로 흡기 시 보임.
머리 끄덕임	소아가 숨을 들이쉴 때 머리를 위로 들고 뒤로 기울인 후, 숨을 내쉴 때 머리를 앞으로 움직임.
그렁거림	영아가 숨을 내쉬는 동안 폐포를 개방하려고 할 때 나는 소리.
쌕쌕거림	점액질 분비 또는 기관지에서 기도 수축 시 공기가 지날 때; 숨을 내쉴 때 더 자주 들림; 낮거나 높은음.
목을 울리는 꾸르륵 소리 (gurgling)	숨을 들이쉬고 내쉴 때 기도에서 들리는 거칠고 비정상적인 기포음; 개방성 흉부 손상을 나타낼 수 있음.
협착음	비정상적인 고음. 숨을 들이 쉴 때 더 자주 들림.

- *말초 순환* 말초맥박은 종말기관 관류가 적절함을 보이는 신호이다. 중심맥박이 사라지는 것은 불길한 징후이다.
- *종말기관 관류(End-organ perfusion)* 종말기관 관류는 피부, 콩팥, 뇌에서 가장 명백히 나타난다. 피부 관류의 감소는 쇼크의 조기 징후이다. 모세혈관 재충혈시간이 2초 이상이면 심박출량이 낮음을 뜻한다. 뇌 관류 저하는 보통 의식 상태 변화로 나타난다. 소아는 혼란스러움이나 무기력을 느낄 수 있다. 소아가 부모의 얼굴을 알아보지 못하는 것은 불길한 징후이다. 소변량은 콩팥 관류와 직접적인 연관이 있다. 정상적인 소변량은 1~2mL/kg/hr이다. 1mL/kg/hr 이하인 경우 콩팥 관류 저하를 의미한다.

일차 평가 중 의식 상태 및 ABC(기도, 호흡, 순환)평가는 신속하되 자세하게 실시하지 않는데, 즉각적인 생명의 위협을 발견하고 교정하는 것이 목적이기 때문이다. 더 정확한 측정은 이차 평가에서 이루어진다.

심폐정지의 예상

일차 평가 및 반복 평가를 통해 심폐 정지를 인지하고 예방할 수 있다. 생체 기능 평가의 각 단계에서 다음과 같은 질문을 던진다. "이 소아에게 심폐정지로 이어질 수 있는 폐부전이나 순환부전이 있는가?" 생리학적으로 불안정한 소아를 조기에 인지하는 것이 소아전문소생술(PALS)의 주목적 중 하나이다. 소아 환자에게 심폐정지를 야기할 수 있는 증상은 다음과 같다.

- 호흡수 분당 60 이상
- 심박수 분당 180 이상 또는 80 이하(5세 미만의 아동)
- 심박수 분당 180 이상 또는 60 이하(5세 이상의 아동)
- 호흡 곤란
- 외상
- 화상
- 청색증
- 의식 수준의 변화
- 발작

표 4-4 | 소아외상점수 및 글라스고우 혼수척도

소아외상점수				
점수		+2	+1	-1
몸무게		44 lb 초과 (20kg 초과)	22-44 lb (10-20kg)	22 lb 미만 (10kg 미만)
기도		정상	입인두기도기 또는 코인두기도기	기관 내 삽관, 기관절개술, 침습성 기도기
혈압		손목에서 맥박이 만져짐: 90mHg 초과	목동맥 또는 넙다리동맥 촉지됨: 50~90mmHg	맥박 촉지되지 않거나 50mmHg 미만
의식수준		완전히 깨어있음	둔감상태 또는 의식 소실	혼수상태
개방성 상처		없음	경미	심각 또는 관통
골절		없음	폐쇄성 골절	개방성 골절 또는 다발성 골절
소아 글라스고우 혼수척도				
		1세 이상	1세 미만	
눈뜨기 반응	4 3 2 1	자발적 음성 명령 통증 무반응	자발적 소리침 통증 무반응	
		1세 이상	1세 미만	
운동 반응	6 5 4 3 2 1	명령에 따름 통증위치를 찾음 굴곡-회피 굴곡-비정상(겉질제거경직) 신전(대뇌제거경직) 무반응	 통증위치를 찾음 굴곡-회피 굴곡-비정상(겉질제거경직) 신전(대뇌제거경직) 무반응	
		5세 이상	2~5세	0~23개월
언어 반응	5 4 3 2 1	지남력 있고 대화가능 지남력 없고 대화가능 부적절한 어휘 이해할 수 없는 소리 무반응	적절한 어휘와 구절 부적절한 어휘 울거나 소리침 끙끙대는 신음소리(grunts) 무반응	적절히 웃고 옹알이하고 울음 울음 부적절하게 울거나 소리침 끙끙대는 신음소리(grunts) 무반응

- 점상출혈을 수반한 열(피부 출혈로 인한 작은 보라색 반점)

위와 같은 증상을 보이는 환자를 일차 평가 및 이송 과정에서 평가한다. 보통 영아 및 소아의 심폐정지는 갑작스럽게 발생하지 않는다. 대신 호흡기능 및 심기능이 점진적으로 악화된 후 마지막으로 나타나는 결과이다. 따라서 환자의 상태가 호전되고 있는지 악화되고 있는지를 판단해야 한다. 환자상태의 변화나 어떤 비보상 상태가 나타나면, 미국 심장 협회 지침 및 응급의료서비스 시스템 지침에 따라 기본 또는 전문소생술을 실시해야 한다.

이송 우선순위

일차 평가에 따라, 다음의 이송 우선순위 중 하나를 따른다.

- **긴급**: 빠른 이차 평가를 진행하고, 외상이 의심되면, 즉시 이송하고 이송 중 추가적 평가와 처치를 실시한다.
- **비긴급**: 현장에서 이차 평가를 완료한 후 이송한다.

이송 우선순위를 결정하기 위해 일부 응급의료체계에서는 소아 환자를 위해 수정된 외상 점수를 사용하며, 소아 환자를 위해 수정된 글라스고우 혼수척도가 포함된다(표 4-4). 이 같은 점수는 환자 결과를 예측하고 외상센터로 긴급히 환자를 이송해야 하는지 결정하는데 도움을 준다. 소속된 응급의료체계의 의료지도와 지침에 따른다.

이송시기

소아 환자를 응급의료센터로 이송하는 방법은 전적으로 환자 상태의 심각성에 따라 결정된다. 이송시기는 의식이 있고 급성 병색을 띠지 않는 소아 환자에게 적용된다. 이 평가 단계에서 영아나 아동이 응급구조사와 진찰, 처치용 도구와 익숙해지도록 한다. 의식 불명이나 급성 환자의 경우는 이 단계를 건너뛰고 처치 및 이송 단계로 넘어간다. 본질적으로 환자에게 "긴급" 상태를 부여하는 것은 응급구조사 자신이다.

이차 평가

일차 평가를 완료하고 환자 처치의 우선순위를 결정했다면, 병력 및 신체검사를 포함한 이차 평가를 실시한다. 환자에게 내과적 질환이 있다면 병력 조사가 신체검진보다 선행된다. 환자에게 외상이 있다면 신체검진이 우선된다. 파트너와 함께 있다면 병력 조사와 신체검진이 동시에 수행될 수 있다(집중 병력 조사 및 신체검진에서 발견할 수 있는 증상에 대한 요약은 그림 4-7을 참조한다).

병력

최우선순위 환자의 경우, 필수적 처치 또는 생명을 위협하는 상태에 대한 처치가 수행된 후 병원으로 이송하는 중 집중 병력 조사를 실시한다.

소아 환자의 병력을 조사하기 위해서는 가족이나 돌봄제공자에게 도움을 구해야 할 것이다. 하지만 학령기아동이나 청소년은 참여를 원한다는 사실을 기억한다. 앞서 언급했던 것처럼, 아주 어린 환자에게서도 의미 있는 정보를 이끌어낼 수 있다. 나이가 있는 청소년 환자는 특히 성생활, 임신, 또는 약물 및 음주에 대해서는 사적으로 질문한다. 청소년 환자에게 이 같은 질문을 어른이 있는 곳에서 할 경우, 나중에 책망을 당하게 될까 두려워 입을 다물 수 있다.

모든 환자에게 있어 병력을 확인하여 추가적으로 연관된 손상이나 내과적 질병을 밝혀 낸다. 병력은 주호소 및 과거 병력을 중심으로 해야 한다.

주호소의 특징을 평가하기 위해 다음 항목을 확인한다.

- 질병/손상의 특징
- 질병/손상을 겪은 기간
- 발열 여부
- 환자 행동에 대한 질병/손상의 영향
- 배변/배뇨 습관

> **내용 요약**
> ➤ 글라스고우 혼수척도의 요소
> • 언어 반응
> • 운동 반응
> • 눈뜨기 반응

- 구토/설사 여부
- 배뇨 빈도

과거 병력은 만성 질병, 약물 사용, 알레르기 등을 밝혀낸다. 현재 영아나 아동이 의사 치료를 받고 있는 중인지 알아보아야 한다. 그런 경우, 의사의 이름을 묻고 병원에 알리도록 한다. 외상 환자의 경우, 손상 기전 및 현장 신체검진 결과를 재고해 본다(앞서 언급한 것처럼, 현장 신체검진은 외상의 경우 병력 조사보다 선행된다).

신체검진

초점검진 신체검진은 모든 치명적 증상이 밝혀지고 치료된 후 실시한다. 심각한 손상기전이 존재하거나 환자가 반응이 없을 경우, 빠른 외상평가 또는 빠른 내과평가를 실시한다. 어린 아동은 발-머리 순서의 방법(또는 흉부-머리 순서 방법)을 사용하고 나이가 있는 소아는 머리-발 순서의 방법을 사용한다. 부상이 경미하거나 환자가 반응이 있을 경우, 상처부위에 초점을 맞추어 검사하는 신체검진을 실시한다.

이차평가(secondary assessment) 장에 기술된 신체검진을 실시한다. 상황적 특성에 따라 다음의 평가방법을 전체 또는 부분검진시 적용한다.

- ***동공*** 환자의 동공이 균등한지 시진하고 빛에 대한 대광반사를 파악한다.
- ***모세혈관 재충혈 시간*** 앞서 언급한 것처럼, 이 방법은 6세 이하의 소아 환자에게 적절하다. 손톱밑, 엄지손가락밑, 발바닥을 꼬집듯 누른다. 정상적인 모세혈관 재충혈 시간은 2초 미만이다. 이 방법은 추운 환경에서는 신뢰성이 떨어진다.
- ***탈수여부*** 피부 탄력, 눈물 및 침 여부, 및 신생아의 경우 숫구멍 상태를 확인한다.
- ***맥박산소포화도측정기*** 이 기구는 손상/질병 환자나 소아에게 사용한다. 측정 결과를 통해 말초 산소포화도에 대한 정보를 즉시 알 수 있고 환자의 맥박 및 산소 공급 상태를 파악할 수 있다. 하지만 저체온증이나 쇼크가 결과에 영향을 미칠 수 있다.

글라스고우 혼수척도 외상의 경우, 글라스고우 혼수척도(GCS)를 사용해야 할 수 있다. 글라스고우 혼수척도는 두부 외상 여부를 포함하여 환자의 신경학적 상태를 관찰하기 위해 고안된 점수체계이다. 글라스고우 혼수척도는 언어 반응, 운동 반응, 눈뜨기 반응에 기반하여 점수를 매긴다.

소아 환자에게 글라스고우 혼수척도를 사용할 때, 반드시 수정이 필요하다. 환자가 어릴수록 더 많은 수정을 해야 한다. 예를 들어, 언어 반응은 신생아나 영아에게는 적용할 수 없다. 하지만 운동 반응은 자발적 움직임을 관찰하여 아주 어린 소아에서도 측정 결과를 얻을 수 있다. 생후 4개월 미만의 영아는 손바닥에 물체가 놓였을 때 움켜잡기반사(grasp reflex)가 관찰되어야 한다. 움켜잡기반사는 즉시 이루어져야 한다. 3세 이상의 아동은 격려를 받게 되면 지시에 따른다. 감각 기능은 환자를 "간지럽힐 때" 거부 반응을 통해 관찰할 수 있다(소아 환자를 위해 수정된 글라스고우 혼수척도는 표 4-4를 복습하도록 한다).

환자의 글라스고우 혼수척도에 점수를 매긴 후 심각성에 따라 우선순위를 결정한다. 지침은 다음과 같다.

- 경증-글라스고우 혼수척도 13-15
- 중등증-글라스고우 혼수척도 9-12
- 중증-글라스고우 혼수척도 8 이하

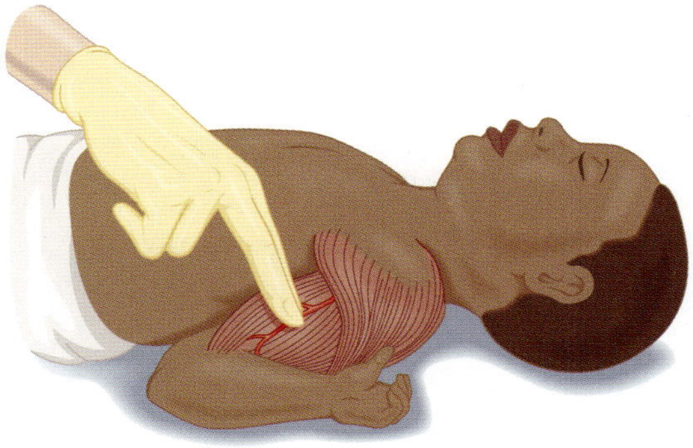

그림 4-13a 위팔동맥의 맥박을 측정한다.

활력징후 활력징후를 정확히 측정하지 않으면 측정하지 않은 것만 못하다. 다음의 지침을 통해 정확히 소아의 활력징후를 측정하는 방법을 알아본다(정상 소아 활력징후에 대한 정보는 표 4-2를 복습하도록 한다).

- 환자가 가능한 안정 상태에 가까울 때 활력징후를 측정한다. 필요한 경우, 측정 전에 소아가 진정할 수 있도록 한다. 현장에서 활력징후를 측정하는 경우에는 맥박, 호흡, 혈압, 체온을 측정해야 한다.
- 적당한 크기의 커프를 사용해서 혈압을 측정한다. 커프는 위팔 너비의 2/3이어야 한다. 맥압(수축기혈압과 이완기혈압의 차이)은 쇼크가 나타날수록 작아진다. 저혈압은 늦지만 보통 갑작스럽게 나타나는 비보상 단계의 쇼크 징후이다. 저혈압은 경미할지라도 심각하게 여기고 빠르게 처치해야 한다. 곧 심폐정지가 나타날 수 있기 때문이다.
- 말초맥박, 위팔동맥과 넙다리동맥의 맥박을 촉지한다(그림 4-13a 및 b). 소아의 경우 호흡의 변화로 맥박수가 상당히 변화할 수 있다. 따라서 최소 30초 동안, 가능하면 1분 동안 맥박을 관찰해야 한다.
- 소아의 체중을 측정하는 것은 보통 불가능하다. 하지만 약물 처치가 필요한 경우 소아의 체중을 잘 추정하도록 한다. 종종 부모나 돌봄제공자가 가장 최근에 진료를 받으면서 측정한 체중을 알려줄 수 있다. 표 4-5에는 소아 환자의 연령에 따른 평균 체중이 나타나 있다(평균일 뿐이다).
- 검사 시작 전 아동의 호흡수를 관찰한다. 검사

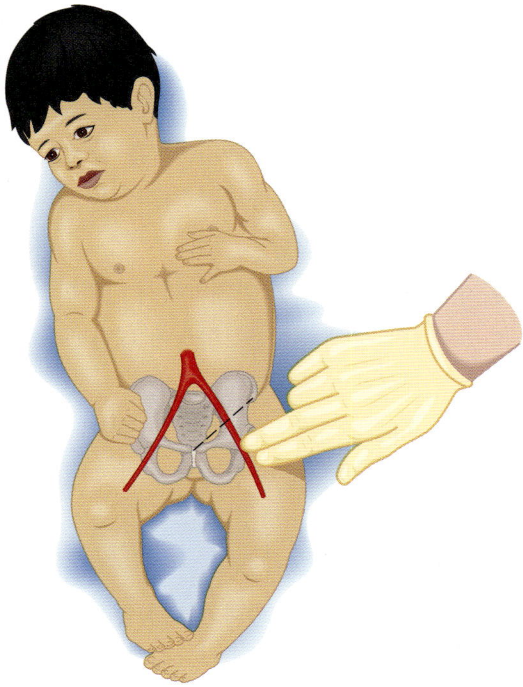

그림 4-13b 넙다리동맥의 맥박을 측정한다.

표 4-5 | 소아 체중의 단위 변환

연령	체중(lb)	체중(kg)
출생 시	7	3.5
생후 3개월	10	5
생후 6개월	15	7
생후 9개월	18	8
1세	22	10
2세	26	12
3세	33	15
4세	37	17
5세	40	18
6세	44	20
7세	50	23
8세	56	25
9세	60	28
10세	70	33
11세	75	35
12세	85	40
13세	98	44

시작 후 아동은 보통 울기 시작한다. 그 후에는 호흡수를 판단하는 것이 불가능하다. 호흡수 상한치를 평가하기 위해서는 40에서 아동의 연령을 뺀다. 호흡 양상, 코 벌렁임, 또는 기이성 흉부 움직임을 확인하는 것이 중요하다.

- 환자 체온을 측정하고 마지막까지 반복한다. 수액의 정맥 투여 및 환경에 대한 노출로 심부체온이 떨어질 수 있다.
- 소아의 의식수준을 계속해서 관찰한다. 검사 중 의식 및 활동 정도는 크게 다를 수 있다.

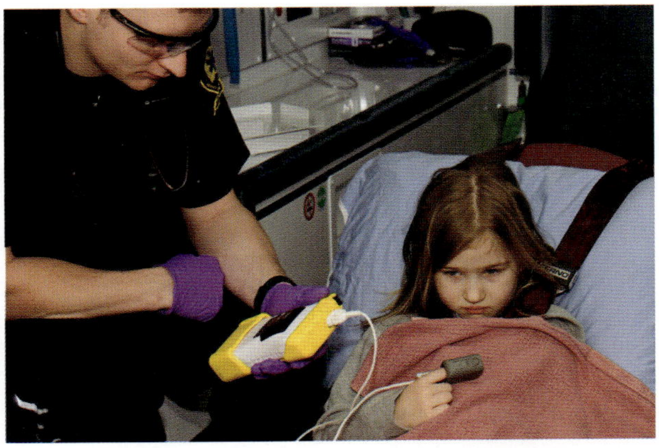

그림 4-14 가능하다면 병원전 소아 처치에서 맥박산소측정 및 체온 측정 등의 비침습적 모니터링을 실시한다.

비침습적 감시 장치들 현대의 비침습적 감시 기기는 모두 소아 응급 상황에서도 사용할 수 있게 되어 있다(그림 4-14). 비침습적 감시 기기는 맥박산소포화도측정기, 호기말이산화탄소분압측정기, 자동 혈압 측정기, 자가 체온계 및 심전도기(ECG) 등이 있다.

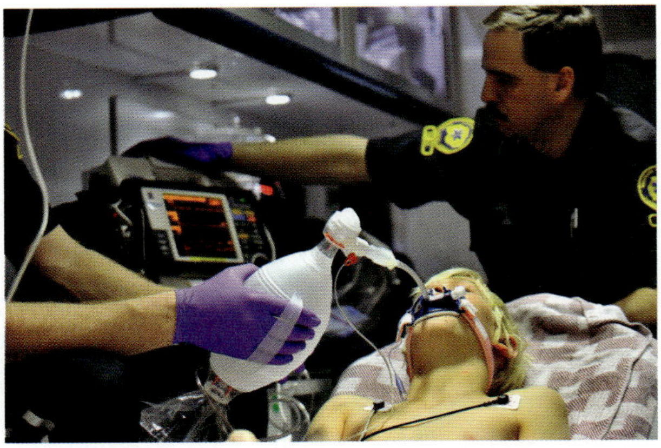

그림 4-15 호기말이산화탄소분압 측정은 소아 환자를 평가하고 감시할 수 있는 효과적인 도구이다.

심폐정지를 빨리 감지하기 위한 목적으로 심각한 부상을 당하거나 중증 질병을 앓는 모든 아동은 계속해서 맥박산소포화도측정이 필요하다. 이를 통해 환자의 심박수 및 말초 산소포화도에 대한 필수 정보를 제공받을 수 있다. 또한 투여한 모든 약물 효과도 관찰할 수 있게 된다. 고산소혈증은 위험할 수 있다. 따라서 산소 처치를 위해 맥박산소측정이 필요하다. 목표는 혈중산소포화농도를 95% 이상으로 유지하는 것이다.

호기말이산화탄소 감시($EtCO_2$)라고 불리는 호기말이산화탄소분압측정(capnography)은 소아 환자에게 효과적으로 사용된다(그림 4-15). 환기에 대한 필수 정보와 진단에 도움을 주는 정보를 제공한다. $EtCO_2$가 계속적으로 10~15mmHg 이상이면, 환기에 집중하여 환기가 과도하게 이루어지지 않도록 한다(과호흡).

심전도기 및 자동 혈압/맥박 측정기 역시 고려해야 한다. 하지만 이 같은 기기는 소아를 놀라게 할 수 있다. 어떠한 측정기를 사용하기 전에 소아에게 무엇을 할 것인지 설명하도록 한다. 눈에 보이는 물체나 빛에 대해 설명한다. 측정기에서 소음이 발생한다면, 소아에게 측정기를 사용하기 전 소아가 소음을 들을 수 있게 한다. 소아에게 측정기가 아프지 않을 것이라고 안심시킨다.

재평가

소아 환자의 상태가 급격히 호전되거나 악화될 수 있기 때문에, 평가 중 관련된 부분을 반복하는 것이 중요하다. 환자의 호흡, 피부색, 의식상태, 체온 및 맥박산소포화도를 계속해서 관찰해야 한다. 활력징후를 다시 측정하고 기준 징후와 비교한다. 일반적으로 안정된 환자는 15분, 심각한 상태의 환자는 5분마다 재평가한다.

소아 환자의 일반적 처치

소아 환자에게도 성인 환자 관리와 동일한 ABC(기도, 호흡, 순환) 처치가 적용된다. 영아 및 소아를 치료할 때 최우선 순위는 기도, 호흡, 순환이다. 하지만 소아 환자 관리에 영향을 미치는 해부학적 · 생리학적 고려사항 때문에, 계속 반복적으로 기술을 훈련해야 한다.

기본 기도 관리

소아 환자를 처치할 때, 기본소생술(BLS)이 현 기준과 지침에 따라 적용되어야 한다. 기본소생술에는 기도 유지, 인공 환기, 그리고 필요한 경우 흉부 압박(표 4-6)이 포함된다. 우선순위는 기도를 확보하는 것이다. 다음과 같이 수정된 기본소생술 기도 관리 기술을 통해 소아 기도의 임상적 의미를 고려할 수 있을 것이다.

손을 이용한 기도유지

가능하면 소아 환자가 편안한 자세를 유지할 수 있도록 한다. 바로 누운 자세로 환자를 뉘일 때 목이 과신전되지 않도록 한다. 앞서 설명한 것처럼, 영아 및 작은 아이는 목의 과신전으로 기관 협착의 위험이 있다. 3세 미만의 외상 환자는 상체 위쪽과 어깨 아래에 담요나 수건을 깔도록 한다. 바로 누운 3세 이상의 환아는, 후두부를 높게 위치시킨다.

표 4-6 | 영아 및 아동의 기본소생술 요약

대상	영아(1세 미만)	아동(1세 이상~사춘기)
기도		
기도 개방	머리 기울임/턱 들어올림(외상이 없는 경우) 턱 들어올리기	머리 기울임/턱 들어올림(외상이 없는 경우) 턱 들어올리기
이물질 제거	등 두드리기/가슴 밀어내기	복부 밀어내기
호흡		
초기	가슴이 상승하도록 2회	가슴이 상승하도록 2회
이후	3초마다 1회(분당 12~20회)	3초마다 1회(분당 12~20회)
순환		
맥박 확인	위팔동맥/넙다리동맥	목동맥
압박 부위	흉골 하부 1/3	흉골 하부 1/3
압박 너비	두 손가락 또는 세 손가락	한손의 손꿈치
깊이	흉부 앞뒤 너비의 약 1/3~1/2	흉부 앞뒤 너비의 약 1/3~1/2
압박속도	최소 분당 100회	분당 100회
압박-호흡 비율	30:2(구조자 1명), 15:2(구조자 2명)	30:2(구조자 1명), 15:2(구조자 2명)

이물질에 의한 기도폐쇄(FBAO)

처치 전, 기도폐쇄가 경미한지 심각한지 판단한다. 기도폐쇄가 경미한 영아 또는 소아는 기침, 쉰 목소리 또는 울음, 협착음을 보이며, 기도를 통해 공기가 지나가는 증거를 발견할 것이다. 기도폐쇄 정도를 악화시키는 방법은 피한다. 대신, 환자를 편안한 자세로 눕게하고 즉시 이송한다.

기도폐쇄가 심각하다면, 다음의 방법을 사용한다.

- 소아: 1세 이상의 소아는 기도를 막고 있는 물체가 방출되거나 환자가 반응이 없어질 때까지 복부 밀어내기를 실시한다(그림 4-16). 환자의 반응이 소실되면, 심폐소생술을 실시한다.
- 영아: 영아의 경우 5회 등 두드리기를 실시한 후 5회 가슴 밀어내기를 실시한다(복부 밀어내기는 영아에게 추천하지 않는다). 실시 후 매번 영아의 입을 확인한다(절차 4-1). 영아가 반응이 사

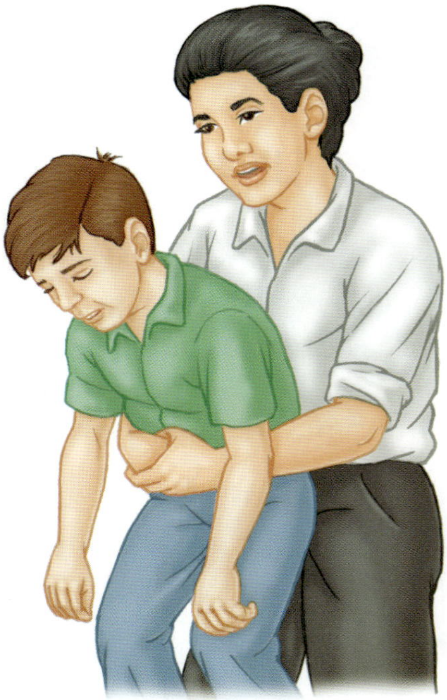

그림 4-16 아동 복부 밀어내기 실시

절차 4-1 영아의 기도 이물 제거

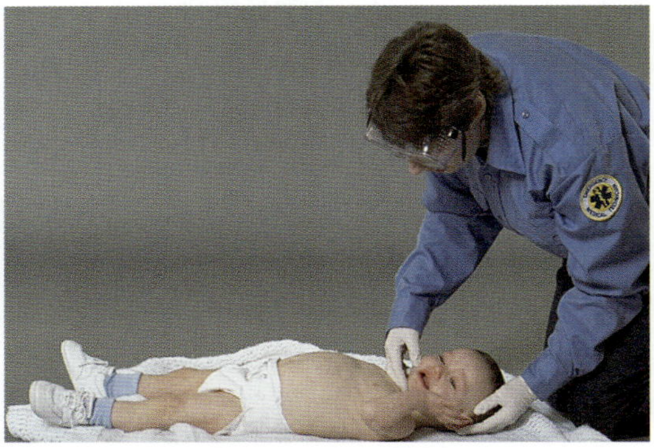

4-1a 숨막힘이 있는지 확인하고 평가한다. 호흡이 어려운지, 기침이 비효율적인지, 크게 울지 못하는지 관찰한다.

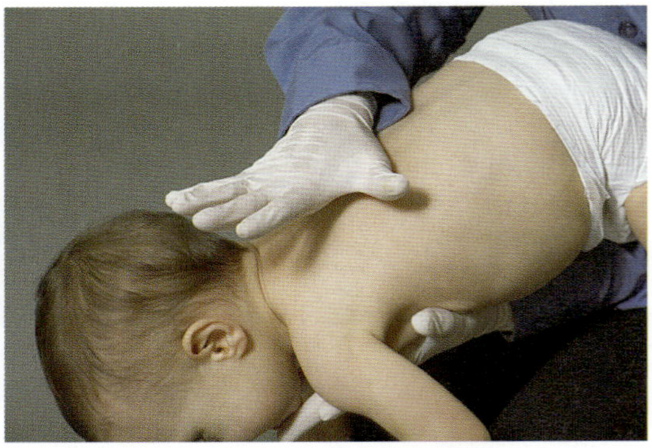

4-1b 5회 등 두드리기를 실시한다.

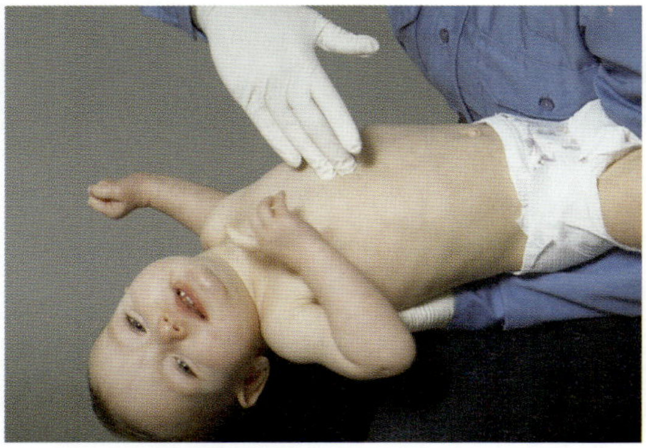

4-1c 5회 가슴밀어내기를 실시한다.

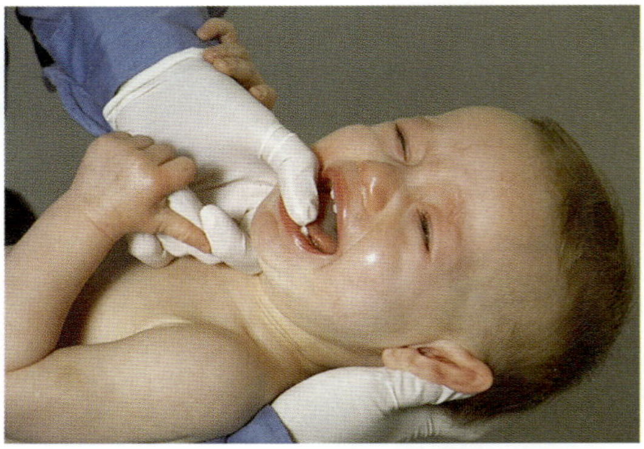

4-1d 영아가 반응이 사라지면 심폐소생술을 실시한다.

라지면 심폐소생술을 실시한다.

기본심폐소생술 강좌를 떠올리며, 맹목적인 손가락 훑어내기로 소아 환자의 입 속을 확인하지 않는다.

흡인

소아 환자의 코나 입에 분비물이 많고, 환자의 의식 수준이 감소하면 흡인을 실시한다. 환자 연령이나 체구에 따라 망울 주사기, 연성 흡인 카테터, 경성 흡인 카테터를 사용할 수 있다(그림 4-17). 연성 흡인 카테터는 크기가 정확히 맞아야 한다(표 4-7).

소아 흡인 기술은 성인 흡인 기술과 거의 다르지 않으나, 다음 수정 사항을 염두에 둔다.

- 영아에서는 100mmHg 이하로 흡인 압력을 줄인다.
- 저산소증의 가능성을 낮추기 위하여 흡인 시간을 과도하지 않게 한다(10초 이하).
- 미주신경 자극으로 서맥이 유발될 수 있다. 볼 수 없을 만큼 깊이 흡인하지 않도록 하며, 일회 당 10초 이상 흡인을 하지 않는다.
- 환자 맥박을 자주 확인한다. 서맥이 나타나면 흡인을 중단하고 산소를 공급한다.

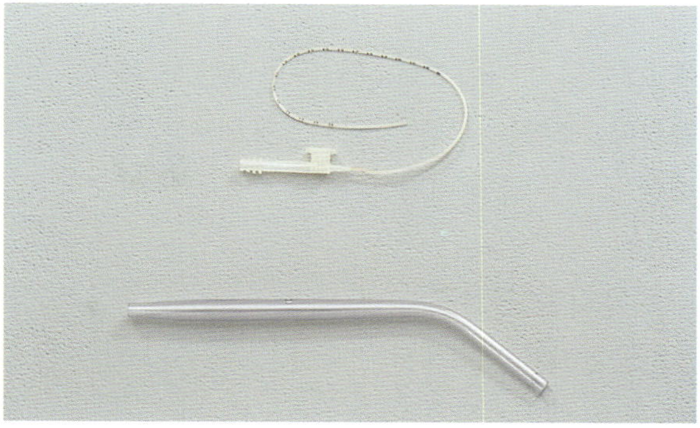

그림 4-17 영아용 흡인용 카테터. 위: 연성 흡인용 카테터. 아래: 경성 흡인용 카테터

표 4-7 | 영아 및 소아용 흡인용 카테터 크기

연령	흡인용 카테터 크기(French)
1세까지	8
1~6세	8~10
7~15세	10~12
16세	12

산소 공급

소아 환자 관리에 있어 적절한 산소 공급은 매우 중요하지만, 과하면 위험할 수 있다. 가능한 경우 추가적 산소 공급을 지시하기 위해 맥박산소포화도를 측정한다. 혈중산소포화도를 94% 이상으로 유지하는 것이 목표이다. 소생술 시에는 가능한 경우 산소를 100%로 한다(신생아 제외). 산소 공급 방법으로는 "불어넣기(blow-by)" 방법(특히 신생아에게) 및 소아용 비재호흡 마스크를 이용한 방법이 있다. 비재호흡 마스크는 산소 공급 농도가 높지만, 소아가 사용을 거부할 수 있다. 응급구조사가 마스크를 사용하는 방법을 보여주면서(그림 4-18), 소아의 공포를 가라앉히도록 한다. 더 좋은 방법은 부모나 돌봄제공자에게 도움을 청해 마스크 사용법을 보여달라고 요청하는 것이다. 다른 선택으로 봉제인형의 얼굴에 마스크를 씌워 보일 수 있다.

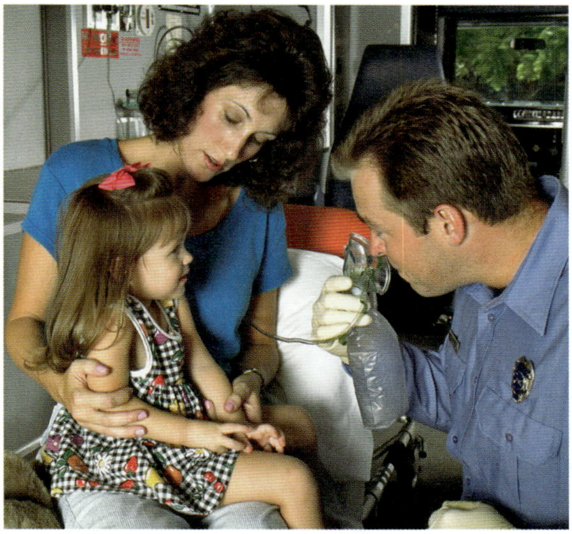

그림 4-18 비재호흡 마스크에 대한 소아의 공포를 가라앉히기 위해, 응급구조사 또는 부모가 아동에게 착용하기 전에 마스크 착용 시범을 보인다.

소아가 비재호흡 마스크 착용을 거부한다면 고농도 산소 불어넣기를 사용한다. 일부 지역에서는 색깔이 있는 종이컵 바닥에 산소 튜브를 장착한 후, 불어넣기 기법으로 산소를 공급할 때 사용한다. 소아는 복잡한 의료기기보다는 익숙한 물체를 덜 두려워한다.

기도유지 보조기구

인공환기가 계속해서 필요할 경우에만 소아 환자에게 기도유지 보조기구를 사용한다. 두 가지 이유가 있다. 첫째, 영아와 소아는 종종 100% 산소 공급을 통해 빠르게 회복한다. 둘째, 기도유지 보조기구는 성인보다 소아에게 더 많은 합병증을 야기할 수 있다. 소아 환자는 연조직 손상, 구토, 미주신경 자극의 위험이 더 크다.

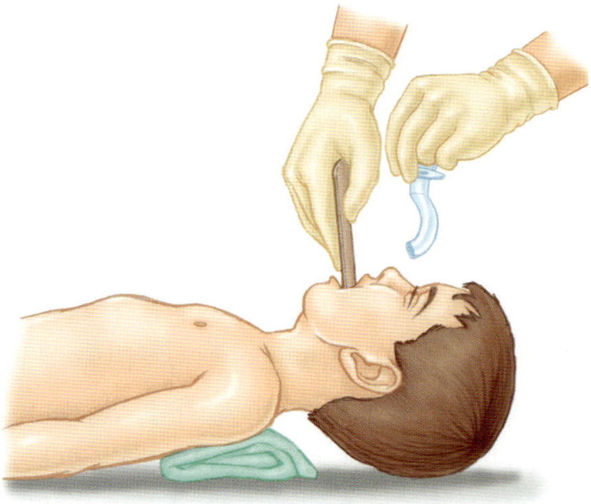

그림 4-19 설압자를 사용하여 소아에게 입인두기도기를 삽입한다.

입인두기도기 입인두기도기는 소아 환자가 구역반사를 보이지 않을 경우에만 사용한다(구역반사를 보이는 환자는 구토와 서맥의 위험이 있다). 입 가장자리에서 귓불 앞까지의 길이를 측정하여 기도기의 크기를 맞춘다. 너무 작은 입인두기도기는 호흡을 방해할 수 있다. 너무 큰 입인두기도기는 기도를 막거나, 외상을 일으킬 수 있다(일반적인 기도기의 크기는 표 4-8을 참조하도록 한다).

표 4-8 | 기도 관리: 소아용 장비 지침

장비	미숙아 (1~2.5kg; 2.2~5.5lb*)	신생아 (2.5~4kg; 5.5~8.8lb)	생후 6개월 (6~8kg; 13.2~17.6lb)	1~4세 (10~14kg; 22~30.8lb	5세 (16~18kg; 22~30.8lb	5~10세 (24~30kg; 52.8~66lb)
기도	영아	영아/작음	작음	작음	중간	중간/큼
구강	(00)	(0)	(1)	(2)	(3)	(4.5)
호흡						
산소 환기마스크	미숙아	신생아	영아/아동	아동	아동	작은 성인
백 밸브 마스크	영아	영아	아동	아동	아동	아동/성인
기관내 삽관	2.5~3.0 (커프없는 튜브)	3.0~3.5 (커프없는 튜브)	3.5~4.0	4.0~4.5	5.0~5.5	5.5~6.5
흡인/속침(French)	6~8/6	8/6	8~10/6	10/6	14/14	14/14
후두경 날	0 (직선)	1 (직선)	1 (직선)	1~2 (직선)	2(직선 또는 곡선)	2~3(직선 또는 곡선)
순환						
혈압 커프	신생아	신생아	영아	아동	아동	아동/성인
입위관(French)	5	5~8	8	10	10~12	14~18
흉관(French)	10~14	12~18	14~20	14~24	20~32	28~38

*체중은 해당 연령 범위에서 50%.

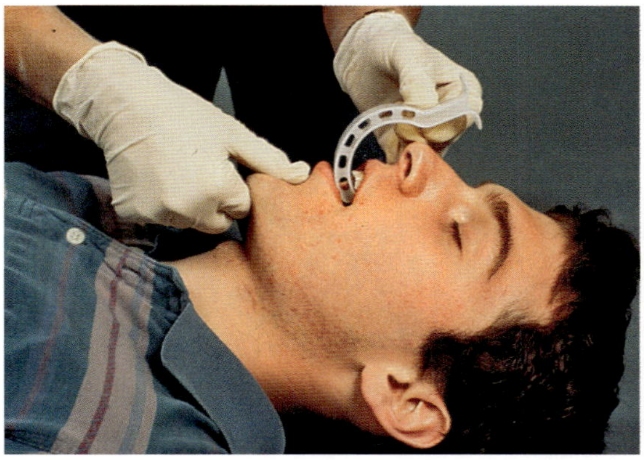

(a)

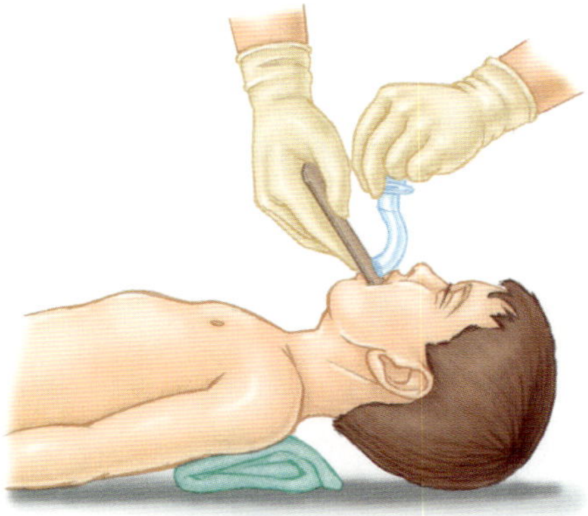

(b)

그림 4-20 (a) 성인의 경우 기도기는 기도기 끝이 입천장 방향으로 삽입된 후 적절한 위치로 회전. (b) 영아 또는 작은 소아의 경우 기도기는 혀와 인두 방향으로 삽입된 후 적절한 위치로 위치시킴

입인두기도기의 위치를 확보할 때 설압자를 사용하여 혀와 턱을 내리누른다(그림 4-19). 구역반사가 나타나면 손으로 머리를 기울이고 턱을 들어올리는 방법으로 기도를 개방하고, 코인두기도기 사용을 고려해 본다. 소아 환자에게 입인두기도기를 사용할 때는 기도기 끝이 혀와 인두 쪽을 향하게 삽입한다. 성인 환자와 삽입 시 차이를 비교하기 위해 그림 4-20a 및 b를 참조하도록 한다.

코인두기도기 구역반사를 보이고 인공환기가 계속 필요한 아동에게 코인두기도기를 사용한다. 안면중간부외상 또는 두부외상이 있는 소아에게는 사용하지 않는다. 실수로 골절부위를 통해 부비강이나 뇌로 기도기를 넣을 수 있다.

성인 환자와 동일한 방법으로 소아 코인두기도기의 크기를 잰다. 너비와 길이를 정확히 재야 한다. 너무 짧은 코인두기도기는 기도 개방을 유지하지 못할 수 있다. 너무 긴 코인두기도기는 기도를 막을 수 있다. 지름이 작은 코인두기도기는 분비물에 의해 쉽게 가로막힐 수 있기 때문에, 흡인을 자주 시도해야 할 수 있다. 기도 직경을 어림 짐작하는 데 환자의 새끼손가락 바깥 지름을 사용한다. 코인두기도기는 다양한 크기로 제작되지만, 1세 미만 영아에게는 크기가 적합하지 않다. 코인두기도기의 삽입에 필요한 도구는 다음과 같다.

- 적절한 크기의 부드럽고 유연한 라텍스 튜브
- 수용성 윤활제

코인두기도기 삽입 시 성인 환자와 동일한 방법을 따른다. 나이가 어린 아동은 인두 편도(인두의 림프조직)가 크기 때문에 코인두기도기를 삽입할 때 찢어질 수 있다. 이러한 이유로 어린 아동에게 코인두기도기를 삽입할 때 특히 주의해야 한다. 기도기를 부드럽게 회전시키면 폐쇄부 옆을 지날 수 있다. 저항이 감지되었을 때 힘으로 기도기를 삽입하면 심각한 출혈이 발생할 수 있기 때문에 조심하도록 한다.

환기

일회 호흡량과 환기 속도를 적절히 조절하는 것은 환자에게 높은 산소 포화도를 제공하는 것 이상의 의미를 가진다. 환기는 적절한 산소 농도와 이산화탄소 농도를 유지하는데 관여하는 생리학적 통로이다. 하지만 소아 환자에게 꼭 맞는 환기 기구와 사용 기술을 갖추지 않으면 임상적으로 중요한 목적을 달성할 수 없다. 다음과 같은 사항을 기억해야 한다.

- 환기 압력과 환기량은 과도하지 않게 조절한다. 연령에 적합한 속도로, 흉부가 상승할 정도의 적합한

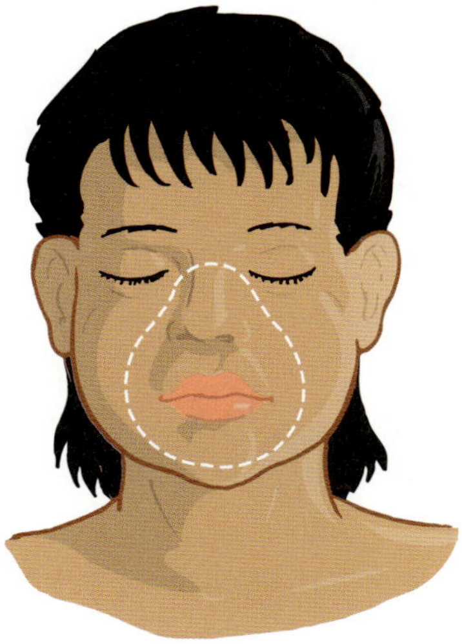

그림 4-21 소아용 마스크는 콧마루와 턱 끝에 꼭 맞아야 한다.

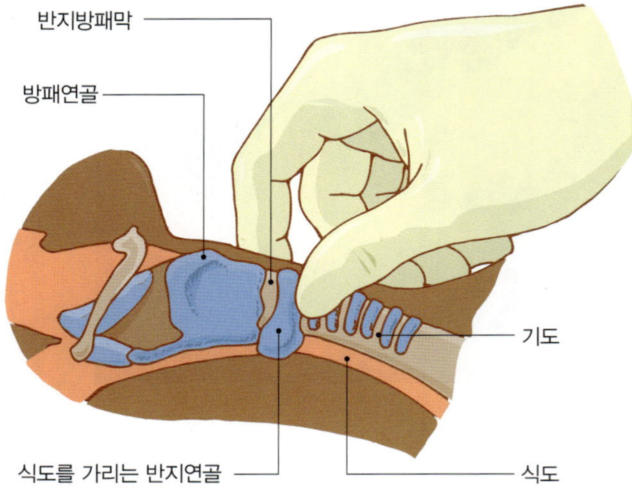

그림 4-22 셀릭법(Sellick maneuver): 반지연골에 압력을 가하여 식도를 압박한다. 이는 역류를 감소시키고 성대의 시야를 확보할 수 있어 기관내 삽관시 유용하다.

수준으로 환기한다.

- 연속파형 호기말이산화탄소분압 측정을 통해 환기를 조절한다.
- 얼굴에 꼭 맞도록 적합한 크기의 마스크를 사용한다. 일반적으로 마스크는 콧마루와 턱 끝에 꼭 맞아야 한다(그림 4-21).
- 매번 가슴 상승 정도를 확인한다.
- 완전히 숨을 들이쉬고 내쉬는데 충분히 시간을 들인다.
- 백 밸브 마스크(BVM) 환기를 평가한다(소생술시에는 백 밸브 마스크에 부착된 산소저장주머니(reservoir bag)를 사용하여 100% 산소를 공급한다).
- 유량 제한형, 고압산소로 작동하는 호흡기는 소아 소생술시 사용 금기이다.
- 팝오프 밸브(pop of valve)가 있는 백 밸브 마스크는, 밸브를 쉽게 막을 수 있지 않다면 사용하지 않는다(소아 심폐소생술 시 요구되는 환기 압력은 팝오프 밸브의 한도를 초과할 수 있다).
- 의식 불명인 소아의 위팽창과 수동적 역류를 최소화하기 위해 반지연골압박을 적용한다. 기관 폐쇄를 피하기 위해 과압력으로 누르지 않도록 한다(그림 4-22).
- 목의 과신전을 피하기 위해 정확한 위치를 확보한다.

전문 기도 및 환기 관리

응급구조사는 전문소생술 절차를 숙달해야 한다. 임상 기술을 통해 심각한 호흡 부전이 발생하여 기본소생술의 효과를 볼 수 없는 소아 환자의 생명을 살릴 수 있다. (앞서 설명한 것과 같이) 심폐정지 임박 징후가 보이면 다음과 같은 소아 전문소생술을 실시하게 될 수 있다. 전문소생술에 성공하려면 성인 전문소생술과는 별개의 소아 전문소생술 절차에 대한 지식이 필요하다("기도관리와 환기"에서 성인 전문기도관리술기를 복습한다).

이물질에 의한 기도폐쇄

기관내 삽관이 가능하면 이물질에 의한 기도폐쇄 상태의 아동을 치료할 수 있게 된다. 기본기도확보절차로 소아의 기도를 청결히 할 수 없으면, 후두경을 사용하여 기도의 시야를 확보한다. 기도를 막고 있는

절차 4-2 소아의 기관내 삽관

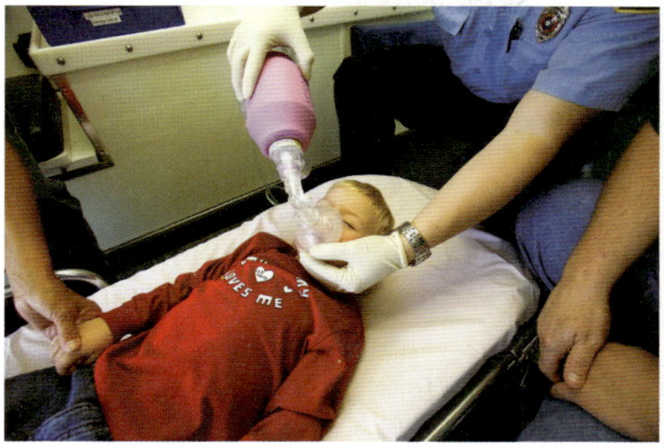

4-2a 소아에게 과환기를 시킨다.

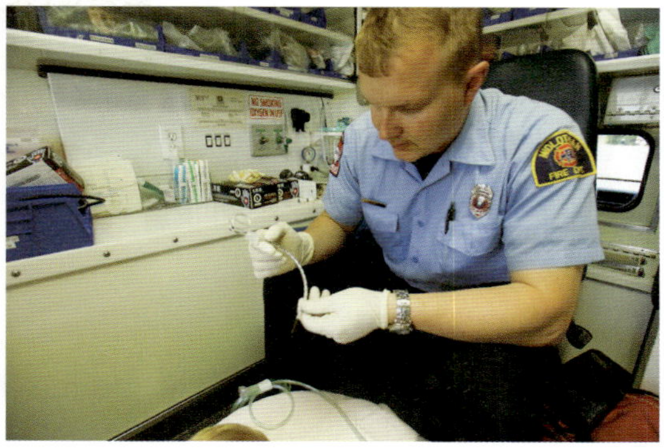

4-2b 장비를 준비한다.

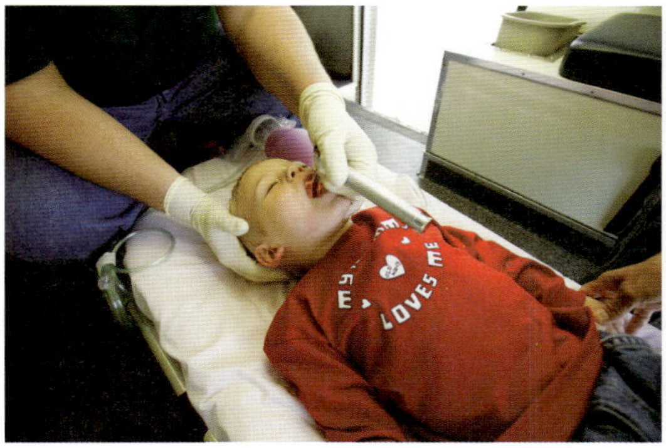

4-2c 후두경을 삽입한다.

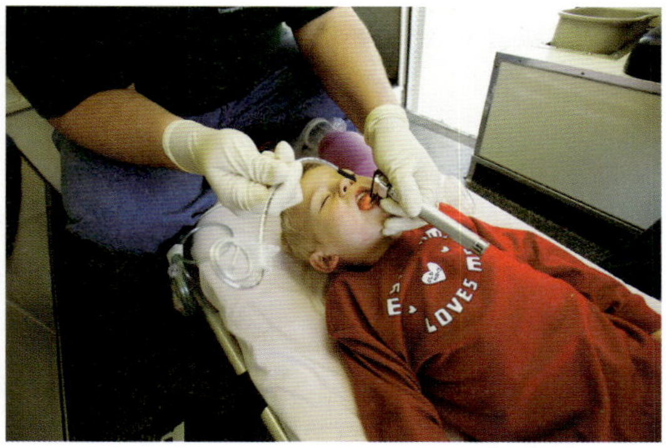

4-2d 후두를 눈으로 확인하고 기관내 튜브를 삽입한다.

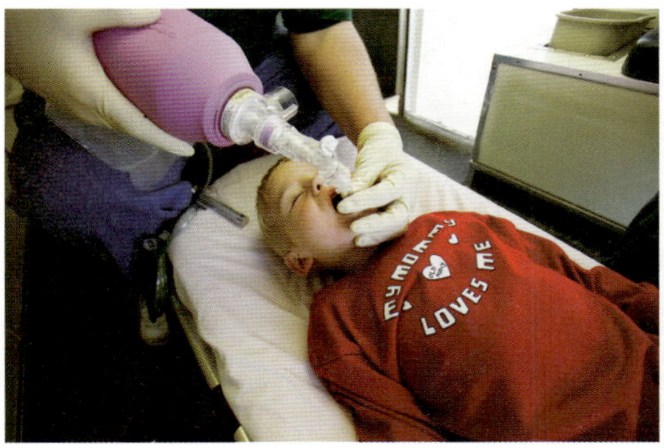

4-2e 환기하고, 기관내 튜브 커프를 부풀리고 (커프가 있는 경우), 청진한다.

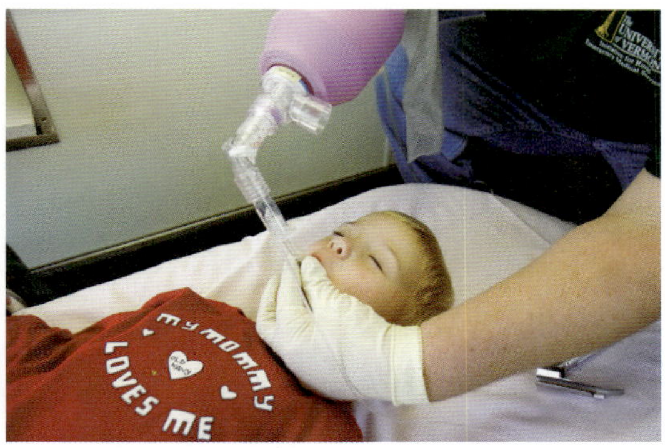

4-2f 호기말이산화탄소 검출기나 파형 호기말이산화탄소 분압 측정으로 기관내삽관을 확인한다.

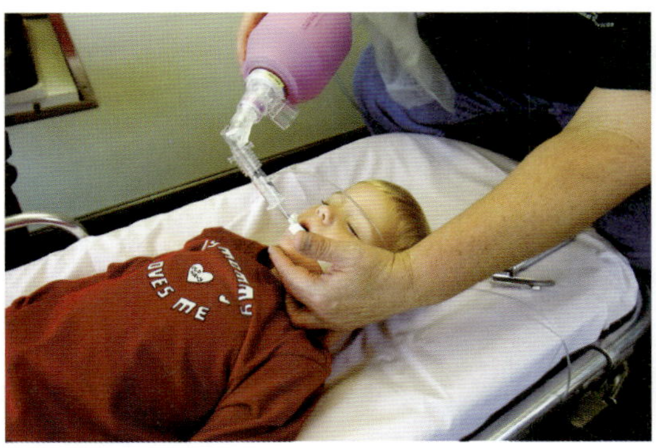

4-2g 튜브를 고정한다.

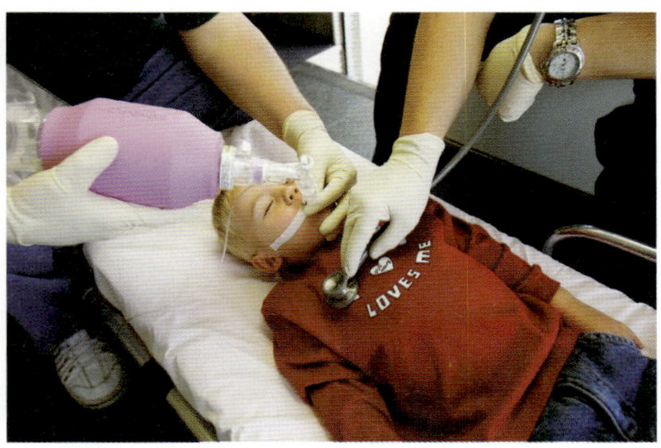

4-2h 기관내 튜브의 위치가 적절한지 재확인한다.

이물질을 확인할 수 있다. 시야를 확보하면 마질(Magill) 겸자로 이물질을 제거한다. 마질 겸자로 이물질을 제거할 수 없으면 폐쇄 주변으로 삽관을 시도한다. 이 경우 통상적으로 사용하던 것보다 좁은 기관 튜브를 사용하게 된다. 하지만 이를 통해 병원에서 이물질을 제거할 때까지 적절히 기도를 확보할 수 있다. 마지막으로 마질 겸자로 이물질을 제거할 수 없고 폐쇄 주변으로 삽관이 불가능할 경우, 반지방패막절개용 바늘의 사용을 고려해야 한다. 이는 마지막으로 고려되어야 한다. 바늘 반지방패연골절개술에 대한 지역 지침을 따른다.

바늘 반지방패연골절개술

소아의 바늘 반지방패연골절개술(needle cricothyrotomy)은 성인 환자와 동일하다("기도관리와 환기" 참고). 해부학적 기준점은 더 작고 확인이 어렵다. 수년 동안 바늘 반지방패연골절개술은 1세 미만의 소아에게는 시술이 금지된다고 교육이 이루어졌다. 하지만 얻을 수 있는 이득(생명)이 위험(출혈, 조직 손상)보다 크다. 다만 바늘 반지방패연골절개술은 다른 방법에 의해 기도를 확보하지 못했을 때만 시행되어야 한다.

기관내 삽관

기관내 삽관은 상기도 전체를 우회하며 기관을 통해 직접적으로 하부기도의 시야 확보를 가능하게 한다. 이는 환자가 소아이든 성인이든 가장 효과적으로 환자의 기도를 조절할 수 있는 방법이다. 하지만 기관내 삽관이 합병증을 유발하지 않는 것은 아니다. 실수의 여지가 있어서는 안 되는 침습성 시술이다. 특히 무호흡 상태의 환자의 경우, 관의 크기가 잘못되었거나 잘못 위치했을 때 저산소증이나 사망으로 이어질 수 있다.

소아 기관내 삽관은 응급의료체계에서 철저한 검토 대상이 되고 있다. 여러 연구에서 병원전 소아 기관내 삽관의 효과에 대해 의문을 제기하고 있다. 병원전 소생술 시 단기간 동안은 백 마스크 환기가 기관내 삽관만큼 효과적일 수 있고 더 안전할 수 있다.

해부학적 · 생리학적 고려사항 소아와 성인의 기관내 삽관은 같은 기본절차를 따르나, 소아 기도의 특성상 삽관이 더 어렵다. 아동의 기도 크기는 다양하기 때문에 식도폐쇄기도기(EOAs), 인두기관 튜브기도기(PtLs), 식도기관콤비튜브(ETCs) 등 특정 기도기를 사용할 수 없다. 소아에게는 적절한 크기의 후두마스크(LMAs)를 사용할 수 있으나 흡인으로부터 기도를 보호하지는 못한다. 기관내 튜브를 사용할 때 다음 사항에 주의한다.

- 영아나 소아는 입에서 인두를 통해 성문까지 하나의 깨끗한 시야를 확보하기가 더 힘들다. 머리쪽 · 앞쪽 성문의 시야를 비교적 잘 확보할 수 있고 혀를 잘 이동시킬 수 있기 때문에 직선형 후두경이 좋다. 큰 아동의 경우 때로 곡선형 후두경 날을 사용할 수 있다(표 4-8을 복습한다).
- 소아 기도는 크기가 다양하고 반지연골 위치에서 기도가 가장 좁기 때문에, 기관내삽관 튜브의 크기를 적절히 선택하는 것이 중요하다. 정확한 크기를 결정하기 위해 다음의 방법을 사용한다.
  - 소생 테이프(예, 브로슬로우, Broselow™)를 사용하여 키에 기반한 튜브 크기를 측정한다.
  - 환자의 새끼손가락 직경이나 콧구멍 직경을 사용하여 정확한 튜브 크기를 측정한다.
  - 다음의 간단한 수식을 사용하여 정확한 튜브 크기를 계산한다: (환자의 연령+16)÷4=튜브 크기
- 삽입 깊이는 연령에 기반하여 측정할 수 있다(표 4-9). 하지만 가장 좋은 방법은 직접 관찰하는 것이다. 입과 인두의 거리 때문에, 튜브를 정확히 위치시키는 데 속침은 거의 사용하지 않는다. 속침이 사용될 때는 구부리고 펼 수 있는, 단단한 것을 사용한다.

- 소아에게 커프가 있는 기관내 튜브, 커프가 없는 기관내 튜브 모두를 사용할 수 있다. 특정 조건에서는 커프가 있는 기관내 튜브가 더 우수할 수 있으나 커프 압력은 $20cmH_2O$로 제한되어야 한다. 커프가 있는 기관내 튜브는 커프가 없는 것보다 0.5mm 작은 것을 선택해야 한다.
- 영아나 어린 소아는 미주신경 반응이 성인보다 예민할 수 있다. 따라서 후두경검사나 기관내 튜브 경로는 미주신경 반응을 일으켜, 소아의 심박수를 급격히 저하시키거나 심박출량과 혈압을 감소시킬 수 있다. 그 결과 소아 삽관은 신속하고 정확하게, 지속적인 모니터링과 함께 이루어져야 한다.

표 4-9 | 영아/소아 기관내 튜브

환자 연령	치아에서 기도 중간까지 기관 내 튜브의 측정(cm)
6개월~1세	12
2세	14
4~6세	16
6~10세	18
10~12세	20

적응증 소아 환자의 기관내 삽관 적응증은 성인과 동일하다.

- 지속적인 인공 환기 필요
- 백 밸브 마스크로 부적절한 환기
- 심장 또는 호흡 정지
- 기침 또는 구역 반사가 없는 환자의 기도 관리
- 약물 투여 경로 필요
- 흡인을 위해 기도 접근방법이 필요

추가적으로, 지역 지침에서 허가하는 경우, 기도상태가 위험한 크룹이나 후두개염 아동에게 기관내삽관을 할 수 있다.

소아 기관내 삽관 소아 환자에게 기관내 삽관을 실시할 때 절차 4-2를 따른다. 자세한 절차는 다음과 같다.

1. 장비를 정리하고 확인한다. 앞서 언급한 것처럼, 직선형 후두경이 더 좋다. 다양한 크기의 기관내 튜브를 커프가 있는 것과 없는 것으로 모두 구급차의 소아 키트에 갖추고 있어야 한다.
2. 환기보조를 하는 동안 100% 산소로 환자를 환기한다. 시간 여유가 있다면 2분 동안 실시한다.
3. 환자의 머리와 목을 적절한 자세로 위치시킨다. 소아 환자의 머리는 반드시 고개를 젖히고 턱을 들어주는 자세로 유지되어야 한다.
4. 왼손으로 후두경을 쥔다.
5. 후두경날을 환자의 입 오른쪽 방향을 향하도록 삽입한다. 후두경이 지날 때 혀는 왼쪽에 둔다.
6. 날을 중심쪽으로 살짝 움직인 후, 말단부가 혀 뿌리에 위치할 때까지 들어간다(그림 4-23).
7. 후두개 끝을 살펴보고 후두경날을 적당한 장소에 위치시킨다. 소아, 특히 영아는 기도가 짧고 성문이 높기 때문에 예상했던 곳보다 더 가까이에서 성대를 발견할 수 있다.
8. 왼쪽 손목은 곧게 펴고 어깨와 팔을 사용해서 성문이 노출될 때까지 아래턱과 혀를 45도 각도로 들어 올린다. 왼손의 새끼손가락을 사용해서 반지연골을 부드럽게 아래로 누른다. 이를 통해 성대를 더 쉽게 볼 수 있을 것이다.
9. 오른손으로 기관내 튜브를 쥔다. 환자의 입으로 튜브를 넣기 위해 튜브의 곡선이 수평을 이루도록 잡는 것이 좋다. 소아의 입 오른쪽 구석으로 튜브를 삽입한다.

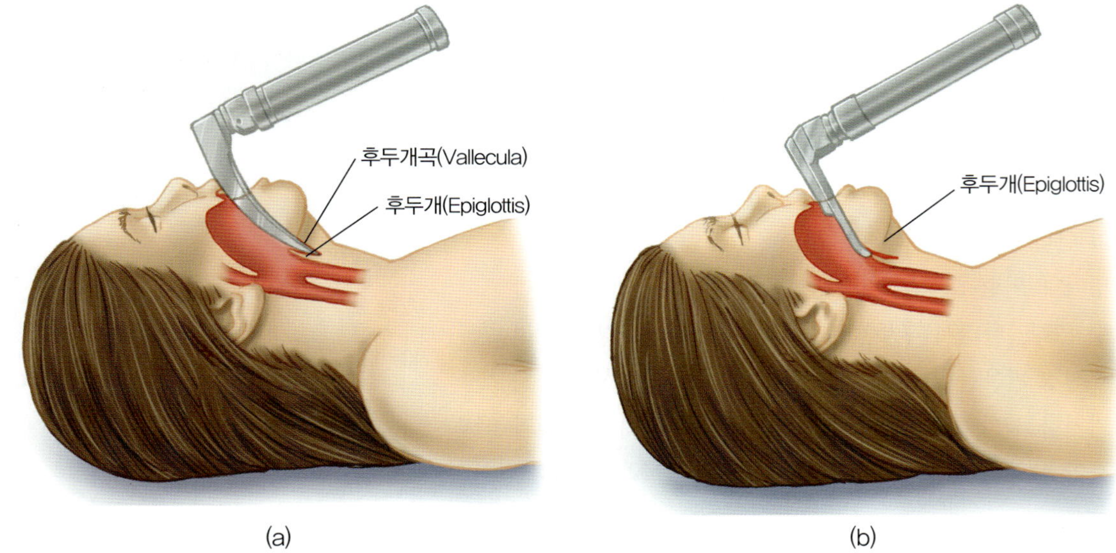

그림 4-23 후두경 위치 (a) 맥킨토시(곡선)날 (b) 밀러(직선)날

10. 눈으로 직접 관찰하면서 성문 입구로 기관내 튜브를 삽입하고 커프가 성대를 지나 보이지 않을 때까지 밀어 넣는다. 튜브가 들어가면서 적절한 면으로 회전해야 한다. 어떤 경우 반지연골 위치에서 튜브가 더 나아가지 않을 수 있다. 힘으로 밀어 넣으면 후두 부종을 일으킬 수 있기 때문에 억지로 밀어 넣지 않는다.
11. 위치를 유지하면서 왼손으로 튜브를 잡는다. 15/22mm 어댑터에 영아용 또는 소아용 백 밸브를 부착하여 여러 번 호흡을 전달한다.
12. 튜브의 위치가 적절한지 확인한다. 환기 시 마다 흉부의 움직임을 관찰하고 호흡음이 양쪽에서 동일하게 들리는지 확인한다. 상복부에서는 소리가 들리지 않는다. 호기말이산화탄소분압 측정으로 위치를 확인한다.
13. 튜브에 커프가 있는 경우 적절한 양의 공기를 넣는다.
14. 튜브의 위치가 적절한지 재확인하고 100% 산소를 환기한다.
15. 환기를 유지하는 동안 튜브고정기로 고정한다.
16. 환기를 유지하는 동안 수동으로 튜브를 지지한다. 튜브 위치를 주기적으로 확인한다. 환기 간격을 30초 이상 두지 않는다.
17. 혈중산소포화도를 94% 이상 유지하도록, 보충 산소 투여로 조절한다.

소아 환자의 튜브 위치 확인 항상 기관내 튜브의 위치를 정확히 확인하고 문서화하며, 튜브가 처치를 실시하는 동안 기관 내에 적절히 위치해 있도록 한다. 기관내 튜브의 위치가 정확한지 알 수 있는 방법은 여러 가지가 있다. 첫째, 삽관을 실시하는 응급구조사는 튜브가 성대 사이를 지나는지 확인해야 한다. 둘째, 기계적 환기 시 흉부 양쪽이 상승하고, 상복부에서 호흡음이 들리지 않는 것을 관찰한다. 기관내 튜브 내부에 물방울이 맺히면 튜브가 올바르게 삽입되었다는 뜻이다. 또한 발성(음성)이 나지 않으면 튜브가 기관 내에 잘 삽입되었다는 뜻이다. 때로 병원전 처치 시 튜브 위치를 확인하기 위해 식도탐지기가 사용된다. 하지만 소아 환자에게 이 같은 기구를 사용할 때는 조심해야 하는데, 튜브가 적절히 삽입되어 있지 않으면 위양성 결과가 나올 수 있기 때문이다. 이는 특히 커프가 있는 기관내 튜브를 사용할 경우 그렇다. 좋은 방법은 비색식 호기말이산화탄소 검출기나, 파형 호기말이산화탄소분압측정기를 사용하는 것이다(식도탐지기 및 호기말 이산화탄소분압측정기는 "기도관리와 환기"를 참고한다).

환자의 움직임으로 인해, 또는 처치, 이송 과정에서 튜브가 움직이는 것은 흔치 않은 일이 아니다. 이러한 이유로 응급구조사는 반드시 계속해서 반복적으로 기관내 튜브의 위치를 확인해야 한다. 반복 평가를 실시하거나, 연속 파형 호기말이산화탄소분압측정기를 사용하여 모니터링을 실시할 수 있다. 파형 호기말이산화탄소분압측정기를 사용하면 지속적으로 튜브 위치를 자세히 검증할 수 있으며, 환기에 문제가 있거나 튜브 위치에 문제가 발생하면 재빨리 알 수 있다. DOPE라는 연상기호를 사용하여 삽관 시술을 받은 아동의 상태가 악화될 수 있는 원인을 기억할 수 있다.

- 기관에서 기관내 튜브 이동(Displacement)
- 튜브의 막힘(Obstruction)
- 공기가슴증(Pneumothorax)
- 장비(Equipment) 고장

기관내 튜브 위치가 잘못 되어 나타나는 문제는 응급구조사에게 발생할 수 있는 의료사고의 주 위험요소이다. 이러한 이유로 기관내 튜브의 적절한 위치는 검증뿐 아니라, 최소 세 가지 방법으로 문서화 되어야 한다. 연속 파형 호기말이산화탄소분압측정기는 빠른 속도로 처치의 기준이 되고 있으며, 적절히 사용되면, 튜브를 삽입한 직후뿐 아니라 치료 과정 내내 기관내 튜브 위치가 적절함을 확실히 보증할 수 있다.

빠른 연속 기관내 삽관

심각한 수준으로 의식 불명인 소아 환자나 구역반사가 나타나는 소아 환자에게 전문기도관리가 필요할 수 있다. 두부 외상이 있는 소아나 약물을 과다 복용한 청소년을 예로 들 수 있다. 그러한 경우에 치아를 꽉 다물고 있거나 저항으로 인해 삽관이 어렵거나 불가능해질 수 있다. 그 결과, 의료 지도로 신경근육의 순응 상태(neuromuscular compliance)를 이끌어 내기 위해 "마비제(paralytics)" 사용을 허가할 수 있다. 호흡근을 포함한 모든 골격근은 신경근차단제라고 알려진 이 같은 약물에 반응한다. 약물 투여에 따라 환자는 기계 호흡을 필요로 할 것이다.

널리 사용되는 신경근차단제으로는 석시니콜린(succinylcholine, 아넥틴/Anectine)이 있다. 일반적으로, 정맥을 통해 1~2mg/kg를 투여한다. 60~90초 내에 작용하고 약 3~5분 동안 지속된다. 석시니콜린은 의식이나 통증에는 효과가 없다. 따라서 의식 불명인 소아를 제외하고 모든 소아에게 진정제를 반드시 사용한다. 널리 사용되는 약물로는 미다졸람(midazolam, Versed), 디아제팜(diazepam, Valium), 티오펜탈(thiopental), 펜타닐(fentanyl)이 있다. 바이트블록을 사용해서 환자가 기관내 튜브를 물지 않도록 한다. 의료지도는 환자의 정서적 외상을 최소화하기 위해 진정제를 허가하거나, 마비가 더 지속되어야 할 경우 판큐로니움(pancuronium) 또는 베큐로니움(vecuronium) 등을 허가할 수 있다.

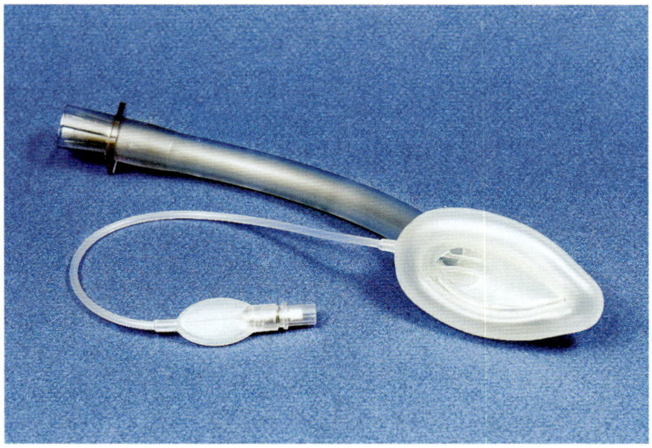
그림 4-24 소아용 후두마스크(LMA)

성문외 기도기

기도 관리에 있어 기관내 삽관은 오랜 시

간 동안 "황금 표준(gold standard)"이었다. 하지만 대체기의 사용이 좀 더 보편화되었고, 이 추세는 소아 기도관리에도 영향을 미쳤다. 후두마스크(LMA)와 King LT-가 소아용으로 출시되어 여러 응급의료체계에서 병원전 기도관리에 일상적으로 사용하고 있다. 후두마스크는 기관내 삽관보다 삽입이 쉽고, 교육과 훈련이 덜 요구된다(그림 4-24).

비위관 삽관

소아 환자에게 위 팽창이 나타나면, 응급구조사는 **비위관**(NG) 삽입을 고려할 것이다. 영아나 소아에게 발생하는 위 팽창은 인공 환기를 과도하게 실시했거나 공기를 들이마셨기 때문일 수 있다. 비위관 삽관을 통해 위장과 창자 근위부의 공기를 감압할 수 있다. 또한 비위관은 위장에서 혈액이나 위 내용물을 제거할 때 사용된다. 비위관 삽관 사유는 다음과 같다.

- 위 팽창으로 인해 환기 동안 적절한 일회호흡량 제공이 불가능할 경우
- 반응이 없는 환자에서 위 팽창이 존재할 경우

코인두기도기와 마찬가지로, 비위관은 두부 또는 안면 외상이 있는 소아 환자에게는 사용이 금지된다. 비위관이 두개강으로 들어갈 수 있기 때문에, 대신 입위관 튜브 사용을 고려할 수 있다. 기타 사용금지 사유로는 코안의 연조직 손상이나 구토 유발 등이 있다.

비위관 삽관 장비는 다음과 같다.

- 연령에 맞는 비위관
- 20mL 주사기
- 수용성 윤활제
- 농반(emesis basin)
- 테이프
- 흡인 기구
- 청진기

비위관의 크기를 잴 때 다음의 지침을 확인한다.

- 신생아/영아: 8.0 French
- 유아기/학령전기 아동: 10 French
- 학령기아동: 12 French
- 청소년: 14~16 French

정확한 길이를 잴 때 코 끝에서 귀를 넘어 칼돌기 끝까지 측정한다. 튜브를 삽입할 때 절차 4-3의 단계를 따른다. 비위관은 기관내 튜브가 정확히 위치해 있을 때만 삽입되어야 한다. 이를 염두에 두면 튜브가 식도 대신 기관에 위치하는 것을 방지할 수 있다. 비위관 삽관에 대해 지역 지침을 따른다.

순환

앞서 언급한 것과 같이, 호흡계와 심혈관계는 상호의존적이다. 소아과학에 따르면, 응급구조사는 소아의 신체 전부를 관찰해야 한다. 다양한 신체 체계를 평가해서 소아를 평가한다. 예를 들어, 단순히 맥박을 확인하는 대신, 호흡 기능 및 심혈관 기능의 효율을 나타내는 말초기관의 변화를 살펴본다. 여기에는 의식 상태, 피부색, 피부 온도, 소변량 등이 있다.

소아의 심폐 정지 원인은 두 가지가 있다. 쇼크와 호흡부전이다. 쇼크와 호흡부전 모두 반드시 규명되고 조기에 교정되어야 한다. 다음 부분에서는 심혈관계 평가에 대해 다룬다. 중요한 부분은 정맥로 확보

절차 4-3 소아의 비위관 삽관

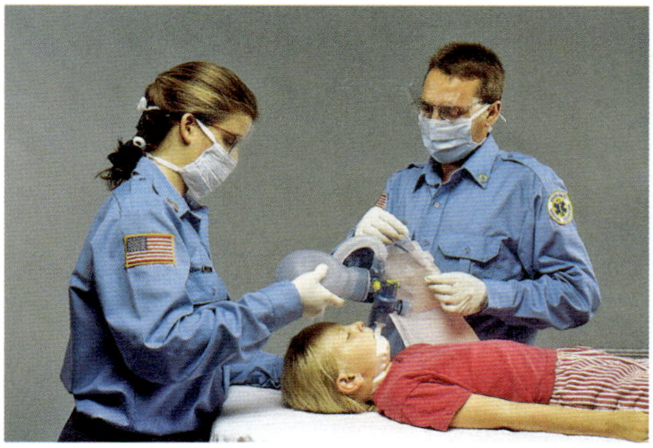

4-3a 산소를 공급하고 가능한 경우 계속해서 환기한다.

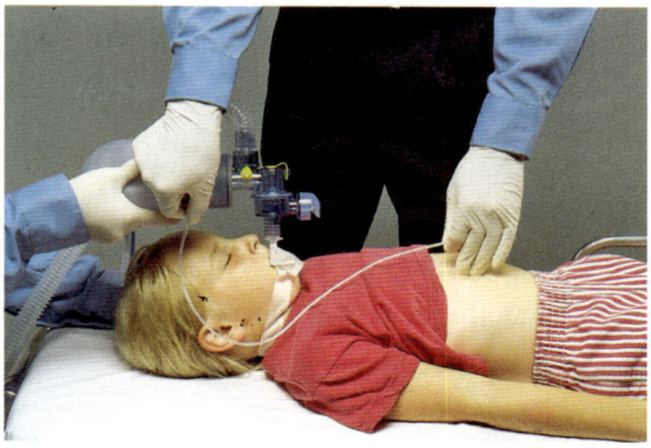

4-3b 코 끝에서 귀를 넘어 칼돌기 끝까지 비위관 튜브의 길이를 잰다.

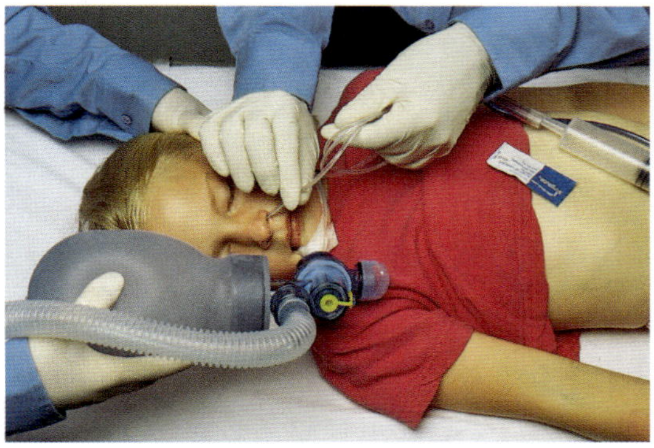

4-3c 튜브 끝에 윤활제를 바른다. 비강 밑면을 따라 위로 부드럽게 튜브를 아래로 삽입한다.

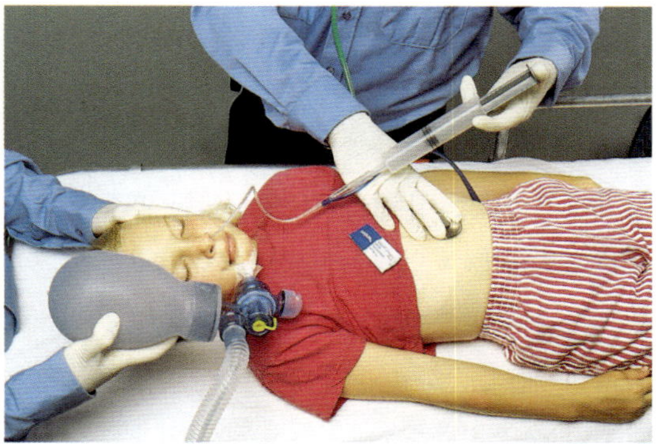

4-3d 튜브가 정확히 위치되었는지 확인하기 위해 상복부를 청진한다. 튜브로 10~20cc의 공기를 주입하면서 거품소리를 듣는다.

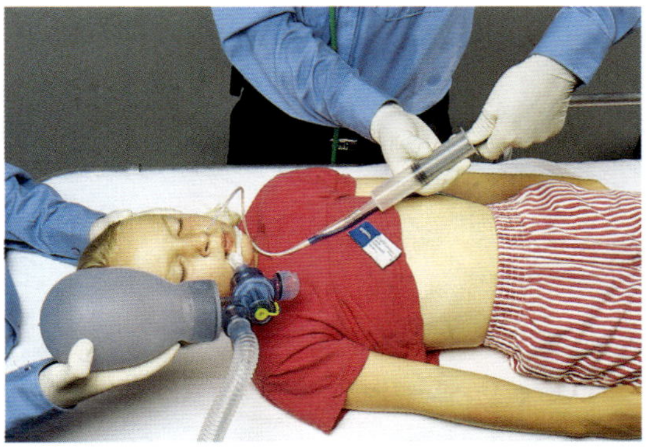

4-3e 위 내용물을 흡인(aspirate)하기 위해 흡인(suction)한다.

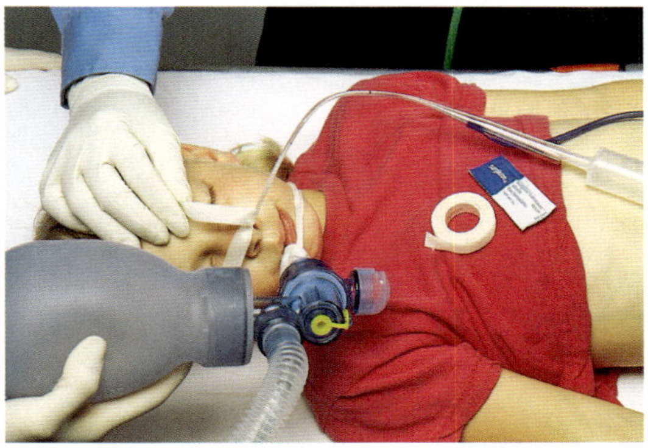

4-3f 튜브를 제 위치에 고정시킨다.

법과 수액소생법이다. 이는 소아 환자를 처치 시, 병원전 전문소생술을 제공을 하는 응급구조사에게 필수적인 기술이기 때문이다.

정맥로 확보

소아의 정맥로 확보 기법은 기본적으로 어른과 동일하다("정맥로 확보와 약물 투여"를 참고한다). 하지만 영아의 경우 더 많은 혈관 확보가 필요할 수 있다. 여기에는 목, 두피 혈관이나 팔, 손, 발의 혈관이

> **내용 요약**
> ➤ 골내 투여 약물
> - 에피네프린
> - 아트로핀
> - 도파민
> - 리도카인
> - 중탄산나트륨
> - 도부타민

포함된다. 하지만 바깥목정맥은 치명적인 상황에서만 고려해야 한다.

골내 투여

골내(IO) 투여는 소아 환자 처치에 있어 보편화되었다(그림 4-25a). 이는 저혈량성 쇼크 같이 수액을 대용량으로 투여해야 하는 경우나 기타 정맥 접근이 불가능할 경우 그렇다. 골내로 투여할 수 있는 약물로는 에피네프린, 아트로핀, 도파민, 리도카인, 중탄산나트륨, 도부타민 등이 있다. 골내 주입 사유는 다음과 같다.

- 쇼크 또는 심장 정지
- 무반응 환자
- 패혈증 의심
- 말초 정맥로 확보 실패

골내 주사 금기증은 다음과 같다.

- 주사하려는 뼈에 골절이 있는 경우
- 주사하려는 뼈의 근위부 사지 골절 또는 골반골절

골내주사로를 통해 관류를 실시할 때, 표준 16게이지 또는 18게이지 바늘(피하주사나 척추주사용 바늘)을 사용할 수 있다. 하지만 골내 주사 바늘이 바람직하며 훨씬 더 낫다(그림 4-25b). 무릎 아래 다리의 전측면을 소독해야 한다. 그 후 결절 1~3cm 아래에 바늘을 비트는 방식으로 삽입한다. (성장판을 피하기 위해) 삽입 시 방향은 살짝 낮아야 하며 피부에 수직으로 삽입한다(그림 4-26). 골수강에 바늘이 삽입된 것은 바늘이 골피질을 통과할 때 저항이 없어지는 것으로 확인한다. 다른 징후로는 바늘이 지탱 없이도 곧게 서 있거나, 주사기로 골수를 흡인할 수 있거나, 피하조직 침윤 없이 주입의 흐름이 자유로운

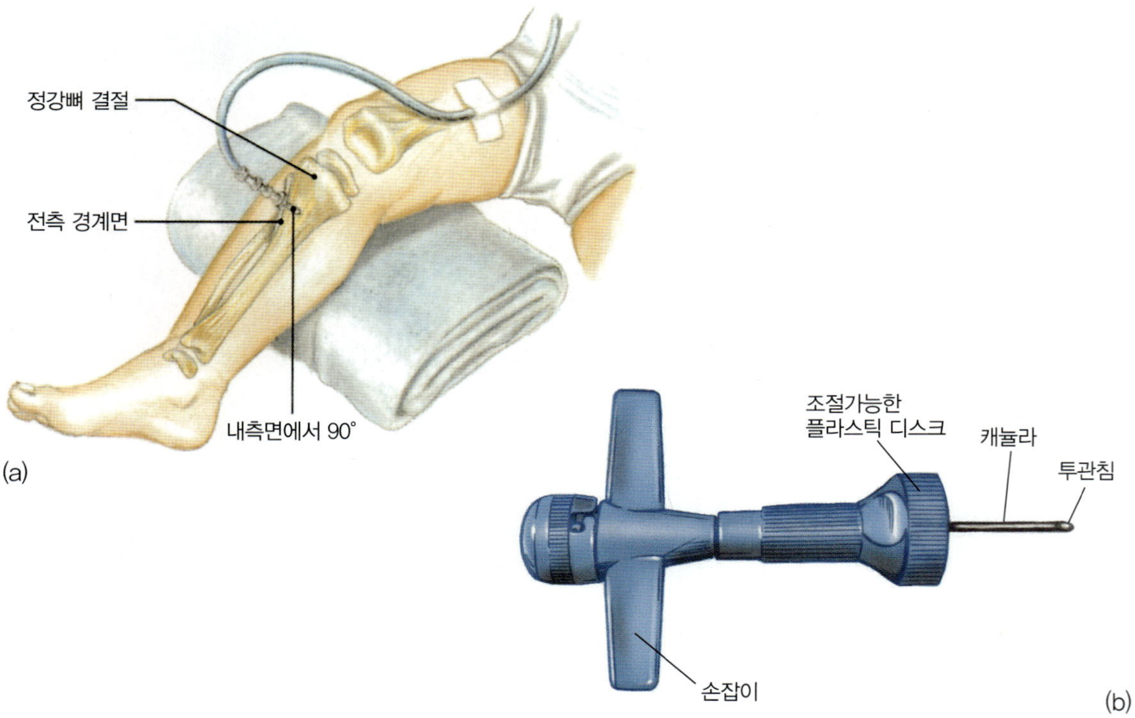

그림 4-25 (a) 소아 환자 골내 투여 (b) 골내 주사용 바늘

것을 들 수 있다. EZ-IO® 및 Bone Injection Gun(B.I.G.) 등 골내 주사 도구는 아동에게 사용이 허가되어 있다(골내 주입에 대한 내용은 "정맥로 확보와 약물 투여"를 확인한다).

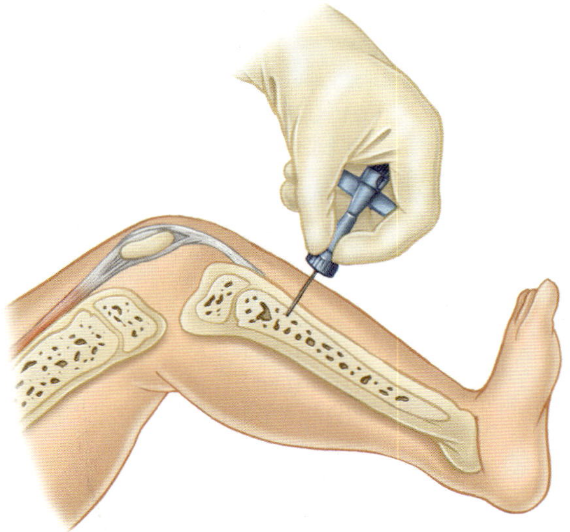

그림 4-26 골내 투여 시 정확한 바늘 위치. 바늘 끝은 골수강에 위치한다.

수액요법

소아에게는 정확한 양의 수액을 주입하는 것이 중요하다. 주입량이 너무 많으면 심정지와 폐부종이 발생할 수 있다. 반면 주입량이 너무 적으면 효과가 없을 수 있다. 저혈량성 쇼크 시에는 정맥로를 확보한 즉시 젖산링거액이나 생리식염수 등 등장액 용액 20mL/kg를 일시 투여한다. 주입 후 소아를 다시 평가해야 한다. 계속해서 관류가 감소된다면 두 번째로 20mL/kg를 일시 투여 투여한다. 저혈량성 쇼크를 보이는 아동은 40~60mL/kg을, 패혈성 쇼크를 보이는 소아는 최소 60~80mL/kg을 투여한다. 수액치료는 소아의 임상반응에 따라 조절되어야 한다.

소아에게 골내투입시 환자 재평가를 자주 실시해 면밀히 관찰해야 한다. 소아의 경우 미세적정(minidrip) 투여 세트, 정맥 주사 조절기(flow limiters), 또는 정맥 점적주입펌프(infusion pumps)가 통상적으로 사용되어야 한다.

약물치료

영아 및 소아의 심폐정지는 익수, 질식, 연기 흡입 등 호흡기 문제로 발생한다. 소아소생술의 주목적은 기도 관리 및 환기, 그리고 필요한 경우 혈관내 용적 회복이다. 어떠한 상황에서는 약물치료가 필요할 수 있다. 소아 환자의 약물치료 목적은 다음과 같다.

- 저산소증 교정
- 가슴 압박 시 관류압 상승
- 자발적 심장수축 또는 좀 더 강한 심장수축의 촉진
- 심박수 증가
- 대사성산증 교정
- 심실 기외수축 억제
- 콩팥관류 유지

소아 환자를 위해 약물 주입량이 반드시 조절되어야 한다. 표 4-10 및 4-11에서 전문심장소생술 시 적절한 소아 약물 주입량을 확인한다.

전기치료

소아 환자의 경우 성인 환자보다 전기치료를 자주 활용하지 않는다. 아동의 경우 심실세동이 성인만큼 잦지 않기 때문이다. 하지만 응급 상황 시 다음의 원칙을 복습하고 유의한다.

- 처음에는 체중 1kg 당 2-4J을 시행한다(예상 체중은 표 4-5 참조).

표 4-10 | 소아전문소생술에서 사용되는 약물*

약물	용량	비고
아데노신	0.1~0.2mg/kg 최대 12mg	심전도 감시 빠른 IV/IO 일시 투여
아미오다론	5mg/kg IV/IO; 15mg/kg까지 반복 최대: 300mg	심전도 및 혈압 감시 응급 시 투여 속도 조절(관류 리듬이 존재하면 천천히) QT interval 연장시키는 기타 약물 투여 시 주의
아트로핀	0.02 mg/kg IV/IO 0.03 mg/kg ET† 필요한 경우 1회 반복 최대: 0.1mg 1회 최대 주입량: 아동: 0.5mg 청소년: 1.0mg	유기인산 중독의 경우 더 많이 투여
염화칼슘(10%)	1회당 20 mg/kg IV/IO (0.2 mL/kg)	천천히 주입
에피네프린	0.01 mg/kg (0.1 mL/kg 1:10,000) IV/IO 0.1 mg/kg (0.1 mL/kg 1:1,000) ET† 최대 주입량: 1 mg IV/IO; 10 mg ET†	3~5분마다 반복할 수 있음
포도당	0.5~1.0 g/kg IV/IO	$D_{10}W$: 5~10mL/kg $D_{25}W$: 2~4mL/kg $D_{50}W$: 1~2mL/kg
리도카인	용량: 1.0mg/kg loading dose 유지용량: 20–50mcg/kg/min	
마그네슘	10~20분 동안 20–50mg/kg IV/IO; 비틀림 심실빈맥 시 더 빠르게. 최대 주입량: 2g	
날록손	5세 미만 또는 20kg 미만: 0.1mg/kg IV/IO/ET* 5세 이상 또는 20kg 이상: 2mg IV/IO/ET*	치료목적으로 마약성 진통제를 사용 후 발생한 호흡억제를 되돌리려면 더 적게 사용
프로케이나마이드	30~60분 동안 15 mg/kg IV/IO 성인 주입량: 20mg/min IV, 최대 17mg/kg까지	심전도 및 혈압 감시 QT interval을 연장시키는 기타 약물 투여 시 주의
중탄산나트륨	1회 1 mEq/kg IV/IO 천천히	적절한 환기 후

*IV, 정맥경로; IO, 골내경로; ET, 기관경로
†5ml 생리식염수 주입 후 5회 환기

표 4-11 | 주입 준비

약물	준비*	1회 주입량
에피네프린	0.6×체중(kg)만큼 희석제† (밀리그램)를 섞어 100mL 제조.	1mL/hr로 분당 0.1mcg/kg; 적절히 적정한다.
도파민/도부타민	0.6×체중(kg)만큼 희석제† (밀리그램)를 섞어 100mL 제조.	1mL/hr로 분당 0.3mcg/kg; 적절히 적정한다.

*표준농도는 더 희석되거나 또는 더 농축되기도 하지만, 주입량은 매번 각 환자와 각 주입 속도에 맞게 반드시 계산해야 한다.
주입 속도(mL/h)=체중(kg)×1회 투입량(mcg/kg/min)×60min/hr
농도(mcg/mL)
†희석제는 5% 덱스트로스 수용액, 5% 덱스트로스 0.45% 생리식염액, 0.9% 생리식염액, 젖산링거액.

절차 4-4 소아용 안전시트의 환자 고정

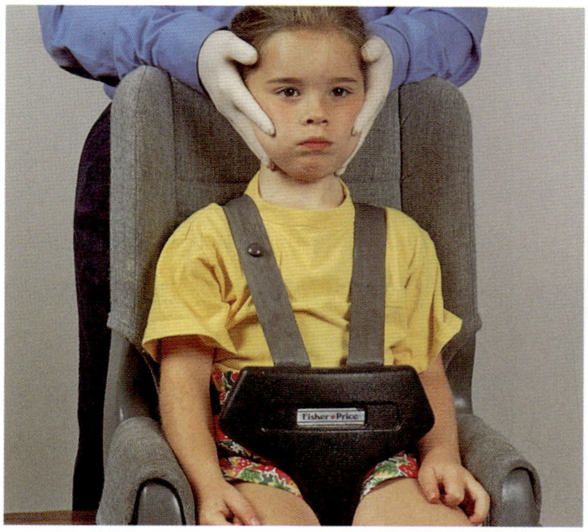

4-4a 응급구조사 한 명이 바로 선 자세로 안전시트를 고정시키고, 고정하는 동안 소아의 머리를 손으로 잡아 일직선으로 고정한 상태를 유지한다.

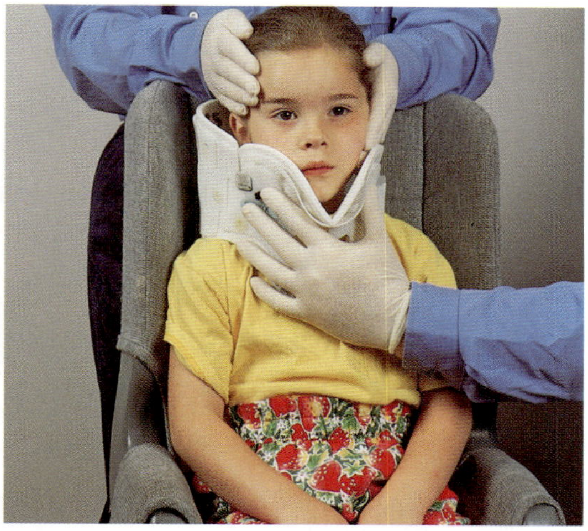

4-4b 다른 응급구조사가 적절한 크기의 경추고정대를 착용시킨다. 경추고정대가 잘 맞지 않는 경우 수건을 말아 활용한다.

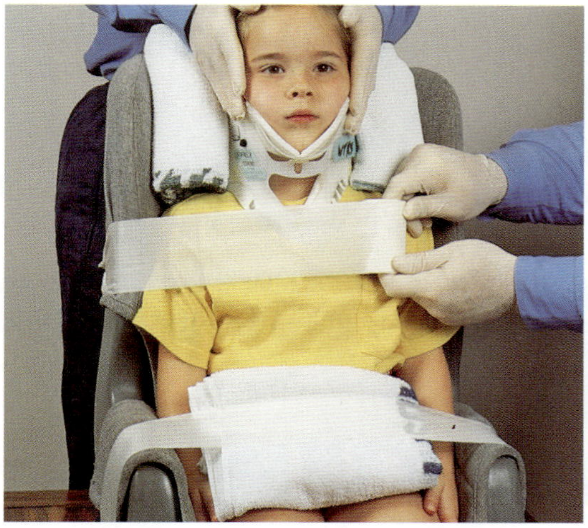

4-4c 담요나 수건을 소아의 무릎에 놓고, 끈이나 넓은 테이프를 사용하여 흉부와 골반 부분을 시트에 고정시킨다.

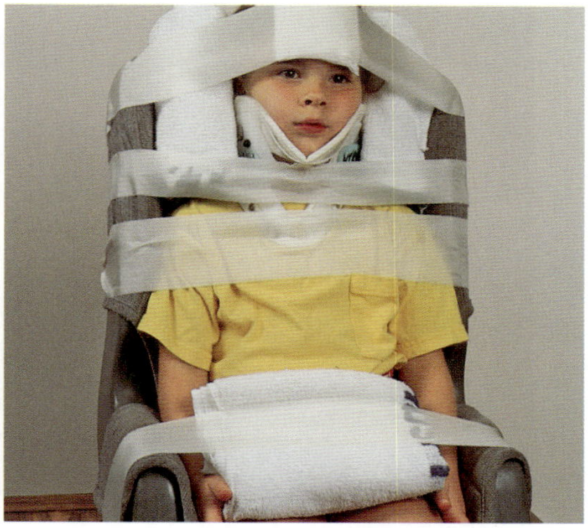

4-4d 머리와 시트 사이에 공백이 없도록 수건을 말아 머리 양 옆에 끼운다. 머리를 고정시키고, 이마와 목 부분을 테이프로 돌려 감는다. 턱에 테이프를 감으면 목에 부담을 줄 수 있으므로 유의한다. 환자와 시트를 구급차에 옮기고 들것에 묶는다.

- 효과가 없으면 저산소증과 산증 교정에 집중한다.
- 가능한 경우 소아중환자치료실에 이송한다.

경추 고정

소아의 척수외상은 성인만큼 흔하지 않다. 하지만 소아의 머리가 불균형적으로 크고 무겁기 때문에 경추에 부상을 입기 쉽다. 영아나 소아에게 심각한 두부 외상이 발생했다면 목 부상도 발생했을 가능성이 크다. 소아는 척추 X-ray상 척주에 눈에 띄는 손상이 없어도 척수손상이 발생했을 수 있다. 이를 방사선 소견상 이상소견이 없는 척수 손상(spinal cord injury without radiographic abnormality, SCI-

절차 4-5 소아 고정 장치 적용

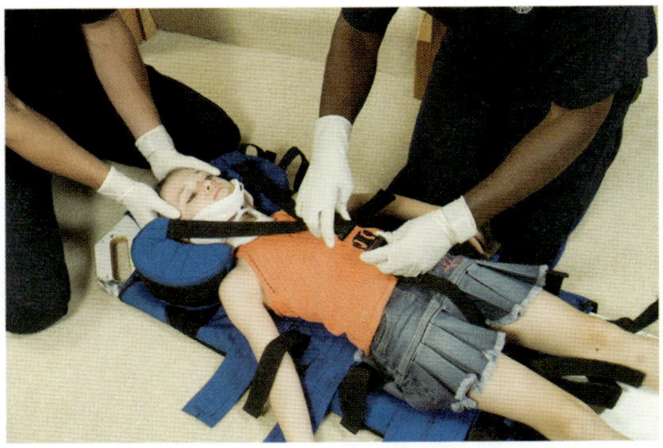

4-5a 소아 고정 장치 위에 소아를 눕히고, 색깔 끈을 아동의 체구에 맞게 조절한다.

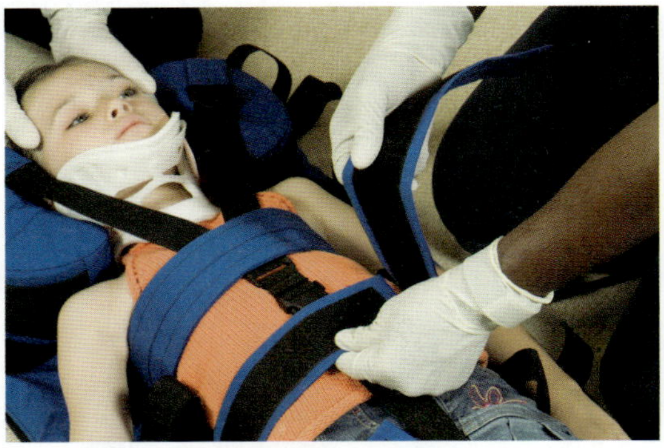

4-5b 안전 장치 네 부분을 모두 붙인다.

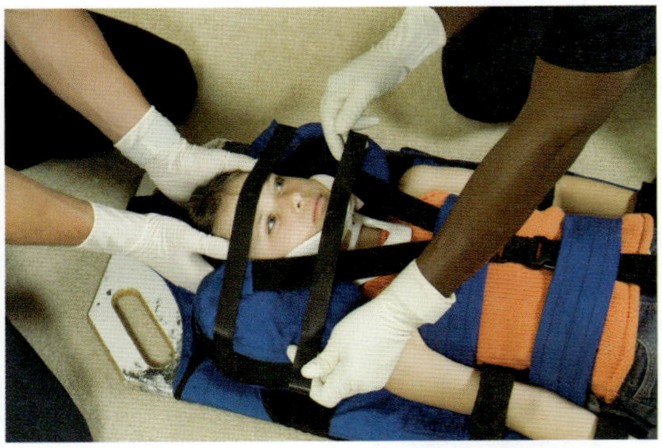

4-5c 머리 지지 장치로 움직이지 않게 고정시킨다.

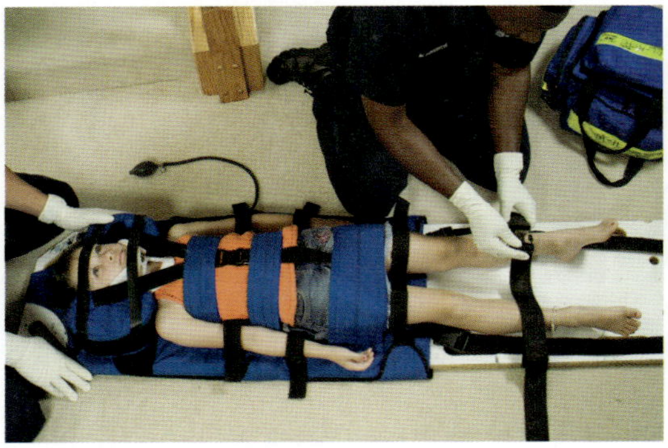

4-5d 소아의 전신은 긴척추고정판에 고정되어 있다.

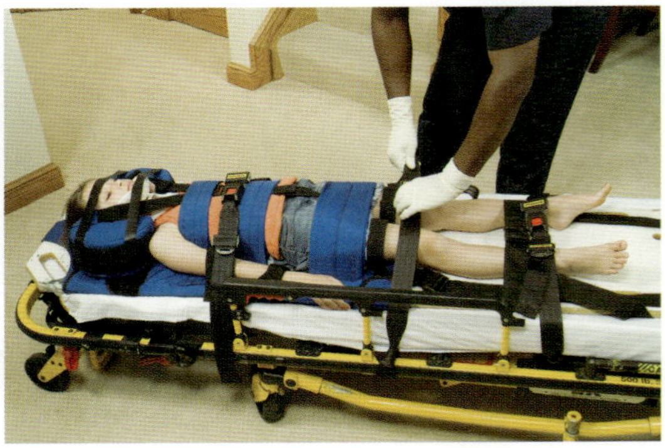

4-5e 고정된 환자를 들것에 옮기고 양 끝의 고리를 조여 들것의 끈에 연결한다.

WORA)라고 한다. 따라서 척추 X-ray에서 이상이 없다고 해서 반드시 척수 부상이 발생하지 않은 것은 아니다. 이러한 이유로 소아는 의료진이 – 보통 MRI와 기타 영상 기술을 통해 – 척수 부상이 없다고 확인될 때까지 고정되어야 한다. 앞서 언급한 대로, 소아가 소아용 안전시트에 고정되어 있었다 하더라도 충돌이나 급정차 시 머리가 앞으로 쏠렸을 때 목 부상이 발생했을 수 있다.

항상 적절한 크기의 소아 고정 장치를 사용해야 한다. 이 같은 장치로 경추보호대, 둥글게 말은 수건이나 담요, 머리 고정용 받침대, 상용 소아 고정 장치, 조끼형 받침대 또는 짧은 나무 받침대, 적절한 패드가 있는 긴 받침대 등이 있다. 안전시트에 앉아있던 환자의 경우 고정을 위해 해당 시트를 사용할 수 있다(절차 4-4). 소아 환자 고정을 위해 구출고정장비(KED)로 쉽게 조절할 수 있다. 소아는 체구가 다양하기 때문에 소아 고정을 위한 계획 마련 시 창의성을 발휘해야 한다.

소아 환자를 받침대에 고정시킬 때 영아, 유아기, 학령전기 소아를 바로 누운 중립 자세로 유지하기 위해 적절한 양의 패드를 사용한다. 소아 환자의 머리를 고정할 때 절대 모래주머니를 사용하지 않는다. 구토 관리를 위해 반드시 받침대를 기울여야 하는 경우 모래주머니의 무게 때문에 머리 부상이 더 악화될 수 있다. 소아 고정 장치 적용 단계는 절차 4-5를 참고한다.

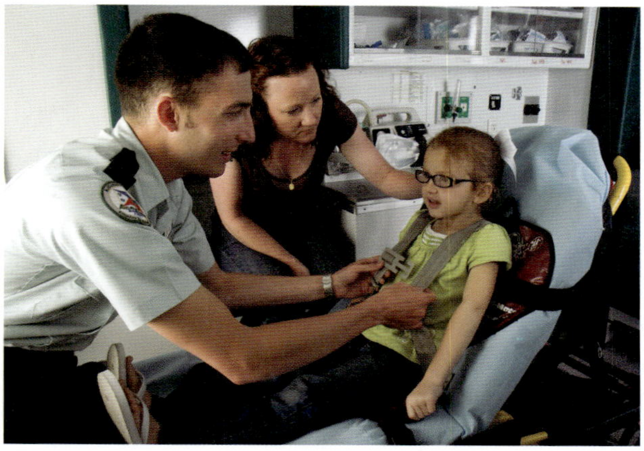
그림 4-27 이송 중 계속해서 영아나 소아에게 정서적 안정을 준다.

소아 환자 고정 시 많은 소아들이, 특히 5세 이하의 소아의 경우 반항하거나 거부할 수 있다는 사실을 기억한다. 정서적 스트레스를 최소화하기 위해 부모나 돌봄제공자가 가까이 서서 소아를 어루만져 줄 수 있도록 한다. 고정 장치에 완전히 고정되면 소아는 저항을 그만둔다. 이상적인 것은 응급구조사나 가족이 소아를 안심시키기 위해 항상 옆에 있는 것이다.

이송지침

소아 환자 관리 시 병원 이송 중에 이루어 질 수 있는 절차를 수행하기 위해 절대 이송을 지연시키지 않는다. 필요한 처치 – 처음 기본소생술, 그 후 전문소생술 – 를 결정한 후, 적절한 시설이 어디인지 결정한다. 결정을 내릴 때 다음 요인을 고려한다.

- 이송 시간
- 전문 시설
- 전문 의료인

지역에 중환자전문인력, 신생아전문간호사 등의 병원전 전문 인력이 있는 경우, 그들 역시 고려 대상에 넣어야 한다. 이와 같은 전문가에게 이송할 경우 환자가 도움을 받을 수 있을지 생각한다. 만약 그렇다면 도움을 요청한다. 그렇지 않다면 영아 또는 소아가 위치한 곳에서 치료가 가능한, 가장 가까운 병원으로 이송한다. 집에서 병원까지 이송하는 동안 소아가 느끼는 공포를 경감하기 위해 계속해서 소아를 안심시켜준다(그림 4-27). 자신의 아이나 친척 또는 친구의 아이였다면 안심할 수 있게 어떤 말이나 행동을 했을지 생각한다.

특수한 응급 상황

앞선 훈련과 경험에서 이미 알고 있듯, 소아의 다양한 응급 상황에서 응급의료체계가 가동될 수 있다. 소아 응급 상황은 주로 호흡계와 관련된 문제이지만, 기타 신체 체계와 관련된 문제도 발생할 수 있다. 소아 응급 상황을 인지하고 처치하기 위해서, 마주할 수 있는 구체적 응급 상황에 대해 알아본다.

감염

소아 면역체계는 비교적 미숙하기 때문에 소아는 자주 질병을 앓게 된다. 감염 질환은 바이러스, 세균, 곰팡이, 기생충 등의 감염원으로 인한 감염으로 발생할 수 있다. 감염 질환의 대부분은 경미하고 특별한 치료 없이 회복된다. 하지만 몇몇 감염병은 치명적일 수 있다. 이러한 감염 질환으로는 뇌수막염, 폐렴, 패혈증, (주로 세균성) 혈류 내 전신 감염이 있다.

감염의 영향은 감염원의 종류와 감염 정도에 따라 다르다. 징후와 증상 역시 감염 질환의 종류와 감염된 기간에 따라 다르다. 다음의 증상이 있는 경우 감염 질환이 발병해 있을 수 있다. 열, 오한, 빈맥, 기침, 목아픔, 코막힘, 나른함, 빈호흡, 피부의 차가움 또는 땀, 점상출혈, 호흡곤란, 식욕감퇴, 구토, 설사, 탈수, 관류저하(특히 패혈증 수반 시), 자반(압력을 주어도 사라지지 않는 피부 출혈로 인한 보라색 반점), 발작, 심각한 두통, 과민함, 목의 경직, 숫구멍 팽창(영아).

감염 질환 관리는 어떠한 신체 계통에 영향이 있는지에 따라 달라진다. 가장 흔하고 심각한 질병의 치료는 다음을 참고한다. 소아 질병 치료 시 이 같은 지침을 따라야 한다.

- 감염 질환이 원인 불명이면 표준감염예방조치를 따른다.
- 지역 내에서 자주 발생하는 소아 감염 질환을 숙지해 놓는다.
- 가능하면 응급구조사 자신이 어떠한 소아 감염 질환에 노출되지 않았고, 예방 접종을 하지 않았는지 따져 본다. 예를 들어, 어릴 때 수두 또는 홍역을 앓지 않고 예방 접종을 하지 않았다면, 예방 접종을 고려한다. 자신이 감염될 수 있는 감염 질환이 발병한 소아를 마주했을 때, 다른 응급구조사에게 초기 치료를 위임할 수 있다.

호흡기 관련 응급 상황

소아 환자의 응급의료서비스 호출 시 가장 일반적인 것이 호흡기 관련 응급 상황이다. 호흡기 질환은 폐포/모세혈관 접촉면에 영향을 미치기 때문에 호흡기 악화를 야기할 수 있다. 일부 감염 질환은 경미한 증상만을 야기하나, 어떤 감염 질환은 급속한 속도로 생명을 위협할 수 있다. 응급구조사가 응급 상황을 어떻게 처리하느냐에 따라 심각성이 달라진다. 아동의 의식이 명료하다면 여유 있게 대처할 수 있다. 하지만 아동이 아파 보이고 호흡 곤란이 나타난다면 호흡정지 및 심폐 정지를 방지하기 위해 처치를 실시해야 한다.

호흡기 악화의 중증도

호흡기 악화의 심각한 정도는 다음과 같은 범주로 신속히 분류할 수 있다.

- 호흡 곤란
- 호흡 부전
- 호흡 정지

소아 환자의 경우 호흡기 관련 응급 상황이 호흡 곤란에서 호흡 부전, 호흡 정지로 신속히 진행될 수 있다. 반드시 환자가 어느 단계인지 파악하는 방법을 배우고 적절한 중재를 실시해야 한다. 빠른 판단과 처치가 호흡기 악화를 겪는 영아와 소아의 생사를 결정한다.

호흡 곤란 호흡 곤란은 가장 경미한 호흡 장애이다. 가장 눈에 띄는 징후는 호흡의 노력이 증가하는 것이다. 또한 가장 빨리 파악할 수 있는 징후는 호흡수가 증가하는 것이다. 안타깝게도 호흡수는 가장 흔히 (정확히 측정되지 않고) "추정되는" 활력징후이다. 앞서 언급한 것처럼 소아의 호흡수를 정확히 측정하는 것이 중요하다. 호흡수는 1분 동안 측정하는 것이 이상적이다. 시간이 허락되지 않거나, 또는 아동의 상태가 악화되고 있다면, 최소 30초 동안 측정한 후 2배로 곱한다.

호흡을 위한 노력이 증가하고 호흡수가 빨라지면서 동맥혈이산화탄소분압이 약간 감소할 것이다. 하지만 호흡 곤란이 심화되면서 이산화탄소분압은 점점 높아질 것이다.

호흡 곤란의 징후와 증상은 다음과 같다.

- 정상적인 의식 상태에서 자극에 과민하거나 불안해짐
- 빈호흡
- 퇴축
- 코벌렁임(영아)
- 근긴장도 저하
- 빈맥
- 머리를 끄떡임(head bobbing)
- 그렁거림
- 산소 공급에도 악화되는 청색증 또는 저산소증

빨리 교정되지 않으면 호흡 곤란은 호흡 부전으로 악화된다.

호흡 부전 호흡 부전은 신체에 필요한 만큼 산소를 들이마시지 못하고 이산화탄소를 제거하지 못했을 때 발생한다. 부적절한 환기나 산소 공급으로 나타난다. 호흡 부전 시, 신체에서 이산화탄소를 제거하지 못하기 때문에 이산화탄소 수치가 상승한다. 이는 곧 호흡성 산증으로 발달한다.

호흡 부전의 징후와 증상은 다음과 같다.

- 자극에 과민하거나 불안한 상태가 무기력으로 바뀜
- 빠른호흡, 이후 느린호흡으로 악화
- 퇴축, 이후 심정지호흡으로 악화
- 근긴장도 저하
- 빠른맥, 느린맥으로 악화
- 중심 청색증
- 저산소증

호흡 부전은 매우 불길한 징후이다. 신속한 처치가 실시되지 않으면 아동에게 호흡 정지가 나타난다.

호흡 정지 호흡 부전이 치료되지 않으면 호흡 정지로 악화된다. 느린호흡과 심정지호흡이 나타난 후 호흡이 멈춘다.

호흡 정지의 징후와 증상은 다음과 같다.

- 무반응이 혼수상태로 악화
- 느린호흡이 무호흡으로 악화
- 흉벽 움직임 없음
- 느린맥이 무수축으로 악화
- 심각한 청색증

적절한 처치가 이루어지지 않으면 호흡 정지는 빠른 속도로 심폐 정지로 발전한다. 심폐 정지가 발생하면 아동의 생존 확률은 현저히 감소한다.

호흡기 장애의 처치

호흡기 장애의 처치는 문제의 심각성에 기초해야 한다. 목표는 환기와 산소 공급을 향상시키는 것이다. 신속히 호흡 곤란의 징후와 증상을 파악해야 아동의 상태가 악화되기 전에 처치를 실시할 수 있다.

가장 먼저 유념할 부분은 기도 확보이다. 기도가 열려있는가? 간단히 손으로 유지될 수 있는가? 기관내 삽관이 필요한가?

기도를 평가한 후 기도보조기구(입인두기도기 또는 코인두기도기)를 삽입하거나 기관내 삽관을 통해 기도를 유지한다.

호흡 곤란이나 초기 호흡 부전을 보이는 소아에게 고농도 산소를 투여한다. 일부 소아는 비재호흡 마스크 착용도 잘 견디나, 다른 아이들은 싫어할 수 있어 다른 사람(부모 등)의 보조가 필요할 수 있다. 추가 산소 투여로도 아동이 호전되지 않는다면 더 적극적인 치료가 필요하다. 종종 부모를 떨어지게 하여 개입이나 방해 없이 필요한 처치를 제공할 수 있다.

말기 호흡 부전이나 호흡 정지를 보이는 소아 환자에게는 다음과 같은 적극적 처치가 필요하다.

- 기도 확보
- 고농도 산소 투여
- 100% 산소를 전달하는 산소저장낭이 부착된 백밸브 마스크를 사용한 기계적 환기
- 기계적 환기로 상태가 빨리 호전되지 않으면 기관내 삽관(또는 기타 가능한 기도기 사용)
- 위 팽창이 환기를 방해하는 경우 입위관 또는 비위관을 사용한 위 감압 고려
- 공기가슴증 발생이 판단되는 경우 흉부의 바늘 감압 고려
- 기도가 완전히 폐쇄되고 기타 방법으로 기도 확보가 불가능할 때 반지방패연골절개술 고려

이 같은 처치 외에도 정맥로를 확보해야 한다. 소아는 중환자 치료가 가능한 인력과 시설이 있는 시설로 소아를 이송해야 한다. 이송 중 소아를 계속해서 안심시킨다. 호전 징후로는 피부색 및 체온 회복이 있다. 말초 기관 관류가 호전되면 소아는 맥박수가 향상되고, 산소포화도가 향상되며, 의식 상태를 회복할 것이다. 부모에게 정서적, 심리적 안정을 주고 처치 경과에 대해 설명한다.

특수한 호흡기계 응급

호흡기 질환은 일반적으로 일부 기도 폐쇄나 호흡기 장애로 발생한다. 다음 부분에서 소아 호흡기 응급 상황에 대해 알아본다.

상기도 폐쇄

상기도 폐쇄의 요인은 다양하다. 앞서 언급한 것처럼, 상기도 폐쇄는 부분적으로, 또는 완전하게 나타날 수 있다. 감염이나 외부 감염원 유입으로 인한 조직 손상이나 조직 종창이 원인이 될 수 있다. 적절한 치료는 질환과 그 심각성을 즉시 빠른 속도로 알아내는 데 달려 있다. 영아, 유아기 또는 소아가 호흡 정지나

표 4-12 | 크룹 및 후두개염 증상

크룹	후두개염
점진적 발병	급격한 발병
전반적으로 일어나 앉고 싶어함	일어나 앉기를 선호
개 짖는 듯한 기침(barking cough)	개 짖는 듯한 기침 없음
침흘림 없음	침흘림; 침삼키기 어려움
약 101°F~102°F(38.3℃~38.9℃)의 열	약 102°F~104°F(38.9℃~40.0℃)의 열
	주기적 협착음

심장 정지를 겪는다면, 달리 밝혀지기 전까지는 완전 상기도 폐쇄로 추정한다.

크룹 크룹(croup)은 의학적으로 후두기관기관지염이라고 불리는 상기도 바이러스 감염 질환이다. 6개월~4세의 아동에게 가장 빈번히 발생하며 가을과 겨울에 많다. 크룹은 성문하 부위를 포함한 상기도 염증을 일으킨다. 크룹은 성문 아래와 후두 부종으로 이어지므로, 기관 내강이 좁아지게 한다. 연축성 크룹(spasmodic croup)이라고 불리는 다른 형태의 크룹은 어떠한 상기도 감염도 없이 한밤중에 발생한다.

평가 크룹의 병력은 전형적이다. 많은 경우 아동은 가벼운 감기나 기타 감염 질환을 앓고 저녁까지는 상태가 괜찮을 것이다. 하지만 날이 어두워지면 심한 기침을 시작한다. 몇 시간이면 잠잠해지나 며칠 밤 동안 지속된다.

신체검진을 통해 대개 흡기성 협착음으로 나타난다. 코 벌렁임, 기관견인감 또는 퇴축을 수반할 수 있다. 절대로 구인두를 검사해서는 안 된다. 종종 병원전 평가 시 크룹과 후두개염을 구분하기 힘들다(표 4-12 및 그림 4-28). 후두개염이 나타난 경우 구인두를 검사하면 후두경련과 완전 상기도 폐쇄가 일어날 수 있다. 크룹의 상태가 심각하고 진행되고 있다면, 아동은 불안, 빈맥, 청색증을 보일 수 있다. 크룹은 완전 상기도 폐쇄 및 호흡 정지로 발달할 수 있지만, 흔치 않다.

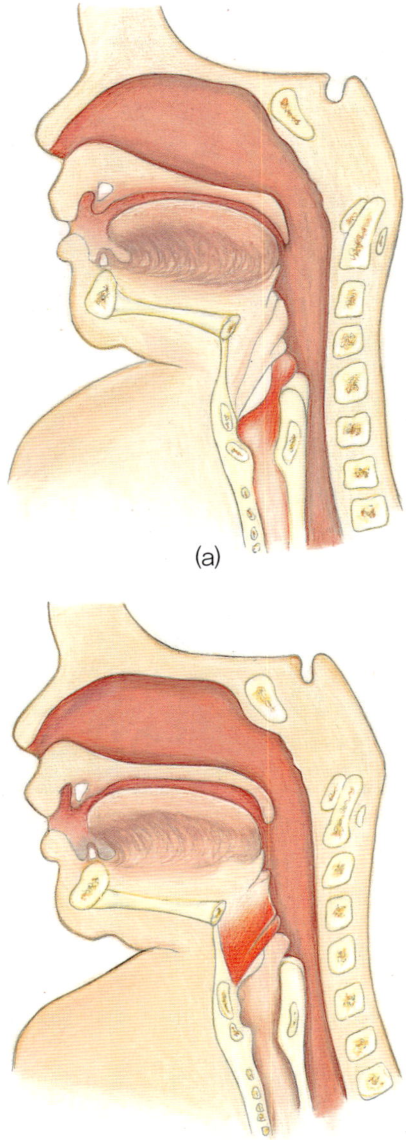

(a)

(b)

그림 4-28 (a) 후두개염은 후두개와 성문위 조직 염증이 나타난다. (b) 크룹은 성문아래 부종이 나타난다.

관리 크룹 관리 시 적절한 기도 유지가 필요하다. 소아를 편안한 자세로 위치시키고 안면마스크나 불어넣기 방식으로 차가운 공기나 산소를 투여한다. 증상이 심각하면 라세믹 에피네프린이나 알부테롤을 투여한다. 최근 연구에 따르면 크룹시 연무기를 사용한 표준 에피네프린 투여가 라세믹 에피네프린과 비슷하거나 더 효과적이라는 보고가 있다. 일부 전문가들은 스테로이드 사용을 옹호하는데, 경과를 짧게 줄여준다고 생각하기 때문이다.

환자 이송 준비 시, 집에서 구급차 이동 중에 소아에게 시원한 공기를 마시게 한다. 시원한 공기를 마시면 성문하 부종이 감소해 구급차에 도착할 때쯤 임상적으로 완화될 수 있다. 적절한 경우 부모나 돌봄 제공자가 영아나 소아와 함께 있도록 한다.

후두개염 후두개염(epiglottitis)은 후두개 염증이 나타나는 급성 감염 질환으로 생명을 위협할 수도 있다(후두개는 침을 삼키는 동안 기도를 보호하는 연골 덮개임을 기억한다). 후두개염은 크룹과 달리, 헤모필루스 인플루엔자 B형균 등의 세균성 감염으로 나타난다. 인플루엔자 백신을 사용할 수 있어서, 후두개염은 드물게 발생하는 질병이 되었다. 발생하는 경우 보통 3~7세 소아에게 많다.

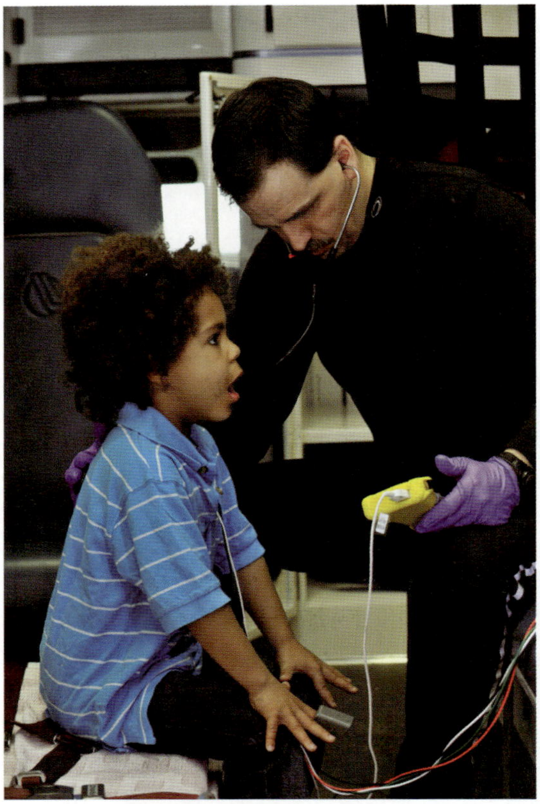

그림 4-29 후두개염이 있는 소아의 자세

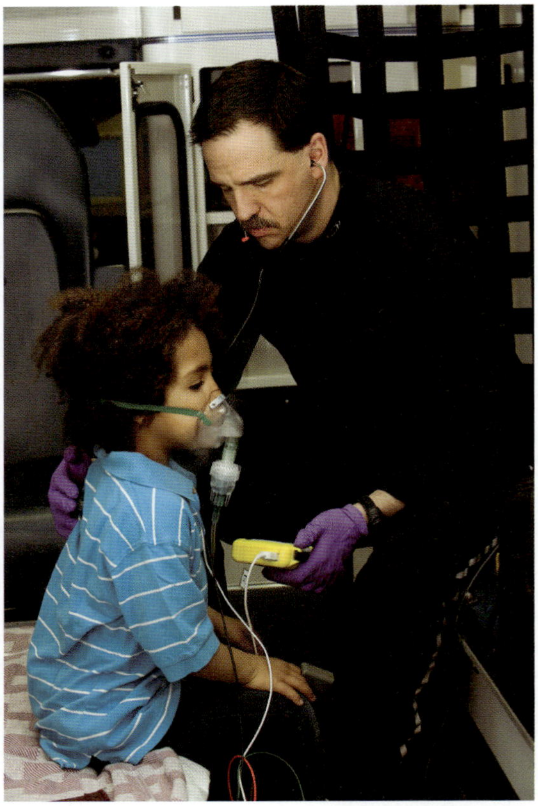

그림 4-30 후두개염이 있는 소아는 가습 산소를 투여하고 편안한 자세로 이송한다.

평가 후두개염은 크룹과 양상이 비슷하다. 소아는 잠들 때까지 큰 이상이 없기 때문에, 부모와 간병인이 가벼운 기도 감염이라고 생각한다. 그 후, 소아는 고열과 심각한 기침을 호소하며 일어난다. 증상 발달은 극적으로 나타난다. 침을 삼킬 때 고통스럽고, 목이 아프며, 고열, 얕은 숨, 호흡장애, 흡기성 협착음이 나타나고 침을 흘린다(그림 4-29).

신체검진에서 소아는 급성 질환이 있고 흥분된 상태로 나타날 것이다. 절대로 기도의 시야 확보를 시도해서는 안 된다. 소아가 울게 되면 후두개의 끝이 혀뿌리 뒤쪽에 보인다. 후두개가 있는 경우 후두는 다홍색이며 부어 있다. 기도 폐쇄가 심각해지면서 소아는 흉부견축, 코 벌렁임, 폐 과팽창을 보일 것이다. 후두개가 부으면서 침을 삼키지 못하고 흘리게 된다. 소아는 종종 앉아있고 싶어 한다. 환자는 기도 확보를 위해 "삼각자세"를 취한다. 뒤로 기대거나 눕게 되면, 후두개가 뒤로 젖혀져 기도를 완전히 폐쇄할 것이다.

처치 후두개염 관리는 적절한 기도 관리 및 안면마스크나 불어넣기 방법을 통한 산소 공급이 필요하다(그림 4-30). 후두개 및 기도 건조를 최소화하기 위해 산소를 가습하는 것이 이상적이다. 소아의 정서적 불안을 줄이기 위해 부모나 돌봄제공자가 산소를 투여하도록 부탁할 수 있다. 기도가 폐쇄되면 2명이 백 밸브 마스크로 환기하는 것이 효과적이다. 적절한 크기의 기관내 튜브를 포함하여 모든 흡인 장비를 갖추고 있어야 한다. 하지만 삽관은 완전 폐색이 발생하지 않은 이상 금지된다.

또한 이송 시간이 짧은 상황에서 삽관을 시도하지 않는다. 기관내 삽관이 필요한 경우 성문 입구가 좁아졌으므로 작은 튜브를 사용해야 한다. 가슴압박을 시행하고 있다면, 성문의 시야를 확보할 때, 기관 입구에 거품이 보일 수 있다. 이는 질환으로 인해 변형된 상기도의 해부학적 표지자를 확보하는 데 도움이 된다. 마지막 수단으로 의료 지도에 따라 바늘 반지방패연골절개술을 고려한다.

후두개염이 있는 소아 환자는 즉각적인 이송이 필요하다. 스트레스는 후두경련과 조직부종으로 인한 완전 상기도 폐쇄로 이어질 수 있으므로 소아를 부드럽게 다룬다. 이송 중 소아를 안심시키고 편안하게 한다. 주기적으로 관찰하고, 상태 변화가 있을 시 병원에 알린다. 환자가 기도를 유지하고 있는 경우, 입에 체온계를 포함한 어떠한 것도 삽입하지 않는다. 항상 후두개염은 심각한 질환이라는 사실을 명심한다.

내용 요약

➤ 일반적인 상기도 폐쇄 원인
- 크룹
- 후두개염
- 세균성 기관염
- 이물질 흡입

세균성 기관염 세균성 기관염(bacterial tracheitis)은 성문하 부분의 기도에 발생하는 세균성 감염 질환이다. 증상은 흔치 않은 편이나, 다음과 같은 경우의 세균성 크룹으로 보인다. 영아나 1~5세의 유아기 유아에게 주로 나타난다.

평가 이 증상을 평가할 때 부모나 돌봄제공자는 일반적으로 소아가 지난 5일간 크룹을 앓았다고 말한다. 또한 농이나 점액 등을 동반한 기침과 고열이 있었다고 이야기한다. 소아는 목소리가 쉬어있고, 말할 수 있는 경우에는 목의 통증을 호소한다. 신체검진으로는 흡기성 협착음이나 호기성 협착음이 나타난다.

처치 모든 호흡기 관련 응급 상황과 마찬가지로 소아는 반드시 신중히 관찰되어야 한다. 호흡 부전이나 호흡 정지가 최종적 결과일 수 있기 때문이다. 신중히 기도와 호흡을 관리하고 안면마스크나 불어넣기 방법을 통해 산소를 공급한다. 적절한 환기를 위해 높은 압력이 필요할 수도 있다는 것을 명심한다. 소아용 백 밸브 마스크에 팝오프 밸브(pop of valve)가 있는 경우 밸브를 해제해야 할 수 있다. 완전 기도 폐쇄 시에만 삽관을 고려한다. 이송 지침은 후두개염의 경우와 비슷하다.

이물질 흡입 소아, 특히 유아기, 학령전기 아동, 1~4의 소아의 경우 손에 잡히는 것을 입으로 가져가길 좋아한다. 그 결과 이 같은 소아는, 특히 달리거나 넘어질 때 이물질을 흡입하기 쉽다. 사실 이물질 흡입은 6세 미만 소아의 가정 내 사망의 가장 큰 원인이다. 또한 많은 소아들의 경우, 부모나 어른이 준 음식이 목에 걸리거나 잘못 흡입되곤 한다. 어린 아동은 입과 후두의 씹는 동작을 잘 조절할 만큼 발달이 덜 되어서, 음식을 잘 씹지 못한다. 흡인이나 기도 폐쇄가 잘 발생하는 흔한 음식으로는 사탕, 견과류, 씨앗, 핫도그, 소시지, 포도 등이 있다. 음식이 아닌 물체로 동전, 풍선 등 작은 물체가 있다.

평가 소아가 이물질을 흡입했을 경우 둘 중의 한 양상을 보인다. 완전 폐쇄의 경우 공기의 움직임이 미미하거나 전혀 나타나지 않을 것이다. 부분 폐쇄의 경우 소아는 흡기성 협착음이 나타나거나, 목소리가 작아지거나 쉬며, 침을 흘리고, 목구멍의 통증을 호소하거나, 흉부퇴축이나 청색증을 보일 수 있다.

처치 소아가 이물질을 흡입한 경우 아동의 호흡 노력을 즉시 평가한다. 폐쇄가 부분적이면 소아를 가능한 편안하게 하고 가습 산소를 투여한다. 소아가 나이가 있다면 앉아있게 한다. 입을 눈으로 확인하려 하지 않는다. 완전 기도 폐쇄가 일어날 수 있으므로, 삽관 장비는 쉽게 사용할 수 있게 준비한다. 통제된 환경에서 의료 인력이 이물질을 제거할 수 있는 병원으로 아동을 이송한다.

완전 기도 폐쇄의 경우 널리 사용되는 기본소생술로 기도를 청소한다. 눈에 보이는 이물질은 장갑을 착용한 손가락으로 쓸어낸다. 확인 없이 무턱대고 손가락으로 쓸어내면 이물질이 기도에 더 깊이 들어갈 수 있다. 기본소생술 이물질제거 절차에 따라 백 밸브 마스크로 환기를 시도한다. 효과가 없으면 후두경을 사용하여 기도를 눈으로 확인한다. 이물질이 보이고 쉽게 닿을 수 있는 곳에 위치한 경우 마질 겸자로 제거한다. 가능한 경우 삽관을 한다. 기본소생술의 이물질제거 절차를 계속한다. 통상적 조치로 기도내 이물제거가 불가능할 경우, 의료 지도에 따라 마지막 방법으로 바늘 반지방패연골절개술을 고려한다. 적절한 지침에 따라 이송하고 소아를 더 이상 불안하게 하지 않는다.

내용 요약

➤ 천식 유발인자
- 환경적 알레르기 항원
- 차가운 공기
- 운동
- 음식
- 자극물
- 정서적 스트레스
- 특정 약물

하기도 장애

앞서 언급한 것처럼, 협착음 없음(absence of stridor), 숨을 내쉴 때 쌕쌕거림, 호흡 노력의 증가 등과 같은 증상이 나타날 때 하기도 장애를 의심한다. 하기도 장애가 발생하는 일반적인 원인으로는 천식, 모세기관지염, 폐렴 등의 호흡기 질환이 있다. 자주 발생하지 않더라도, 특히 유아기나 학령전기 아동에게서 하기도 이물질 흡인을 마주칠 수 있다.

천식 천식(asthma)은 하부기도의 만성 염증성 질환이다. 천식은 6백만 명이 넘는 미국인들이 앓고 있는 질환이다. 약 50% 이상이 10세 미만에 발병하고, 30세가 되기 전 33%가 발병한다. 천식은 가족력이 있는 경우가 많다. 또한 일반적으로 습진, 알레르기 등의 아토피성 증상을 동반한다. 다른 호흡기 질병에 의한 사망이 꾸준히 감소하고 있지만, 천식에 의한 사망은 최근 급격히 증가하고 있다. 천식 치료를 위한 소아의 입원은 지난 20년 동안 200% 증가했다. 소아는 쉽게 천식을 앓을 수 있으므로 빠른 병원전 진단과 치료가 중요하다.

병태생리학 천식은 기도의 만성 염증성 질환으로, 기관지경련과 많은 점액 분비가 나타난다. 천식에 걸리기 쉬운 소아의 경우, 이 같은 염증이 넓은 부위에 다양한 수준의 기도 폐쇄를 야기한다. 기도 폐쇄 외에도 기도 과민성을 보인다.

천식은 일반적으로 유발인자(trigger)라고 불리는 다양한 요인 중 하나에 의해 유발된다. 유발인자는 각각 소아마다 다르다. 일반적인 유발인자로는 환경적 알레르기 항원, 차가운 공기, 운동, 음식, 자극물, 정서적 스트레스 및 특정 약물이 있다.

유발인자에 노출되면 수 분 이내에 두 가지 반응이 발생한다. 첫 번째 반응 단계는 히스타민 등의 화학매개체가 분비되는 것이다. 이는 기관지 수축 및 기관지 부종을 야기하고, 호기시 공기흐름이 감소되어, 전형적인 "천식발작(asthma attack)"이 발생한다. 조기 치료 시, 천식은 기관지확장제 흡입에 반응한다. 천식 증상이 중단되지 않거나 자연적으로 해결되지 않으면 두 번째 단계가 시작될 수 있다. 두 번째 단계는 면역계 세포가 기도를 공격하면서 세기관지에 염증이 발생하는 것이다. 두 번째 단계에 진입하면 보통 기관지확장제 흡입에 반응하지 않는다. 대신 코르티코스테로이드와 같은 항염증제가 필요하다.

증상이 계속되고, 세기관지 점막이 계속 부어오르면, 기관지 점막에 의해 막힐 수 있다. 이는 공기 흐름을 폐쇄할 수 있다. 그 결과 가래가 더 심하게 발생한다. 또한 숨을 내쉴 때 공기흐름의 제약이 더 심해지므로, 폐는 점진적으로 과팽창한다. 따라서 폐활량이 감소하여 폐포의 가스 교환이 감소하며 저산소증으로 이어지게 된다. 치료가 시작되지 않는다면 저산소증이 악화되어 의식 불명이 나타나거나 사망할 수 있다.

평가 천식은 병력에 있어 기타 소아 호흡기 질환과 구별된다. 보통 천식이나 반응성 기도 질환은 기존 병력이 존재한다. 소아가 복용하는 약물로도 판단할 수 있다. 천식이 있는 아동은 흡입기나 분무식 베타차단제를 가지고 있다.

신체검진 시, 소아는 보통 일어나 앉거나 상체를 앞으로 숙이며, 빠른 호흡을 한다. 많은 경우 가래가 없는 기침을 수반한다. 보조호흡근 사용이 눈에 띈다. 쌕쌕거림이 들릴 수 있다. 하지만 증상이 심각하면 환자는 전혀 쌕쌕거리지 않을 수 있다. 이는 불길한 징후이다. 일부 소아는 쌕쌕거리지 않지만 지속적으로 기침을 한다. 일반적으로 빈맥을 수반한다. 이 증상을 관찰해야 하는데, 사실상 모든 천식 치료 약물이 심박수를 상승시키기 때문이다. 맥박산소포화도측정기와 호기말이산화탄소분압측정을 통해 천식의 심각성을 평가하고 치료를 지시할 수 있다.

처치 가장 우선적인 처치 목적은 저산소증을 교정하고, 기관지경련을 회복하며, 염증을 감소시키는

것이다. 첫째, 반드시 기도를 확보해야 한다. 그 다음으로 추가적인 가습 산소를 투여해 저산소증을 교정한다. 초기 약물적 치료는 베타차단제를 흡입하도록 하는 것이다(그림 4-31). 모든 응급구조팀은 알부테롤, 메타프로테레놀, 레바부테롤 등의 분무식 기관지확장제를 갖춰야 한다. 대체제로 정량흡입기(MDI)를 사용할 수 있다. 이송 시간이 지연된다면 의료지도 담당의사는 스테로이드제의 투여를 요청할 수 있다.

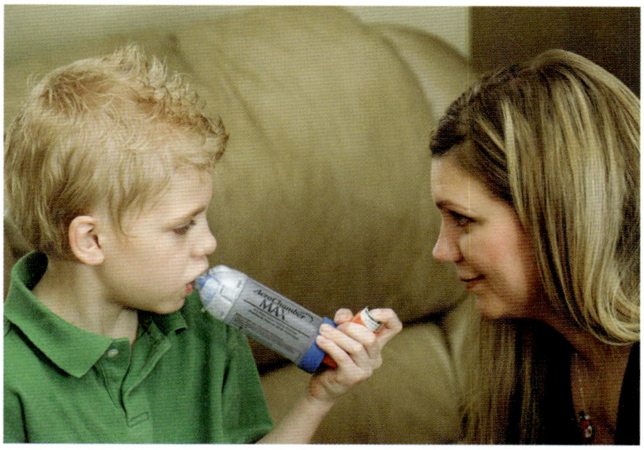

그림 4-31 어린 천식 환자는 증상을 완화하기 위해 처방 받은 흡입기를 사용하도록 할 수 있다.

천식 지속상태 천식 지속상태는 적극적 약물 관리로 해소되지 않는 심각한 지속성 천식 발작을 말한다. 이는 심각한 응급상황이다. 신속한 인지, 처치, 이송이 필요하다. 종종 천식 지속상태의 소아는 공기가 빠져나가지 못해서(air trapping), 흉부가 크게 팽창된다. 호흡 소리, 때로는 쌕쌕거림이 들리지 않을 수 있다. 환자는 보통 탈진하고, 심각한 산증을 보이고, 탈수를 겪는다. 천식 지속상태의 처치는 기본적으로 천식과 동일하다. 하지만 호흡 정지가 임박했음을 인지할 수 있어야 하고 기관내 삽관을 준비해 놓아야 한다. 즉시 이송하고, 병원 이동 중에 적극적 치료를 실시해야 한다.

세기관지염 세기관지염(bronchiolitis)은 초기 아동기에 중간 크기의 기도 – 세기관지 – 에서 발생하는 호흡기 감염 질환이다. 더 큰 기관지에서 발생하는 질환인 기관지염과 혼동해서는 안 된다. 세기관지염은 세균성 감염, 가장 흔히 호흡기세포융합바이러스(respiratory syncytial virus, RSV)에 의해 발생한다.

세기관지염은 숨을 내쉴 때 쌕쌕거림이 나타나 임상적으로 천식과 비슷하다. 겨울철에 2살 미만 아동에게 가장 흔히 발생한다. 세기관지염은 아이돌봄시설이나 유치원에서 낮 동안 잘 퍼진다. 대부분의 소아는 예방 접종에 따라 호흡기세포융합바이러스에 평생 면역이 생긴다. 면역체계가 미숙한 어린 영아는 예외일 수 있다.

평가 세기관지염과 천식을 구분하는 데 있어 병력이 중요하다. 세기관지염의 경우 대개 천식이나 알레르기의 가족력이 있지만, 없는 경우도 있다. 또한, 미열이 발견된다. 주요 구별 요소는 바로 연령이다. 천식은 1세 미만 소아에게는 거의 발병하지 않지만, 세기관지염은 이 연령대의 소아에게 자주 나타난다.

신체검사는 체계적으로 이루어져야 한다. 거품소리(crackles)나 협착음이 나타나지 않는지 특별히 유의한다. 또한 감염 질환이나 호흡 곤란 증상이 있는 경우 기록한다.

처치 세기관지염의 병원전 관리는 천식과 매우 유사하다. 소아를 반쯤 앉히고, 소아가 나이가 있다면 마스크나 불어넣기 방법으로 가습 산소를 투여한다. 필요한 경우 환기를 보조한다. 삽관 장비는 쉽게 사용할 수 있도록 준비한다. 호흡곤란이 나타나면, 저용량 흡입기로 알부테롤(Ventolin, Proventil) 또는 레바부테롤(Xopenex) 등의 기관지확장제 투여를 고려한다. 계속해서 심장박동을 관찰한다. 가능한 맥박산소측정기는 계속해서 사용해야 한다.

폐렴 폐렴(pneumonia)은 하기도와 폐의 감염이다. 세균이나 바이러스에 의해 발병할 수 있다. 폐렴은 어떤 연령에도 나타날 수 있지만, 소아 환자의 경우 영아, 아동, 학령전기인 1세에서 5세에 가장 흔하게 발생한다. 소아가 걸리는 대부분의 폐렴은 바이러스성이며 특별한 치료 없이 회복된다. 아동이 나이

내용 요약

➤ 소아 쇼크의 소인
- 저체온증
- 탈수(구토, 설사)
- 감염
- 외상
- 실혈
- 알레르기 반응
- 중독
- 심장문제(드뭄)

가 들수록 어른만큼 세균성 폐렴에 걸릴 수 있다. 폐렴 백신은 어린이에게도 사용하며, 매우 효과적이다. 폐렴구균 혼합백신(PCV13)은 5세 미만 모든 어린이들과 폐렴구균질환 위험이 큰 6세 이상에서 권장된다. 폐렴 백신은 면역계통에 문제가 있거나 비장이 없는 사람들에게 사용된다.

평가 폐렴이 있는 사람은 보통 심각한 감기나 기관지염 등 호흡기 감염 질환의 병력이 있다. 징후와 증상으로는 미열, 호흡음 감소, 거품소리(crackles), 수포음 및 가슴 부위의 통증이 있다. 폐렴 환자에게는 체계적인 평가를 실시하고 호흡 곤란이 발생하는지 특별히 유의한다.

처치 폐렴의 병원전 처치는 지지적 처치이다. 환자에게 편안한 자세를 취하게 한다. 기도가 열려 있도록 하고 비재호흡 마스크로 산소를 투여한다. 호흡곤란이 나타나면 백 밸브 마스크로 환기를 보조한다. 환기를 계속해야 할 경우 기관내 삽관을 실시한다. 환자를 편안한 자세로 이송한다. 부모에게 정서적, 심리적 지지를 제공한다.

이물질에 의한 하부기도 폐쇄 상기도 폐쇄의 위험이 있는 아동에게는 하부기도 폐쇄의 위험도 있다. 이물질이 상기도에는 너무 작은 경우 하기도에 들어갈 수 있다. 이물질로는 보통 음식(견과류, 씨앗, 사탕), 작은 장난감, 장난감 부속품이 있다. 깊게 숨을 들이쉬거나, 넘어진 후 우연히 이물질을 흡입하는 경우에 발생할 수 있다. 이물질은 이물질보다 작은 기도 부위에 걸릴 때까지 하기도로 떨어진다. 위치에 따라 이물질은 일방향 밸브의 역할을 하며 원위부 폐조직에 공기를 가두거나 통기를 방해해 환기/관류 불일치를 야기할 수 있다.

평가 병력에는 소아가 입에 이물질을 넣었는데 갑자기 사라졌는지에 대한 정보가 포함된다. 부모는 소아가 이물질을 삼켰는지, 흡입했는지, 또는 단순히 잃어버렸는지 확신하지 못할 것이다. 이물질이 꽤 큰데 흡입했다면 호흡곤란이 나타날 수 있다. 심각한, 때로 조절되지 않는 기침을 보일 수 있다. 소아는 불안해하며, 이물질이 흡입된 가슴 부위의 호흡음이 감소할 수 있다. 때로 이물질 옆으로 공기가 지나며 일측성 협착음이 들릴 수 있다. 일측성 협착음은 달리 밝혀지지 않는 한 흡입된 이물질로 인한 것이라고 간주되어야 한다.

처치 이물질 흡입 시의 병원전 관리는 지지적 처치이다. 환자에게 편안한 자세를 취하게 하고 불안하게 하지 않는다. 산소 보충을 제공한다. 소아 기관지내시경검사 가능한 시설로 아동을 이송한다. 기관지내시경은 기도를 확인하여 발견되는 이물질을 제거하는 데 사용된다.

쇼크(관류저하)

호흡기 장애 다음으로 소아 심폐 정지를 일으키는 주 요인은 쇼크이다. 쇼크는 산소와 기타 기초 영양소를 가진 조직의 관류가 부족하거나 대사산물이 충분히 제거되지 않았을 때 발생한다. 이는 곧 조직 저산소증 및 대사성 산증으로 이어질 수 있으며, 치료되지 않으면 세포사가 발생할 수 있다.

성인의 쇼크 발생률과 비교해서, 소아에서 쇼크는 흔치 않은데, 아동의 혈관은 효율적으로 수축하기 때문이다. 하지만 혈압이 감소하면, 매우 빠른 속도로 감소하여 소아는 빠르게 심폐 정지가 나타날 수 있다. 영아 및 소아의 쇼크 요인에는 여러 가지가 있다. 3장에서 언급했던 것처럼, 갓난아기와 신생아는 체온 손실의 결과로 쇼크가 올 수 있다. 기타 원인으로는 구토 및 설사로 인한 탈수, 감염(특히 패혈증), 외상(특히 복부 부상), 및 실혈이 있다. 이보다 드문 원인으로는 알레르기 반응, 중독, 드물게 심장의 문제가 있다.

쇼크의 결정적 치료는 병원 응급실에서 이루어진다. 소아 환자에게 있어 쇼크는 치명적인 증상이므로 징후와 증상을 빨리 인지하는 것이 중요하며, 징후와 증상이 아직 나타나지 않은 상황에서도 쇼크의 가능성을 인지하는 것이 중요하다. 쇼크 가능성을 발견했다면 조직 관류 증가를 위해 산소를 공급하고 가능한 빨리 이송한다. 또한 환자를 바로 누운 자세로 뉘이고, 증상을 악화할 수 있는 저체온증이나 불안감을 예방하기 위해 조치를 취한다.

쇼크의 심각성

쇼크의 심각성은 보상성(compensated), 비보상성(decompensated), 비가역적(irreversible) 단계로 분류된다. 아동은 심박수 증가 및 말초혈관저항 증가로 관류 감소에 반응한다. 아동은 박출량을 높이기 위한 예비력이 거의 없다. 쇼크의 초기 인지에 있어 핵심은 신체의 다양한 보상기전(compensatory mechanism)으로부터 나타나는 미세 징후를 감지하는 것이다.

보상성 쇼크 초기 쇼크는 보상성 쇼크로 알려져 있는데, 다양한 생리적 기전을 통해 조직 관류 저하를 회복할 수 있기 때문이다. 보상성 쇼크 시 환자의 혈압은 정상이다. 보상성 쇼크의 징후와 증상은 다음과 같다.

- 자극 과민 또는 불안
- 빈맥
- 빈호흡
- 말초 맥박 약화, 강한 중심 맥박
- 모세혈관 재충혈시간 지연(6세 미만 아동 2초 이상)
- 차갑고 창백한 사지
- 정상 범위 내 수축기 혈압
- 소변량 감소

보상성 쇼크는 일반적으로 적절한 처치가 실시되면 회복된다. 다시 한번 말하지만 증상 호전의 핵심은 초기 징후와 증상의 신속한 인지와 그에 기반한 처치 시작에 있다. 처치는 기저 문제를 교정하는 데 힘써야 한다. 고농도 산소를 투여하고 정맥로를 확보한다. 환자가 저체액상태라면, 수액 보충을 시작해야 한다. 원인이 심장성이면 심박출량을 보조하고 말초혈관 저항을 향상시키기 위해 약물을 투여한다. 때로 결정적 처치와 수술을 해야할 수 있다. 하지만 이 같은 경우 수액 치료와 산소 투여로 환자가 수술을 받기 전까지 시간을 벌 수 있을 것이다.

비보상성 쇼크 비보상성 쇼크는 신체가 더 이상 조직 혈류 관류 저하를 보상할 수 없을 경우 나타난다. 비보상성 쇼크의 특징은 혈압 감소(아동에게는 불길한 징후)이다. 이는 혈류 저하와 불충분한 말초기관 관류로 이어진다. 이때 기억해야 할 것은 소아의 보상기전은 상당히 효율적이라는 점이다. 따라서 소아에게 비보상성 쇼크가 나타나면, 상당한 양의 체액 손실과 심각한 수준의 심박출량 장애가 발생한 것이다. 비보상성 쇼크의 징후와 증상(그림 4-32)은 다음과 같다.

- 무기력 또는 혼수상태
- 빈맥 또는 서맥
- 말초 맥박 없음, 중심 맥박 약화
- 현저한 모세혈관 재충혈시간 감소

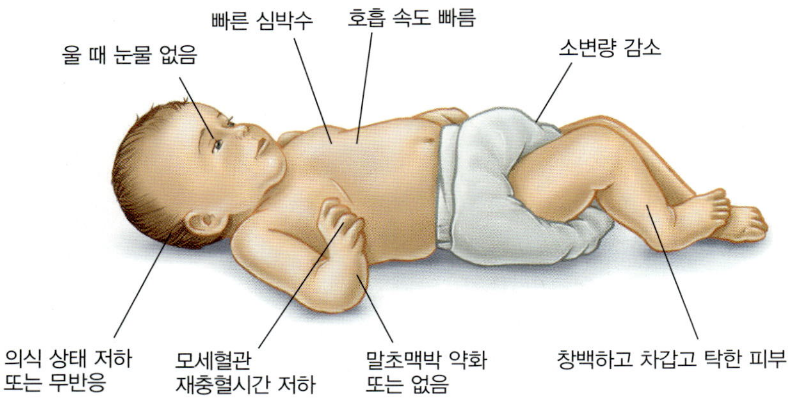

그림 4-32 소아 쇼크(관류저하)의 징후와 증상

- 차갑고, 창백하며, 탁하고, 얼룩진 사지
- 저혈압
- 현저한 소변량 감소
- 눈물 없음

비보상성 쇼크는 적극적 처치가 실시되지 않으면 회복하지 못할 수 있다. 어떤 경우에는 적극적 처치가 실시되었음에도 회복하지 못할 수 있다. 처치는 기저 요인 처치에 집중되어야 한다. 백 밸브 마스크와 100% 산소를 사용한 기계적 환기 적용을 주저말아야 한다. 기계적 환기를 지속해야 하는 경우 삽관을 고려한다.

비가역적 쇼크 비가역적 쇼크는 처치가 부적절했거나, 심각한 조직 손상이나 사망을 방지하기에 너무 늦은 경우 발생한다. 때로 혈압과 맥박이 회복될 수 있다. 하지만 환자는 곧 장기 부전에 빠지게 된다. 비가역적 쇼크에 대한 가장 좋은 치료 방법은 예방이다.

쇼크의 종류

쇼크는 다양한 방법으로 구분할 수 있다. 쇼크는 심장의 박출력 저하로 인한 심장성(cardiogenic) 쇼크, 혈액량 또는 체액량 감소로 인한 저혈량성(hypovolemic) 쇼크, 폐색전증, 심장눌림증, 긴장성 기흉 등 심장으로의 혈액 복귀를 막는 폐쇄로 인한 폐쇄성(obstructive) 쇼크 및 (패혈성 쇼크, 아나필락시스 쇼크, 신경성 쇼크와 같이, 혈관확장, 혈관투과성 증가 때문에 혈액이 비정상적으로 분포되어 발생하는) 분포성(distributive) 쇼크가 있다.

종종 쇼크는 두 가지 일반적인 범주로 나뉜다. 이는 심장성 쇼크와 비심장성 쇼크이다. 앞서 언급한 것처럼, 심장성 쇼크는 순환체계와 조직으로 충분한 심박출량이 유지되지 못하여 발생한다. 소아 환자의 심장성 쇼크(cardiogenic shock)는 불길한 징조로, 많은 경우 치명적이다. 비심장성 쇼크(noncardiogenic shock)는 불충분한 심박출량 이외의 요인으로 발생하는 쇼크를 의미한다. 원인으로는 출혈, 복부 외상, 전신성 세균감염, 척수 손상 등이 있다. 다음에서는 먼저 비심장성 쇼크에 대해 설명하고, 그 후 심장성 쇼크에 대해 다룬다.

비심장성 쇼크

병원전 소아 처치 시 심장성 쇼크보다 비심장성 쇼크를 더 자주 마주한다(아동의 경우 성인보다 심장 문제가 덜 발생한다). 가장 흔하게 평가하고 관리할 비심장성 쇼크는 저혈량성 쇼크와 분포성 쇼크이다(후반부에서 아동의 대사성 문제에 대해 다루도록 한다).

저혈량성 쇼크 저혈량성 쇼크(hypovolemic shock)는 혈관내 체액 소실로 인해 발생한다. 소아 환자의 경우, 가장 흔한 발병 원인으로는 구토 및 설사로 인한 심각한 탈수나, 외상으로 인한 실혈이 있다. 외상에는 체강(특히 복부)으로의 실혈 또는 외부 출혈이 있다. 아동은 또한 화상으로 인한 체액 손실의 위험이 있다. 이는 미국에서 두 번째로 큰 소아 사망 원인이다.

저혈량성 쇼크 치료로는 산소 투여 및 정맥로 확보가 있다. 그 후 젖산링거액 또는 식염수를 20mL/kg 일시 투여한다. 투여 후 아동을 다시 평가한다. 일부 아동의 경우 손실된 체액량에 따라 80–100mL/kg을 필요로 한다.

분포성 쇼크 분포성 쇼크(distributive shock)는 말초혈관저항 감소를 수반하며, 혈관운동 긴장도 감소가 원인이다. 소아 환자의 경우, 원인으로는 세균성 감염으로 인한 패혈증, 아나필락시스 반응, 뇌 또는 척수 손상이 있다. 심박출량 및 체액량은 적절하다.

패혈성 쇼크 이는 주로 세균성인 병원체에 의한 혈액 감염인 패혈증에 의해 나타난다. 패혈증은 일반적으로 폐렴, 중이염, 요로감염증 등 다른 감염 질환의 합병증으로 발생한다. 뇌수막염은 보통 패혈증을 수반한다. 병인과 징후, 증상은 다양하다.

패혈증이 있는 소아는 위독한 증세를 보인다. 패혈성 쇼크는 감염을 야기하는 병원체가 치명적 독소를 분비할 때 발생한다. 이 같은 독소는 말초혈관확장을 일으켜, 혈압 감소와 조직 관류 저하로 이어진다. 패혈증은 신속히 인지하고 치료 하지 않으면 급속히 생명을 위협한다.

패혈증의 징후는 다음과 같다.

- 병색을 띤 외관
- 불안 또는 의식 상태 변화
- 열
- 구토 및 설사
- 청색증, 창백함, 얼룩덜룩한 피부
- 비특이성 호흡 곤란증
- 식욕 저하

패혈성 쇼크의 징후와 증상은 다음과 같다.

- 심한 병색을 띤 외관
- 의식 상태 변화
- 빈맥
- 모세혈관 재충혈시간 2초 이상
- 호흡 부전으로 이어지는 과호흡
- 차갑고 축축한 피부
- 부모를 알아보지 못함
- 산증(젖산 증가) 및 이산화탄소 수치 증가

패혈증 치료 목표는 패혈성 쇼크로 발달하지 않도록 하는 것이다. 추가 산소를 공급하고 정맥로를 확보해야 한다.

20mL/kg의 젖산링거액이나 생리식염수를 일시 투여한다. 에피네프린이나 도파민을 사용한 승압치료를 고려한다. 정해진 초기 투입량으로 시작하여, 혈압이 호전되거나 말초기관 관류 향상이 나타날 때까지 투입량을 서서히 증가시킨다. 결정적 치료로는 항생제 및 기타 치료가 있다. 이송 중 치료를 제공하면서 신속히 이송해야 한다.

아나필락시스 쇼크(과민성 쇼크) 아나필락시스 쇼크는 환자가 이전에 노출된 적 있었던 항원에 노출되어 발생한다. 경미한 경우 알레르기 반응만 나타날 수 있다. 더 심각한 반응으로는 조직 관류 손상이 발생할 수 있다. 이는 히스타민 및 기타 유사한 화학물질의 분비로 인해 나타나는 것이다. 히스타민은 말초혈관확장을 일으키고 정맥내 공간에서 신경세포간 공간으로의 체액 누수를 야기한다. 말초기관 관류 손상 징후를 통해 과민성 쇼크를 심각한 알레르기 반응과 구별한다. 이 같은 징후와 증상은 다음과 같다.

- 빈맥
- 빈호흡
- 쌕쌕거림
- 두드러기
- 불안
- 부종
- 저혈압

심각한 알레르기 반응의 치료는 근육주사 또는 피하주사로 1:1,000 에피네프린과 항히스타민을 투여하는 것이다. 아나필락시스 쇼크 치료는 산소 투여와 정맥로 확보가 있다. 환자가 비보상성 쇼크를 보이는 경우, 정맥으로 1:10,000 에피네프린을 투여하고 디펜하이드라민(Benadryl)을 투여한다. 저혈압을 보이지 않는 환자는 피하에 초기 주입량만큼 에피네프린을 투여한다. 빠르게 상황이 호전되지 않으면 에피네프린 정맥 투여를 고려한다. 추가 보조를 위해 의료 지시를 구한다. 이송 시간이 긴 응급의료체계에서는 메틸프레드니솔론(Solu–Medrol) 등의 코르티코스테로이드를 초기 주입량만큼 투여하도록 요청할 수 있다.

신경성 쇼크 신경성 쇼크는 말초혈관계의 신경조절기능 장애로 인해 발생한 갑작스러운 말초혈관확장이 원인이다.

가장 흔한 원인은 척수 손상이다. 심박출량 및 혈관내액량은 보통 충분하다.

처치는 말초혈관저항을 상승시키는 데 목적을 둔다. 이는 도파민 등의 승압제 투여를 통해 이루어질 수 있다. 또한 손상상태를 안정화시키고(환자가 저산소증이 있는 경우) 산소를 투여한다.

심장성 쇼크

심장성 쇼크는 심박출량이 충분하지 못할 때 나타난다. 아동의 경우 심장성 쇼크는 보통 익수나 독극물 섭취로 인해 이차적으로 발생한다. 아동은 성인과 달리 직접적 심장 질환은 거의 발생하지 않는다. 예외로 선천적 심장병이나 심근병증이 있을 수 있다.

선천적 심장병은 출생 시부터 존재하던 심장 결함이나 심장 이상이다. 선천적 심장병은 많은 경우 출생 시 진단된다. 하지만 일부는 성장할 때까지 밝혀지지 않을 수 있다. 심근병증은 심근 수축 저하로 인한 심박출량 감소를 유발한다. 역시 아동에게는 거의 발생하지 않는 부정맥은 심박출량 감소를 야기할 수 있다. 빠른 부정맥은 심실충만 장애를 일으켜 심박출량을 감소시킨다. 이와 마찬가지로 느린부정맥은 단순히 속도가 느리기 때문에 심박출량을 감소시킬 수 있다.

다음에서는 앞서 언급한 대로 소아 심장성 쇼크의 직접적 원인인 선천성 심장병, 심근병증, 부정맥에 대해 자세히 다룬다. 하지만 기억해야 할 것은 아동의 심장성 쇼크는 거의 이차적 원인에 의해 발병한다는 것이다.

선천성 심장병

선천적 심장병은 소아의 직접적 심장병 발생 원인이다. 앞서 언급한 것처럼, 대부분의 선천적 심장 질환은 출생 시 발견되지만, 일부 질환은 자랄 때까지 발견되지 않는 경우도 있다. 선천성 심장병의 일반적 증상은 청색증이다. 이는 혈액이 산소화를 위해 폐로 흘러가는 혈액이 신체 다른 부분에서 향하는 혈액과 섞일 때 발생한다. 이는 심장내벽의 구멍이나 대혈관 이상으로 인해 나타나는 것이다.

선천성 심장병이 있는 아동은 호흡 곤란증, 울혈성 심부전, 또는 "청색증형 발작(cyanotic spell)"로 발전할 수 있다. 청색증형 발작은 산소 요구량이 혈액을 통해 공급되는 양을 초과할 때 나타난다. 불안증, 심한 울음 또는 의식 상태 변화, 그리고 심각한 호흡장애를 수반한 진행성 청색증으로 시작된다. 질환의 정도가 심각하고 지속되면, 발작, 혼수상태, 심폐 정지가 나타날 수 있다. 선천성 심장병과 관련된 비청색증 문제로는 호흡 곤란증, 빈맥, 말초기관 관류 저하, 기면, 피로, 창백함이 있다.

처치는 일차 평가를 시행하고, 고농도 산소를 투여한다. 필요한 경우 환기 보조를 제공한다. 환자에게 청색증형 발작이 나타나면 소아를 아래를 바라보게 하고 슬흉위를 취하게 하거나, 소아가 나이가 있는 경우 쪼그려 앉게 한다. 이는 심장 환류를 증가시킨다. 심전도 검사를 하고, 정맥로 확보 후 수액을 연결하여(keep-open rate) 즉시 이송한다.

심근병증

심근병증은 심근의 질환 또는 기능부전이다. 꽤 드물긴 하지만 심근병증은 선천성 심장병이나 감염으로부터 발생할 수 있다. 감염성 심근병증의 흔한 원인은 콕사키바이러스(coxsackievirus)이다. 심근병증은 기계적 박출 기능 부전을 야기하고, 이는 보통 양쪽 심실에서 나타난다. 많은 경우 진행 속도가 느리며 심부전이 발생할 때까지 발견하지 못한다.

심근병증의 징후와 증상으로는 피로, 거품소리(crackles), 경정맥 팽대, 간울혈, 말초부종이 있다. 그 후 증상이 진행되면 쇼크 징후와 증상이 발달한다.

심근병증의 병원전 처치는 지지적 치료이다. 비재호흡 마스크를 통해 산소를 투여한다. 수액은 제한되어야 한다. 가능한 경우 정맥로가 확보되어야 한다. 심한 호흡곤란이 발생한 중증 환자는 푸로세마이드와 승압제(도부타민, 도파민)으로 치료해야 한다. 아동은 중환자 아동 관리가 가능한 시설에 이송되어야 한다. 대부분의 심근병증은 약물 치료로 관리된다. 심각한 경우 결정적 치료로 심장 이식을 고려할 수 있다.

부정맥

아동의 부정맥은 흔치 않다. 부정맥이 발생하는 경우, 서맥성 부정맥이 가장 흔하다. 심실상성 빈맥(supraventricular tachyarrhythmias)은 흔하지 않으며 심실 빈맥성 부정맥(ventricular tachyarrhythmias)은 매우 드물다. 부정맥은 박출 기능 악화를 야기해, 심장성 쇼크로 이어질 수 있다. 아동은 일회심박출량을 증가시킬 수 있는 능력이 제한되어 있고, 기본적으로 심박수 변화를 통해 심박출량을 높인다. 부정맥 처치는 그 종류에 따라 다르다.

빈맥성 부정맥 빈맥성 부정맥(tachyarrhythmias)은 소아의 추정 최대 정상 심박수보다 심박수가 높은 부정맥을 말한다. 이는 원발성 심장병이나 또는 이차적 원인에 의해 발생한다. 어떠한 원인이던 빈맥성 부정맥은 소아에게 흔치 않다.

심실상성 빈맥 심실상성 빈맥(supraventricular tachycardia, SVT)은 심박수가 분당 220회 이상인 부정맥(QRS 0.09초 이하)을 말한다. 심실상성 빈맥은 일반적으로 심장 전도계의 이상으로 발생한다. 드물게 약물 섭취 등의 이차적 원인으로 발생하기도 한다. 과거 병력이 없는 영아에게도 가끔 나타난다. 원인은 불확실하나, 심장 전도계 미숙으로 인한 것일 수 있다.

심박수가 빠르면 보통 심장 충만 시간이 충분하지 않게 되므로, 결국 울혈성 심부전이나 심장성 쇼크가 나타난다.

심실상성 빈맥의 징후와 증상으로는 자극 과민성, 식욕 저하, 경정맥 팽대, 간비대, 저혈압이 있다. 심전도 검사에서 심박수가 분당 220회가 넘는 심실상성 빈맥을 보인다. 소아는 보통 빠른 심박수를 잘 견뎌낼 수 있다.

심실상성 빈맥의 병원전 처치는 임상적 소견에 따라 다르다. 심박수(정상 혈압)가 잘 유지되고 안정적인 소아는(저산소증인 경우) 보충적 산소를 투여하고 이송한다. 환자가 불안정하지 않다면 미주신경자극법을 시도할 수 있다. 나이가 있는 소아의 경우, 목동맥굴마사지 또는 발살바(Valsalva)법이 안전하다. 소아가 안정적이라면 아데노신을 고려한다. 소아가 비보상(저혈압, 의식 상태 변화, 피부색 나쁨)의 징후를 보인다면, 체중 1kg당 0.5~1.0J로 동시성 심장율동전환(synchronized cardioversion)을 시도한다. 효과가 없다면 체중 1kg당 2J로 높인다. 발살바법에 무반응인 심실상성 빈맥 환자는 아미오다론 5mg/kg IO/IV 또는 프로카인아미드 15mg/kg IO/IV 투여를 고려하고, 아데노신 및 전기적 심장율동전환(electric cardioversion)을 고려한다. 반드시 신중히 관찰하면서, 천천히 실시해야 한다. 소아는 적절한 의료기관으로 이송한다 .

맥박이 있는 심실빈맥 심실빈맥(ventricular tachycardia) 및 심실세동(ventricular fibrillation)은 소아에게 아주 희귀한 질환이다. 보통 익수 후에 나타나거나 소생술을 시도한지 오래된 경우 나타난다. 원발성 심장병으로부터 심실빈맥이 발생하는 성인과는 달리, 소아의 심실빈맥은 거의 이차적인 원인에 의한 것이 많다. 예외가 있다면 구조적 선천성 심장병이다.

맥박이 있는 심실빈맥의 징후와 증상으로는 식욕 부진, 자극 과민성, 빠르고 넓은 QRS군 빈맥(wide complex tachycardia)이다. 소아는 이 같은 부정맥을 오랜 시간 동안 견디지 못하고, 곧 쇼크의 징후를 보이게 된다.

맥박이 있는 심실빈맥의 병원전 관리는 추가 산소 투여와 정맥로 확보가 있다. 저혈압이 동반되지 않은 안정적인 환자는 병원으로 이송한다. 불안정한 저혈압 환자는 적극적인 치료를 실시해야 한다. 초기에 아미오다론, 프로카인아미드, 리도카인을 투여한다. 하지만 구조적 심장병으로 인한 심실빈맥은 항부정맥제에 반응하지 않는다.

- 넓은 QRS군 빈맥을 보이는 안정적 아동. (리듬이 규칙적이고 단형(monomorphic)인 경우) 심실상성 빈맥과 심실빈맥을 구별하기 위해 아데노신을 사용한다. 아데노신은 또한 심실상성 율동을 전환할 수도 있다. 0.5~1.0J/kg의 전기적 심장율동전환을 고려한다. 필요한 경우 2J/kg으로 높인다. 약물 치료를 고려한다(아미오다론 또는 프로카이나마이드).
- 넓은 QRS군 빈맥을 보이는 불안정한 아동. 0.5~1.0J/kg의 전기적 심장율동전환을 고려한다. 필요한 경우 2J/kg로 높인다.

서맥성 부정맥 서맥성 부정맥(bradyarrhythmias)은 소아 부정맥 중 가장 흔하다. 보통 저산소증으로 인해 가장 많이 발생한다. 드물긴 하지만, 서맥성 부정맥은 현저한 위 팽창 등에 의한 미주신경자극으로 발생할 수 있다.

서맥성 부정맥의 징후와 증상으로는 느리고(분당 60회 이하), 좁은 QRS군 리듬(narrow-complex rhythm)이 있다. 소아는 무기력해지거나, 심부전 초기 징후를 보일 수 있다.

- 서맥성 부정맥을 보이는 안정적 소아. 서맥성 부정맥을 보이는 안정적인 소아는 환기 및 산소 공급 등의 보조적 처치를 받아야 한다. 심박수가 분당 60회 이하로 떨어지면 불안정 상태로 간주한다.
- 서맥성 부정맥을 보이는 불안정한 소아. 마찬가지로, 불안정한 소아(저혈압, 의식 상태 변화, 쇼크 징후)는 백 밸브 마스크와 100% 산소로 환기해야 한다. 심박수가 올라가지 않으면, 에프네프린의 정맥 또는 골내 투여를 고려한다. 아트로핀은 미주신경흥분에 의한 방실차단이 의심되는 경우 사용한다. 맥박이 만져지지 않는, 심정지가 나타나면, 흉부 압박을 실시한다. 필요한 경우, 정맥로나 골내 경로를 확보할 때까지 기관내 튜브로 에피네프린 또는 아트로핀을 투여한다. 이송 중 처치를 제공하면서 급히 이송한다.

무맥성 심정지 (모니터상)심장 리듬이 없는 것은 불길한 징후이고, 대부분의 경우 무수축이다(그림 4-33). 하지만 어떤 경우에는 아주 미세한 심실세동일 수 있다. 필요한 경우, 심실세동과 무맥성 심정지를 구분하기 위해 심전도 검사를 실시한다.

무수축 무수축(asystole)은 심장 리듬이 없는 것으로, 심폐정지의 초기 리듬일수 있다(소아는 거의 심실세동이 발생하지 않는다). 서맥은 적절한 처치가 제공되지 않은 경우 무수축으로 악화될 수 있다. 무수축과 관련된 소아 사망률은 아주 높은 수준이다.

무수축을 보이는 소아는 맥박과 호흡이 없다. 대개 치료는 무의미하다. 하지만 심폐소생술을 실시하고, 정맥 또는 골내(IO)로 에피네프린을 3~5분마다 투여한다. 환자는 반드시 전문 기도 유지가 필요하며 100% 산소로 환기해야 한다. 흉부 압박이 지속되어야 한다. 응급 소생약물(에피네프린, 아트로핀)은 골내 또는 정맥로를 통해 투여해야 한다.

심실세동/무맥성 심실빈맥 심실세동(ventricular fibrillation)과 무맥성 심실빈맥(pulseless ventricular tachycardia)은 기능적으로는 동일한 리듬이다. 소아에게서는 거의 발생하지 않는다.

원인으로는 감전이나 약물 과량복용이 있다. 사망률은 매우 높다.

심실세동/무맥성 심실빈맥을 보이는 소아는 맥박과 호흡이 없다. 심전도 검사를 통해 넓은 QRS군 빈맥 또는 심실세동으로 나타날 것이다. 소아에게 2분 동안 심폐소생술을 실시하며, 심장 리듬을 확인한다. 제세동이 가능하면, 처음에 2J/kg로 실시하고 심폐소생술을 계속한다. 에피네프린은 매 3~5분마다 투여하고, 전문 기도 유지를 하며 100% 산소로 기계적 환기를 실시한다. 환자가 제세동 가능한 리듬을 유지하면, 두 번째부터 4J/kg로 실시한다. 두 번째 제세동이 실패하면 아미오다론을 고려한다. 이송은 가능한 빨리 실시한다.

무맥성 전기활동 무맥성 전기활동(PEA)은 리듬과 연관된 맥박 없이 심장 리듬만 보이는 상태를 말한다. 원인은 저산소증, 심장 눌림증, 긴장성 공기가슴증, 외상, 산증, 저체온증, 저혈당 등의 비심장성 요인이다.

무맥성 전기활동을 보이는 환자는 맥박과 호흡이 없다. 기저 원인을 교정하기 위한 소생술이 필요하고, 그외 치료는 무수축과 동일하다.

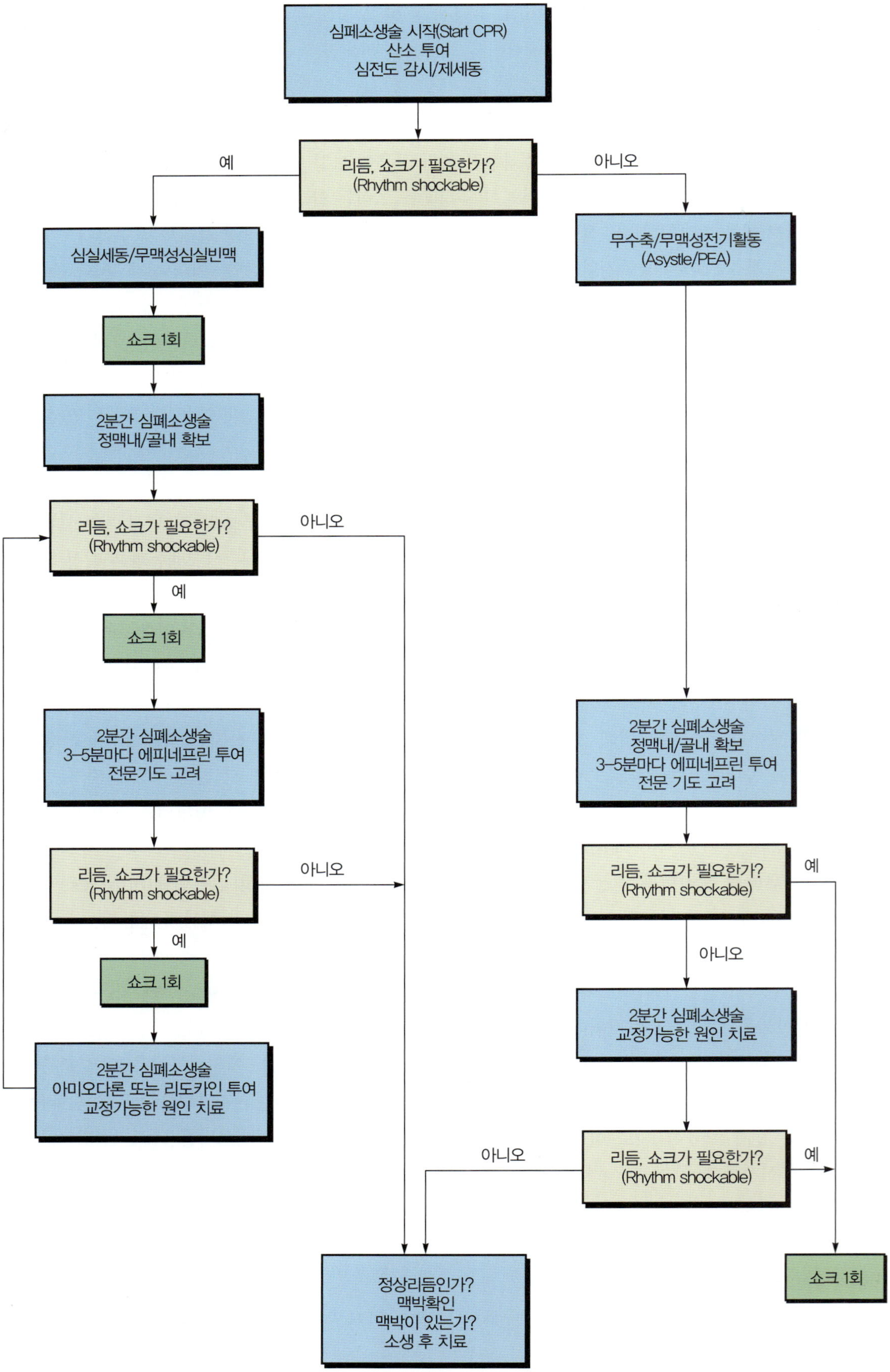

그림 4-33 소아심정지 알고리듬

신경학적 응급

소아의 신경학적 응급 상황은 흔치 않은 편이다. 하지만, 발작은 소아에게서도 나타날 수 있다. 사실, 발작은 응급의료서비스 호출의 주 원인이다. 발작 외에, 뇌수막염이 성인보다 소아에서 더 많다. 물론 발작이나 뇌수막염을 만날 확률은 적지만, 양쪽 모두 치명적이기 때문에 즉시 인지하고 치료해야 한다.

발작

발작은 뇌의 신경세포(뉴런)가 비정상적으로 방전됨으로써 나타난다. 수많은 사람이 발작을 겪는다. 이는 응급의료서비스 호출의 주 원인이다. 만성 발작을 가진 환자는 약물로 조절할 수 있다. 발작은 부모와 소아 모두에게 무서운 사건이다. 소아가 이전에 발작을 경험한 적이 없는 경우 더욱 그렇다. 발작의 원인은 대개 규명되지 않았으나, 여러 위험 요인들이 밝혀졌다.

- 열
- 저산소증
- 감염
- 특발성 간질(원인을 알 수 없음)
- 두부 외상
- 저혈당증
- 독극물 섭취 또는 노출
- 종양
- 중추신경계 기형

소아 환자의 발작은 부분적 또는 전신적으로 나타날 수 있다(전신 발작은 생후 한 달 이내에 잘 발생하지 않는다). 단순 부분 발작은 때로 국소 운동발작(focal motor seizures)이라고도 불리는데, 팔이나 다리 등 신체 일부가 갑작스럽게 경련을 일으키는 것을 말한다. 다른 특징으로는 입을 쩝쩝거리거나, 눈을 깜빡이거나, 빤히 쳐다보는 것과 혼란 및 무기력함이 있다. 전신 발작이 나타나면 신체 양쪽이 갑자기 경련한 후 긴장하고 완화된다. 전신 발작의 경우 일반적으로 의식 상실을 경험한다.

소아에게는 의식을 회복하기 전에 다음 발작이 오는 간질지속상태(status epilepticus)가 나타날 수 있다. 간질지속상태는 심각한 응급 상황으로, 무호흡 상태가 지속되어 뇌조직의 저산소증을 야기할 수 있다. 뇌의 전기적 방전도 역시 해로울 수 있다("신경학적 응급" 참조).

응급구조사가 보는 소아 발작은 대부분 열성 경련이다. 열성 경련(febrile seizures)은 갑작스러운 체온 상승으로 발생한다. 생후 6개월에서 6살 사이의 소아에게 가장 흔히 발생한다. 종종 부모 또는 돌봄제공자는 열이나 감기 증상이 시작되었다고 말해줄 것이다. 열성 경련의 진단은 현장에서 이루어져서는 안 된다. 경련을 보이는 모든 소아 환자는 반드시 병원으로 이송되어 다른 병인을 배제해야 한다.

평가 병력을 통해 발작 종류를 결정한다. 열성 경련은 체온이 39.2℃(103℉) 이상일 때 의심해 본다. 과거에 발작을 겪었던 병력이 있으면 특발성 간질이나 기타 중추신경계통 문제를 의심해 볼 수 있다. 하지만 열성 경련 역시 재발하는 경향이 있다.

소아가 발작을 일으키고 있는 경우, 병력 중 발작이나 열이 있는 발작이 있었는지 확인한다. 소아가 최근 아픈 적이 있는지 또한, 발작 횟수는 몇 번이었는지 확인한다. 소아가 응급구조사의 도착 시 발작을 일으키고 있지 않다면, 발작에 대해 설명을 듣도록 한다. 증상 및 아동을 발견했을 때의 자세를 적는다. 부모, 돌봄제공자, 또는 목격자에게 두부 외상의 가능성이 있는지 묻는다. 중추신경계 감염 시 발작 전보챔이나 무기력함이 나타났을 수 있다. 가능한 경우, 아동이 당뇨를 앓고 있는지, 또는 최근 두통이나 목의 뻣뻣함을 호소한 적이 있는지 알아낸다. 최근 섭취한 약물이나, 흡입한 것이 있는지 적는다.

신체검진은 체계적으로 이루어져야 한다. 호흡이 충분한지의 여부, 의식 정도, 신경학적 평가, 손상 징후 등에 주의한다. 또한 탈수 징후가 있는지 살핀다. 탈수는 눈물이 보이지 않거나, 영아의 경우, 숫구멍이 가라앉은 것으로 확인한다.

처치 소아 발작 처치는 기본적으로 성인 발작과 동일하다. 환자를 바닥이나 침대에 눕힌다. 가구에서 멀리 떨어진 곳에 옆으로 눕게 한다. 환자를 저지하지 않고, 부상을 당하지 않도록 보호한다. 기도를 보호하되 설압자나 바이트스틱(bite stick) 등과 같은 물체를 입에 억지로 넣지 않는다. 환자가 저산소증을 보이면 산소를 보충한다. 그 후 모든 활력징후를 측정하여 기록한다. 환자가 열이 있으면 심한 체온 감소는 피하면서, 두꺼운 옷을 벗긴다. 간질지속상태가 나타나면 다음 단계를 따른다.

- 생리식염수 또는 젖산링거액을 정맥 투여하고 혈당을 측정한다.
- 디아제팜 또는 로라제팜을 지시대로 투여한다.
- 추가 약물 투여를 위해 의료 지도를 구한다. 디아제팜 또는 로라제팜은 정맥 투여가 불가능할 때 곧창자로 투여한다. 미다졸람의 비강내 투여를 고려할 수 있다.
- 열에 의해 발작이 일어났고, 이송시간이 긴 경우에, 의료지도를 통해 열을 낮추기 위해 아세트아미노펜을 투여할 수 있다. 아세트아미노펜은 시럽 또는 좌약으로 공급된다. 1회 복용량은 15mg/kg이다.

앞서 언급한 것처럼, 모든 소아 환자는 이송되어야 한다. 발작은 아주 힘들고 무서운 상황이기 때문에 부모나 돌봄제공자를 안심시키도록 한다.

뇌수막염

뇌수막염(meningtis)은 뇌와 척수를 둘러싸고 있는 막인 수막의 감염 질환이다. 뇌수막염은 세균이나 바이러스로 인해 발현할 수 있다. 바이러스성 수막염은 무균성 수막염(aseptic meningitis)으로 불리는데, 뇌척수액(CSF)에서 일상적으로 유기체가 배양될 수 없기 때문이다. 무균성 수막염은 일반적으로 세균성 수막염보다 덜 심각하며 시간이 지나면 자연치유 된다. 세균성 수막염은 보통 폐렴사슬알균(*Streptococcus pneumoniae*), 인플루엔자균(*Haemophilus influenzae*), 수막염균(*Neisseria meningitidis*) 때문에 발생한다. 이 질환은 즉시 인지되어 적절히 치료되지 않으면 빠르게 악화되어 치명적일 수 있다.

평가 뇌수막염은 성인보다 소아에게 더 많이 발생한다. 아동이 하루에서 며칠 동안 중이염, 호흡기 감염성 질환, 고열, 무기력함, 보챔, 심각한 두통, 목 뻣뻣함을 겪었을 경우 뇌수막염을 의심할 수 있다. 일반적으로 소아는 무기력해지고 잘 먹지 않으려 한다. 일부 아이들은 열이 나기도 한다.

신체검사 시, 뇌수막염이 있는 소아는 심각하게 아픈 것으로 나올 것이다. 영아의 경우, 탈수를 수반하지 않으면 숫구멍이 볼록해질 수 있다. 수막의 자극 때문에 움직임이 매우 불편해 보일 수 있다(그림 4-34).

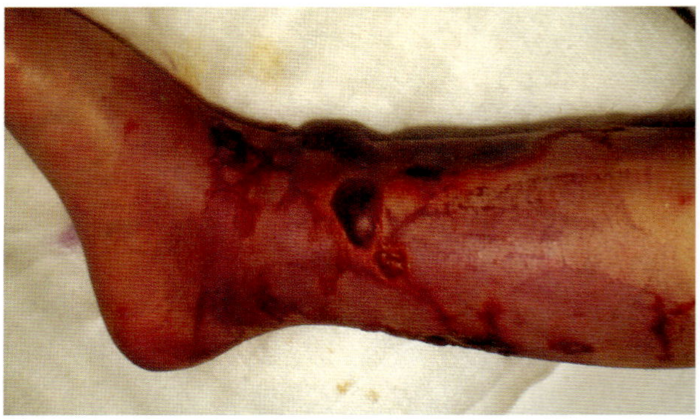

그림 4-34 수막구균성 뇌수막염으로 인한 점상 출혈성 발진
(*Dr. Francois Bricaire/Science Source*)

처치 뇌수막염이 있는 소아 환자의 병원전 치료는 지지적 처치이다. 일차 평가를 신속히 완료하고 응급실로 아동을 이송한다. 쇼크가 나타나면 정맥을 통한 수액 투여(20mL/kg)와 산소 투여를 실시한다.

위장관련 응급 상황

소아의 위장 장애는 주 증상으로 오심이나 구토와 함께 나타난다. 나이가 있는 아동의 경우, 충수돌기염 등 기타 위장계 응급 상황이 더 흔하다.

표 4-13 | 탈수의 징후와 증상

징후/증상	경증	중등도	중증
활력징후			
맥박	정상	상승	현저히 상승
호흡	정상	상승	빈 호흡
혈압	정상	정상	저혈압
모세혈관 재충혈시간	정상	2-3초	2초 이상
의식 상태	명료	보채거나 흥분	무기력
피부	정상	건조하고 창백	건조하고 차가우며 얼룩덜룩함
점막	건조	아주 건조	아주 건조/눈물 없음

오심 및 구토

오심 및 구토는 그 자체로는 질병이 아니다. 하지만 기타 질병의 증상으로 나타난다. 사실상 영아나 소아의 경우 다른 질환으로 인해 이 증상이 나타날 수 있다. 가장 흔한 원인으로는 열, 중이염, 호흡기 감염 질환이 있다. 또한, 많은 바이러스와 세균이 위장계에 감염을 일으킬 수 있다. 위장염(gastroenteritis)이라 알려진 이 같은 감염 질환들은 구토 및 설사를 야기한다.

소아의 오심 및 구토와 관련된 가장 큰 위험 요인은 탈수 및 전해질 이상이다. 영아와 소아는 구토로 인해 쉽게 탈수를 일으킬 수 있다. 설사와 열이 나타나면, 체액 손실이 가속화되어 증세를 악화시킬 수 있다. 탈수는 나이가 있는 소아보다 영아와 유아기 유아에게서 더 감지하기가 어렵다(탈수 증상과 징후에 대한 설명은 표 4-13을 참고한다.)

소아 오심 및 구토의 처치는 주로 보존적 처치이다. 소아가 탈수를 보이고 타액을 삼키지 못하면, 정맥 수액 치료가 필요할 수 있다. 모세혈관 재충혈 시간 지연으로 나타나는 심각한 탈수 시 젖산링거액 또는 0.9% 생리식염수 20mL/kg을 일시 투여한다.

설사

설사는 소아에게 흔히 나타난다. 종종 부모가 설사라고 부르는 것은 사실 묽은 변이다. 일반적으로 하루 10회 이상 배변 시 설사라고 한다. 오심과 구토와 마찬가지로, 설사와 관련된 주 위험 요인은 탈수이다. 설사는 대부분 위장계통의 바이러스성 감염에 의해 발생하거나 체내 다른 곳에서 감염을 일으킨 후 발생한다. 하지만 몇몇 세균성 감염 질환은 심각한, 때로는 치명적인 수준의 설사를 야기한다.

설사를 앓고 있는 소아의 처치는 주로 보존적 처치이다. 만약 탈수가 명백히 나타나면, 수액을 투여한다. 입을 통한 수분 보충이 효과 있다. 탈수가 심각한 경우 정맥으로 (젖산링거액 또는 생리식염수) 20mL/kg을 일시 투여 한다.

대사 응급

대사 이상은 소아에게 흔히 발생하지 않는다. 하지만 아주 어린 아동에게 당뇨가 나타날 수 있다. 이는 소아가 당뇨성 산증으로 병원을 방문하기 전까지는 거의 진단되지 않는다.

당뇨 아동은 음식 섭취, 성장, 신체 활동으로 혈당 수치의 변동이 크다. 이 같은 이유로 저혈당증 및 고

표 4-14 | 저혈당증의 징후와 증상

경증	중등도	중증
허기짐	발한	의식 상태 저하
허약	수전증	발작
빈맥	불안	빈호흡
빈호흡	구토	관류저하
떨림	감정 기복	
하품	흐릿한 시야	
피부 창백	복통	
어지러움	두통	
	어지러움	
	어눌한 말	

혈당증이 나타날 수 있다. 성인과 달리 아주 어린 소아는 당뇨 없이도 저혈당증이 나타날 수 있다. 뇌수막염이나 폐렴 같은 심각한 질병이 수반될 수 있다. 다음에서는 소아의 저혈당증 및 고혈당증에 대해 설명한다.

저혈당증

저혈당증(hypoglycemia)은 혈중 포도당 수치가 비정상적으로 낮은 상태를 말한다. 이는 즉시 처치해야 할 응급 질환이다. 처치가 없으면 저혈당은 의식 불명과 경련으로 악화될 수 있다.

병원전 상황에서 소아 저혈당증은 제 1형 당뇨병이 있는 신생아나 아동에게 발생한다. 당뇨 아동은 과도하게 격렬한 운동, 인슐린 과다, 질병으로 인한 탈수 시 저혈당증의 위험이 높아진다.

당뇨가 없는 아동은 신체 활동, 식단 변경, 질병, 성장으로 인해 저혈당증이 올 수 있다.

당뇨 또는 저혈당 예방 단계는 다음과 같다.

- 운동 시 간식을 챙긴다.
- 인슐린 투여 후 혈당이 100mg/dL 이하일 경우 음식을 섭취한다.
- 주기적으로 식사한다.
- 주기적으로 혈당을 확인한다.
- 취침 전 혈당이 120mg/dL 이하일 경우 탄수화물과 단백질이 함유된 간식을 먹는다.
- 소아가 아픈 경우 식단에서 탄수화물 대신 낮에 소다수 또는 아이스캔디를 섭취하는 것으로 바꾼다.

평가 환자가 표 4-14에서 나타난 증상이나 징후를 보일 경우, 저혈당증을 의심한다. 혈당측정기로 혈당을 측정하고 병력에서 영아와 아동에게 저혈당을 일으킨다고 알려진 증상이 있었는지 확인한다. 혈당이 70mg/dL(3.9mmol/L) 이하로 떨어지면 치료를 시작한다.

처치 모든 환자와 마찬가지로 지속적으로 환자의 ABC(기도, 호흡, 순환)를 확인한다. 부모나 돌봄제공자가 증상을 완화하기 위해 환자에게 포도당 정제, 포도당, 음식(케이크의 생크림, 꿀, 메이플시럽, 설탕, 건포도), 음료(주스, 소다수, 우유) 등을 주었는지 확인한다. 만약 그렇다면, 무엇을 언제 얼마나 주었는지 확인한다. 가능한 경우 혈당 검사를 실시한다.

의식이 있고 명료한 환자에게는 설탕물

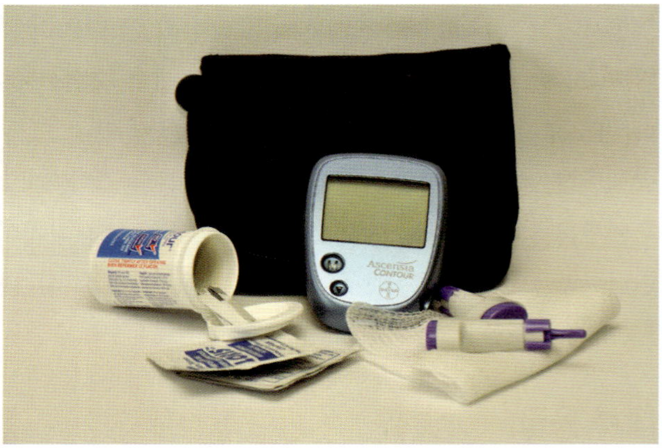

그림 4-35 많은 소아 당뇨 어린이들은 혈당 측정을 위해 가정용 혈당측정기가 있다. 연령이 높은 어린이들은 혈당 수치를 알고 있고, 여러분이 사용하는 혈당측정기에 대해 호기심을 가질 것이다.

이나 포도당을 입으로 마시게 한다(양은 연령과 체중에 따라 다르므로, 의료 지도를 따른다). 반응이 없거나 환자에게 의식상태 변화가 보이는 경우, 즉시 이송한다. 의료지도 담당의사와 덱스트로스 또는 IM 글루카곤 투여에 대해 논의한다. 50% 덱스트로스 용액을 멸균수 또는 식염수와 1:1로 섞어 25% 덱스트로스 용액($D_{25}W$)을 준비한다. 10% 덱스트로스 용액($D_{10}W$) 역시 효과가 있다. 소아에게는 이 방법이 더 용이하며, 정맥내 투여만큼 힘들지 않다. 덱스트로스 용액 또는 포도당 투여 후 10~15분 이내에 혈당 검사를 반복한다.

당뇨 소아 환자 처치 시, 대부분은 자신의 증상에 대해 알고 있으며 처치에 참여할 수 있다. 대부분의 아이들이 혈당 측정기 사용법을 알고 있으며, 혈당검사지(test strip)를 사용할 수 있다(그림 4-35). 또한 자신의 증상에 민감하기 때문에 검사 결과가 "좋다" 또는 "나쁘다"고 명시하지 않는다.

표 4-15 | 고혈당증의 징후와 증상

초기	후기	케톤산증
갈증 증가 배뇨 증가 체중 감소	허약 복부 통증 전신 통증 식욕 감퇴 오심 구토 소변량 증가를 제외한 탈수 징후 달콤한 냄새 빈호흡 과호흡 빈맥	지속적으로 의식상태 저하, 혼수상태로 진행 쿠스마울 호흡(깊고 빠름) 탈수 증상

고혈당증

고혈당증(hyperglycemia)은 혈당 수치가 비정상적으로 높은 상태를 말한다. 제 1형 당뇨병이 있는 환자의 경우, 고혈당증은 탈수와 당뇨성 케톤산증(diabetic ketoacidosis)으로 이어질 수 있다. 치료하지 않으면, 이 증상은 의식 불명으로 악화될 수 있다. 고혈당증과 당뇨성 케톤산증은 당뇨가 새롭게 발병할 때 흔히 나타난다.

병원전 현장에서, 소아 고혈당증은 흔히 제 1형 당뇨병과 연관되어 있다. 원인은 다음과 같다.

- 인슐린 주사량에 비해 음식을 과다 섭취했을 경우
- 인슐린 주사를 잊었을 경우
- 인슐린 펌프 결함, 튜브 막힘, 또는 인슐린 펌프 주입 세트가 연결되지 않은 경우
- 질병 또는 스트레스

고혈당증은 기타 심각한 질병과 함께 나타날 수 있고, 반드시 소아에게 당뇨병이 있다는 뜻은 아니다.

평가 고혈당증의 경우, 포도당이 뇨중으로 배설되어 삼투성이뇨가 발생한다. 이는 탈수를 수반한 심각한 체액 손실을 일으킨다.

산증은 지방대사의 부산물인 케톤이 축적되어 발생한다. 지속적으로 케톤이 상승하면 대사성 산증으로 이어져, 고혈당증을 수반한 달콤한 냄새를 만들어낸다. 다른 증상과 징후는 표 4-15를 확인한다.

저혈당증의 경우처럼, 병력에서 고혈당증과 관련된 증상을 확인한다. 가능한 경우, 혈당 검사를 통해 확인한다. 혈당 수치가 200mg/dL보다 높은 경우 고혈당증을 의미한다.

처치 ABC(기도, 호흡, 순환)와 활력징후를 신중히 관찰한다. 혈당 검사로 고혈당증의 여부를 판단할 수 없을 경우, 환자가 저혈당이 발생한 경우에 대비해서 설탕물이나 글루코스를 입으로 마시게 한다. 정맥로를 확보한 경우 식염수 또는 젖산링거액을 정맥 투여하는 것을 고려한다. 정맥으로 20mL/kg을 일시 투여하고, 환자의 활력징후가 변하지 않으면 재투여한다. 환자의 의식 상태를 관찰하고 호흡이 감소

하기 시작하면 삽관을 준비한다.

고혈당증은 치명적인 상황이라는 것을 기억한다. 모든 처치에 대해 의료지도를 의뢰하고 즉시 이송한다.

중독 및 독극물 노출

돌발적인 중독이나 독극물 노출은 응급의료서비스가 호출되는 일반적인 원인이다. 응급의료체계에서 처치를 요하는 소아환자는 중독 사고가 대부분을 차지한다. 대부분의 중독 사고는 어린 소아의 우연한 독극물 흡입으로 발생한다.

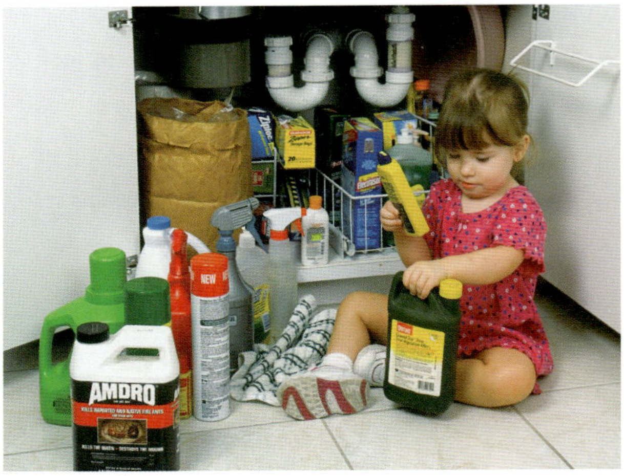

그림 4-36 중독은 5세 미만의 소아 사망의 주요인이다.

유아기와 학령전기아동은 물건의 맛을 보길 좋아하며, 특히 음식이나 음료처럼 보이는 색색의 물체는 입으로 가져간다. 또한 부모나 돌봄제공자가 알약을 섭취하거나 술을 마시는 등의 행동을 "엄마랑 아빠랑 똑같이" 따라 하곤 한다. 항우울제를 먹는 10대는, 특히 한두 달 분량으로 약을 처방받았을 경우, 오 · 남용할 위험이 크다.

중독은 5세 미만의 아동의 주 사망 요인이다(그림 4-36). 호흡계와 심혈관계가 미숙하기 때문에, 알약 하나로도 중독을 일으키거나 심한 경우 사망에 이를 수 있다. 어린 아동이 흡입할 수 있는 물질 중, 철분보충제는, 특히 유아기나 학령전기아동의 가장 큰 중독 원인이다.

중독 사고에 있어 가정 내에서 가장 위험한 곳은 세제가 있는 부엌과 많은 사람들이 약을 놓아두는 화장실이다. 차고와 창고도 독극물을 보관하고 있는데, 이 같은 독극물을 커피캔, 음료수 병, 플라스틱 컵에 보관하고 있다면 아동이 흥미를 보일 수 있다. 거실에도 유독식물과 술병이 있는 경우가 많다.

소아 중독을 예방하는 최선의 방법은 지역공동체 내의 가족들에게 집안을 "방독"하는 방법을 가르쳐주는 것이다. 소속된 응급의료체계에서 이 같은 주제에 대한 정보를 가지고 있지 않다면 미국식약청으로부터 지침을 구할 수 있다. 중독 예방은 응급의료서비스 내 예방과 지역사회교육프로그램의 주요한 목표가 되어야 한다. 많은 응급의료체계에서 연중 한 달을 선정하여 중독에 대한 경각심 고취와 예방에 힘쓰게 된다.

평가

소아 중독의 평가는 아동이 흡입한 독극물의 종류나 아동이 독극물에 노출된 정도에 따라 다르다(그림 4-37). 소아 중독과 관련된 일반적 물질은 다음과 같다.

- 알코올, 바비튜레이트, 진정제류
- 암페타민, 코카인, 환각제
- 항콜린제(흰독말풀, 벨라돈나 제품)
- 아스피린, 아세트아미노펜
- 납
- 비타민 및 철분보충제
- 부식제
- 디지털리스, 베타차단제

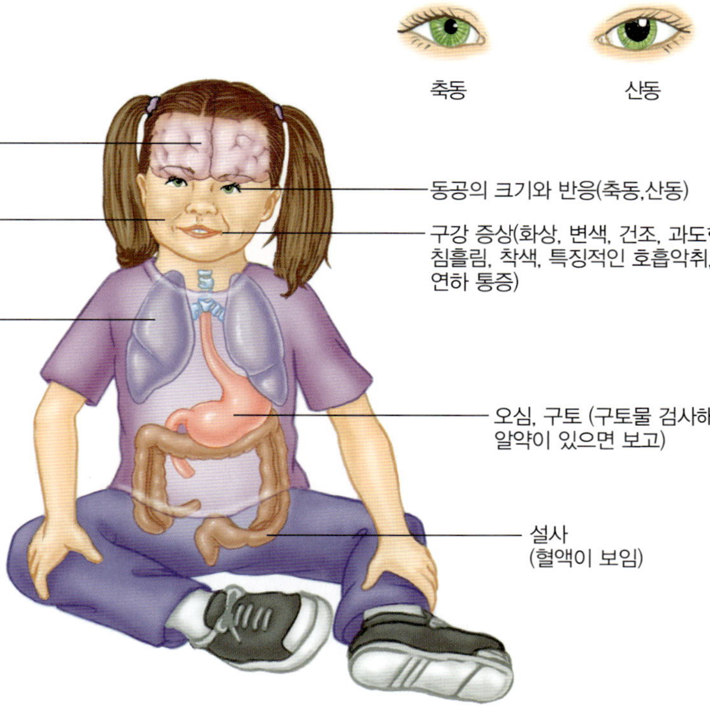

그림 4-37 소아에 있어서 가능한 음독징후

- 탄화수소
- 마취제
- 유기용제
- 유기인제

중독은 섭취한 독극물의 종류, 노출 경로, 노출 시간 등에 따라 다양한 징후와 증상을 야기할 수 있다. 마취제 및 일부 탄화수소는 호흡계 기능저하를 가져올 수 있다.

디지털리스, 베타차단제, 칼슘길항제 및 항고혈압제는 순환계 기능저하와 허탈이 올 수 있다. 수많은 약제들이 중추신경계를 손상시킬 수 있다. 이 같은 약품으로는 알코올, 바비튜레이트, 마취제, 코카인 등이 있다. 아스피린, 부식제, 그리고 탄화수소는 소화기계를 자극하거나 손상을 일으킬 수 있다. 아세트아미노펜은 간괴사를 일으키고, 이는 간 부전으로 이어질 수 있다.

처치

비록 상황이 다양하다 할지라도 소아 중독환자를 관리하는 데는 일반적인 단계를 거쳐야 한다.

반응이 있는 중독환자

- 산소를 공급한다(환자가 저산소증인 경우).
- 의료지시를 구하고 혹은 중독센터에 연락한다.
- 활성탄의 필요성을 고려한다(거의 필요하지 않다).
- 이송한다(알약, 물질, 용기 등을 병원으로 가져간다).
- 소아가 갑자기 반응이 없어진 경우에 지속적으로 환자를 모니터한다.

내용 요약

➤ 가장 흔한 소아 손상기전
- 낙상
- 자동차 충돌
- 자동차에 대한 보행자 충돌
- 익수
- 관통상
- 화상
- 신체적 학대

반응이 없는 중독 환자

- 기도 유지. 필요 시 흡인한다.
- 산소를 공급한다(환자가 저산소증인 경우).
- 만일 호흡부전이나 심정지가 나타난다면 인공호흡기를 공급하기 위해 준비한다.
- 의료지시를 구하고 중독센터에 연락한다.
- 이송한다(알약, 물질, 용기 등을 병원으로 가져간다).
- 지속적으로 환자를 관찰하고, 정신 상태의 변화로 인한 외상은 배제한다.

중독과 독극물 노출에 대해 더 많은 것들은 "독성응급과 약물 남용"을 참고한다.

외상응급

외상은 영아와 소아의 사망 원인 1위이다. 대부분 소아 손상은 둔상으로 발생한다. 앞에서 언급한 것처럼 소아는 신체 내부 장기에 힘이 쉽게 전달될 수 있도록 신체 벽이 약하므로 내부조직과 장기 손상 가능성이 증가한다. 만일 당신이 도시지역에서 근무한다면 거의 의도적이며, 총상이나 자상인 관통상을 많이 볼 수 있을 것이다. 또한 도시 외곽지역에서도 심각한 관통상이 발생하는데 의도적이지 않고 거의 사냥 시 총상사고나 농부들에 의한 사고이다.

손상기전

소아는 성인과 같은 방법으로 손상을 입는다 할지라도 성인보다 손상의 어떤 형태에 더욱 민감한 경향이 있다. 아래에 영아와 소아의 가장 흔한 손상기전에 대해 설명했다.

낙상

낙상은 소아손상의 가장 흔한 원인이다(그림 4-38). 다행히 아주 높은 곳에서 떨어지지 않는 이상 사고에 의한 낙상으로 심한 손상과 사망이 발생하는 경우는 흔하지 않다. 자전거 낙상은 손상의 대부분을 차지한다. 자전거를 타는 중에 넘어지는 경우가 가장 많지만 자전거 헬멧 착용으로 인해 머리 외상은 점차 감소하는 추세이다.

자동차 충돌

미국 소아의 25,000명 정도가 매년 외상으로 사망한다. 그 중 1/3이 자동차 사고로 사망하고, 자동차 사고는 소아 외상성 사망의 가장 주요한 원인을 차지한다. 게다가 자동차 충돌은 영구적인 뇌 손상과 새로운 간질 발병의 원인이 된다.

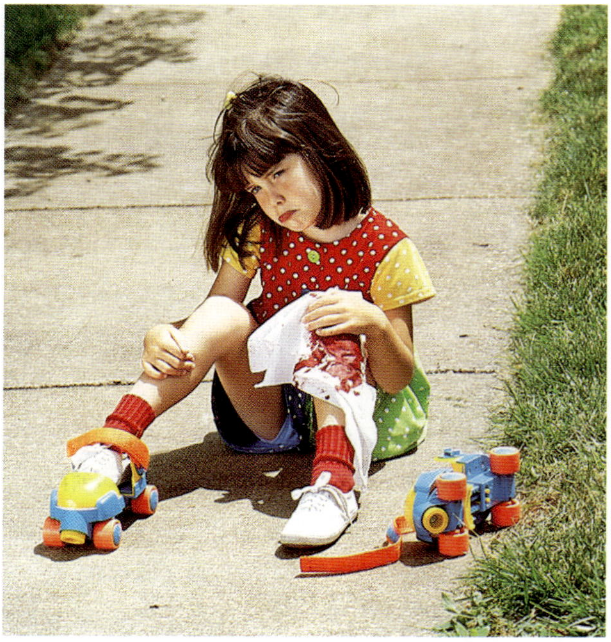

그림 4-38 낙상은 소아에게 가장 흔한 손상이다.

의자에 잘못 앉아 있는 경우, 소아는 에어백이 펴지면서 에어백으로 사망하거나 심각한 손상을 입는 위험성이 많아진다(그림 4-39). 이 부분은 응급의료서비스 예방 전략을 통해 충분히 개선할 수 있다. 음주운전에 대한 공공 교육프로그램, 안전운전, 에어백, 그리고 소아용 안전좌석 사용은 전문응급구조사의 중요한 초점이 될 수 있다. 일부 주에서는 소아가 안전벨트를 바르게 하지 않았거나 소아를 소아용 안전좌석에 앉히지 않는 사람에게 소환장을 발급할 수 있게 하는 권한을 응급구조사에게 준다.

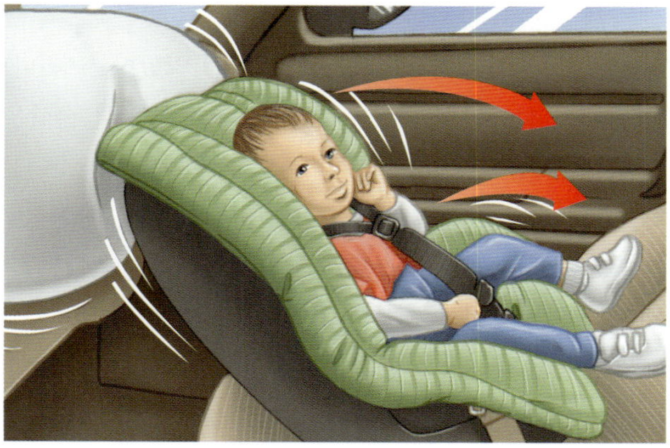

그림 4-39 에어백이 펴지면서 소아안전좌석이 차량좌석쪽으로 밀려 들어 고정된 소아가 심각한 부상을 입을 수 있다.

자동차에 의한 보행자 사고

자동차에 의한 소아 보행자 손상은 소아가 길 옆에서 노는 도시에서 더욱 흔하다. 자동차에 의한 소아 보행자 손상은 소아에서 외상의 치명적인 형태이다. 소아는 체구가 작기 때문에 자동차 밑으로 치이게 된다. 자동차에 대한 보행자 사고는 2단계 양상이 존재한다. 1차 손상은 자동차가 소아와 부딪혔을 때 발생한다. 에너지 발생 때문에 소아는 차에 치여 날아가거나 차 밑으로 깔리게 된다. 2차 손상은 소아가 지면과 다른 물체와 부딪힘으로써 발생한다. 두부와 척수손상은 2차 충격으로 발생한다. 자동차에 대한 보행자 사고의 최선의 처치는 예방이다. 이것은 또한 병원 전 예방 프로그램에서 강조해야 할 중요한 영역이다.

침수 사고

1세~4세 남자 소아들 중에서, 익사는 미국에서 2010년 비고의적 손상으로 인한 사망의 첫 번째이다. 놀랍게도, 비고의적인 익사 사망자 수는 2005년 자동차 사고 사망자 수보다 더 많았는데, 이 연령대에서 비고의적인 손상에 의한 사망 1위가 되었다. 2002년 세계익사자협회, 미국 적십자사, 세계보건기구, 국제 관련 기구에 따르면, 익사는 "액체 상태에 빠져서 호흡기 손상을 경험하는 과정"으로 정의된다. 익사는 3가지 가능한 결과가 있다:

- 이환이 없다(손상없음)
- 이환이 있다(손상있음)
- 사망(사망)

과거에 쓰던 "익수(near drowning)"라는 말을 더 이상 사용하지 않는다. 익사는 결과가 아니라 과정이며 치명적 혹은 치명적이지 않은 익사(fatal or nonfatal drowning)가 있다. 익사로 사망하지 않은 많은 소아들은 무산소증으로 심각하고 비가역적인 뇌손상을 입는다. 익수 생존자의 20~25%는 신경학적 결함을 보인다. 몸의 방어기전이 뇌손상에 대항하기 때문에 찬물일 때 결과가 더 좋다.

다른 손상 과정과 마찬가지로, 가장 좋은 치료는 예방이다. 지역 건물 감독관과 함께 응급의료종사자들은 수영장의 안전을 검사할 수 있다. 수영장은 자동으로 닫히는 문으로 둘러싸여 있어야 한다. 준비된 필수구조장비(장대, 구명기구)와 등록된 지역응급의료 번호가 있어야 한다. 익사예방 프로그램의 가장 좋은 시기는 늦은 봄과 초여름이다. 가능한 한 빨리, 소아들이 수상안전 교육에 등록하도록 부모들에게 격려한다.

관통상

20년 전에 소아에서 관통상은 흔하지 않았다. 그러나 최근 들어 폭력 범죄의 증가로 관통상을 입는 소아의 수가 증가하게 되었다. 칼이나 총기로 인한 손상은 모든 외상으로 입원한 소아 환자의 10~15% 정도 되며, 사망의 위험은 나이가 들수록 증가한다. 소아는 보통 성인을 상대로 한 범죄의 무고한 희생자이다. 그러나 학교 내에서 간혹 발생하는 총기사고나 칼부림에 의도적으로 희생되기도 한다. 육안으로 외부손상을 잘 관찰 하더라도 내부손상을 제대로 예측할 수 없음을 명심하라. 특히 고성능의 무기 같은 경우 겉으로는 경미한 손상이지만 내부적으로 심각한 손상을 초래할 수 있다.

응급구조사는 아동 총기 사고를 예방하는 데 있어 큰 역할을 해야 한다. 공교육과 지역사회서비스프로그램을 할 때, 총기를 소아들이 손이 닫지 않는 곳에 두도록 하고, 자물쇠를 잠그고 보관하게 하는 등 총기안전에 대해 교육해야 한다. 성인들이 생각하기에 무기가 감추어져 있거나 안전하다고 생각하는 무기를, 소아가 찾을 수 있다는 생각을 기억해야 한다. 다른 소아의 응급 상황처럼 최선의 처치는 예방이다.

화상

화상은 14세 미만 아동의 가장 주요한 가정 내 사망 원인이다. 화재가 발생했을 때 아동은 화상을 입고 연기를 마실 수 있다. 소아 손상을 초래하는 대부분의 화재는 부모 부재중에 소아들이 성냥이나 라이터를 가지고 놀 때 발생한다.

소방서에서 중점을 두는 영역은 화재 예방 프로그램이다. 연기 탐지기의 중요성은 아무리 강조해도 지나치지 않다. 시민들에게 서머타임제로 인한 시각이 바뀔 때 그들의 연기 탐지기의 배터리를 교체하도록 강조해야 한다. 많은 소방서 및 응급의료체계에서는 화재 예방 프로그램의 일환으로 연기탐지기 배터리를 바꿔주고 있다. 아동에게 화재 발생 시 집 밖으로 탈출하는 방법을 가르쳐주는 것이 중요하다.

신체적 학대

불행하게도 소아는 성인과 연장자에 의해 신체적 학대에 대한 위험이 있다. 소아 학대 인자는 빈곤, 가정불화, 어린 부모, 약물남용 그리고 지역사회 폭행과 같은 사회현상이 포함된 것으로 알려져 있다. 흔히 전문응급구조사가 학대 받는 소아들에게 맨 먼저 접촉하는 보건의료팀이 될 수 있다. 부모를 비난하지 않아야 되고, 학대 가해자로 의심되는 사람에게 상황을 알아보아야 한다. 대신에 관계가 있는 검사결과, 처치, 중재를 모두 기록하고 이들을 적당한 당국에 보고해야 한다(소아 학대는 후반부에 자세히 언급될 것이다).

특별히 고려해야 할 사항

앞에서 강조된 '소아는 작은 어른이 아니다.'라는 것을 명심해서 적절하게 처치를 일부 변경해야 한다. 고려되어야 할 구체적인 항목은 다음에 논의될 것이다.

기도관리

소아기도의 특징과 관련하여 특별히 고려해야 할 것으로 다음과 같다.

- 기관이 좁아질 가능성을 예방하기 위해 냄새맡기 자세 대신에 중립 상태에서 일직선으로 고정하는 자세를 유지한다(그림 4-40).
- 환자가 저산소증을 보이면 산소를 투여한다.
- 흡인과 하악견인법으로 환자 기도를 유지한다.

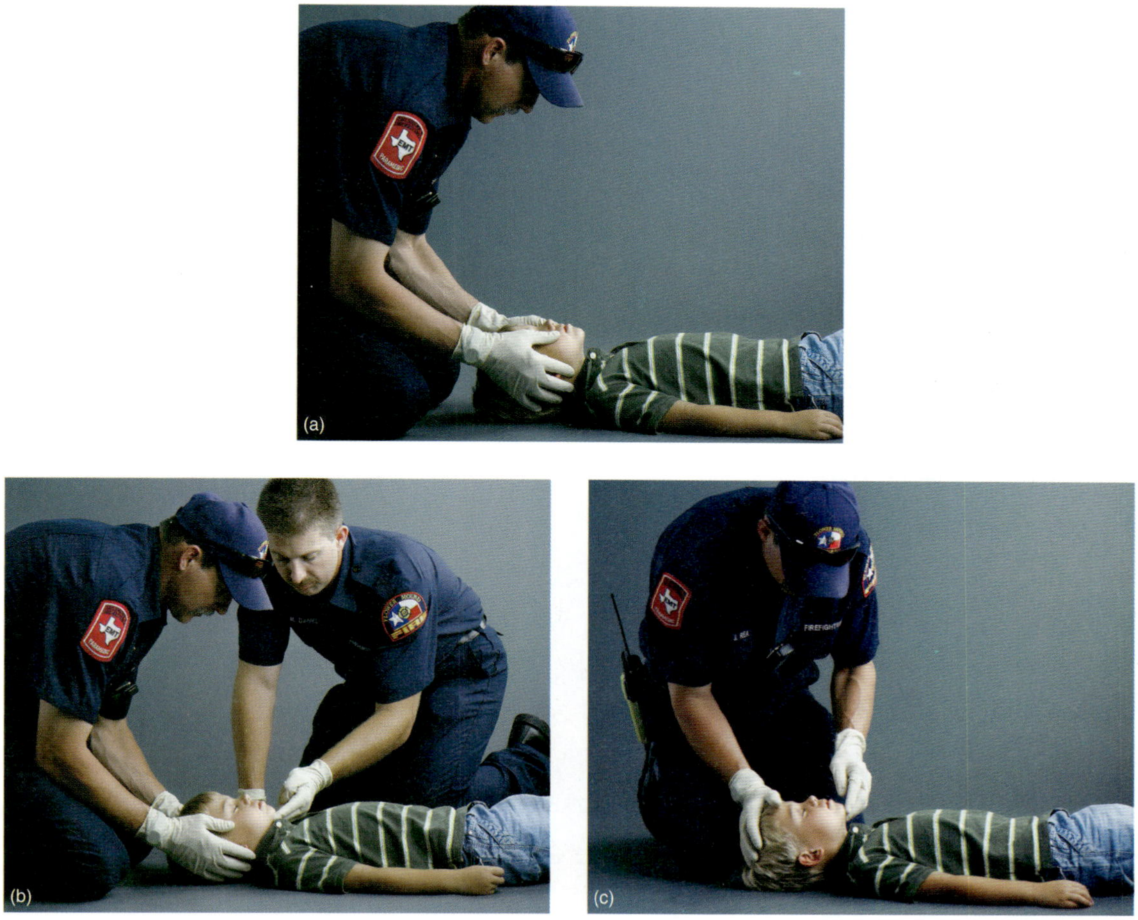

그림 4-40 소아 외상 환자의 경우, 기도를 열기 위해 아래턱견인법과 척추고정법을 함께 사용한다. (a) 응급구조사가 한 명인 경우, 소아의 머리 위에서 무릎을 꿇은 상태에서 중립 자세로 머리를 고정하고 손가락을 사용해서 턱을 앞으로 민다. (b) 응급구조사 두 명이 함께 있는 경우, 한 명은 머리를 중립 자세로 잡고 다른 한 명은 턱을 앞으로 민다. (c) 응급구조사가 한 명인 경우, 다른 방법으로 머리를 중립 자세로 잡고 턱을 앞으로 민다.

- 비효율적인 호흡을 돕기 위한 준비. 소아기도의 압력이 높아질 수 있다는 것을 기억하고 소아의 적절한 환기를 위해 안전판을 제거할 필요가 있을 수 있다.
- 기도가 유지되지 않으면 경추 고정을 유지하면서 삽관한다(그림 4-41).
- 위관튜브는 위장을 감압시키기 위해 기관삽관을 한 후에 위치시킨다.
- 바늘 반지방패연골절개술 적응증은 외상성 상기도 폐쇄 환자에서는 드물다.

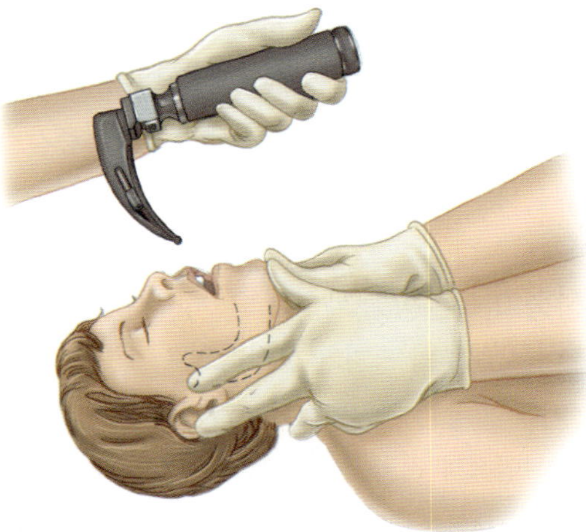

그림 4-41 소아 환자에게 경추 고정을 하면서 기관삽관을 하는 방법

고정

적절한 크기의 소아 고정 장비를 사용한다. 장비는 다음과 같다.

- 단단한 경추보호대
- 접은 타월이나 담요
- 소아 안전좌석

- 소아 고정장치
- 구출고정장비(KED)
- 짧은 척추 고정판
- 끈과 삼각건
- 테이프
- 메꾸어 넣는 물건

영아, 유아, 학동전기는 어깨에서 엉덩이까지 패드를 대주어 중립적인 일직선으로 경추를 유지하는 바로누운 자세를 유지한다(소아 응급 앞부분에서 소아 고정에 대해 복습하도록 한다).

수액 처치

순환의 문제는 성인에서보다 소아에서 흔하지 않으므로 기도와 호흡 관리는 순환보다 우선되어야 한다. 정맥로를 확보할 때 다음을 기억한다.:

- 가능하다면 구경이 큰 혈관 카테터를 말초혈관에 삽입한다.
- 정맥로를 확보하기 위해 이송을 지체하지 않는다.
- 소아에서 골내 주사 접근은 말초정맥주사 실패 시 선택하는 방법이다.
- 락테이트 링거액이나 생리식염수의 초기수액용량 20mL/kg을 일시에 주입한다.
- 만일 호전되지 않는다면 20mL/kg을 일시에 재 주입하고 활력징후를 재평가한다.
- 두 번째 일시 주입 후에도 호전되지 않는다면 외과적인 중재가 요구되는 의미 있는 실혈이 있을 수 있다. 빠른 이송은 필수적이다. 기도 및 호흡 관리는 순환보다 더 우선해야 한다.

소아의 진통과 안정

가끔 병원 전 소아의 통증 관리가 간과된다. 많은 소아 손상은 통증이 심하고 진통제가 적용된다. 여기에는 화상, 장골 골절, 탈구 그 외 다른 것들이 포함된다. 금기증이 없다면 소아 환자에게 진통제를 투여한다. 흔히 모르핀(morphine)과 펜타닐(fentanyl)이 사용된다. 또한 특정 소아 응급 상황에서는 진정제 투여로 도움을 받을 수 있다. 이들은 눈의 관통상, 기계류의 덫에 걸려 지연된 구조, 심박조율, 그리고 다른 고통스런 절차와 같은 그런 문제가 포함된다. 만일 소아에게 진통제 투여와 안정을 시켜야 하는 경우에는 의사에게 처방을 받아라. 또한, 특정 소아 응급 상황에서는 진정제 투여로 도움을 받을 수 있다. 이 같은 경우로는 관통성 안구 부상, 기계에 끼인 아동의 구출 지연, 심장율동전환 및 기타 고통스러운 상황이 있다. 비강 내로 펜타닐을 투여하는 것은 정맥 경로를 확보하지 않은 병원전 상황에서 통증감소를 실시할 수 있는 효과적인 방법이다. 통증감소 및 안정이 필요하다고 생각되는 경우에는 의사에게 처방 받는다.

외상성 머리손상

소아는 두부의 크기가 상대적으로 크고 목의 근육이 약하기 때문에 외상성 머리 손상의 위험이 증가한다. 이들 손상은 처참할 수 있고 가끔 치명적일 수 있다.

초기 인식과 적극적인 관리는 질병률과 사망률을 줄일 수 있다. 소아 머리 손상은 다음과 같이 분류할 수 있다.

- 경증–글라스고우 혼수척도 13~15
- 중등증–글라스고우 혼수척도 9~12

- 중증–글라스고우 혼수척도 8 이하

외상성 머리 손상은 뇌내 출혈 혹은 부종의 원인이 될 수 있다. 이는 결국 뇌압 증가로 이어진다. 뇌압 증가 징후는 감지하기 힘든데 다음과 같다.

- 혈압상승
- 서맥
- 빠르고, 느리게 진행되는 깊은 호흡, 깊은 호흡
- 영아의 숫구멍 팽창

뇌압 증가는 결국 큰구멍을 통해 뇌 탈출이 될 것이다. 이것은 가끔 비가역적인 손상과 함께 악화된다. 뇌 탈출 증상과 징후는 다음과 같다.

- 비대칭적인 동공
- 겉질 제거자세
- 대뇌 제거자세

소아에서 외상성 머리손상 관리는 성인과 비슷하다. 다음 단계를 따른다.

- 환자가 저산소증을 보이는 경우 산소 보충을 실시한다.
- 글라스고우 혼수척도가 8 이하인(심각한 머리 손상) 아동에게 삽관을 고려하고 통상 속도로 환기를 제공한다.
- 글라스고우 혼수척도가 8 이하이며 근육이 너무 긴장되어 있어서 기관내삽관이 불가능한 아동에게는 빠른연속기관삽관(RSI)을 실시한다.

비대칭적인 동공, 심각한 발작, 혹은 신경학적인 자세와 같이 환자상태가 나빠졌다면 과환기를 실시한다. 외상성 머리부손상을 보이는 아동의 경우, 아동을 치료한 경험이 많고 소아 전문 신경외과의가 있는 시설로 이송하는 것이 최선이다. 외상성 머리부 손상 정도가 중간이거나 중증일 경우 소아 외상 시설로 전환하도록 한다.

구체적인 손상

앞에서 언급했듯이 다른 원인보다 외상으로 소아 환자가 더 많이 사망한다. 손상된 지 1시간 이내에 사망환자의 거의 50%가 발생하는 것으로 통계적으로 나타났다.

응급의료팀이 현장에 얼마나 빨리 도착하느냐가 생사를 결정짓는다. 소아의 외상 관리는 성인과 동일하지만, 소아 환자는 해부학적, 생리학적 차이로 인해 손상 유형이 달라진다.

머리, 얼굴, 목

다발성 외상을 입은 대부분의 소아는 머리와 목의 손상으로 인한 고통을 받게 될 것이다. 앞에서 언급한 것처럼, 머리 크기가 상대적으로 크고 목 근육 힘이 약하기 때문에 가속–감속 손상의 여파가 더 크고 경추에 더 큰 긴장이 가해진다.

소아의 경우 목 움직임 시 지지 부분은 C2–C3 위치에 있다. 그 결과, 약 60~70%의 소아 골절이 C1–C2 위치에서 나타난다. 머리손상은 소아외상 사고에 있어서 사망의 가장 흔한 원인이다.

학령기 소아는 자전거 사고, 나무 추락 사고 혹은 보행자 사고로부터 머리 손상을 입는 경향이 있다. 나이가 더 많은 소아는 스포츠 경기로 더 흔히 머리손상을 입는다. 모든 연령 그룹에서 머리손상은 폭행의 결과이다.

머리손상처치에서 소아의 경우 국소적인 손상이 드문 반면에 뇌 전체에 널리 퍼진 손상이 흔하다. 성인보다 두개골이 더 부드럽기 때문에 뇌 손상은 영아나 어린 소아에서 더 흔히 쉽게 발생한다. 숫구멍과 봉합선이 열려 있기 때문에 영아는 평균 16개월이 될 때까지 뇌압에 더욱 잘 견딜 수 있고 징후가 늦게 나타난다(1개월~2세된 소아의 병력을 파악할 때 이 사실을 명심해라).

소아는 또한 안면손상이 빈발한다. 가장 흔한 안면 손상은 추락으로 인해 이차적으로 발생한 열상이다. 어린 소아가 처음 걷기 시작할 때 매우 서툴러 커피 탁자 코너와 같은 날카로운 물체 위로 떨어져 열상을 입게 된다. 좀 더 성장한 소아는 자전거에서 추락, 스케이트보드 사고, 싸움 그리고 활동적인 운동으로 치아 손상을 입게 된다.

소아에서 척추손상은 성인만큼 흔하지 않다. 그러나 앞에서 언급했듯이 소아의 머리는 비례적으로 더 크고 무거워서 경추손상을 피할 수 없다. 소아가 심각한 머리 손상을 입을 때는 목손상이 항상 동반된다는 것을 추측할 수 있다.

흉부, 복부

흉부와 복부의 대부분 손상은 둔상이다. 앞에서 언급했듯이 영아와 소아는 성인에 비해 흉곽이 단단하지 않다. 그러므로 갈비뼈골절이 적고 흉곽내부 손상을 더 많이 입는다.

상대적으로 발달이 미숙한 복부근육은 복부장기 보호기능이 약하다. 둔상이 동반된 높은 치명률 때문에 심각한 복부나 흉부손상을 입은 소아는 병원 전 단계에서 적절한 처치를 하면서 즉시 소아외상센터로 이송해야 한다.

흉부 손상은 소아외상으로 인한 사망의 두 번째로 흔한 원인이다. 흉벽의 유순함 때문에 심각한 흉부 내부의 손상은 외부 손상에 대한 징후 없이 나타날 수 있다. 기흉과 혈흉은 손상기전이 특별히 자동차 충돌이었다면 소아 환자에서 소아는 흉부둔상으로 심한 폐좌상으로 발전될 수 있다.

흉부 손상 흉부 손상은 소아외상으로 인한 사망의 두 번째로 흔한 원인이다. 흉벽이 유연하기 때문에 심각한 흉부내부의 손상은 외부 손상에 대한 징후 없이 나타날 수 있다. 손상기전이 특별히 자동차 충돌이었다면 소아 환자에서 공기가슴증과 혈액가슴증이 발생할 수 있다.

긴장성 공기가슴증(tension pneumothorax) 또한 소아에게 발생할 수 있다. 소아 환자는 증상을 잘 견디지 못하며, 바늘가슴창냄술(needle thoracostomy)로 생명을 구할 수 있다. 긴장성 공기가슴증은 다음의 증상과 징후를 수반한다.

- 손상상 당한 폐에서 호흡음 감소
- 반대편으로 기관 이동
- 환기 순응도의 점진적 감소

심장 눌림증이 있는 소아는 저혈압 외의 다른 징후를 보이지 않을 수 있다. 또한 동요가슴(flail chest)은 소아에게 흔히 발생하지 않는다. 심각한 손상 기전 없이 흉부 손상이 나타났다면 소아 학대를 의심한다.

복부 손상 복부 손상 복부의 중요한 둔상은 지라와 간에 손상을 입힌다. 실제로 비장은 소아에서 가장 흔히 손상되는 장기이다. 지라손상의 증상과 징후는 좌상복부의 압통, 복부의 찰과상 그리고 복벽의 혈종이다. 간 손상의 증상은 우상 복부의 통증이 있다. 지라와 간의 손상은 둘 다 내부 출혈로 생명을 위협한다.

복부 손상을 처치하는데 있어 소아의 복부크기는 작다는 것을 기억한다. 한번에 4분원 한 부분만 촉진을 확실히 한다.

흉부와 복부외상의 경우에 자세유지, 수액공급 그리고 체온 유지를 하면서 함께 쇼크를 처치한다.

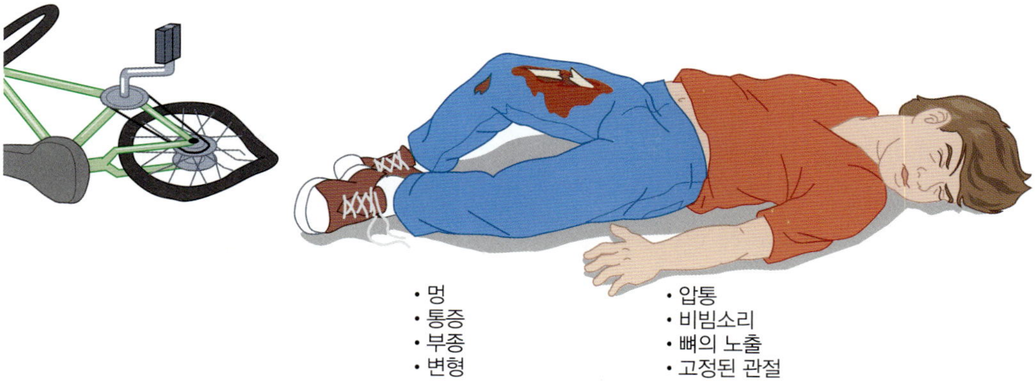

그림 4-42 자전거를 타다 넘어진 소아 골절의 증상과 징후

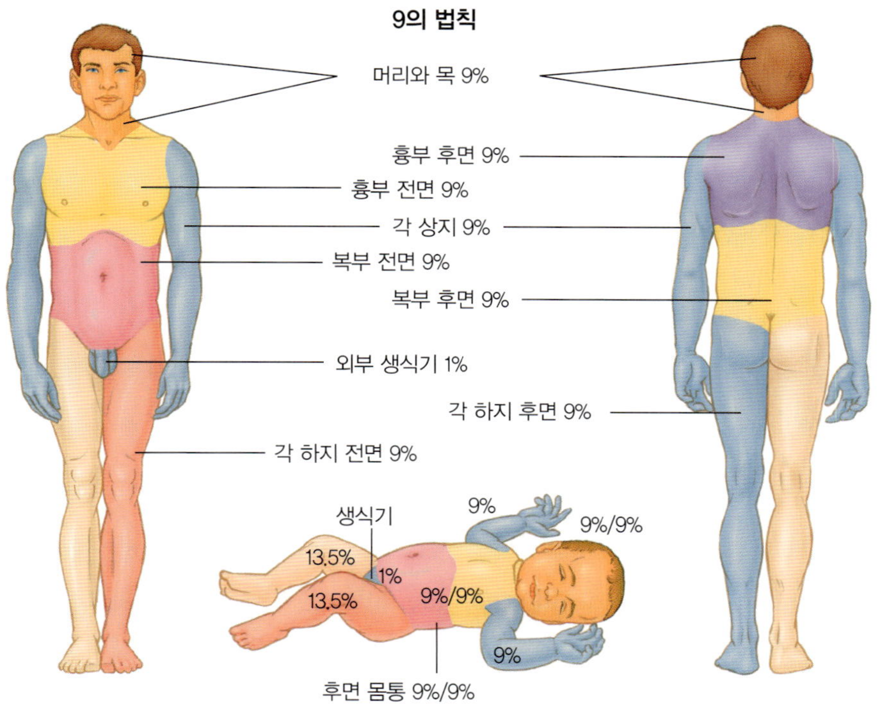

그림 4-43 9의 법칙을 통해 성인과 소아의 화상 범위를 측정할 수 있다. 소아의 경우, 소아에 맞게 수정된다.

사지

소아에서 사지 손상은 전형적으로 골절과 열상으로 제한된다. 농기구에 걸려 넘어질 수 있는 농촌 소아를 제외하고 소아는 절단과 다른 심한 손상을 입는 경우가 드물다.

가장 흔한 부상은 골절로서 대개 추락으로 인하여 발생한다(그림 4-42). 소아는 성인보다 뼈가 더 유연하기 때문에 굴곡골절(bend fracture), 융기골절(buckle fracture) 그리고 생나무골절(greenstick fracture)과 같은 불완전 골절이 발생하는 경향이 있다.

어린 소아에서 성장판은 아직 닫히지 않았다. 성장판 골절의 일부 형태는 정확히 처치하지 않으면 영구적인 장애가 남을 수 있다. 적응증이 될 때마다 통증을 감소시키고 추가손상과 출혈을 예방하기 위해 부목을 댄다.

화상

화상은 소아사망의 두 번째 원인이다. 14세 이하 소아에서 가정 내 사망사고 원인이 된다. 화상의 종류에는 화학적 화상, 열화상, 전기적화상이 있다. 전문응급구조사가 접하는 화상의 가장 흔한 형태는 데인 화상이다. 소아는 뜨거운 물이나 스토브를 끌면서 화상을 입는다. 학대의 경우 뜨거운 물에 담가져서 화상을 입을 수 있다.

체표면적 부위의 측정은 소아에 있어서는 성인과 약간 다르다(그림 4-43). 성인의 경우, "9의 법칙"으로 다음의 11개 부위에 체표면적(BSA)의 9%씩이 할당 된다: 머리와 목 전체; 흉부 전면; 복부 전면; 흉부 후면; 등 하부(복부 후면); 각 하지 전면; 각 하지 후면; 각 상지 전체. 남은 1%는 생식기에 할당된다.

소아에서 하지가 더 작은 비율을 차지하는 반면에 머리는 더 큰 비율을 차지한다. 그래서 소아에서 9의 법칙은 하지 각각의 표면적을 8%(각 하지의 전면에서 2%, 후면에서 2%)줄이고 성인의 생식부위의 1%를 더한다. 신체의 하지에서 얻은 9%는 머리로 재배치한다. 그래서 성인의 머리와 목 전체를 9%로 계산하고 반면에 소아에서는 머리와 목의 안면이 9%, 후면이 9%로 계산한다. 다른 지침으로서 손바닥 측정법을 사용할 수 있다(손바닥 측정법).

손바닥은 체표면적의 1%에 해당된다. 동일한 크기의 손바닥 영역이 얼마나 많은 가를 측정하므로 화상의 영역을 측정할 수 있다. 보통 9의 법칙이 광범위한 화상에 많이 사용하고 화상의 범위가 작은 범위는 손바닥 측정법을 사용한다.

소아화상환자에 고려해야 할 처치는 다음과 같다 :

- 부종이 빠르게 진행되므로 기도관리를 즉시 한다.
- 만일 기관삽관이 요구되면 정상보다 두 사이즈 작은 크기의 기관내 튜브를 사용할 필요가 있다.
- 열에 의해 화상을 입은 소아는 저체온에 민감하므로 체온 유지에 신경을 쓴다.
- 심한 전기화상 환자를 처치할 때 근골격계 손상을 의심하고 척추를 고정한다.

영아돌연사증후군

영아돌연사증후군(sudden infant death syndrome, SIDS)은 원인불명의 질환으로 생후 1년 동안에 발생하는 영아의 급사로 정의된다. 미국에서 영아돌연사 증후군의 발생률은 출생 1,000명당 0.57명이 사망한다. 영아돌연사증후군은 미국에서 생후 2주에서 1년 사이 영아의 가장 중요한 사망 원인이다. 1개월에서 6개월 사이에 상당수가 사망하고, 최고 사망 시기는 생후 2~4개월 사이에 발생한다.

영아돌연사증후군은 가을과 겨울철에 가장 많이 발생한다. 여자아이보다 남자아이에서 더 흔히 발생하는 경향이 있다. 미숙아와 저체중아, 젊은 엄마 혹은 영아의 엄마가 산전 진찰을 받지 않는 경우에 더 많이 발생한다. 임신 동안 어머니가 코카인, 메타돈, 헤로인 등을 사용한 영아는 더 위험하다. 가끔 가벼운 호흡기 감염이 사망 전에 보고되기도 한다. 영아돌연사증후군은 담요나 베개에 의한 외부질식으로 야기되지 않는다. 우유에 대한 알레르기, 위장내용물의 역류와 흡인과도 역시 관계는 없다. 유전적인 요인이 아니라고 여겨진다.

원인론에 대하여 학설이 다양하지만, 많은 전문가들은 뇌의 호흡중추의 미숙으로 인하여 단순한 호흡정지 때문이라고 생각한다. 다른 전문가들은 수면 중 과다하게 이동하는 턱 또는 혀가 커짐으로 인해 후인두부의 기도폐쇄 때문이라고 생각하고 있다. 엎드려서 잠자는 자세가 영아돌연사 증후군과 관련된다는 학설도 있다.

부드러운 침구, 물침대 매트리스, 집안의 흡연 그리고 고온 환경은 잠재적인 관련성이 있다. 영아돌연사 증후군의 일부분은 학대와 관련이 있다. 연구가 계속되고 있지만 미국소아과협회에서는 의학적 측면에서 이를 금지하지 않는 한 아이를 바로 누운 자세로 재우도록 권장한다. 또한 협회는 부모나 보모에게 과도한 고온 환경에 영아를 두는 것, 너무 많은 옷이나 담요로 아이를 감싸는 것, 임신 전 후에 흡연 그리고 부드러운 침구류로 아기침대를 채워 넣는 것을 피하라고 하고 있다.

평가

영아 돌연사증후군을 앓고 있는 영아는 비슷한 신체적 특징을 갖는다. 겉으로 보아서는 영양이나 수분 공급은 정상이다. 피부는 얼룩덜룩 하고 가끔 거품, 때로는 피가 섞인 체액이 입과 외비공 안이나 주변에서 보인다. 구토가 있을 수 있고 때로 영아는 사망 당시의 근육경련 때문에 비정상적인 자세를 보일 수 있다. 부검 시 공통적으로 90% 이상 흉곽 내 점상출혈(작은 출혈)이 있는 것으로 나타났다. 폐울혈과 부종을 동반하는 수도 있고 때로는 위 내용물이 기관에서 발견되기도 한다. 가끔 기관에서 위 내용물이 발견되기도 하고 기관 현미경 검사에서 염증성 변화가 관찰되기도 한다.

처치

영아돌연사증후군 아기를 가진 가정에서 즉시 도움을 요청을 하는 경우가 많다. 영아가 사망했다는 증거가 뚜렷하지 않으면 모든 가능한 처치를 다하고 있음을 부모가 확신하도록 영아에게 적극적이고 활발한 처치를 한다. 최초 반응자 또는 기타 전문가들은 부모를 도와주고 응급처치 진행과정을 설명하여 주어야 한다. 설명 시 항상 아이의 이름을 사용하도록 한다.

병원에 도착한 후에는 소아에게 해줄 수 있는 것이 아무것도 없으므로 부모를 포함한 가족관리가 중요하다. 사망한 영아를 가족에게 볼 수 있도록 한다. 부모는 통상적으로 슬픈 반응을 보일 것이다. 처음에는 쇼크, 부정, 거부를 보일 것이다. 다음에는 부모나 돌봄제공자가 화, 분노, 적개심, 책망, 죄책감 등을 표현할 것이다. 때로는 부모로서 절망감, 혼돈, 공포 등과 같은 비정상적인 감정을 보일 수 있다. 슬픔은 몇 년 동안 지속 될 것이다. 영아돌연사증후군은 가족관계에서 장기간 중대한 영향을 미친다. 현장에서 응급구조사에게도 영향을 미칠 수 있다. 만일 그렇다면 적극적으로 상담을 받도록 한다.

생명위급상태

생명위급상태(apparent life-threatening event, ALTE)는 무호흡 또는 소아 행동의 갑작스러운 변화 등으로 나타나는 갑작스러운 상황을 말한다. 생명위급상태에서 다음과 같은 증상이 하나 이상 나타날 수 있다.

- 무호흡
- 피부색 변화(청색증)
- 근긴장도 상실
- 기침
- 목이 막힘(gagging)

이 같은 증상이 나타나면 소아를 각성시키고 통상 호흡으로 되돌리기 위해 자극이나 소생이 필요할 수 있다. 생명위급상태는 한 때 "근접 영아돌연사증후군"(near-miss SIDS)이라고 불렸다. 생명위급상태는 다른 증상이 원인인 경우가 많다. 다른 의학적 원인이 배제되지 않는 이상 아동학대도 고려해야 한다. 가정 감시 기술이 도움이 될 수 있다. 응급의료적 관점에서, 응급구조사의 평가와 시급한 생명 위협 요인에 근거해서 처치가 이루어져야 한다.

소아학대와 방임

고의적인 학대를 하거나 혹은 고의적, 비고의적인 방임을 통해 소아에게 신체적 정신적인 손상이 일부 사람에 의해 행해진다는 것은 비극적인 사실이다. 아동학대와 방임으로 인한 추정 사망률은 100,000명당 18.4명꼴이다.

소아학대에서는 여러 공통적 특성이 있다. 많은 경우 아동은 다른 아동들과 비교했을 때 "특수하고" 다르게 보인다. 미숙아 및 쌍생아는 다른 아동들보다 학대 위험에 더 노출되어 있다. 학대 아동은 5세 미만인 경우가 많다. 다른 특별한 요구를 가지고 있는 이들뿐만 아니라 정신적 신체적으로 장애를 가진 소아에서 학대의 위험성이 훨씬 높다. 의사소통이 안 되는 (즉, 자폐증) 소아에서도 학대가 많다. 남자아이가 여자아이보다 더 자주 학대 대상이 된다. 부모가 원하지 않는 (즉, 실수로 낳은) 아이 역시 학대의 가능성이 높다.

학대와 방임의 가해자

부모, 법정후견인, 입양 부모가 학대나 방임을 선동할 수 있다. 양육권을 위임 받은 개인, 기관, 프로그램에서도 학대나 방임을 행사할 수 있다. 베이비시터나 보모 등도 가해자가 될 수 있다.

소아를 학대하거나 방임하는 자는 지리적, 종교적, 민족적, 인종적, 직업적, 교육적, 사회경제적 배경에 상관없다. 이 같은 다양성에도 불구하고 아동을 학대하는 자들은 공통적인 특성을 가진다. 학대 가해자는 부모이거나 하루 종일 소아를 돌보는 사람이다. 엄마가 소아와 대부분의 시간을 보내는 경우, 가장 흔히 학대 가해자로 밝혀지는 부모가 바로 엄마이다. 학대 가해자는 어렸을 때 그 자신이 학대 피해자인 경우가 많다.

학대 가능성을 알려주는 세 가지 조건은 다음과 같다.

- 학대 가능성을 보이는 부모나 성인. 특히 회피하거나 적대적 태도를 보이는 자.
- 고위험군 범주에 속하는 소아
- 가정 위기가 있는 경우. 특히 재정적 어려움, 부부 또는 관계상의 어려움, 부모 또는 소아의 신체적 질환

학대의 종류

다음과 같은 유형들이 있다.

- 심리적 학대
- 신체적 학대
- 성적 학대
- 방임(신체적이나 심리적)

학대 받은 소아는 상상할 수 있는 모든 종류의 학대를 받는다. 그들은 주먹, 벨트, 빗자루대, 머리 빗, 야구 방망이, 전기선 그리고 무기로 이용될 수 있는 기타 어떤 물건들로 맞게 된다(그림 4-44). 벽장에 갇히고, 음식을 주지 않고, 화장실 사용을 금지당하기도 한다. 뜨거운 물, 담뱃불, 화염으로 데이고 고의적으로 화상을 입는다(그림 4-45).

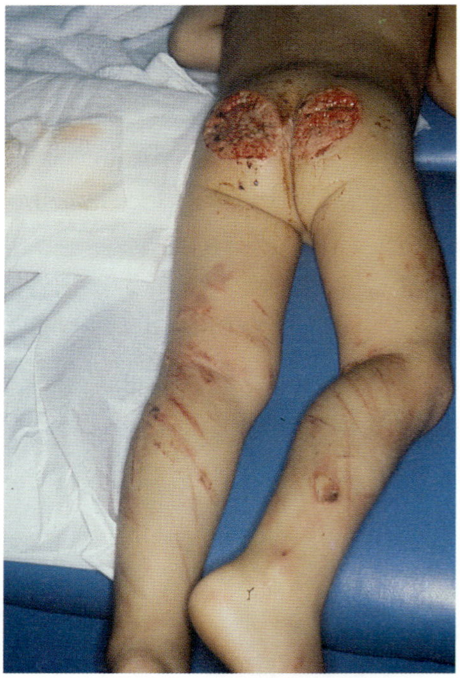

그림 4-44 학대 당한 아동. 다리는 전선으로 맞아 심한 상처를 입었다. 엉덩이의 화상은 뜨거운 물에 담가져서 상긴 상처이다. (*Courtesy of Scott and White Healthcare*)

또한 심하게 흔들림을 당하거나, 침대에 내던져지거나, 층계와 벽으로 밀쳐진다. 일부는 총에 맞거나, 칼에 찔리거나, 질식되기도 한다.

성적학대는 성인이 아이에게 성기를 노출하도록 하는 것에서부터 성교나 성 고문까지 포함된다. 성적학대는 어떤 연령에서도 발생할 수 있다. 희생자는 남자 혹은 여자가 될 수 있다. 일반적으로 성학대자는 소아가 알고 있고 믿는 사람이 많다.

의붓자식이나 입양된 아이가 친자식보다 성 학대에 훨씬 더 위험하다. 신체적 손상의 원인이 되는 성적학대의 경우는 쉽게 발견되나 다른 경우, 특히 정신적 손상이나 경미한 신체적 손상이 행해진 경우에는 학대가 발견되지 않을 수도 있다.

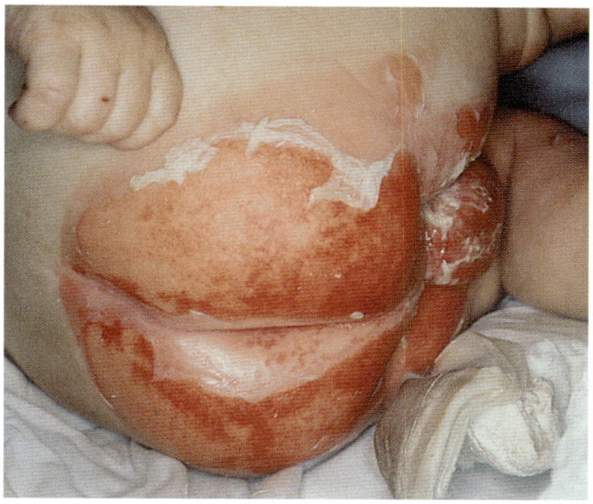

그림 4-45 체벌로 뜨거운 물에 아동의 엉덩이를 담가 발생한 화상(*Courtesy of Scott and White Healthcare*)

학대 또는 방임 가능성이 있는 소아의 평가

소아학대 혹은 방임의 징후는 끔찍할 수 있다. 다음과 같은 소견은 학대나 방임에 대해 의심할 수 있다.

- 2세 이하의 소아에서 골절이 있거나 의심이 될 때
- 새 상처와 과거 상처가 섞여 있는 손상, 특히 화상과 멍(그림 4-46)
- 같은 나이의 소아에서 흔히 볼 수 있는 상처보다 더 많은 상처
- 신체의 여러 곳에 산재되어 있는 상처
- 고의적으로 가해진 듯한 멍이나 화상
- 영아의 두개내압 상승
- 소아의 의심스런 복부 내 손상
- 원인 설명이 신체검진 소견과 일치하지 않을 때

병력에 기재된 정보에서 의심을 높일 수 있다. 예를 들면 다음과 같다.

- 손상의 특성이나 심각성과 일치하지 않는 병력
- 애매한 부모의 설명이나 말을 하는 중에 설명을 바꿀 때
- 소아 자신이 스스로 다쳤다고 자신을 비난할 때
- 도움 요청이 늦었을 때
- 상황에 맞지 않는 복장을 하고 있을 때
- 주위 사람에 의해, 특히 형제에 의해 사실을 드러내는 발언

만일 다음과 같은 상태를 발견한다면 방임을 의심한다.

- 심한 영양실조
- 여러 군데 벌레 물린 자국
- 오래된 피부감염
- 위생상태가 아주 불결할 때
- 비슷한 연령과 배경을 가진 소아에서 기대할 수 있는 것보다 언어능력이나 사회성이 결여된 경우

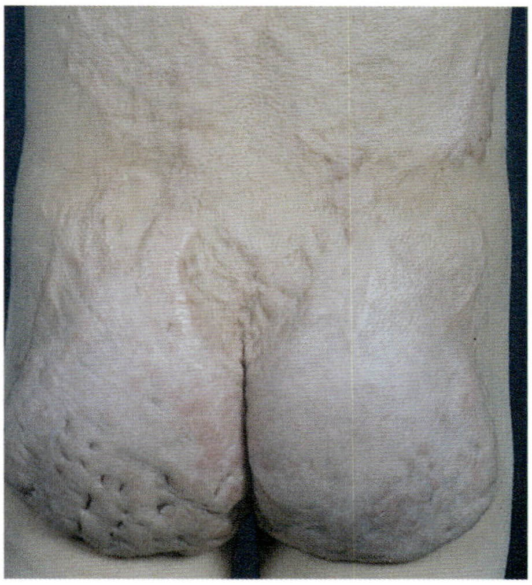

그림 4-46 신체적 · 정신적 학대는 평생 남을 수 있다.(*Courtesy of Scott and White Healthcare*)

● 적절한 의학적 처치가 안 되었을 때

학대 또는 방임의 가능성이 있는 소아 관리

소아학대나 방임이 있는 경우에 처치 목표는 부상의 적절한 처치, 더 이상의 학대로부터 보호, 관계당국에 신고 등이다. 개인적인 판단을 피하는 태도로 가능한 많은 정보를 얻어야 한다. 환자보고서에 모든 소견과 상태를 기록한다. 부모를 "반대심문"하지 않는다. 이는 경찰이나 기관의 역할이다. 만일 여러분이 소아를 병원으로 이송하는 데에 도움이 된다면, 부모를 지지하도록 노력한다. 학대자로 생각되는 사람에게 소아를 맡겨놓고 가서는 안 된다.

응급실 도착하면 응급실 직원이나 관계자에게 여러분이 의심하고 있는 내용을 보고한다. 기록이 지체되면 이에 관한 자료를 정확하게 기억할 수 없으므로 환자보고서와 필요한 모든 기록은 즉시 완성한다. 소아학대와 방임은 응급의료종사자에게 특히 스트레스가 많은 분야이다. 상담을 해서라도, 반드시 자신의 감정을 인지해서 대처해야 한다.

학대 또는 방임의 출처

응급구조사는 소아 학대에 대한 추가적인 정보를 얻기 위해 지역 소아보호기관과 접촉할 수 있다. 소아 학대와 방임에 대한 과정을 수강할 수 있다. 이 같은 정보는 소아병원에서 제공된다. 인터넷에는 소아학대의 최근 정보를 제공하는 여러 사이트가 있다.

특별한 요구가 있는 영아와 소아

대부분 인류의 역사상 심각한 선천적인 질환이 있는 영아나 소아는 사망하거나 병원신세를 지며 살아왔다. 그러나 최근 10년 동안 의학 기술의 발달로 영아 사망률을 낮춰 왔고, 그래서 특별한 요구가 있는 많은 아이들이 가정에서 생활할 수 있게 되었다(더 자세한 내용은 6권, 6장을 참고).

특별한 요구가 필요한 영아와 소아는 아래와 같다.

● 미숙아
● 폐질환, 심장질환, 신경학적 질환이 있는 영아와 소아
● 섬유성 낭종, 천식, 소아기 암, 뇌성마비 등 만성질환이 있는 영아와 소아
● 뇌성마비, 척추 이분증, 다른 선천적으로 출산 결함등과 같이 출산 시 결함이 있는 영아와 소아

이러한 소아를 돌보기 위해서 가족들은 영아나 소아에게 요구되는 특별한 장비에 관련된 교육을 받는다. 심지어 그들은 병원에서 가정으로 환자의 처치가 옮겨지는 것에 대해 큰 걱정을 하게 된다. 결과적으로 그들은 처음 문제가 발생하면 대처를 하기 위해 응급구조사를 호출할 수 있다. 특히 퇴원 후 첫 주에 발생하게 된다.

가정에서 사용 가능한 처치 기구

가정에서 흔히 사용되는 장비는 기관절개 튜브(tracheostomy tubes), 무호흡 모니터, 가정용 인공호흡기, 중심정맥선(central intravenous lines), 위창냄술튜브(gastrostomy tubes), 위영양 튜브(gastric feeding tubes) 그리고 단락(shunt)이 포함된다. 특별한 필요가 있는 소아의 처치에서 부모나 보모들은 기구에 대해서 아주 잘 알고 있다는 것을 기억한다. 그들은 다른 어떤 사람보다 그들의 아이에 대해서 잘

알고 있으므로 그들의 말에 귀 기울인다.

기관절개 튜브

가정용 호흡기를 오랫동안 사용해왔거나 만성적인 호흡기 질환이 있는 소아는 수술로 하부기도에 튜브를 삽입해 놓았다(그림 4-47). 기관절개(tracheostomy) 튜브는 일시적 혹은 영구적으로 사용할 수 있다. 튜브의 종류가 다양할지라도 다음과 같은 공통된 합병증을 예측할 수 있다.

- 점액 덩어리에 의한 폐쇄
- 튜브나 튜브 주위의 출혈
- 튜브주위로 공기누출
- 튜브가 빠진 경우
- 감염-이미 저하된 호흡능력이 나빠진 상태

기관절개 튜브를 한 환자의 관리 단계 :

- 기도개방을 유지한다.
- 필요시 튜브를 흡인한다.
- 가능한 환자가 편안한 자세를 취한다.
- 호흡곤란의 경우에 산소를 공급한다.
- 호흡부전이나 호흡정지일 경우에 환기를 보조한다.
    - 환기할 수 있도록 기관절개 튜브를 활용한다.
    - 상기도 폐쇄가 없을 경우 구강으로 삽관을 한다.
    - 상기도 폐쇄가 있을 경우에 스토마(인공구멍, stoma)로 삽관을 한다.
- 환자를 병원으로 이송한다.

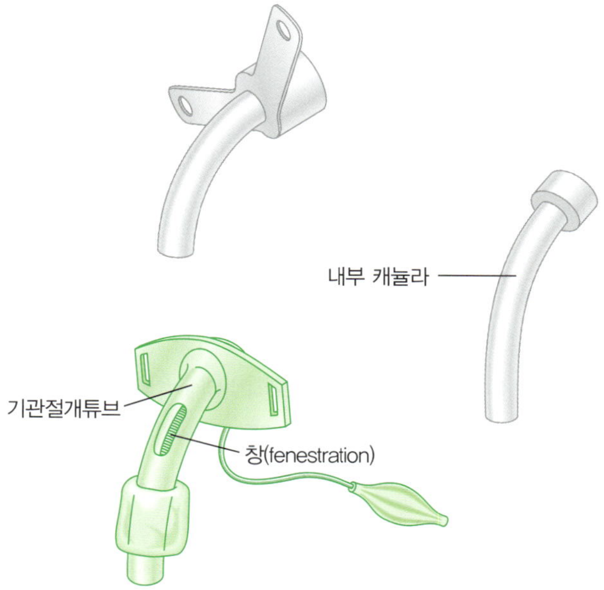

그림 4-47 기관절개튜브. 위: 플라스틱 튜브. 아래: 내부 캐뉼라가 있는 금속 튜브.

무호흡 감시장치

무호흡 감시 장치는 부모나 보호자에게 특히 미숙아나 영아의 호흡이 정지되는 것을 알려주기 위해 사용된다. 일부 감시장치는 서맥이나 빈맥 등 심박수 변화가 있을 때 신호를 보낸다. 무호흡 감시장치는 아동의 흉부에 부착된 패드와 모니터가 선으로 연결되어 작동한다. 그 장치가 지정된 시간 내에 호흡을 감지하지 못하거나 혹은 심박동이 너무 느리거나 너무 빠르면 경고음이 울릴 것이다(그림 4-48).

무호흡 감시장치가 가정에 설치되어 있는 경우, 부모는 보통 알람이 울렸을 때 무엇을 해야 하는지 교육을 받는다(소아를 자극하

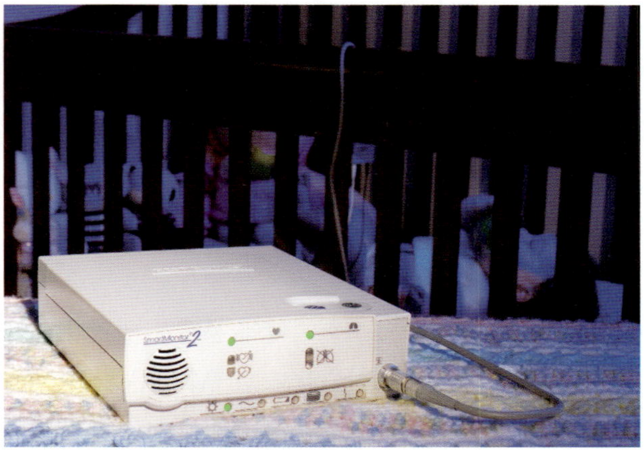

그림 4-48 가정용 무호흡 감시장치

고, 인공 환기를 제공하는 등).

만일 이것이 실패하면 응급구조사가 호출될 것이다. 집에 무호흡 모니터를 설치하고 아이를 집으로 데려온 예민한 부모는 처음에는 경고음에 두 배로 당황하고 119에 신고한다.

경고음이 울릴 때 울면 무엇을 해야 하는지를 부모들에게 끈기 있고 친절하게 교육한다.

가정용 인공호흡기

가정용 인공호흡기에는 다양한 장치가 있다. 수요형 인공호흡기(demand ventilator)는 환자의 호흡수와 호흡의 질을 감지하고, 산소포화도 등 기타 변수들도 측정한다. 일반적으로 앞서 설정한 한계 수치에 반응한다. 기타 기기들은 호기말양압(positive end-expiratory pressure) 및 산소 농도를 제공한다.

응급구조팀 호출은 일반적으로 두 가지 문제에 의해 발생한다. (1) 기기의 기계적 고장 (2) 전기적 고장 중 에너지 방전. 처치 방법은 보통 다음과 같다.

- 기도 개방 유지
- 알맞은 크기의 백 밸브 마스크를 통해 인공적 환기로 산소 투여
- 가정용 인공호흡기가 작동할 때까지 병원으로 환자 이송

중심정맥선(Central intravenous lines)

장기간 정맥처치가 요구되는 소아는 가끔 심장 가까이의 상대정맥에 중심정맥선을 만든다. 정맥처치가 단지 몇 주 동안만 필요한 경우에는 PIC(경피적 정맥카테터)를 팔을 통해 상대정맥에 삽입한다. 그렇지 않으면 선은 쇄골하정맥을 통해 위치할 수 있다. 중심정맥선(central IV lines)은 정맥으로 영양제, 항생제 혹은 항암제를 공급하기 위해 사용된다.

중심정맥선의 가능한 합병증은 다음과 같다.

- 정맥선이 찢어짐
- 감염-주사부위나 혹은 주사부위에서 더 먼 곳
- 출혈
- 혈액 응고
- 공기 색전증

응급처치 단계는 직접압박으로 출혈을 조절하는 것이다. 만일 선 안에 많은 양의 공기가 있다면 주사기로 제거하도록 해라. 실패하면 그 선을 겸자로 막고 이송 한다. 만일 선이 찢어졌을 경우 겸자로 찢어진 사이를 막는다. 환자가 정맥선이 찢어진 후 의식의 변화가 보이면 머리를 밑으로 하고 왼쪽으로 환자의 자세를 취하고 가능한 빨리 병원으로 환자를 이송한다.

위관영양 튜브와 위창냄술튜브(Gastric feeding tube and gastrostomy tubes)

삼키거나 구강으로 먹을 수 없는 소아는 위관영양과 위루술을 통해 영양을 공급 받는다(그림 4-49)(위관 영양공급튜브는 콧구멍을 통해 위 속으로 들어간다. 위루술 튜브는 복벽을 통해 직접 위 속으로 들어간다).

이 같은 특수 기구는 소화기계에 문제가 있거나 아동의 발달 능력이 섭식을 방해하는 상황에서 흔히 사용된다. 섭취하는 음식은 영양소가 담긴 유동식이다.

발생할 수 있는 합병증으로는 다음과 같다.

- 삽입부분의 출혈

- 튜브가 빠진 경우
- 호흡곤란–특히 위관영양 튜브가 식도로 밀리고 기관이나 폐로 흡인되는 경우
- 당뇨병이 있는 경우 식사시간을 놓침으로 의식 상태의 변화

응급처치는 가능한 흡인과 보충산소공급을 포함한 ABC 지지가 포함된다. 흡인의 위험과 심각한 상태를 줄이기 위해 환자는 앉은 자세나 머리를 올리고 오른쪽으로 누운 자세로 근치적 처치를 할 수 있는 시설로 이송된다.

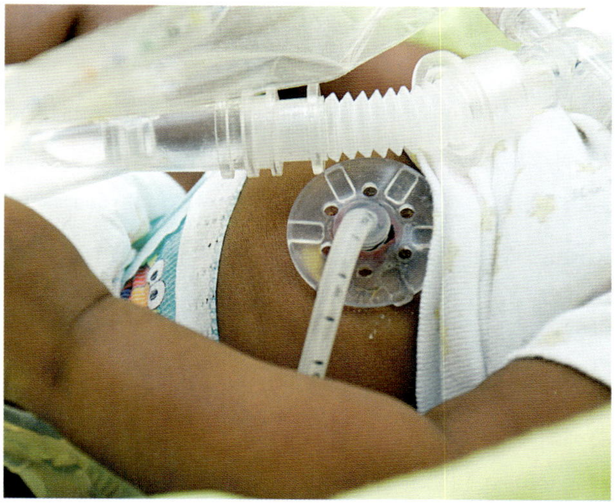

그림 4-49 영양 튜브를 삽입한 영아

단락(Shunts)

단락(shunt)은 과다한 뇌척수액을 경감시키기 위해 뇌에서 복부로 연결된 배액장치이다. 두개골의 측면에 주머니가 있을 것이다. 단락이 막혀 이차적으로 두개내 압력이 병적으로 상승하는 것은 일차적인 합병증이다. 단락의 고장은 소아가 성장하기 때문에 단락의 연결이 분리되어 나타난다.

단락의 고장은 의식변화를 초래하게 된다. 환자는 졸림, 호흡곤란, 전형적인 동공기능장애 혹은 특징적인 자세를 보일 수 있다. 의식 상태 변화는 감염에 의한 것일 수 있으므로 주의해야 한다–감별은 병원에서 시행한다.

응급처치 단계는 기도개방 유지, 필요 시 환기 그리고 즉시 환자를 이송한다. 단락 고장은 뇌척수액 배액과, 혹은 드물게 감염을 처치할 수 있는 수술실에 교정할 수 있다.

일반적인 평가 및 관리

특별한 요구가 있는 소아 환자는 다른 환자와 동일한 평가가 요구된다. 항상 기도, 호흡 그리고 순환을 평가한다(일차평가 시 "장애"는 소아의 특별한 요구가 아닌 환자의 신경학적 상태를 말한다). 만일 일차평가에서 생명의 위협적인 상태를 발견한다면 적절한 의료중재를 시행한다. 소아의 특별한 요구는 보통 지속적인 것임을 생각해야 한다. 대부분 경우에 급한 문제에 대해서 집중해야 한다.

평가하는 동안 환자, 부모, 돌봄제공자에게 환자에 대한 적절한 질문을 한다. 이미 언급했듯이 무슨 일 때문에 구급차를 호출했는지 환자와 돌봄제공자는 환자에 대해서 아주 많이 알고 있다.

대부분의 경우에 신체검진은 필수적인 것으로 다른 환자와 동일하다. 환자가 이해하지 못할지라도, 처치된 모든 것을 설명해주는 것이 중요하다. 특수 장비 때문에 주의가 산만해지지 않도록 한다. 환자, 부모, 또는 보모가 가정용 처치 기구를 사용할 수 있도록 방법을 알려주어야 한다.

특별한 요구가 있는 환자 관리에 있어서 다음 사항을 기억해야 한다.

- 장애라는 용어 사용을 피하고 대신에 소아의 많은 능력에 대해 생각한다.
- 환자가 당신이 말한 내용을 이해할 수 없다고 생각하지 않는다.
- 부모, 보모 그리고 환자를 처치에 적절하게 참여시킨다. 그들은 매일 기본적으로 질병이나 선천적인 상태를 관리한다.
- 특별한 요구가 있는 환자도 다른 환자와 마찬가지로 존중하도록 한다.

소아와 관계된 다수사상자 발생사고

다수사상자 발생사고(multiple-casualty incident, MCI)에서의 부상자 또는 환자 분류에 사용되는 범주는 성인의 해부 · 생리학적 정보를 기반으로 한다. 하지만 앞서 언급한 것처럼 아동은 성인과 해부 · 생리학적으로 다르기 때문에 부상이나 질환에도 다르게 반응한다. 저명한 소아 응급의 루 로믹(Lou Romig, MD, FAAP, FACEP)은 이를 인지하여 소아 환자 분류 점프스타트(JumpSTARTTM) 체계를 개발했다.

점프스타트 소아 다수사상자 발생사고 환자 분류 도구(JumpSTART Pediatric MCI Triage Tool)는 다수사상자/재난 환경에서 소아 환자 분류를 위해 개발된 객관적 도구이다. 점프스타트는 1995년에 미국에서 가장 널리 사용되던 성인 다중 피해 사고 환자 분류 도구인 스타트 시스템과 유사하게 개발되어 세계 수많은 나라에서 채택되었다. 점프스타트의 목적은 다음과 같다.

1. 다수사상자 발생사고 상황에서 손상 당한 소아 환자의 최초 분류를 최적화하기 위함이다.
2. 모든 다수사상자 발생사고 환자에 대한 자원 분배의 효율성을 향상시키기 위함이다.
3. 부상자의 생사 여부를 신속히 판단해야 하는 환자를 분류하는 사람의 정서적 부담을 덜기 위함이다.

점프스타트는 객관적인 체제를 제공하여, 구조자들이 감정이 아닌 이성으로 부상 아동을 도와서, 자원을 더 필요로 하는 다른 환자로부터 자원을 유용하는 일이 없게 한다. 또한, 이 체계는 소아가 불필요한 고통스러운 절차를 거치거나 사랑하는 사람으로부터 분리되어 신체적 · 정신적 외상을 겪는 것을 최소화할 수 있도록 한다. 결정을 내려야 할 때 성인과 소아간 심리적 차이점을 인식하고 소아의 심리적 변수를 적절히 사용하여 하위 분류 환자들을 다룬다.

점프스타트는 통상적 응급출동/병원 환자 분류가 아닌 재난/다중 피해 상황을 위해 고안되었다. 양 상황에서의 환자 분류 원리는 다르며, 다른 지침을 필요로 한다. 점프스타트는 급성 손상을 입은 소아 환자의 분류를 위해 만들어졌으며, 재난 상황에서 내과 질환을 앓고 있는 소아 환자를 분류할 때는 적합하지 않을 수 있다.

점프스타트 체계 사용

점프스타트 체계 시작 범주는 간단하다. 부상자가 "소아인 것 같은" 경우, 점프스타트 알고리즘을 사용한다. 부상자가 젊은 성인이거나 나이가 있는 경우, 스타트 체계를 사용한다(스타트 분류 체계는 5권, 9장에서 자세히 설명한다).

점프스타트 체계를 활용하기 위해 다음의 알고리즘을 따른다(그림 4-50).

1. 이차 분류 및 처치를 위해 걸을 수 있는 모든 환자를 확인하여 경증(녹색) 지정영역으로 이동하도록 지시한다. 걸을 수 없는 환자의 평가를 시작한다. 1세 미만 영아는 걸을 수 없기 때문에, 걸을 수 있는 다른 환자가 경증 (녹색) 영역으로 이동을 돕도록 한다. 또한 이 영역에서 의료 인력에게 반드시 가장 먼저 평가 받아야 한다.
2. 호흡 평가. 소아가 자발적으로 호흡할 수 있으면, 다음 단계로 넘어간다(호흡수 평가). 소아가 무호흡이거나 호흡이 불규칙하면, 표준화된 기법으로 기도를 개방한다. 기도를 열어 자발 호흡이 재개되면, 환자를 긴급(빨간색)으로 두고 진행한다. 아동이 기도 개방 후에도 숨을 쉬지 않으면 말초 맥박을 확인한다. 맥박이 없으면 환자를 사망/소생불가(검정색)로 두고 진행한다. 말초 맥박이 있다면, 기구를 이용해 구강으로 5회 환기를 실시한다. 무호흡이 지속되면 환자를 사망/소생불가(검정색)로 두고 진행한다. "점프스타트"(호흡 시도) 후 호흡이 재개되면, 환자를 긴급(빨간색)로 두고 진행한다.

점프스타트 소아 다수사상자 발생 사고 환자 분류

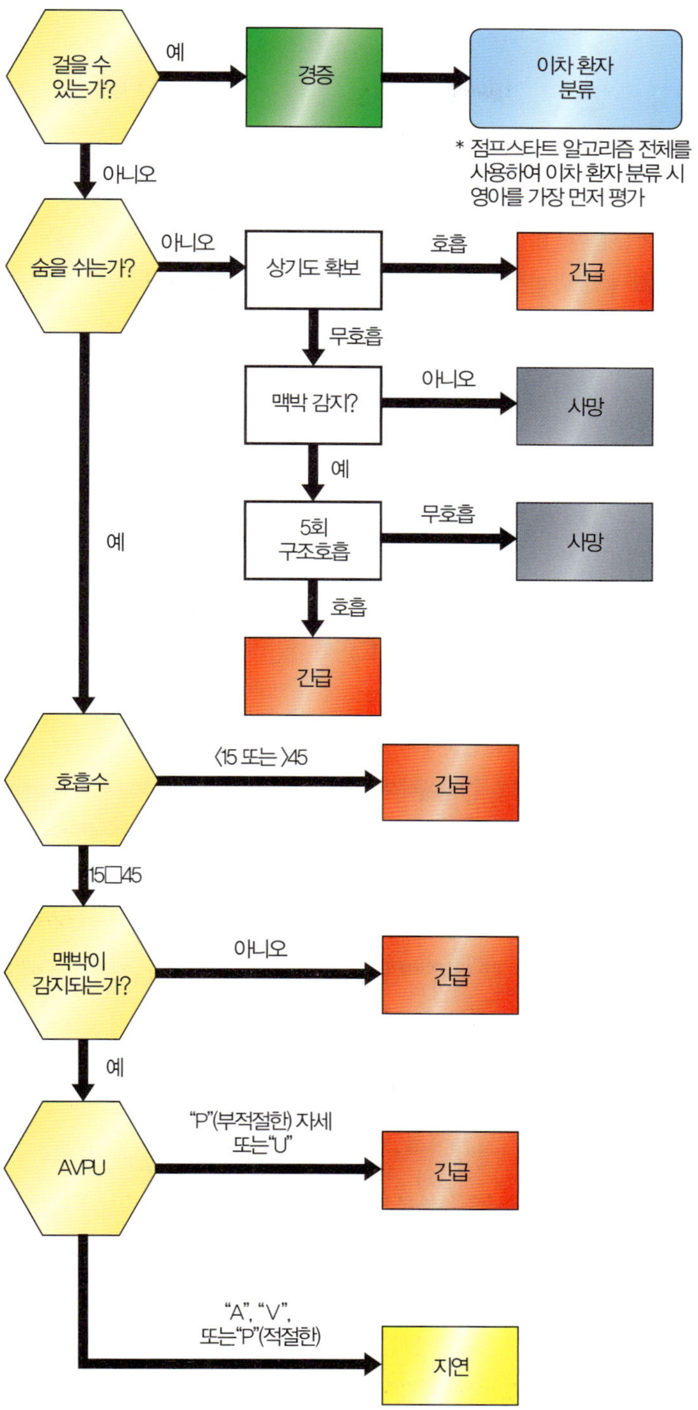

그림 4-50 점프스타트 소아 다수사상자 발생사고 환자 분류 알고리즘

3. 호흡수 평가. 아동의 호흡수가 분당 15–45인 경우, 다음 단계로 진행한다(관류 평가). 호흡수가 분당 45이거나 불규칙하면, 환자를 긴급(빨간색)으로 두고 진행한다.
4. 관류 평가. 말초 맥박이 느껴지면, 다음 단계로 진행한다(의식 상태 평가). 말초 맥박이 없으면(가장 손상을 적게 당한 사지), 환자를 긴급(빨간색)으로 두고 진행한다.
5. 의식 상태 평가. AVPU 등급을 사용하여 의식 상태를 평가한다. 환자가 명민하고, 음성 자극에 반응

하거나, 고통에 적절히 반응하면, 지연(노란색)으로 두고 진행한다. 환자가 고통에 부적절하게 반응하거나 반응이 없으면, 긴급(빨간색)로 두고 진행한다.

걸을 수 없는 소아에 대한 변경

걸을 수 없는 모든 소아는 반드시 점프스타트 알고리즘을 사용하여 즉시 평가해야 한다. 걸을 수 없는 소아는 걷기에 너무 어리거나, 발달 지연이 있는 소아, 사건 발생 전에 급성 손상으로 걸을 수 없는 소아, 만성 장애가 있는 소아가 있다. 긴급(빨간색) 범주에 있는 소아는, 빨간색으로 보내져야 한다. 소아는 지연(노란색) 범주에 있다면 다음과 같이 분류한다.

- 지연(노란색). 심각한 외상이 발견된 경우(예, 깊은 관통상, 심각한 출혈, 심각한 화상, 절단, 복부 팽만과 통증)
- 경증(녹색). 심각한 외상이 없는 경우

사망/소생불가(검정색) 환자의 재평가

소생 불가능한 손상이 아니라면, 사망/소생불가(검정색) 범주의 피해자들은 긴급(빨간색) 및 지연(노란색) 환자를 위해 모든 것이 갖추어진 결정적 의료중재를 한 후 재평가되어야 한다. 사망자의 존업성을 헤치지 않음과 동시에 현재 어떠한 법적증거도 방해하지 않으며 조심스럽게 평가를 실시한다.

요약

대부분 소아 응급은 외상, 호흡곤란, 중독 혹은 열성 경련이다. 또한 항상 소아학대와 방임의 징후와 증상을 살펴야 한다. 소아 응급에 있어서 접근과 관리는 소아의 나이와 크기에 따라 달라져야 한다.

정맥로 확보와 같이 일반적으로 통상적 술기로 생각되는 것은, 크기나 다른 요인으로 인해 소아 환자에서 시행하기 어렵게 된다. 소아가 "작은 어른"이 아니라는 것을 기억하는 것은 중요하다. 그들은 특별한 고려 즉 신체와 정서적인 두 가지 측면에 따라서 관리해야 한다.

소아 응급 상황은 응급구조사는 물론 소아의 양육을 책임지고 있는 성인에게도 스트레스를 가져올 수 있는 상황이다. 응급구조사가 호출되는 많은 소아 응급 상황의 경우, 그 원인은 외상, 호흡곤란, 중독, 열성 경련 등이다. 소아 응급 상황은 보통 기도 또는 호흡 곤란에서 발생되는 경우가 많으므로 이를 유념해야 한다.

소아 응급 상황 호출 시 항상 소아 학대나 방임의 증상이나 징후를 확인하고, 발견하는 경우 보고한다. 절대 가족 구성원이나 보모에게 책임을 묻거나 다툼을 벌이지 않는다. 그저 객관적으로 발견한 사항을 기록하고 관련 기관과 지방 법 집행 기관에 넘기도록 한다.

소아 응급 상황에 대한 접근 방식과 관리는 반드시 소아의 연령과 체구에 맞게 조절되어야 한다. 정맥 투여 등과 같이 일상적으로 실시되는 처치는 아동의 경우 체구 및 기타 요인으로 인해 어려울 수 있다.

소아가 "체구가 작은 성인"이 아니라는 사실을 기억하고, 소아의 특수한 신체적 정서적 사항을 고려하며 소아에게 접근하면, 소아 환자를 성공적으로 평가하고 적절히 처치할 수 있을 것이다.

현장 출동 후 결과 분석

당신은 부유한 주민이 거주하고 있는 곳에 급히 출동하게 된다. 전화로 "아이가 다쳐서 출혈이 있다."고 신고했다. 현장에 도착했을 때 그의 부모는 분노를 참고 있는 듯한 모습으로 당신과 동료에게 인사를 건넸다. 이웃들은 그 집에서 소아가 크게 우는소리를 듣고 119에 신고를 했다. 그 어머니는 당신에게 24개월 된 아이가 쿠키병을 잡으려다 싱크대에서 떨어졌다고 말한다. "그는 늘 무엇인가를 좇아서 항상 기어 올라간다"라고 투덜대며 "나는 항상 24 시간 그를 볼 수 없다."라고 말했다.

듣기에 아주 이상한 아이처럼 생각된다. 아이는 눈을 마주치는 것을 피하고 엄마나 아빠로부터 안락함을 찾으려고 하지 않았다. 당신은 심하게 출혈이 있는 두피열상을 볼 수 있고 또한 상체와 팔에 상처치유의 여러 단계가 있는 많은 타박상이나 찰과상을 관찰할 수 있다.

1. 이 환자 평가의 우선순위는 무엇인가?

2. 현장과 병원으로 향하는 중 어떠한 의료중재를 실시할 것인가?

3. 화가 나 있는 부모가 이송을 거절하는 것을 포함하여 이송 상 고려사항에 대해 설명한다.

4. 이 사건을 보고하고 기록할 때 중요한 요소는 무엇인가?

이 책 뒷부분에 제시된 해설을 참고한다.

복습 문제

1. ______은 생명을 위협하는 질병이나 손상을 입은 소아 환자의 건강을 향상하기 위한 목적으로 만들어졌다.
a. 전문소아소생술(APLS)
b. 소아응급의료서비스(EMSC)
c. 미국심장협회(AHA)
d. 전문응급구조사를 위한 소아과교육(PEPP)

2. 신생아는 태어난 직후부터 생후 ______까지의 영아를 말한다.
a. 1주　b. 2주
c. 1달　d. 2달

3. 어떤 연령 집단의 소아가 발-머리 순서로 검사를 받아야 하는가?
a. 영아, 생후 1~5개월
b. 영아, 생후 6~12개월
c. 미취학아동, 3~5세
d. 학령기아동, 6~12세

4. 어떤 연령 집단의 소아가 가장 자신의 신체 이미지에 대해 걱정하는가?
a. 영아, 생후 1~5개월
b. 유아기, 1~3세
c. 학령기 아동, 6~12세
d. 청소년기, 13~18세

5. 산소 요구량 증가와 산소 보유량 감소가 함께 나타나면 영아와 소아는 특히 ______이 나타나기 쉽다.
a. 외상　b. 저산소증
c. 간질　d. 당뇨병

6. 호흡 평가는 다음 중 ______을 제외한 전부이다.
a. 호흡음　b. 심박수
c. 호흡수　d. 호흡 노력

7. 모세혈관 재충혈 시간은 ______세 이하의 소아에게 관류의 징후로 신뢰성이 있다.
a. 6세　b. 7세
c. 8세　d. 9세

8. 고통스러워하는 영아나 소아의 ______은(는) 저산소증을 의미하거나 심폐정지의 불길한 징후로 작용한다.
a. 견축　b. 서맥
c. 빈맥　d. 머리 끄덕임

9. 소아 환자가 심폐정지의 위험이 있다는 증상은 다음 중 ______을 제외한 전부이다.
a. 호흡수가 분당 40 이상
b. 모세혈관 재충혈 시간 지연
c. 심박수가 분당 180 이상 또는 80 미만(5세 이하)
d. 심박수가 분당 180 이상 또는 60 미만(5세 이상)

10. 4세 소아 환자에게 사용할 수 있는 기도기는 ______이다.
a. 식도폐쇄기도기(EOA)　b. 인두기관루멘기도기(PtL)
c. 식도기관콤비튜브(ETC)　d. 후두마스크(LMA)

11. 다음 중 소아 심폐정지 시 사용하지 않는 약물은 무엇인가?
a. 에피네프린　b. 아트로핀
c. 리도카인　d. 산소

12. 소아의 빠른연속 기관내삽관에서 흔히 사용될 수 있는 신경근차단제는 무엇인가?
a. 펜타닐　b. 에토미데이트
c. 티오펜탈　d. 석시닐콜린

13. 저혈량성 쇼크인 4세 소아에서 사용하는 등장성 결정질액의 초기 용량은?

a. 10 mL/kg　　b. 20 mL/kg
c. 25 mL bolus(덩이주사)　　d. 30 mL bolus(덩이주사)

14. 소아 환자에게 투여하는 아미오다론의 적정 용량은?

a. 1.0 mg　　b. 0.5 mg/kg
c. 2.5 mg　　d. 5.0 mg/kg

15. 심실빈맥을 보이는 소아 심정지에서 비동시성 심장율동전환시 초기 전기 용량은 얼마인가?

a. 1파운드 당 2Joule　　b. 1파운드 당 4Joule
c. 1킬로그램 당 2Joule　　d. 1킬로그램 당 4Joule

16. 소아 응급의료상황 중 대부분은 ______와 관계되어 있다.

a. 신경계　　b. 내분비계
c. 호흡계　　d. 심혈관계

17. 호흡 손상 중 가장 경미한 유형은 호흡 ______이다.

a. 정지　　b. 부전
c. 곤란　　d. 악화

18. 감소된 조직 관류로 몸이 더 이상 보상할 수 없어서 환자가 심정지 상태가 된다면, 쇼크의 어떤 단계인가?

a. 보상성　　b. 비가역적
c. 과민성　　d. 비보상성

19. 소아의 서맥성 부정맥의 가장 흔한 원인은 무엇인가?

a. 알칼리증　　b. 저산소증
c. 산증　　d. 저체온증

20. 어린이들에게 가장 흔한 부상의 원인은 무엇인가?

a. 자동차 충돌　　b. 화상
c. 낙상　　d. 익사

21. 빠른 호흡수, 허파꽈리 호흡음이 없고, 맥박 산소포화도가 감소하고 맥박수가 분당 102회인 소아 환자 평가를 할 때 다음에 할 것은?

a. 양압 환기를 한다.
b. 생리식염수 또는 락테이트링거액을 정맥으로 투여한다.
c. 환자 부모로부터 SAMPLE 병력을 얻는다.
d. 불어넣기법으로 분당 15리터의 산소를 투여한다.

22. 반응하는 호흡기 질환과 쌕쌕거림이 있는 소아 환자 처치 동안에, 응급구조사는 분무형 기관지확장제 투여를 선택하였다. 소아 환자에게 이런 용도로 사용할 수 없는 약물은?

a. 레바르부테롤　　b. 메타프로테레놀
c. 알부테롤　　d. 베클로메타손

이 책 뒷부분에 제시된 해답을 참고한다.

참고문헌

1. Viner, R., C. Coffey, C. Mathers, et al. "50-year Mortality Trends in Children and Young People: A Study of 50 Low-Income, Middle-Income, and High-Income Countries." Lancet 377 (2011): 1162–1174.
2. Wood, D., E. J. Kalinowski, D. R. Miller, et al. "Pediatric Continuing Education for Emergency Medical Technicians. The National Council of State Emergency Medical Services Training Coordinators." Prehosp Emerg Care 20 (2004): 261–268.
3. U.S. Department of Health and Human Services. Emergency Medical Services for Children. [Available at http://bolivia.hrsa.gov/emsc/]
4. Richard, J., M. H. Osmond, L. Nesbitt, and I. G. Stiell. "Management and Outcomes of Pediatric Patients Transported by Emergency Medical Services in a Canadian Prehospital System." CJEM 8 (2006): 6–12.
5. Diekmann, R. A., D. Brownstein, and M. Gausche-Hill. "The Pediatric Assessment Triangle: A Novel Approach for the Rapid Evaluation of Children." Pediatr Emerg Care 26 (2010): 312–315.
6. Corrales, A. Y. and M. Starr. "Assessment of the Unwell Child." Aust Fam Physician 39 (2010): 270–275.
7. Singh, S., W. D. Allen, Jr., S. T. Venkataraman, and M. S. Bhende. "Utility of a Novel Quantitative Handheld Microstream Capnometer during Transport of Critically Ill Children." Am J Emerg Med 24 (2006): 302–307.
8. Bhende, M. S. and W. D. Allen, Jr. "Evaluation of a Capno-Flo Resuscitator during Transport of Critically Ill Children." Pediatr Emerg Care 18 (2002): 414–416.
9. Moynihan, R. J., J. G. Brock-Utne, J. H. Archer, L. H. Feld, and T. R. Kreitzman. "The Effect of Cricoid Pressure on Preventing Gastric Insufflation in Infants and Children." Anesthesiology 78 (1993): 652–656.
10. de Caen, A. R., M. D. Berg, L. Chameides, et al. "Part 12: Pediatric Advanced Life Support: 2015 American Heart Association Guidelines for Cardiopulmonary Resuscitation and Emergency Cardiovascular Care." Circulation 132 (2015): S526–S542.
11. Ritter, S. C. and F. X. Guyette. "Prehospital Pediatric King LT-D Use: A Pilot Study." Prehosp Emerg Care 15 (2011): 401–404.
12. Bjornson, C., K. F. Russell, B. Vandermeer, et al. "Nebulized Epinephrine for Croup in Children." Cochrane Database Syst Rev 16 (2011): CD006649.

13. Stranges, E., C. T. Merrill, and C. A. Steiner. "Hospital Stays Related to Asthma, 2006 HCUP Statistical Brief # 58," August 2008.
14. Sharieff, G. Q. and P. L. Hendry. "Afebrile Pediatric Seizures." Emerg Med Clin North Am 29 (2011): 95–108.
15. Colletti, J. E., K. M. Brown, G. Q. Sharieff, et al. "The Management of Children with Gastroenteritis and Dehydration in the Emergency Department." J Emerg Med 38 (2010): 686–698.
16. Clarke, W., T. Jones, A. Rewers, et al. "Assessment and Management of Hypoglycemia in Children and Adolescents with Diabetes." Pediatr Diabetes 10 (Suppl) (2009): 134–145.
17. Klimo, P., Jr., M. L. Ware, N. Gupta, and D. Brockmeyer. "Cervical Spine Trauma in the Pediatric Patient." Neurosurg Clin N Am 18 (2007): 599–620.
18. Scaife, E. R. and K. D. Statler. "Traumatic Brain Injury: Preferred Methods and Targets for Resuscitation." Curr Opin Pediatr 22 (2010): 339–345.
19. Hall, K. L. and B. Zalman. "Evaluation and Management of Apparent Life-Threatening Events in Children." Am Fam Physician 15 (2005): 2301–2308.
20. Sanddal, T. L., T. Loyacono, and N. D. Sanddal. "Effect of JumpSTART Training on Immediate and Short-Term Pediatric Triage Performance." Pediatr Emerg Care 20 (2004): 749–753.
21. Child Abuse. "Medline Plus/United States National Library of Medicine." [Available at http://www.nlm.nih.gov/medlineplus/childabuse.html]

추가문헌

American Academy of Pediatrics. Pediatric Education for Prehospital Professionals. 2nd ed. Sudbury, MA: Jones and Bartlett Publishers, 2006.

American Heart Association. 2010 American Heart Association Guidelines for CPR and ECC. Dallas, TX: American Heart Association, 2010.

American Heart Association and American Academy of Pediatrics. PALS Provider Manual. Dallas, TX: American Heart Association, 2011.

Gausche-Hill, M., et al. Pediatric Airway Management for the Prehospital Professional. Sudbury, MA: Jones and Bartlett Publishers, 2004.

Markenson, D. S. Pediatric Prehospital Care. Upper Saddle River, NJ: Pearson/Prentice Hall, 2002.

Porter, R. S., et al. The Merck Manual of Diagnosis and Therapy. 19th ed. Whitehouse Station, NJ: Merck, Sharp, and Dohme, 2011.

Romig, L. E. The JumpSTART Pediatric MCI Triage Tool and Other Pediatric and Disaster Emergency Management Resources. [Available at http://www.jumpstarttriage.com/]

Strange, G., et al. Pediatric Emergency Medicine. 3rd ed. New York: McGraw-Hill, 2009.

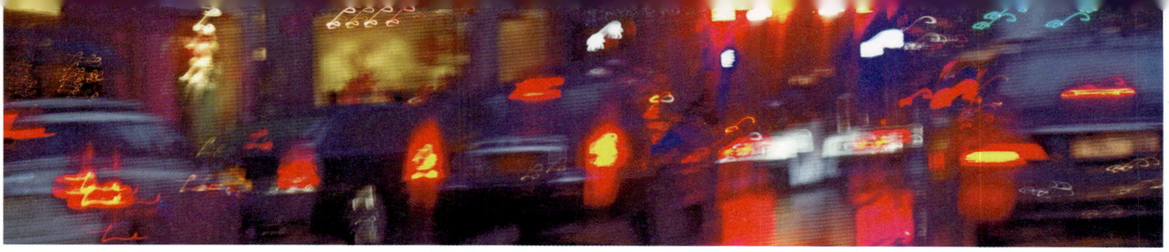

Chapter 5
노인 응급
Geriatrics

Bryan Bledsoe, DO, FACEP, FAAEM, EMT-P

단원 표준
특수 환자군(노인 응급)

학습 역량
역학 및 병태생리학의 원리와 사회심리학 지식과 평가결과를 통합하여 현장진단을 내리고 특수 요구를 가진 환자를 위한 통합적인 처치/배치 계획을 수집한다.

학습 목표

최종 목표
환자 평가 결과를 환자병력, 해부학, 생리학, 병태생리학적 지식, 기본 및 전문 소생술과 통합하여 노인 환자의 응급 상황을 인지하고 처치할 수 있다.

수행 목표
최종 목표를 달성하기 위해 다음 사항은 필수적이다.

1. 핵심 키워드를 숙지한다.
2. 노화의 역학과 인구통계학적 특성을 논의할 수 있다.
3. 노인에서 신체 계통의 노화 효과와 다양한 질병 과정 사이에 복잡한 상호작용을 설명할 수 있다.
4. 노인에서 주요 신체 계통의 노화의 병태생리학을 논의할 수 있다.
5. 노인의 임상적 추론을 끌어내기 위해 현장평가, 일차평가, 환자 병력청취, 이차평가, 활력 징후 결과, 감시 장치를 사용하는 방법을 확인할 수 있다.
6. 노인의 흔한 내과응급과 외상응급상황에서, 응급구조사가 이런 응급들을 평가하고 치료하는 방법을 확인하고 구별할 수 있다.
7. 독성응급을 유발할 수 있고 노인들이 흔하게 복용하는 약물들을 인지하고 이러한 상황이 응급구조사에 의해 어떻게 관리되어야 하는지를 알 수 있다.
8. 자살 위험을 포함하여 행동 및 정신과적 문제가 의심되는 노인들의 특수 사항을 설명할 수 있다.
9. 병원 전 환경 노인 응급 시나리오에서 응급구조사들이 노인 응급의 평가와 치료를 어떻게 통합해야 하는지 논의할 수 있다.

핵심 키워드

급성호흡곤란증후군(acute respiratory distress syndrome(ARDS))
사전의향지침서(advance directive)
노인차별(ageism)
알츠하이머병(Alzheimer's disease)
동맥류(aneurysm)
강직성 척추염(ankylosing spondylitis)
신경성 식욕부진(anorexia nervosa)
무산소 저산소혈증(anoxic hypoxemia)
대동맥 박리(aortic dissection)
실어증(aphasia)
노인원호생활시설(assisted living)
자율신경 실조증(autonomic dysfunction)
뇌 허혈(brain ischemia)
백내장(cataracts)
동반상병(comorbidity)
노인요양시설(congregate care)
섬망(delirium)
치매(dementia)
연하곤란(dysphagia)
불쾌감(dysphoria)
노인(elderly)
비출혈(epistaxis)
섬유화(fibrosis)
기능손상(functional impairment)
노인 학대(geriatric abuse)
노인의학(geriatrics)
노년학(gerontology)
녹내장(glaucoma)
토리콩팥염(glomerulonephritis)
열사병(heatstroke)
간비대(hepatomegaly)
대상포진(herpes zoster)
식도열공탈장(hiatal hernia)
비대(hypertrophy)
건강염려증(hypochondriasis)
면역성 노화(immune senescence)
실금(incontinence)
뇌내 출혈(intracerebral hemorrhage)
난치성(intractable)
척추후만증(kyphosis)
의료 서비스 공동체(life-care community)
짓무름(maceration)
마르판 증후군(Marfan syndrome)
흑변(melena)
메니에르병(Ménière's disease)
장간막 허혈 또는 경색(mesenteric ischemia or Infarct)
네프론(nephrons)
야간뇨(nocturia)
후기 노인(old-old)
골관절염(osteoarthritis)
골다공증(osteoporosis)
파킨슨병(Parkinson's disease)
개별요양시설(personal-care home)
알약 돌리는 운동(pill-rolling motion)
적혈구증가증(polycythemia)
다약제복용(polypharmacy)
압박궤양(pressure ulcer)
가려움증(pruritus)
망막병증(retinopathy)
노인성 치매(senile dementia)
샤이 드레거 증후군(Shy-Drager syndrome)
동기능부전증후군(sick sinus syndrome)
무증상성 심근경색(silent myocardial infarction)
척추증(spondylosis)
스톡스-아담스 증후군(Stokes-Adams syndrome)
뇌졸중(stroke)
거미막밑출혈(subarachnoid hemorrhage)
약물 남용(substance abuse)
이명(tinnitus)
일과성 허혈발작(transient ischemic attack(TIA))
베개 두 개로 앉아숨쉬기(two-pillow orthopnea)
요패혈증(urosepsis)
발살바수기(Valsalva maneuver)
정맥류(varicosities)
어지러움(vertigo)

사례 연구

"고속도로 구조대, 957번가 농장에 사는 79세 여자가 복부 통증을 호소하고 있다." 즉시 응답하세요.

응급구조사가 근무를 막 시작하려는데 지구대에 구조 호출이 들어온다. "오늘은 하루가 일찍 시작하네." 동료에게 말한다. "그래 좋아"라고 당신은 생각한다. 이번 호출은 팀에 배치된 응급구조학과 실습학생 앤드류에게 노인 환자에 대해 알려줄 좋은 기회이다. "이봐, 앤디", 노인 환자에게 복부 통증이 발생할 원인이 뭐가 있지?" 앤디는 다양한 장 문제 – 폐쇄에서 단순 변비까지 – 와 관련되었을 수 있다고 대답한다. 그는 또한 궤양이나 요로감염 혹은 외상 등에 의해서도 발생할 수 있다고 말하며 "설마 맥주나 담배를 너무 많이 해서 그런 것은 아니겠지요?"라고 농담을 덧붙인다. 출동지에 막 도착해, 앤디의 농담에 대한 논평은 잠시 미뤄둔다. 문 앞에 서 있던 한 남자가 소리친다. "빨리요 – 어머니가 생명이 위독한 것 같아요." 응급구조사와 그의 동료는 앤디가 완벽한 현장 평가를 실시하게 한다. 현재 시점에서 현장은 안전하다는 앤디의 의견에 동의하고, 잘 정돈된 집 안으로 들어간다. "어머니가 혼자 사시나요?"라고 물어보자 자신이 마이클이라고 소개한 아들은 "네, 어머니는 혼자 사세요. 어머니가 너무 독립적이시거든요. 밤에도 어디든 혼자 운전하고 다니세요. 봉사 활동도 하시고 아직도 여행 다니길 좋아하십니다. 지난 여름에는 혼자 바하마에 크루즈 여행을 다녀오셨어요."라고 말을 덧붙였다. 그래서 제가 이렇게 걱정인거예요. 잠시 뵈려고 들렀는데, 어머니가 침대에 누워서 고통스럽게 비명을 지르고 계셨어요. 환자의 침실로 들어가자, 영양상태가 좋아 보이는 노인 여성이 침대에 누워 몸을 이리저리 뒤척이고 있다. "배가 너무 아파요."라고 말하며 울고 있다. 고통에 찬 울음 사이에 겨우 이야기를 꺼낸 그녀는 "오늘 아침 일찍 고통 때문에 잠이 깼으며 그 때부터 침대에서 일어나지 못했다"고 말한다. 최근에 넘어진 적이 있냐고 묻자, "없다"고 대답한다.

앤디가 동료에게 적절한 모니터를 배치하도록 지시한 것을 확인하고 승인한다는 의미로 고개를 끄덕인 다음 앤디에게 1차 평가를 시작하도록 요청한다. 그러는 동안 응급구조사는 환자의 아들에게서 병력을 듣기로 한다.

마이클은 어머니, 힐데가르드 여사가 매우 건강했다고 설명한다. 그녀는 고혈압이 있기는 하지만 리시노프릴(lisinopril)과 하이드로클로르티아지드(hydrochlorothiazide)를 잘 복용해 왔다고 한다. 알레르기에 대해 묻자 아스피린에 대해 알레르기가 있다고 말한다. 그녀의 식단에 변화가 있었는지는 알지 못하며, 식욕은 좋았다고 말한다. 사실, 어제 저녁에 힐데가르드 부인은 남동생 알렌과 외식을 했다.

그녀는 7년 전 남편의 사망 이후 우울 증세를 보였지만 치료 이후 좋아졌으며 지난 5년간 우울증 치료약을 복용한 적도 없다.

일차 평가를 끝낸 후 앤디는 "기도는 개방되어 있고 깨끗합니다. 호흡은 분당 22회로 약간 빠른데, 환자가 통증으로 소리를 쳐서 빠른 것입니다. 허파는 깨끗합니다. 피부는 차고 건조합니다. 명백한 출혈은 없고, 동공은 대칭적이고 반응이 있고, 신경학적 결함은 없습니다."라고 보고한다. 활력징후로 혈압은 154/90mmHg, 맥박 분당 110회이며 불규칙적, 호흡수 분당 22회로 자연스럽다"라고 말한다. 맥박산소포화도는 97%이다.

환자의 복부를 평가해 보았을 때 앤디는 특정 부위에서의 압통은 없었다고 이야기한다. 힐데가르드 여사는 그에게 "배 전체가 다 아파요. 만지는 데가 다 아파요."라고 말했다. 응급구조사의 동료는 생리식염수를 정맥 내로 주입하고 심장 모니터를 연결하였다. 모니터 상 분당 맥박수가 110회로 심방세동이 나타나고 있다. 환자는 응급실로 이송되었으며 당신은 도중에 의학적 지침을 확인하여 본다. 이송 도중 병원에 연락한다. 응급실에서 의사는 혈액 검사, 가슴사진 그리고 복부 CT를 지시한다. 개복술 후, 의사는 힐데가르드 여사를 외과중환자실로 옮기도록 지시한다. 진단은 장경색(infarcted bowel)이며 환자의 예후는 좋지 않다.

스테이션으로 돌아와 당신은 앤디가 "맥주와 담배"에 관하여 농담하였던 것에 대해 다시 말한다.

"사람들이 나이가 들면서 직업이나 배우자를 잃는 것처럼 오랜 시간 가지고 있었던 것을 잃는 것을 잘 알고 있을 거야. 그런데 노인들도 우리 연령대 사람들처럼 고통을 이기기 위해서 술을 마실 수 있다는 것 알고 있니?" 그리고 전문응급구조사는 그에게 질 높은 노인응급의료서비스를 제공하기 위한 몇 가지 지침들을 일러준다.

"노인 환자에 대해 기억해야 할 가장 중요한 점은, 노화에 따라서 많은 변화가 일어나기 때문에 성급히 결론을 내려서는 안 된다는 것이야. 환자를 평가할 때 주의를 기울이고, 질환에 의해 나타나는 변화들과 노화에 따라 정상적으로 나타나는 변화들을 비교해서 잘 살펴보아야 해. 노인 환자는 젊은 환자들보다 생리적 예비능력이 부족하기 때문에 신속히 처치를 제공해야 해. 노인 환자의 상태가 악화되기 시작하면 멈추기 힘들거든. 만약 복통이 초기 평가결과와 무관하게 계속 나타난다면 이번 장경색처럼, 다른 심각한 무엇인가가 있다는 것을 항상 기억해야 해."

"그래서 앤디, 구급차를 정리하면서 이번 호출에서 무엇을 제대로 시행했고 무엇이 부족하였는지 이야기해 볼까?"

"네, 선생님." 앤디가 대답한다.

개요

노화—생리적 기능의 점진적인 쇠퇴—는 사람마다 다르다. 대부분의 사람들은 30세 이전에 생리적인 기능이 최고에 이른다. 하지만 실제로 노화 과정은 노년까지는 실질적으로 일상생활에 큰 영향을 미치지 않는다. 노화에 일반적으로 영향을 미치는 많은 요인들은 생활 습관, 식이, 행위, 혹은 환경 등에 의하여 결정된다. 나이와 관련된 신체기관의 기능변화가 다른 비율로 각각 나타난다는 것을 기억한다면 노화과정은 더욱 복잡하게 느껴질 것이다. 예를 들어, 한 사람의 콩팥기능은 나이에 따라 급속히 떨어지지만 심장기능은 유지될 수 있고 또한 반대로 나타날 수도 있다. 사람들이 나이가 들어감에 따라, 그들은 실제

심리적으로 그리고 생리적으로 다른 모습으로 변해가게 된다. 노년의 일부 기능 저하는 정상적으로 노화와 관련된 변화가 원인일 수 있지만, 기타 많은 경우 질병과 같은 비정상적 변화에 의한 것일 수 있다.

노인 환자를 평가하고 처치할 때, 가능한 노화와 관련된 정상적인 변화와 비정상적인 변화를 구분하는 것이 매우 중요하다. 이번 장(chapter)의 목적은 노화와 관련된 가장 흔한 생리학적 변화를 살펴보고, 이러한 변화가 인구 중 가장 빠른 속도로 증가하는 노인층에게 제공되는 응급의료서비스의 질에 어떤 함축적인 의미가 있는지 알아보고자 한다.

역학 및 인구통계

20세기는 엄청난 의학적 그리고 기술적 발전으로 영아사망률이 감소하고 기대수명이 상승했다. 그 결과 전 세계적으로 인구가 급속도로 증가하고, 65세 이상 인구가 크게 늘게 되었다. 1990년대에는 미국의 인구가 3배 증가했고, 노인 인구는 10배 상승했다. 21세기가 된 오늘날, 노인 환자가 점차 증가하면서, 자원(resource)면에서 뿐만 아니라 노화가 우리 사회에 가져온 엄청난 영향으로 응급의료서비스를 포함한 모든 의료서비스에서 큰 과제가 되었다.

인구 특성

미국은 고령화되어 가고 있다. 1960년부터 1990년까지 미국의 노인 인구는 거의 세 배 상승했다. 2014년 말, 총 노인 인구는 4천 5백만 명에 육박했으며, 그 중 337,000명이 95세 이상이었다. 21세기가 시작되면서, 인구통계학자들은 “미국의 고령화”에 대해 이야기하였으며 미국 전체 인구의 평균 연령을 노인 인구가 올리고 있는 과정이라고 하였다. 미국의 노인인구 비율은 2030년에 19%까지 상승할 것으로 보인다. 이 같은 경향에 대한 원인은 다음과 같다.

- 노인의 평균수명이 증가한다.
- 출산율이 감소한다.
- 주요 전쟁이나 다른 재해가 없었다.
- 건강 관리와 생활 수준이 제 2차 세계대전 이후 현저히 높아졌다.

2030년, 제 2차 세계대전 베이비붐 당시 출생자들이 80세에 들어설 무렵, 7천만 명 이상의 사람들이 65세 이상이 될 것이고 2040년까지 대략 20% 이상의 인구를 차지하게 될 것이다. 달리 말하자면, 미국인 5명 중 한 명은 65세 이상이 될 것이다.

노인 인구는 그 수가 늘어날 뿐만 아니라 더 오래 살게 되어, 후기 노인(old-old)의 수를 늘어나게 할 것이다. 2040년까지 85세 이상 노인의 수는 17%까지 상승할 것으로 보인다. 연장된 삶이 활동적인 삶의 연장을 뜻하는지 혹은 질환과 불구의 연장인지는 알려져 있지 않다(그림 5-1).

노년학(gerontology)은 인간에서의 노화에 따르는 영향을 연구하는 다소 새로운 학문이다(미국노인의학협회는 1945년 설립되었다). 노인의학자들은 노화의 근본적인 원인을 아직 완전하게 알아내지 못하고 있다. 그러나 대부분의 사람들은 어떠한 세포학적인 손상이나 감소, 특히 신경세포(뉴론)의 손상이나 감소가 연관되어 있을 것이라 믿는다. 이러한 결과는 대부분의 내장 기관 기능과 크기의 감소와 같은 신체 효율성의 전반적인 감소로 나타난다.

노화와 관련된 변화를 치료하기 위해 의사들과 다른 보건 의료 종사자들은 노인건강을 전문적으로 공부해야 한다. 이것은 노인의학(geriatrics)이라고 알려져 있으며 노인 인구를 관리하는데 필수적이다.

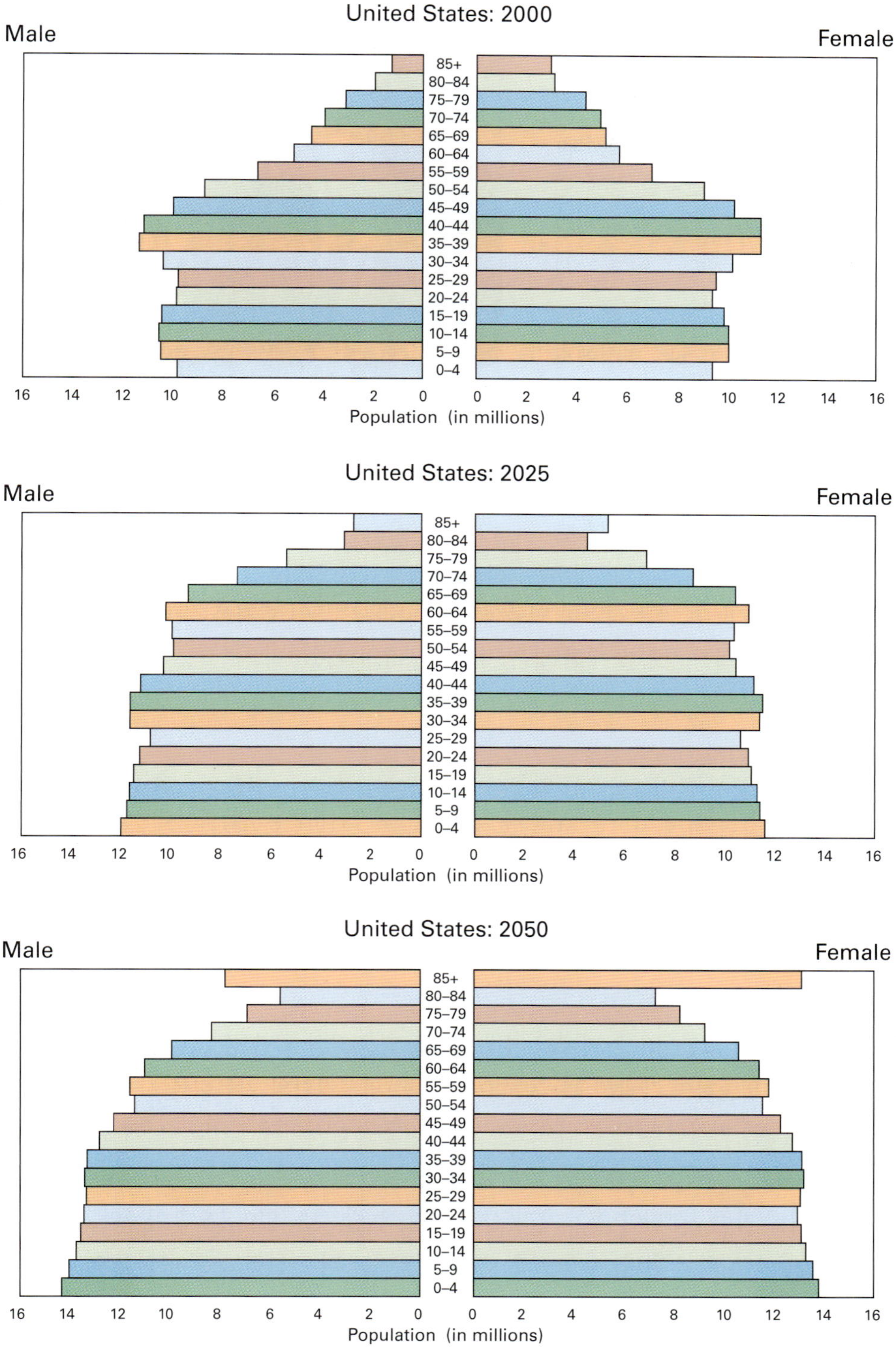

그림 5-1 노인인구는 급속히 전체 인구 중 많은 비율을 차지하게 되었다. 위의 그래프는 미국통계국에서 예측한 2025년과 2050년의 미래 인구 분포를 보여준다.

인구통계학적인 변화들은 응급의료서비스에도 영향을 미친다. 현재 36퍼센트에 가까운 응급의료서비스 요청은 노인과 관계가 있으며 이 비율은 점점 증가할 것으로 보인다. 그러므로 당신은 특히 병원 전 처치와 관련하여 노인의학의 기초적인 지침에 익숙해져야 하고 앞으로 처치하게 될 노인 환자들의 건강과 정신 상태에 영향을 미칠 사회적인 쟁점들에 대하여도 인지하고 있어야 한다.

사회적 쟁점

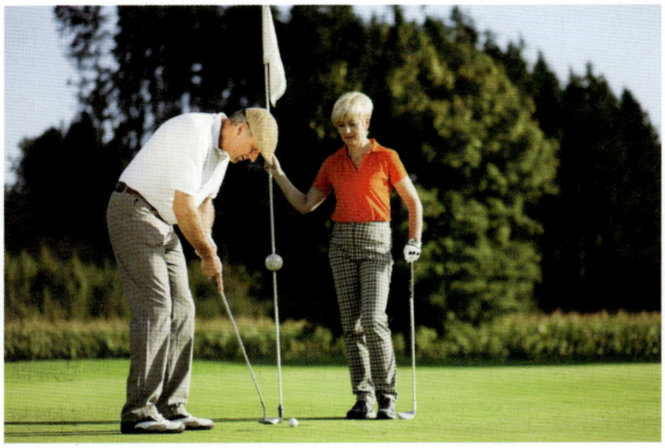

그림 5-2 많은 고령자들이 모든 연령대의 사람들에게 인기 있는 스포츠와 운동을 즐기며 활동적으로 산다.(*Kzenon/Fotolia*)

전형적으로, 퇴직 후 삶은 일하는 노동자 평균 수명의 1/4 정도를 차지할 수 있다. 이 시기는 수입 감소, 재배치, 친구 · 배우자 · 가족 · 동료를 잃는 등 많은 변화를 겪게 된다. 직장에서 일하고 가족을 돌보는 등 시간을 보내고 난 뒤 대부분의 경우 노인들은 새로운 역할을 찾아야 하는 것뿐만이 아니라 사회적으로 붙여진 "노인"이라는 명칭에도 익숙해져야 한다. 많은 노인들은 행복하고 생산적이며 활동적인 삶을 살면서 노인차별(ageism)에 대하여 잘못되었다고 생각한다(그림 5-2). 하지만 그렇지 못한 사람들은 사회적 고립감이나 무가치함을 느낀다. 신체적 그리고 경제적인 어려움은 이러한 감정들을 강화시키며 이로 인하여 질병이 발생할 수 있는 상황이 만들어진다. 따라서, 노인 환자를 성공적으로 처치하기 위해서는 그들이 살고 있는 사회적 상황에 대한 넓은 이해가 필요하다.

생활 환경

노인들은 독립적이며 동시에 비독립적인 환경에서 생활한다. 많은 노인들은 계속하여 혼자 살거나 80세 또는 90세까지 배우자와 함께 살기도 한다. 후기 노인들은 대부분 혼자 사는 경우가 많으며, 사실 85세 이상 노인의 절반 이상이 혼자 살고 있다. 이러한 사람들의 대부분은 – 78퍼센트 –여성이다. 이것은 결혼한 남자는 부인들보다 먼저 사망하는 경향이 있고, 사별한 남성들은 사별한 여성들보다 재혼하는 경우가 많기 때문이다.

가난과 외로움 혼자 사는 노인들은 사회에서 가장 가난하고 취약한 집단 중 하나이다. 배우자의 죽음은 특히 남편의 퇴직금에 의존하여 생활해오는 여성이나 혹은 만성질환의 치료비를 사용하는 노인들의 수입을 급격히 감소시킨다. 이처럼 낮은 수입으로 인해 노인들은 음식이나 집 또는 약과 같은 기본적인 필수품조차도 선택을 할 수 밖에 없는 상황을 만든다. 가난에 이어, 많은 노인들 특히 "후기 노인" 노인들은 극소수나 혹은 아예 가족구성원이 없이 혼자 살고 있다. 놀랄 것도 없이 75세 이상의 노인들 중 60퍼센트 이상이 외로움을 느낀다고 한다. 우울 또한 흔히 있으며 특히 가난하고 혼자 사는 노인들에게 흔하다. 이러한 어려움에도 불구하고 90퍼센트 이상의 노인이 계속해서 혼자 사는 것을 선택한다.

많은 노인들은 필요 없는 존재로 대우받는 상황들을 두려워한다. 어떤 노인들은 가족, 친구, 혹은 사회에 부담을 지우고 싶어 하지 않는다. 일부는 질병과 같은 자신의 상황을 노화의 피할 수 없는 부분으로 받아들이고, 도움을 요청하거나 불평하지 않는다. 노인 대상자에게 질문할 때 이러한 사실들을 항상 기억해 두어야 한다. 노인들은 주 증상 이외의 문제들은 보여주지 않는 경우가 많은데 이는 비독립적이 되는 것을 두려워하거나 이 같은 질병을 그 나이에 발생할 수 있는 자연스러운 일로 인식하고 있기 때문이다.

사회적 지원 혼자 사는 노인들 중 일상생활을 수행할 수 없는 사람들 가운데 74퍼센트는 아무런 도움을 받지 못하고 있다. 사회적 고립의 위험성을 피하기 위하여 의사들은 노인들에게 다른 사람들과 만나도록 격려한다. 이것은 정신건강과 신체적 건강의 중요한 요소인 사회적 지지 체계를 세우는데 도움이 된다(그림 5-3). 가족, 이웃, 그리고 "노인 센터"에서의 다른 노인들과 교류할 수 있다. 상호작용하는 정도는 "오늘 밤 약물 복용에 문제가 생겼을 때 전화할 만한 사람이 있나요?" "병원에서 돌아오면 같이 있을 사람이 있나요?"와 같은 질문을 하여 판단할 수 있다.

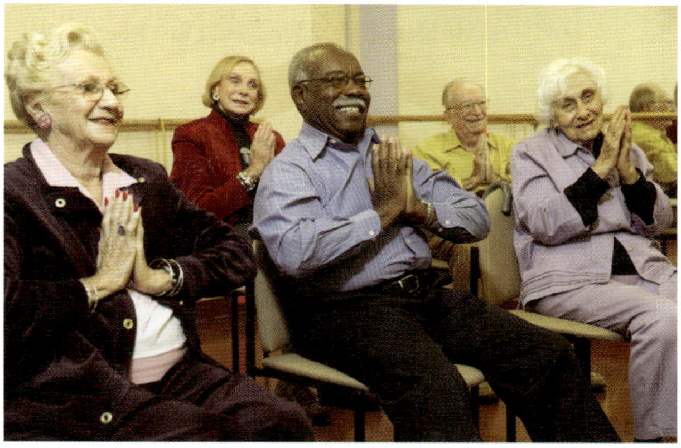

그림 5-3 많은 고령자들이 노인복지관에 참여하거나 봉사 프로그램에 참가하면서 사회적 네트워크를 형성한다. (*Monkey Business/Fotolia*)

도움을 받는 노인들 중 43퍼센트 이상이 유료로 보조 받는 것에 의존한다. 나머지 54퍼센트는 무료로 도움을 받고, 3퍼센트는 둘 다 사용한다. 돌봄 서비스를 받고자 하는 노인들은 입주간호(living-in nursing), 노인원호생활시설(assisted living), 의료 서비스 공동체(life-care community), 노인요양시설(congregate care), 가정건강관리(personal-care home) 등과 같은 다양한 선택권을 가지고 있다. 대체로 노인의 5퍼센트가 유료 요양시설에서 생활한다. 독립적이거나 비독립적인 생활 형태에는 장점과 단점이 있다. 독립심은 중요한 개념이다. 자신의 집에서 살고자 하는 소망과 능력이 있는 노인은 자신의 집에서 생활할 수 있어야 한다. 그러나 경제적인 문제와 제한된 운동성은 이러한 독립적인 노인이 적당한 영양과 안전을 유지하는데 영향을 끼친다는 것을 염두에 두어야 한다. 결과적으로 노인 환자는 갑작스런 저체온, 일산화탄소 중독, 혹은 화재와 같은 위험 상황에 노출될 위험성이 커지게 된다. 그들은 또한 약물에 드는 비용을 줄이기 위해 약물 복용을 줄이거나 "적정 용량의 반"만을 복용한다.

많은 주에서 개인적인 간호보조 혹은 가정 내에서 도움을 주는 것에 대하여 제한이 없거나 있다고 하여도 미약하다. 노인들은 형사상의 범죄 활동에 위험성이 있다. 성인 공동체나 혹은 요양원에서 사는 것은 자가 돌봄에 대한 염려를 줄일 수 있다. 그 대신 다양한 수준의 자립심 상실이 나타날 수 있다. 또한 기관에서 존재하는 질병에 노출될 수 있으며, 다양한 연령 특히 젊은 사람들과의 교류 등을 포함하여 다양한 측면의 손실을 포함한다.

응급구조사는 다양한 환경에서 독립적이거나 비독립적인 노인 대상자들을 도와주게 될 것이다. 이러한 상황은 환자 병력의 한 부분이 될 수도 있고, 노인 환자를 평가에서 중요한 역할을 하게 될 것이다. 예를 들어, 노인의 독립심의 퇴행은 노화만이 원인이 아니다. 질병이 제대로 치료되지 않아 생긴 징후일 수도 있다.

노인 환자를 대할 때, 질병은 그들에게 특별한 의미를 가진다는 것을 알고 있어야 한다. 그들은 다른 연령대의 사람들보다 죽음에 대하여 잘 알고 있으며 또한 많은 "치료 가능한" 부상이나 질환들이 기능적 장애로 이어질 수 있으며 자가 능력의 감소를 나타낼 수 있다는 것을 알고 있다.

노인 환자는 회복할 수 있지만 자신의 욕구와 필요를 충족시키지 못하게 될 수도 있다. 응급의료 구조 요청은 노인들에게 항상 긴장되는 상황이다. 의사소통과 심리적인 지지는 대상자의 불안을 감소시키는데 가장 중요하며 그리하여 현재 의학적 상태의 근본적인 원인을 밝히는데 도움이 될 것이다.

윤리

노인 환자를 간호하는데 있어 윤리적인 문제가 종종 생겨난다. 특히 의존적인 생활환경에서 다양한 의

병원 전 소생시도금지 지시서 (DNR ORDER)

주치의

본 병원 전 소생시도금지 요청서를 작성 시, 병원 전 인력에 의한 의료개입이 필요하지 않은 경우 파트 A에 체크하십시오. 병원 전 인력에 의한 특정 의료개입이 필요한 경우, 파트 A를 체크하고 파트 B의 선택사항을 체크하십시오. 병원 전 소생시도금지 요청서를 유효하게 하기 위해, 본 요청서는 반드시 환자의 주치의에 의해 작성 완료되어야 하며, 반드시 병원 전 인력에게 제시해야 합니다.

A) ______________ **소생시도금지(DNR)**
병원 전 인력은 어떠한 심폐소생술이나 전문심장소생술을 실시해서는 안 된다.

B) ______________ **완화된 지지체계(Modified Support)**
병원 전 인력은 아래 선택된 사항을 적용할 수 있다.

______________ 산소 투여
______________ 완전한 기도 보조: 기관내삽관, 기도기, 백 밸브 마스크
______________ 정맥천자: 정질액 IV 및 채혈
______________ 외부 심장박동조율
______________ 심폐소생술
______________ 심장 제세동기
______________ 항쇼크방지용바지
______________ 인공호흡기
______________ ACLS 약
______________ 기타 처치/약물투여(주치의가 명기)

병원 전 인력은 ______________(환자 이름)가 소생시도금지(DNR)하거나 완화된 지지체계(modified support)를 받는다는 사실을 숙지하였다. 이 지시서는 의료적으로 적절하며, 이는 주치의의 의료지도와 함께 영구적 의무기록의 경과보고로 추가적으로 기록될 것이다. 의사결정능력이 있는 환자 또는 능력이 없는 환자의 법적 대리인에 의한 사전동의는 환자의 영구적 의무기록에 기록된다. 본 소생시도금지 요청서는 하기에 명시된 일자로 강제력과 효력을 가진다.

주치의 서명	
주치의 이름	환자 이름 및 주소(집 주소 또는 의료시설)
주치의 연락처	
일자	만료일자(서명 후 6개월)

그림 5-4 소생시도금지 요청서의 예시

사결정을 내려야 하는 상황에 직면하게 될 것이다. 또한 치료에 대하여 동의 혹은 거절을 하는 환자의 능력에 대하여 의문을 갖게 될 수도 있다. 마지막으로, "존엄사를 해달라는 유언(living will)" 및 소생시도금지(DNR) 요청 등 사전의향지침서(advance directive)가 있을 경우를 만날 수 있다(그림 5-4).

이러한 상황들은 응급구조사에게 당황스러울 수 있다. 다양한 의사결정을 내릴 수 있는 경우에서 만약 대상자가 충분히 의사결정을 스스로 내릴 수 있는 상태라면 대상자의 요구를 존중해 주어야 한다. 만약 돌봄 제공자가 처치를 거부하면, 학대의 가능성을 생각해 보아야 한다. 이것은 또한 양로원과 같이 노인 대상자가 무시되는 상황에서도 적용되어야 한다.

동의를 받는 경우에 있어서는 다른 대상자들과 마찬가지의 일반적인 지침들을 따라야 한다("병원전 치

료의 법의학적 관점" 참조). 그러나 노인들에게 있어서 우울과 자살경향이 높다는 것 또한 인지하고 있어야 한다(자살에 관해서는 뒷부분에서 자세히 다루도록 하겠다). 만약 대상자가 병원으로 이송되어야 한다고 판단되면, 이에 필요한 노력을 다하도록 한다. 환자가 병원으로 이송되어야 한다고 생각한다면, 사전의향지침서를 제시 받은 경우, 그 주의 법과 지역 응급의료체계 지침을 따라야 한다. 사전의향지침서를 받은 경우는 사실 생사를 오가는 상황일 것이다. 의료지시서가 무엇을 요청하는지, 그 문서의 법적 효력이 어떤지 의구심이 든다면, 처치를 시작하고 의료지도를 구하도록 한다. 윤리적 결정이 필요한 모든 상황에서, 자신이 내린 선택에 대한 사유를 문서화하도록 한다.

의료를 위한 재정과 자원

점차 증가하는 노인 환자의 처치에는 응급의료서비스를 포함한 전통적 의료 자원이 상당히 많이 필요하다. 현재 사회보장제도에서는 월간 보조금에 상당한 자금을 배분했으며, 다음과 같은 다양한 주요 공공 기금 프로그램을 통해 의료 지원을 제공하고 있다.

- *메디케어(Medicare)* 이 프로그램은 기본적으로 두 가지의 보완 시스템으로 운영되고 있다. A파트는 병원 내 간호를 담당하며, B파트는 의사, 외래 진료, 치료요법, 영구적 의료장비 등을 제공하는데 쓰인다. 65세 이상 중 95%가 파트 A에 가입되어 있으며, 그들 중 대부분이 자발적으로 가입하는 파트 B에도 가입되어 있다. 메디케어에 가입되어 있는 사람들은 메디케어 보험금을 받는 건강관리기구(Health Maintenance Organization, HMO)에 가입할 수 있다. 2006년에 메디케어 프로그램은 특정한 처방의약품을 보장하는 수준까지 확대되었다. 파트 D라고 불리는 이 프로그램을 통해 메디케어 가입자는 필요한 처방의약품을 더 쉽게 받을 수 있게 되었다.
- *메디케이드(Medicaid)* 메디케이드는 연방정부와 주정부에서 공동으로 가난한 고령자, 시각장애인, 장애인, 부양자녀가 있는 저소득가정에 의료보험을 제공한다. 메디케이드는 가난한 이들을 위해 만들어졌으나, 의료비가 비싼 탓에 수많은 노인들이 이 프로그램에 가입하게 되었다. 오늘날 메디케이드에서는 장기 치료를 위한 공공 기금에 가장 많은 재원을 제공한다. 양로원 서비스 재정지원의 약 45%를 기여하고 있다.
- *재향군인 관리국(Veterans Administration)* 재향군인 관리국에서는 장애를 가지고 있거나 전쟁과 관련된 부상으로 질병이 있는 재향군인들에게 의료서비스를 제공한다. 170개 이상의 병원과 100개 이상의 양로원을 운영하고 있으며 무료나 비용 일부 부담으로 제공된다.
- *지방정부* 많은 지역공동체 내에서 공공 기금으로 운영되는 병원과 개인병원에서 의료서비스를 구하지 못한 사람들을 위해 치료를 제공하고 있다. 많은 경우, 65세 이하 및 합법적 거주상태가 아닌 사람들은 메디케어 또는 메디케이드에 가입할 수 없다. 이 같은 경우를 위해 세금으로 재정지원을 받는 공공 병원이나 개인병원에서 의료서비스에 대한 요구를 해소하고 있다.

세금을 내는 젊은 근로자들의 수가 점차 줄어들자, 공공재정지원 의료 프로그램은 미래가 불확실해졌다. 점차 많은 사설 보험업체들이 노년의 장기 치료를 위한 보험 상품을 제공하기 시작했다. 하지만 이 같은 보험 상품들은 많은 노인들에게 너무 비싸며, 젊은 사람들은 상여금이 낮기 때문에 가입하려 하지 않는다. 많은 전문가들은 2030년대 및 2040년대에 폭발적으로 증가하게 될 노인들은 사설 저축, 연금제도, 주보조에 점차 의존하게 될 수밖에 없을 것이라 우려한다.

의료 대안

21세기 초 의료와 관련된 가장 큰 논쟁 중 하나는 어떠한 댓가를 치르더라도 사망을 예방해야 하는지의 문제였다. 의료에 쓰이는 비용 중 상당한 부분이 사망 전 한달, 특히 사망 전 10일에 소비된다. 정부 및 자율 기관에서는 죽음을 예방하는데 사용하기 보다는 질병을 예방하는 데 돈을 사용하라고 권고한다.

급성 질환 치료에 드는 비용을 감소하기 위해, 병원들은 점차 환자 치료를 집으로 이동시키고 있다. 적절한 의료 및 간호가 제공되는 가정건강관리는 널리 인정받는 의료 행위가 되었다("만성 관리 환자를 위한 긴급 중재" 참조). 이 같은 발전은 불치병에 걸린 환자가 남은 인생을 병원 밖에서 살 수 있도록 하는 호스피스의 변화와 함께 이루어졌다. 이러한 두가지 변화는 병원전 노인 대상자들에게 좀더 복잡한 케어를 하게 될 응급의료서비스 제공자들에게 많은 영향을 주고 있다.

예방 및 자기 관리

노인을 관리하는데 있어 가장 좋은 중재는 예방이다(표 5-1). 응급의료서비스를 포함한 모든 의료서비스의 목표는 아프거나 부상을 입지 않도록 예방하는 것이 첫번째이다. 앞서 언급한 것처럼, 노년기의 질병과 장애는 건강하지 못하거나 안전하지 못한 행동과 관련 있는 경우가 많다. 전문응급구조사는 지역사회 교육 프로그램에 참여하거나 노인을 지지하는 기관과 협조하여 노인들의 질병률을 감소시킬 수 있다. 가능한 몇 가지 자원들은 다음과 같다.

노인센터 많은 지역사회에서 교육, 레크리에이션, 오락 등 사회적 환경을 제공하는 노인센터가 운영되고 있다. 이러한 노인센터에서는 독감예방접종, 혈압 측정, 병원 이송 등과 같이 의료적 도움을 제공하기도 한다. 노인 자원 봉사 기관에서는 사업의 일환으로 하루에 한 끼 내지 세 끼를 제공하는 프로그램인

표 5-1 | 노인을 위한 예방 전략

쟁점	전략
생활 방식	
운동	일주일에 적어도 세 번 20~30분간 체중부하와 심혈관계 운동(걷기)
영양	다양하게, 하지만 일반적으로 저열량, 충분한 섬유질(복합 탄수화물), 당분(단순 탄수화물) 적게, 단백질 적절히. 칼슘 충분히, 특히 여성*
음주/흡연	꼭 마셔야 한다면 적당량의 알코올. 금연
수면	일반적으로 하루 7~8시간
사고	
	건강한 신체 상태 유지; 가정 내 안전 장치 설치(손잡이, 미끄럼 방지 바닥, 불빛 등). 위험할 수 있는 운전 습관 조절(야간 시력 약화에도 밤 운전, 위험한 날씨에 운전 등)
건강	
질병/질환	주기적으로 청력, 시력, 혈압, 헤모글로빈, 콜레스테롤 등 체크. 정기 건강검진. 예방접종(파상풍 예방접종, 인플루엔자 백신, 폐렴구균 백신-일생 중 단 한 번)
약물	처방의약품 및 일반의약품 정기적 체크. 발생할 수 있는 상호 작용 및 부작용에 유념.
치과	정기적 치과 진료 및 좋은 구강위생 유지(영양 및 일반 건강에 중요)
정신/정서	우울증, 불규칙한 수면, 사회심리학 스트레스 징후 관찰. 효과적인 지원 네트워크 및 심리치료 활용가능성 보장. 항우울제 처방대로 복용.

* 비타민 보충제가 필요할 수 있으나, 다른 약물을 검토한 후 정확한 복용량대로 복용한다. 예를 들어 비타민 A 및 D의 과용은 독이 될 수 있다.

식사배달 서비스를 운영하기도 한다(그림 5-5).

종교단체 종교단체들은 노인들을 위하여 봉사하는 흔한 자원이다. 어떤 단체에서는 회원에게 의존적 생활 환경을 만들어 주는 등의 서비스를 제공한다. 몇 몇은 정부 기관과 협력하여 저소득 노인에게 음식과 의복을 제공하고 그들의 사회적 고립감을 감소시키기 위한 자원봉사 프로그램들을 제공하기도 한다.

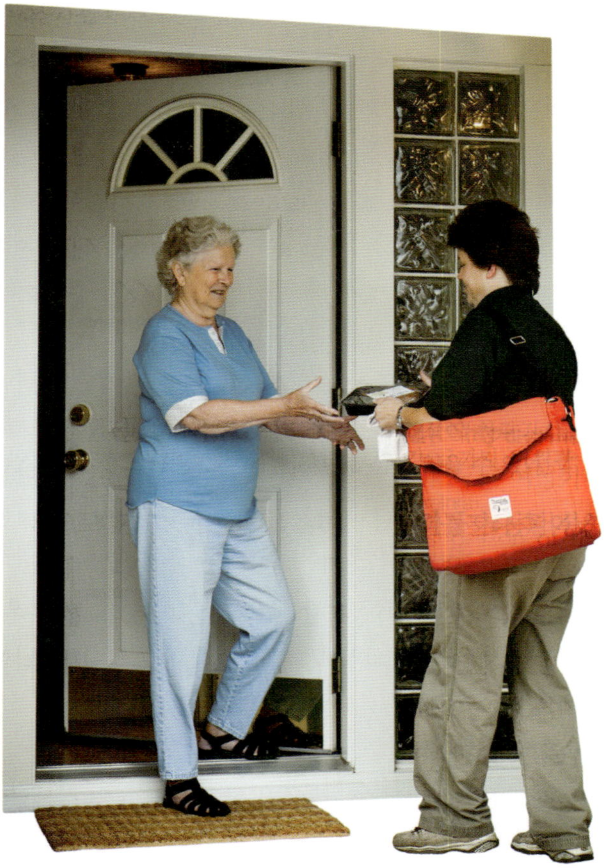

그림 5-5 식사배달서비스(Meals on Wheels)는 매일 한 끼 내지 세 끼의 식사를 제공하여 노인들이 적절한 영양을 섭취할 수 있게 돕는다.

국립과 주립 단체 노인을 돕기 위하여 정보를 제공하는 수많은 단체들이 있다. 이 같은 단체로는 미국퇴직자협회(AARP), 알츠하이머 단체, 노인 협회 등이 있다. 이러한 단체들은 노인들에게 명백한 지지를 제공하고 국가나 지역 내 지부를 가지고 있으며 가정 내에서 정보를 얻을 수 있도록 웹페이지 또한 운영하고 있다. 미국퇴직자협회는 가장 큰 단체 중 하나이며 현재 세계에서 노인을 위한 비영리 단체 중 가장 정치적으로 연결되어 있는 단체이다.

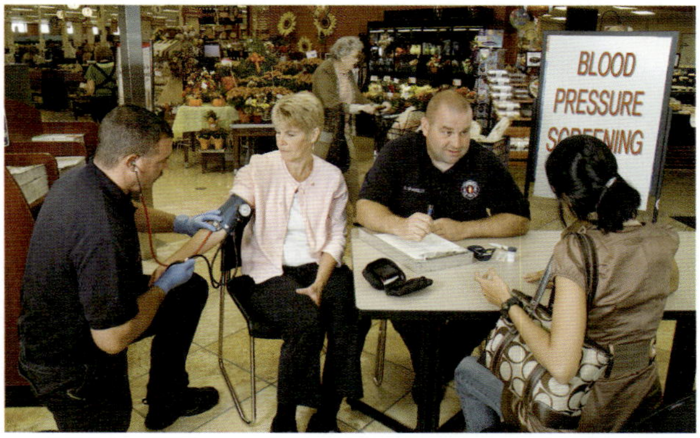

그림 5-6 몇몇 단체에서 전문응급구조사들은 혈압 측정 등 노인을 대상으로 무료 의료 검진 프로그램을 제공한다.

정부기관 보건복지부와 같이 다양한 서비스를 제공하는 정부기관이 있다. 많은 지역에는 영양센터, 노인 법률 프로젝트, 가정건강관리 서비스, 노인 할인프로그램, 이송 서비스 등 노인들에게 다양한 지역사회 프로그램들을 제공하는 부서를 유지하고 있다.

거주하는 지역에 이 같은 기관이나 단체를 잘 알아 놓도록 한다. 이런 정보는 인터넷이나 보건복지부를 통해, 또는 전화번호부의 맨 앞장이나 "노인"이라는 제목이 달린 노란 페이지에서 찾을 수 있다. 정보를 얻어 필요한 노인들에게 제공할 수도 있고, 위의 단체들과 협력하여 무료 혈압 체크 등의 프로그램을 시작할 수도 있다(그림 5-6). 또한 화재, 도난, 일산화탄소 중독, 혹은 급격한 온도 변화 등으로부터 노인들을 보호하는 예방 프로그램을 시작할 수도 있다.

일반적 병리생리학, 평가 및 관리

노인 환자를 치료함에 있어 여러 사실들을 기억하는 것이 중요하다. 첫째, 노인에게서 나타나는 내과적 질환은 종종 기능장애(functional impairment)로 나타나며 발견되지 않은 의학적 문제를 암시하는 것일 가능성이 높다. 둘째, 증상과 징후는 특정 문제 혹은 질환의 근본적인 원인일 것이라고 단정할 필요는 없다. 예를 들어, 혼돈은 젊은 사람들에서는 종종 뇌질환을 암시하지만, 노인 환자에게 있어서는 그렇지 않다. 혼돈이 있는 대상자는 약물 중독, 영양결핍, 혹은 우발적 저체온증 등과 같은 다양한 범위의 질환으로 고통 받고 있을 수 있다.

반드시 철저한 평가를 실시하여 손상의 원인을 밝혀야 한다. 만약 조기 발견된다면 환경적 혹은 질병으로 인한 장애는 치유될 수 있다. 성공적인 처치는 노화와 관련된 변화에 대한 지식과 이러한 변화들을 환자 평가와 관리에 올바르게 적용시키는 데 달려 있다.

노인 환자의 병리생리학

앞서 말한 것과 같이 사람들은 노년에 들어서면서 각기 다른 양상을 보인다. 그렇지만 노화와 관련된 변화와 노년의 질병 과정에 대한 특정 사항들은 공통된 것들도 있다.

다계통 기능부전

나이가 들어가면서 기능부전의 증가로 인하여 신체는 보다 덜 효율적이 되어간다는 것은 피할 수 없는 사실이다. 신체는 젊은 사람들이 겪을 수 있는 모든 장애에 민감해지지만 이것의 유지, 방어, 그리고 회복 과정은 약해져 있다. 결과적으로 노인들은 동시에 한 가지 이상의 질병이나 질환에 시달리고 있다. 평균적으로 노인에게 여섯 가지의 의학적 장애가 동시에 있을 수 있고 이것은 고령일수록 더욱 심하다. 환자 본인은 물론 주치의까지도 이러한 모든 문제들을 인지하고 있지는 않다. 나아가서, 한 기관의 질병은 다른 기관의 퇴행도 가져올 수 있고 이로 인하여 급성 및 만성 질병상태를 불러올 수 있다.

노인들에게는 여러 질병이 동반상병(동반이환, comorbidity)될 수 있기 때문에, 증상 호소도 한 질병에 국한되지 않을 수 있다. 노인들이 일반적으로 호소하는 증상에는 피로, 허약감, 어지러움/현기증/실신, 낙상, 두통, 불면, 연하곤란(dysphagia), 식욕 부진, 배뇨 곤란, 변비/설사 등이 있다.

노인 환자는 종종 의학적 문제들을 노화의 한 과정으로 받아들이고 그들의 신체적 상태 변화에 대하여 주의를 기울이지 않는다. 일부 급성심근경색증에서 통증은 심하지 않거나 없을 수 있다. 다른 경우에서는 변비와 같은 중요한 주 호소를 가볍게 생각할 수도 있다.

젊은 사람들이나 중년기에서 보이는 많은 의학적 문제들은 보통 일정한 증상과 징후를 보이지만, 노화와 관련된 변화에서는 다른 양상으로 나타날 수 있다. 예를 들어 폐렴의 전형적인 징후는 발열이지만, 노인에게는 없을 수 있다. 가슴통증과 기침 또한 덜하다. 마지막으로 노인에서 많은 폐렴의 경우 감염보다는 흡인으로 일어나는 경우가 많다. 노인들에게서 흔히 발견되는 폐렴이나 다른 질환들은 뒷부분에서 다룰 것이다.

노인에서의 약리학

노인들은 다양한 만성질환을 가지고 있기 때문에 여러 가지 종류의 약물을 복용하게 된다. 미국 내 모든 처방의약품 중 1/3을 65세 이상의 노인들이 사용하며, 매일 평균 4.5개의 약을 복용한다. 여기에는 일반의약품(over-the-counter drug, OTC drug), 비타민 보충제, 한방 의약품은 포함되지 않는다. 만약 약물복용이 정확하게 체크되지 않는다면 다약제 복용(polypharmacy)은 노인에게 복잡한 문제를 일으킬 수 있다. 일반적으로 나이가 들면서 약물에 대한 민감도는 높아지게 된다.

젊은 환자들과 비교하였을 때, 노인 환자는 좀 더 약물의 부작용을 경험하고, 약물 상호간의 작용과 약물과 질환간의 상호작용 역시 더 잘 일어난다. 체액의 감소와 내장기관의 위축과 같이 노화와 관련된 변화로 인해 약물은 좀 더 쉽게 혈장과 세포에 쌓인다. 결과적으로 약물 복용량은 독성을 방지하기 위하여 조절되어야 한다(독성에 관한 문제는 뒷부분에서 좀 더 자세하게 다루기로 하겠다).

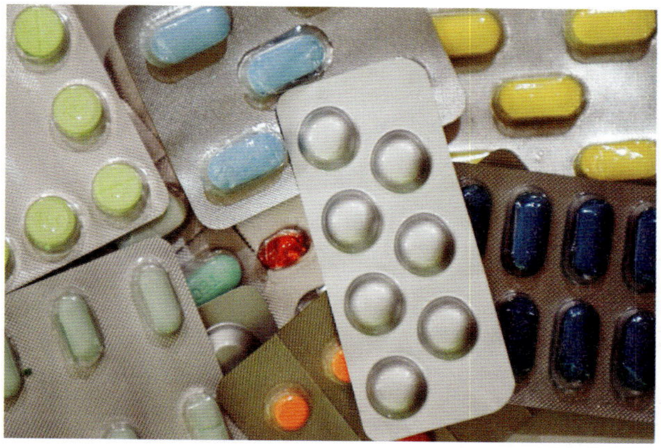

그림 5-7 "아동보호(childproof)" 알약 유리병은 때로 "노인보호(elderproof)"가 될 수 있다. 둥글게 튀어나온 포장은 특히 관절염을 앓고 있는 노인들에게 약을 섭취하는 것을 용이하게 하여 복용 지시를 잘 따를 수 있게 된다.

노인 대상자의 병력을 수집할 때 환자가 처방된 약물을 지시한 대로 복용하고 있는지에 대한 질문을 해야 하는 것을 기억해야 한다. 노인들은 보통 복용량보다 덜 복용하는 등 복약 지시를 지키지 않는다. 40퍼센트는 처방된 약물을 지시대로 복용하지 않으며 이들 중 35퍼센트는 의학적 문제를 경험한다.

노인들이 복용량을 지키지 않게 되는 요인은 다음과 같다.

- 수입 감소
- 신경활동의 감소나 질환에 의한 기억상실
- 제한된 이동성
- 감각기능 장애(듣지 못하거나 읽지 못하고 지시를 이해하지 못함)
- 복잡하거나 다양한 약물요법
- 독성에 대한 두려움
- 아동보호용(child-proof) 용기(특히 관절염 환자)
- 약물요법의 기간(기간이 길수록 지시에 따르기가 힘듬)

노인들이 복용량을 더 잘 지키게 되는 요인은 다음과 같다.

- 환자-치료자 간의 올바른 의사소통
- 질병이나 질환의 심각함을 인지
- 약물 복용 달력이나 기억카드(reminder card)
- 약물복용준수(compliance) 상담
- 열기 쉬운 포장(그림 5-7)
- 여러 개 칸막이가 있는 약 상자
- 약국 이송 서비스
- 큰 글씨로 쓰여진 명확하고 간단한 복용법
- 읽을 수 있는 능력

내용 요약

➤ 노인들의 일반적인 호소 증상
- 피로/허약
- 어지러움/현기증/실신
- 낙상
- 두통
- 불면
- 연하 곤란
- 식욕 상실
- 배뇨 곤란
- 변비/설사

이동성과 낙상에 관한 문제

노인에게 있어 이동성을 유지시키는 가장 효과적인 예방책은 규칙적인 운동과 건강한 식단이다.

그러나 모든 노인들이 이것을 지키는 것은 아니다. 그들은 보행이 어려운 관절염 환자와 같이 심각한 의학적 문제로 고통 받고 있을 수 있다. 우발적인 부상이나 강도와 같은 고의적인 상해로 인한 개인적 안전을 우려하기도 한다. 특정 약물은 노인들의 무기력함을 증가시키기도 한다. 원인이 무엇이든지, 이동성 저하는 신체적으로 그리고 정서적으로 해로울 수 있다. 여기에 포함될 수 있는 것들은:

- 영양결핍
- 배설장애
- 불결한 피부상태
- 낙상 위험
- 독립심과 자신감 결여
- "늙었다"라는 우울함
- 사회와의 단절과 고립감

낙상은 특별히 노인들에게 심각한 문제이다. 낙상 관련 부상은 노인에게 갑작스런 사망의 원인이 될 수 있으며, 전체 사망 원인의 7번째이다. 어린아이들이나 청소년이 낙상의 위험성이 더 많다. 그러나 노인과는 달리 어린아이들과 청소년은 낙상으로 인하여 사망하는 일이 거의 없다. 낙상은 내부적(환자와 관련됨)이거나 외부적(환경과 관련됨)요인으로 발생될 수 있다. 환자와 관련된 요인으로는 반복되는 낙상, 어지러움, 허약감, 시력저하, 걸음걸이, 중추신경계 문제, 의식저하, 혹은 특정 약물 등이 있다. 외부적 요인으로는 미끄러운 바닥, 손잡이 부재, 혹은 카펫 등과 같이 환경적 위험을 포함한다(표 5-2).

낙상한 노인 환자를 평가할 때에는 낙상에는 종종 다양한 원인들이 있다는 것을 기억해야 한다. 예를 들어 약물을 다량 복용한 대상자는 카펫에 걸려 넘어질 수 있다. 낙상은 급성심근경색과 같은 급성 질환

표 5-2 | 노인을 위해 안전한 주거 환경 만들기

장애요인(hazard)	중재(intervention)	이유(reason)
찢어지거나 미끄러운 카펫	수리하거나 교체한다.	넘어지거나 미끄러짐을 방지하기 위해
팔걸이가 없는 의자	팔걸이를 설치한다.	일어설 때 보조 장치
등받이가 낮은 의자	등받이가 높은 의자로 교체한다.	목을 보호하기 위해; 일어설 때 뒤를 지지해야 하는 환자가 뒤로 넘어지는 것을 방지하기 위해
바퀴 달린 의자	다리가 움직이지 않고 튼튼한 의자로 교체한다.	노인이 일어나거나 앉을 때 미끄러지지 않도록
앞을 가로막는 가구	가구를 옮겨 집안을 깔끔하게 하고 통로를 확보한다.	거동이 힘들거나 주변 시야가 좋지 않은 사람을 위해
미끄러운 욕조	미끄럼 방지 타월이나 매트를 설치한다.	좀 더 안정적으로 서기 위해
어두운 조명	집안 전체에 충분한 조명을 제공한다. 자동 타이머가 달린 것 가능.	특히 어두운 방에서나 밤에 더 잘 볼 수 있도록
높은 캐비닛 선반	자주 사용하는 물건은 낮은 선반이나 손에 닿기 쉬운 장소에 놓는다.	불필요하게 손을 뻗거나 올라가지 않게 하도록
난간 없는 계단	난간을 설치한다.	노인이 지지를 위해 난간을 잡을 수 있도록
높은 계단	계단 한 칸이 6인치를 넘지 않도록 다시 설계하거나 램프를 설치한다.	넘어짐, 떨어짐, 과신전 위험을 줄이기 위해(특히 심장 또는 폐질환 환자를 위해)

표 5-3 | 노화와 관련된 감각변화와 의사소통

감각 변화	결과	의사소통 전략
수정체의 혼탁함과 두꺼워짐	백내장; 시력 저하, 특히 주변시야 저하	환자가 잘 볼 수 있도록 환자 앞에서 이야기한다; 시각 장애 환자의 경우 구조사가 어디 있는지 알 수 있도록 환자 팔에 손을 올린다; 필요한 경우 환자에게 안경을 씌운다.
귀의 구조 수축	청력 감소, 특히 고음 감소; 균형감각 저하	분명하게 말한다; 필요하면 보청기를 확인한다; 필요하면 메모를 작성한다; 청진기를 마이크처럼 사용하여 이야기한다.
치아 및 잇몸 약화	환자에게 의치 필요, 하지만 잇몸에 고통을 가할 수 있으므로 환자가 항상 착용하지는 않음.	환자의 말을 알아듣기 힘들다면, 의치를 착용하게 한다.
통증에 대한 민감도 저하 및 미각 · 후각 변화	환자는 질병의 심각성을 과소평가하거나 완벽한 병력을 제공할 수 없음.	기능 장애에 대해 질문하며 심각한 증상이 있는지 조사한다.

의 증상이거나 만성질환이 악화되었다는 뜻일 수도 있다. 만약 부상이 부상을 당한 경위와 일치하지 않는다면 신체적 학대의 가능성을 생각해 보아야 한다.

의사소통의 어려움

대부분의 노인 환자들은 노화와 관련된 감각 변화로 인하여 고통을 받는다. 정상 생리적 변화에는 시력 저하 혹은 시력 상실, 청력 감소나 청력 상실, 미각과 후각 장애, 혹은 통증의 민감성 저하 등이 있고 이러한 모든 변화로 인하여 의사소통을 하기가 힘들어지게 된다. 표 5-3은 노인 환자에게 사용할 수 있는 의사소통 전략이다(감각이 저하된 환자 평가에 대한 함축적 의미는 뒷부분에서 살펴보도록 한다).

실금 및 배설 장애

노인들은 종종 실금 및 배설 장애에 관하여 말하는 것을 부끄러워한다. 그들은 낙인이 찍혔다거나 고립되고 무력감을 느낄 수 있다. 이러한 문제에 직면하였을 때 절대로 큰 문제인 것처럼 다루면 안 된다. 환자의 존엄성을 존중하고 많은 경우 치료가 가능하다는 것을 알려준다.

실금 실금(incontinence)은 모든 연령에서 나타날 수 있지만 특히 노인에게서 가장 많이 나타난다. 이것은 소변일 수도 있고 대변일 수도 있다. 가정에서 지내는 노인들 중 대략 15퍼센트, 양로원에 입소한 노인의 50퍼센트, 병원에 입원한 노인의 30퍼센트가 요실금 증상을 가지고 있다.

변실금은 덜 흔하지만 이것은 일상생활을 방해하고 의존적인 간호를 받도록 할 수 있다. 기관에서 지내는 노인 중 16~60퍼센트가 변실금의 문제를 가지고 있다. 실금은 발진, 피부감염, 욕창, 요로감염, 패혈증, 그리고 낙상 혹은 골절 등과 같은 많은 상황들로 발전될 수 있다. 앞서 언급한 대로 이러한 상황은 대상자와 건강관리제공자 모두를 감정적으로 힘들게 한다. 매년 실금 관리에만 수백만 달러의 비용이 소요된다.

일반적으로, 효과적인 배설을 위해서는 다음과 같은 신체 조건이 필요하다.

- 해부학적으로 올바른 위장관/비뇨생식기관
- 충분한 괄약근 작용
- 적절한 인지력 및 운동성

실금은 꼭 노화로만 발생하는 것은 아니지만 많은 요인들이 노인들을 이러한 상황에 맞닥뜨리게 한다. 앞서 언급한 것처럼, 노인들은 여러 가지의 의학적 장애를 가지고 있고 각 질환에서 약물요법을 필요로 한다. 이러한 장애와 약물은 요로계나 위장관계의 기능을 약화시킬 수 있다. 또한 방광의 용적, 소변횟수, 소변을 참을 수 있는 능력은 나이가 들면서 감소하게 된다. 당뇨나 자율신경계 장애와 같은 특정 질환은 괄약근 장애를 불러일으킬 수 있다. 설사 혹은 신체적 감각 감소는 변실금을 일으킬 수 있다. 실금의 관리는 원인에 따라 달라지며 현장에서 쉽게 진단을 내리기는 힘들다. 어떤 경우에서는 외과적으로 치료하기도 하지만 대부분의 경우 팬티라이너 혹은 방수성 속옷과 같은 흡수성 장치를 사용한다. 유치 카테터는 흔하지 않으며 제대로 사용하지 않으면 감염을 일으킬 수 있다. 가장 중요한 것은 대상자의 존엄성을 존중하는 것이다.

표 5-4 | 노화와 관련된 감각변화와 의사소통

배뇨장애	배변장애
남성의 전립선 비대 요로감염 급성 또는 만성 신부전	게실질환 변비* 결장직장암

*변비는 식이적, 의학적, 혹은 수술적 상황과 연관되어 있을 수 있다. 또한 종양, 장폐색, 갑상선 기능저하에 의해서도 발생할 수 있다. 변비는 심각한 문제로 다루어야 한다.

배설 배설에 어려움을 겪는 것은 심각한 잠재적인 상황에 대한 징후가 될 수 있다(표 5-4). 이것은 다른 많은 합병증을 불러일으킬 수 있다. 억지로 온힘을 다해 배설하는 것은 뇌, 관상동맥, 그리고 말초동맥의 순환에 심각한 영향을 미칠 수 있다. 뇌혈관계 질환이나 압력수용기 반사 저하를 가진 노인들이 무리하게 배변을 위해 힘쓰는 것은 일과성 뇌허혈발작(transient ischemic attack, TIA) 혹은 실신을 일으킬 수 있다.

변비가 지속된 경우 노인은 결장궤양, 장폐색, 그리고 요정체를 경험할 수 있다. 배설에 어려움을 겪고 있는 대상자를 평가할 때에는 그들의 약물복용 대하여 질문하여야 한다. 다음의 약물들은 변비를 야기할 수 있다:

- 마약
- 항콜린제(예, 항우울제, 항히스타민제, 근이완제, 항파킨슨 약물)
- 양이온 함유 약물(예, 제산제, 칼슘보충제, 철보충제)
- 신경흥분제(예, 아편제, 항경련제)
- 이뇨제

평가 시 고려사항

다른 모든 환자들과 마찬가지로 노인 환자 평가 시 표준주의지침을 따라야 한다. 양로원에서 생활하는 대상자들은 결핵 고위험군이기 때문에 HEPA 혹은 N-95 마스크 착용을 고려해보아야 한다. 환경을 잘 파악해야 하는데 특히 처방 약물과 주변 온도를 주의해서 살펴본다.

일반적으로 노인 환자를 평가할 때에는 기본적인 접근법을 사용하게 되지만 평가의 질을 향상시킬 수 있고 평가에 따른 처치를 성공적으로 이끄는 몇 가지 요인들을 기억해야 한다.

일반 건강 평가

앞서 언급한 것처럼, 노인 환자 평가 시 질병이 발생한 상황을 파악해야 한다. 일반 건강 평가를 수행할 때는 환자의 생활 환경, 활동 정도, 사회적 지지체계, 독립성 정도, 약물병력(처방된 것과 처방되지 않은 것 모두), 그리고 수면양상에 대하여 알아보아야 한다.

환자의 영양상태에 특별히 유의한다. 노인 환자들은 많은 경우 미각과 후각의 감퇴로 식욕이 감소될 수 있고 배가 고프거나 목이 마른 것에 무감각 할 수도 있기 때문이다. 노화에 따라 칼로리 요구량이 줄어들기는 하나 많은 노인 대상자들은 영양결핍에 시달리고 있다. 노인에게 있어 식사 욕구를 감소시키거나 방해할 수 있는 요소들은 다음과 같다:

내용 요약

➤ 일반 평가를 구성하는 요소
- 생활 환경
- 활동 정도
- 사회적 지지체계
- 독립성 정도
- 약물 병력
- 수면양상

- 호흡기계 문제
- 복통
- 오심/구토, 항생제나 아스피린 등 약물에 의하기도 함
- 불건강한 치아 상태
- 갑상선 기능항진증, 고칼슘혈증, 만성감염과 같은 의학적 문제(예, 암 혹은 결핵)
- 약물(예, 디곡신, 비타민 A, 플루옥세틴)
- 알코올이나 약물남용
- 우울이나 신경성 식욕부진증(anorexia nervosa)과 같은 정신장애
- 가난
- 쇼핑이나 요리 문제

모든 사람에게 그렇듯이 영양은 환자의 전체적인 건강에 큰 영향을 미친다. 앞서 언급한 이유로 인해, 환자는 비타민 결핍, 탈수, 저혈당과 같은 많은 영양부족을 갖게 된다. 또한 영양부족 상태인 노인에게 음식을 먹였을 경우 그 음식이 전해질 이상, 고혈당, 흡인성 폐렴 그리고 급격한 혈압저하와 같은 부작용을 불러일으킬 수 있다는 것을 기억해야 한다.

병리생리학 및 평가

노인평가는 그 연령 집단의 병태생리학적 특징을 반영한다. 앞서 언급한 것처럼, 노인 환자의 주 호소는 그리 심각해 보이지 않을 수도 있다. 또한 환자는 중요한 증상을 말하지 않을 수 있다.

따라서 전문응급구조사는 환자의 주 문제가 무엇인지를 파악하고 대상자의 주 호소를 가려내는 노력을 하는 것이 중요하다. 오심을 호소하는 환자의 주 호소는 오심일 수 있지만 그것은 환자는 미처 알지 못하는 곧창자 출혈로 인한 것일 수 있다.

한 환자가 여러 질환을 동시에 가지고 있는 경우에도 평가 과정을 어렵게 만들 수 있다.

여러가지 질환이 동반되어 있으면 평가과정이 복잡해지는데 만성질환이 있으면 급성증상을 평가하기

문화적 고려사항

그들은 얼마나 잘 생활하고 있는가?

불행히도, 많은 노인들은 경제적으로 빈곤하다. 사실 많은 노인들, 특히 여성 노인들은 최저 생계수준 이하의 삶을 산다. 이유는 다양하다. 가장 중요한 사실은, 이 같은 사람들은 은퇴 연금이나 사회복지보험금 등의 고정된 수입으로 살아가는 경우가 많다는 것이다. 이렇듯 수입은 고정되어 있는데 생활비용은 계속 증가한다.

따라서, 일부 노인들은 무엇을 할 수 있고 무엇을 할 수 없는지 선택을 내려야 하는 경우에 처한다. 일부는 약품 복용을 포기한다. 다른 이들은 전기세를 줄이기 위해 난방이나 냉방을 줄이려고 노력한다. 불행히도 어떤 이들은 자립적인 생활을 계속하기 위해 음식을 포기한다.

노인 환자를 평가할 때, 이들이 얼마나 잘 생활하고 있는지에 대해 알아보도록 힘써야 한다. 거주하고 있는 집이 비정상적으로 덥거나 춥지는 않은가? 너무 비싸서 필요한 약을 포기하지는 않았는가?

집이 안전하고 깨끗한가? 환자가 잘 먹고 있는가? 스스로 식사를 마련할 능력과 의사가 있는가? 가장 중요한 것으로, 가족이나 친구가 주기적으로 환자를 방문하러 오는가? 우려하는 바가 있다면, 적절한 기관이나 병원 직원에게 알려, 환자가 현재 환경에서 안전하게 살 수 있도록 사회 복지 기관에서 평가를 실시할 수 있도록 한다.

> **내용 요약**
> ▶ 영양 부족의 부작용
> - 비타민 결핍
> - 탈수
> - 저혈당

가 어려워질 수 있다. 또한 만성질환으로 인한 증상인지 새로 나타난 급성 증상인지 혼동되기 쉽다. 예를 들면, 가슴통증을 호소하는 노인 환자의 경우 빈번한 심실조기수축이 급성인지 만성인지를 알아내는 것은 매우 어렵다. 환자에 대한 의학적 정보가 없는 상황에서는 그 상황을 생명이 매우 위급한 상황이라고 해석하고 치료하면 된다.

다른 합병증은 질병과 부상에 대한 노인 환자들의 반응이 나이에 따라 변화하기때문에 생긴다. 노인 환자는 경감된 통증을 호소할 수 있지만 그로 인하여 환자나 응급구조사가 일차적 문제의 심각성을 과소평가하게 될 수 있다. 또한, 체온조절기전이 변화하거나 약화될 수 있다. 그 결과 심각한 감염 상태에서도 열이 없거나 혹은 미열로만 나타날 수 있다. 체온조절기전의 변화와 땀샘의 변화는 환경적 체온장애를 일으킬 수 있다.

건강평가에 영향을 미칠 수 있는 다양한 요인들이 있기 때문에 전문응급구조사는 반드시 일차적인 문제와 의미있는 징후에 대하여 조사해야 한다. 인내, 존중 그리고 친절함은 적절한 병력을 끌어내는데 도움이 될 것이다.

병력

노인 환자에게 병력을 조사하기 위하여 많은 시간이 소요됨을 인식하고 면담 과정을 몇 단계로 나누어 진행할 수 있다.

예를 들어 대상자가 피곤해 한다면 쉬는 시간을 주고 간병인(돌봄제공자, care giver)과 상담하는 시간을 가질 수 있다. 병력을 수집할 때에는 다수의 약물복용과 여러 가지 질환 때문에 여러 합병증이 있을 수 있다는 사실을 기억해야 한다. 약물 복용 상태는 환자의 질환을 나타내는 매우 중요한 요소가 될 수 있다. 따라서 환자가 사용하는 약물을 찾아 환자를 병원으로 이송할 때 함께 가지고 간다. 일반 의약품을 포함하여 현재 환자가 어떠한 약물들을 복용하고 있는지 확인해야 한다. 다량의 약물을 복용하는 경우 투약오류, 약물간 상호작용, 그리고 복약지시 불이행 등이 일어날 가능성이 높다.

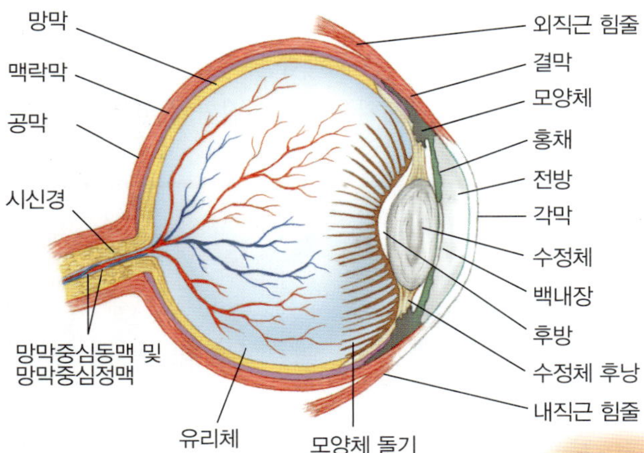

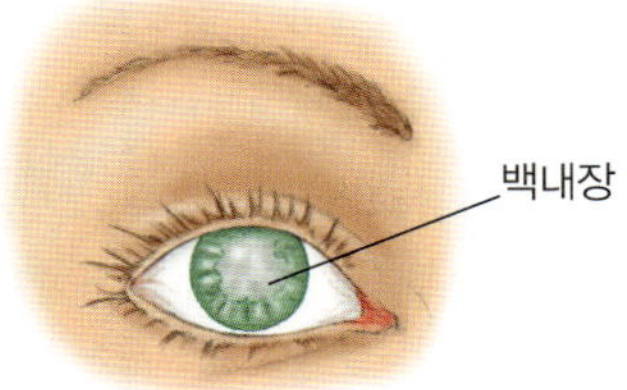

백내장

그림 5-8 수정체를 혼탁하게 하는 백내장은 노인의 시력을 감퇴시킨다.

의사소통 어려움 앞서 말한 대로 노인 대상자들과 의사소통 하는 것은 쉬운 일이 아니다. 백내장(cataracts)(그림 5-8) 및 녹내장(glaucoma)은 시력 감퇴를 야기한다. 수정체의 혼탁을 야기하여, 시력 손상을 일으킨다(그림 5-9). 당뇨와 뇌졸중으로 많이 발생하는 시력상실은 노인들에게 더 흔히 나타난다. 환자가 주변을 분명히 볼 수 없으면 불안해하는 정도가 증가한다. 따라서 시력 감퇴를 가진 환자와 이야기할 때는 차분히 말해야 한다. 소리치는 것은 도움이 되지 않는다. 대신에 환자가 구조사를 볼 수 있거나(시력을 완전히 상실하지 않은 경우) 만질 수 있는 곳에 자리잡는 것이 좋다. 노화는 청력에도 영향을 준다. 청각이 전반적으로 감소하며, 환자는 이명(tinnitus) 또는 메니에르병(Ménière's disease) 등의 청각 장애를 겪을 수 있다. 청력감소나 청력상실은 실질적으로 병력을 수집하기가 어렵다. 이 같은 경우에는 친구 혹은 가족에게 병력을 구할 수 있도록 한다. 환자에게 소리를 치지 않는다. 환자가 완전히 청력을 상실한 경우 소리를 치는 것은 무의미하며, 청력이 남아 있다고 하더라도 알아듣기 힘들다. 필요한 경우 종이에 글자를 쓰도록 한다. 환자가 입술을 읽을 수 있으면 환자를 똑바로 바라보고 천천히 이야기한다. 가능한 한 믿을 만한 자원으로부터 병력을 수집하도록 한다. 또한 청력감퇴는 다른 원인으로부터(귀지로 막힘) 올 수 있으므로 청력상실이 이전부터 있어 왔는지 조사한다. 환자는 말하는데 어려움을 겪을 수 있다. 단어를 생각해내는데 어려움을 겪을 수 있고, 종종 말을 천천히 하게 되며 음성에 변화가 올 수 있는데 이것은 노화와 관련된 정상적인 변화이다. 만약 환자가 의치 착용을 잊었다면 정중하게 착용하도록 요청한다. 노인 대상자와의 의사소통을 향상시키기 위하여 다음의 기술들을 기억한다.

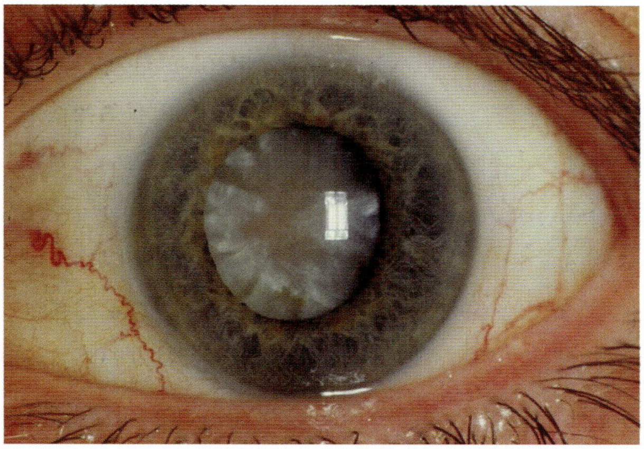

그림 5-9 완전히 보이는 성숙백내장(mature cataract) (*National Eye Institute, National Institutes of Health*)

- 항상 자신을 소개한다.
- 천천히, 또박또박, 그리고 예의 바르게 말한다.
- 가족 구성원, 간병인 혹은 옆의 사람들보다 대상자에게 먼저 말한다.
- 눈을 맞추고 눈 위치에서 얼굴을 바라보며 말한다(그림 5-10).
- 필요하다면 환자의 보청기와 안경을 착용하게 한다(그림 5-11).
- 환자에게 청진기를 사용하게 하고, 마이크에 대고 이야기하듯 말한다.
- 방의 불을 켜둔다.
- 이해와 공감을 몸짓이나 말로 표현한다.
- 항상 공손하게 대한다.
- 환자의 존엄성을 보호한다.
- 대답을 이해하지 못했거나 제대로 듣지 못했을 때 질문을 반복하거나 환자에게 재차 질문하는 것을 두려워하지 않는다.
- 무엇을 왜 하는지 항상 설명한다.

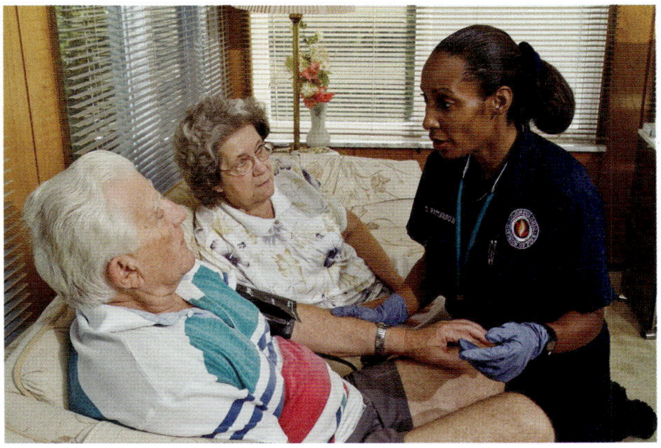

그림 5-10 가능하면 다른 사람들과 환자에 대해 얘기하는 것보다 노인 환자와 직접 이야기한다.

- 병력을 말할 때–말의 빠르기, 눈맞춤, 목소리의 고저 등으로 불안 정도를 관찰한다.

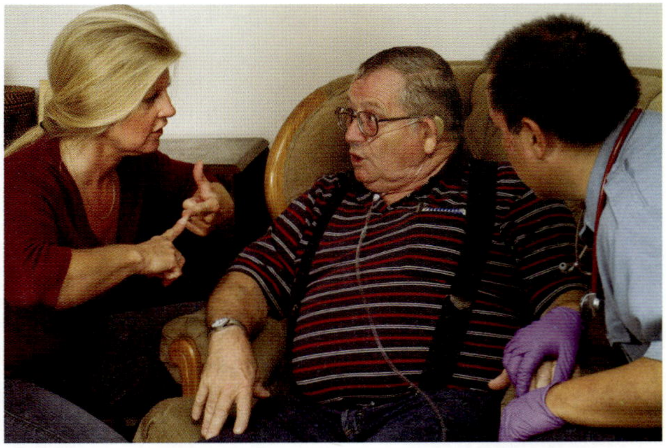

그림 5–11 노인 환자가 안경이나 보청기를 착용하고 있는지 확인한다.

정신 상태 변화 및 혼돈 나이가 들어감에 따라 정신 상태가 변화할 수 있다는 것을 기억하도록 한다. 환자는 혼란스러워 할 수 있고 세부적인 사항들은 기억하지 못할 수 있다. 또한 라디오 소음, 심전도 검사 장비, 낯선 소리 등은 혼돈을 악화시킬 수 있다. 고령과 기질성 정신장애 모두는 비슷하게 나타난다. 공통적인 증상은 다음과 같다:

- 섬망
- 혼돈
- 주의산만함
- 불안
- 흥분
- 적개심

혼돈 상태에 있는 환자를 대할 때에는 그 정신 상태가 정상과 확연히 다른지 구별해야 한다. 절대로 단순하게 "노망난" 환자라고 여기고 근본적인 심각한 원인을 놓쳐서는 안 된다(그림 5–12). 예를 들어, 알코올 중독은 노인에게 예전보다 더 흔히 나타난다. 이로 인해 병력을 알아내는 것이 더 힘들어질 수 있다. 또 다른 문제는 우울로부터 야기되며 이것은 노화나 기질적 뇌 질환과 비슷하여 다른 많은 장애로

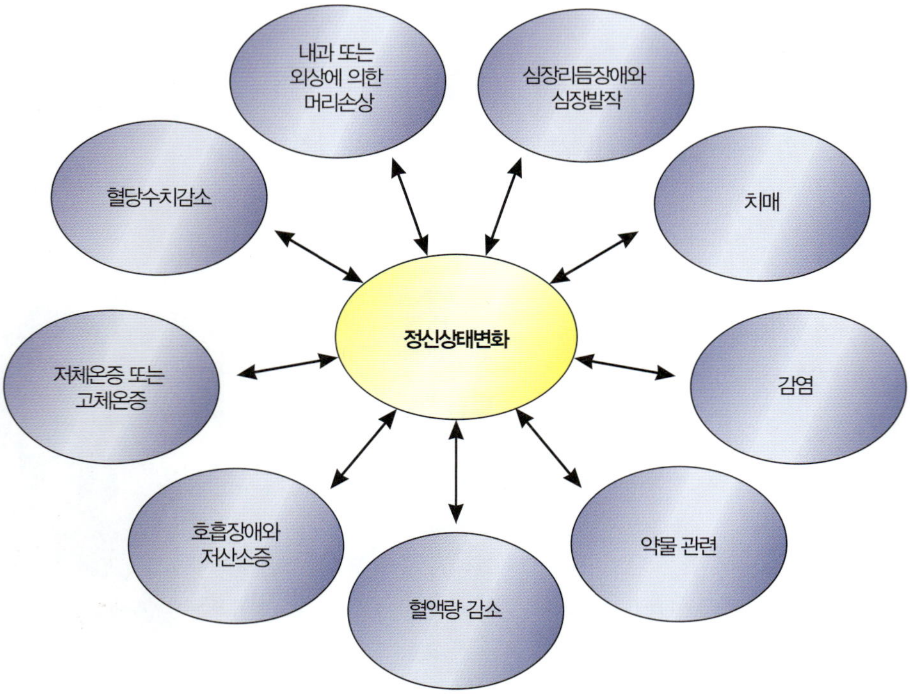

그림 5–12 변화된 정신 상태를 단순한 나이 관련 변화로 여겨서는 안 된다. 많은 종류의 심각한 잠재적인 문제가 의식변화의 이유가 될 수 있다.

오인될 수 있다. 우울은 대상자의 협조를 방해할 수 있다. 우울증이 있는 환자는 영양결핍, 탈수, 약물 과다복용, 자살시도, 혹은 주의를 끌기 위한 신체적 병을 나타낼 수 있다. 만약 환자가 우울증인 것 같다면 약물복용이나 자살충동에 대하여 질문하여 본다. 자살은 미국 노인 사망의 흔한 원인임을 주의해야 한다.

병력수집 종결 병력을 수집한 다음 시간이 허락한다면 신뢰성 있는 자료를 통해 환자의 병력을 검증하도록 노력하여야 한다. 대상자 앞에서 하지는 않도록 한다. 현장에서는 환자의 자가능력을 보여줄 수 있는 환경을 관찰하는 것이 매우 중요하다. 의료표시(Medic-Alert) 혹은 생명의 바이알(Vial-of-Life)과 같은 물품이나 약물 혹은 알코올 복용의 흔적을 찾아보도록 한다. 또한 의존적인 환경에서 학대나 방임의 징후가 있는지를 관찰하는 것도 중요하다.

신체검사

노인 환자를 검사할 때에는 특별히 고려해야 할 것들이 있다. 환자 일부는 쉽게 피로해지거나 긴 검사과정을 참아내지 못할 수 있다. 또한 환자는 체온조절 문제로 여러 겹의 옷을 입고 있어 검사를 어렵게 할 수도 있다. 검사를 시작하기 전에 모든 과정에 대해 명확히 설명하고, 특히 시력 손상이 있는 환자들에게는 주의 깊게 설명한다. 환자는 기관에 보내진다거나 자가능력 저하에 두려움을 느끼기 때문에 증상을 감추려 하거나 축소시키려는 경향이 있다.

만성 질환에서 나타난 급성 증상을 구별하도록 노력하여야 한다. 말초혈관질환과 관절염 때문에 말초맥박은 측정하기 어려울 수 있다. 노인들은 허파 청진 상 비병리학적 거품소리를 들을 수 있다. 또한 탈수와 구분하기 어려운 피부탄력 저하와 구강호흡 증가를 보일 수 있다. 의존성 부종은 울혈성 심부전이 아닌 활동부재로 인하여 발생할 수 있다. 경험과 실습을 통해서만 만성 질환에서 급성증상을 구별해낼 수 있다.

처치 시 고려사항

노인 환자는 평가 및 관리에 있어 환자마다 다른 문제를 보일 수 있다. 따라서 환자의 질병, 손상, 그리고 전반적인 건강 상태에 맞는 관리 계획을 세워야 한다. 노인 환자들은 증상이 급속히 악화될 수 있기 때문에 급속한 이송이 필요한 상황을 잘 판단할 수 있어야 한다.

다른 환자들과 마찬가지로 가장 먼저 해야 할 것은 일차 평가이다. 노인 환자의 신경학적인 상태 변화와 활력징후, 그리고 전반적인 심장상태의 변화에 항상 민감하여야 한다(노인 환자들의 약물관리와 특정 장애의 관리에 대해서는 다른 부분에서 설명한다).

일반적으로 병원으로의 이송은 아주 어린 아동을 제외한 다른 모든 연령대보다 노인들이 가장 큰 스트레스를 받는다.

폐색전증 혹은 장폐색과 같은 매우 심각한 상황을 제외하고 밝은 불빛과 사이렌은 피하도록 한다. 조용하고 부드럽게 이송해야 환자가 불안을 가라앉히며, 불안으로 인해 심장에 가해졌던 긴장도 완화할 수 있다.

구조요청을 받은 첫 단계부터 정서적인 지지를 제공하도록 한다. 모든 심각한 질병 혹은 부상은 죽음에 임박했다는 느낌을 받을 수 있다. 죽음은 이 연령대의 환자들에게 매우 현실적인 문제이기 때문이다. 환자의 두려움을 감소시키기 위해 다음 지침들을 기억하도록 한다.

- 환자로 하여금 감정을 표현하도록 격려한다.
- 환자가 느끼는 두려움을 사소한 것으로 여기지 않는다.

- 비언어적인 메시지들을 잘 이해한다.
- 비판적인 질문은 피한다.
- 환자가 말한 것을 확인하여 명확하게 이해한다.
- 노인과의 의사소통에 대해 배운 것을 기억하고, 장애요인들을 피한다.
- 당신을 포함한 다른 건강관리제공자들과 환자들은 동등한 위치에 있다는 것을 확신시킨다.

노인의 계통별 병태생리학

노화는 세포 단계에서 시작되긴 하지만, 결국은 신체의 모든 계통에 실질적으로 영향을 미친다(그림 5-13). 각 기관의 구조와 기능에 있어서 노화 관련 변화들은 질병에 걸릴 가능성을 높이고, 증상과 징후가 나타나는 역치를 변화시키며, 노인 환자의 평가와 치료에 영향을 미친다(표 5-5). 노화와 관련된 정상적인 신체의 변화를 잘 알고 있어야 하며, 심각한 잠재적 문제가 될 수 있는 비정상적인 변화를 구분해야 한다.

호흡계통

노화가 호흡계통에 미치는 영향은 빠르면 30세부터 시작된다. 규칙적인 운동이나 훈련을 하지 않는다면 허파는 스스로를 방어하고 일차적인 환기 기능을 수행할 능력을 잃기 시작한다. 호흡기계의 노화는 다음과 같다.

- 가슴벽 유연성 감소
- 허파 탄력성 상실
- 좁은 기도의 허탈로 허파에 공기 걸림(air trapping)이 증가함
- 호흡근 강도와 지구력 감소

기능적으로 65세가 되면 폐활량(vital capacity)은 50% 정도 감소한다. 더욱이 최대 호흡량은 60%까지, 최대 산소 섭취량은 70% 이상까지 감소할 수 있다. 이 같은 변화는 결국 환기 감소와 점진적 저산소증으로 이어지게 된다. 폐기종이나 만성기관지염 같은 허파질환이 있으면 허파 기능은 더욱 감소한다. 또한 효과적인 기침 반사와 먼지 및 감염원을 제거하는 머리카락 같은 섬유인 섬모의 활동도 감소한다. 이 두 가지 방어기전의 감소로 허파의 감수성이 높아져 반복적 감염을 일으키게 된다.

다음 요인들도 노인의 허파 기능에 영향을 미칠 수 있다.

- 척추후만증(kyphosis)
- 공해물질에 대한 만성적 노출
- 장기간의 흡연

노인 환자의 호흡기 질환 관리는 본질적으로 다른 모든 연령대와 같다. 환자의 적절한 호흡을 위해 보통 세우거나 앉는 자세를 취하게 한다. 입술 오므리기 호흡(pursed-lip breathing)과 같은 날숨을 보조하는 호흡법을 교육한다(환자에게 날숨 시 촛불을 끄는 것처럼 하라고 말한다). 필요하면 기관지확장제를 사용하고, 저산소증을 교정하기 위해 고농도의 산소를 제공한다.

모든 점에서, 무산소성 저산소혈증(anoxic hypoxemia)과 같은 발생할 수 있는 합병증에 대해 주의를 기울여야 한다. 노인 환자는 호흡을 더 많이 시도하여 쉽게 피로해질 수 있기 때문에 환기상태를 주의 깊게 감시한다. 호흡기 질환을 가진 많은 노인환자들은 심장 질환을 갖고 있음을 기억해야 한다. 이를 염두

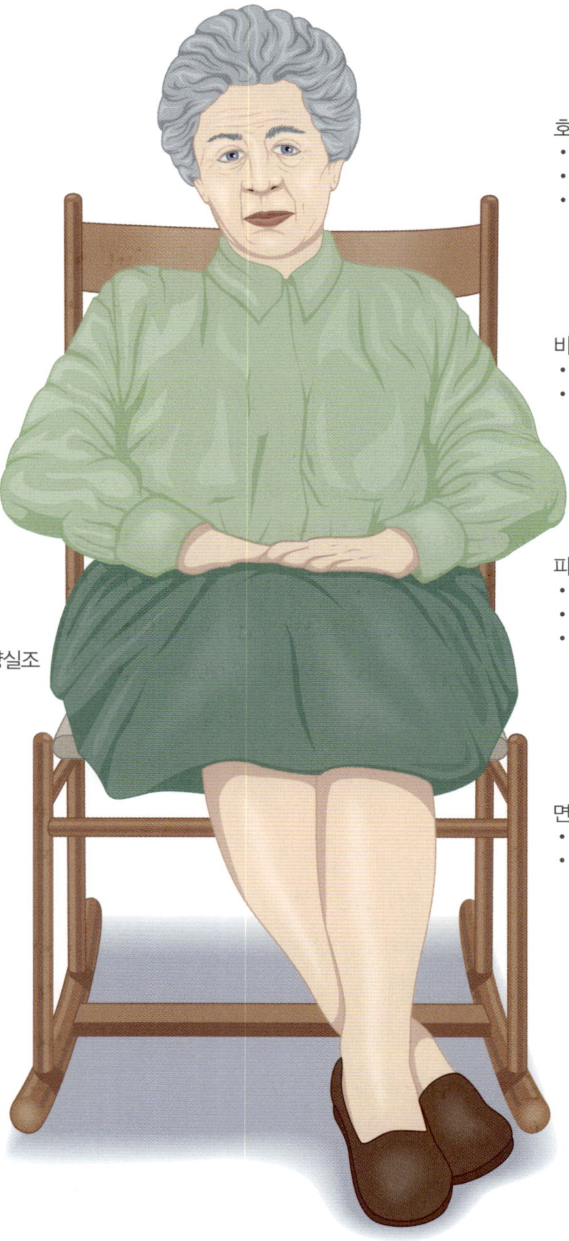

그림 5-13 노인의 신체 계통의 변화

에 두고 베타효능제 같은 약들은 세심한 주의를 갖고 사용해야 한다. 심혈관 상태를 관찰하고 정맥 내 주입은 신중하게 투여한다. 수액의 과부하(fluid overload)가 되지 않도록 한다. 수액을 주입할 때는 폐부종의 정도를 확인하기 위해 허파음을 자주 평가해야 한다.

심혈관계통

노화와 관계없는 수많은 변수들이 심혈관 기능에 영향을 미친다. 이 같은 변수에는 식이, 흡연, 음주, 교육, 사회경제적 상태, 심지어 성격까지 포함된다. 그 중에서도 중요한 것은 신체 활동 정도이다. 최대 운동 능력과 산소 소비량은 노화가 진행되면서 감소하지만, 평소 잘 훈련된 노인들은 평범한 젊은이의 유산소 능력과 같거나 더 나을 수도 있다.

표 5-5 | 일반적인 노화 관련 신체 계통 변화

신체 계통	노화에 따른 변화	임상적 중요성
호흡계통	호흡근의 강도와 조정력 감소 기침 및 연하반사 감소	호흡부전 가능성 증가
심혈관계통	동맥 탄력성 및 강도 상실 심장의 박동수, 리듬, 효율성 변화	고혈압이 흔함 뇌졸중, 심장마비 가능성 증가 경미한 외상으로도 출혈 가능성 증가
신경계통	뇌조직 수축 기억력 감소 우울증 빈발 정신 상태 변화 균형장애	두부 손상으로 인한 증상 발현 지연 환자 평가 어려움 낙상 가능성 증가
내분비계통	에스트로겐 생산 감소(여성) 인슐린 민감성 감소 인슐린 저항력 증가	골절(골소실) 및 심장질환 발생 가능성 증가 고혈당과 함께 당뇨병 빈발
위장관계통	소화 기능 저하	변비 흔함 영양실조 가능성 증가
체온조절	발한 감소 떨림 감소	환경적 위험 증가
외피계통(피부)	얇고 약해짐	상처와 궤양이 잘 생김 타박상 증가 상처회복 지연
근골격계통	골밀도감소(골다공증) 관절 유연성 및 강도 약화(골관절염)	골절 가능성 상승 치유지연 낙상 증가
콩팥	콩팥 크기와 및 기능 약화	약물 독성 문제 증가
비뇨생식기계통	방광 기능 약화	배뇨/요실금 증가 요로감염 증가
면역계통	면역 반응 저하	감염 질환에 걸리기 쉬워짐 백신에 대한 면역 반응 저하
혈액계통	혈액량 및 적혈구 감소	질병/손상으로부터 회복 느려짐 외상관련 합병증 위험 증가

이것은 심혈관계는 다양한 수준으로 노화 관련 퇴화가 일어난다는 것을 말한다. 왼심실벽이 최대 25%까지 두꺼워지고 커질 수 있다(비대, hypertrophy). 이러한 비대는 고혈압이 있다면 더 분명히 나타난다. 또한 심장과 말초혈관계에 섬유증(fibrosis)이 일어나 고혈압과 동맥경화증, 또는 심장 기능의 저하를 유발한다.

칼슘의 침전과 결합조직의 변성으로 대동맥 역시 딱딱해지고 늘어진다. 이러한 변화는 대동맥의 부분 파열을 일으켜 대동맥 박리(흉부)나 동맥류(복부)를 일으킨다.

노화가 진행되면서 심실을 채우는 유형이 변화한다. 심장의 승모판이 열려있는 조기 이완기 동안, 왼심실로 들어가는 혈액량이 감소한다. 따라서 심실의 충만과 확장(전부하)은 심방의 수축에 의존하게 된다. 심방 수축 소실(심방 세동처럼)은 노인들이 잘 견뎌내지 못한다.

시간이 지남에 따라 심장의 전도계도 퇴화하여 부정맥과 다양한 정도의 심장 차단을 유발한다. 결국,

1회 심박출량(stroke volume)이 감소되고 심박동수는 느려져 심박출량이 감소하게 된다. 이러한 이유로 스트레스에 반응하는 심장의 기능이 저하된다. 이러한 경우 운동 근육이 필요로 하는 산소 요구량을 심장이 충족시키지 못하게 되는 운동 불내성(exercise intolerance)이 나타나게 된다.

심혈관계와 관계된 증상을 적절히 관리하기 위해서는, 환자에게 모든 활동을 중지해 달라고 요청한다. 이것은 심근의 산소 요구량을 감소시킨다. 심혈관계에 문제가 나타난 환자를 구급차량까지 걸어가게 하지 않는다. 지역 지침에 따라 다음과 같은 기본 단계를 따른다.

- 환자가 저산소증이라면 산소를 투여한다.
- 약물투여를 위한 정맥로 확보. 약물은 증상에 따라 달라지지만, 다음과 같은 것이 있다 :
  - 항협심증제(antianginal agents)
  - 아스피린
  - 이뇨제
  - 항부정맥제
- 연령에 맞는 용량 투여
- 활력징후와 심전도 감시
- 표준 12유도 심전도 측정
- 차분하고 전문가적이며 공감하는 자세로 임한다. 심장 마비는 노인에게 있어 가장 공포스러운 상황 중의 하나이다.

신경계통

다른 신체 기관계의 세포와 달리, 중추신경계의 세포는 재생산되지 않는다. 뇌는 대뇌 피질의 특정 부분 세포의 최대 45퍼센트까지 잃을 수 있다. 대체적으로 20세에서 90세에 이르기까지, 뇌의 무게는 평균 10퍼센트 정도 감소된다. 뇌 무게와 뇌실 크기의 감소는 지능과는 관련이 없으며, 노인들도 계속해서 창조적이고 생산적인 생각을 할 수 있음을 알아야 한다. 다시 한번 말하지만 노인들의 인지적 능력이 젊은이들 보다 못하다고 단정 짓지 않도록 한다.

다음과 같은 사소한 변화들이 올 수 있다:

- 최근의 일을 기억하기 어려움
- 정신운동이 느려짐
- 건망증
- 반응시간 감소

비록 뇌 크기가 지능과 관련하여 임상적 의미는 갖지 않지만, 외상에 대해서는 의미가 있다. 뇌크기의 감소는 출혈이나 종양 등이 좀 더 커질 수 있는 공간(mass effect)을 제공한다. 이러한 공간 효과로 인해 출혈이나 종양은 임상적으로 심각해지기 전에 좀더 커질 수 있다. 그리하여 머리 충격에 따른 경막하 혈종의 임상적 발현이 젊은 사람에 비해 느리게 나타날 수 있다. 정신 상태 변화나 발작의 경우, 특히 사고가 있었다면 외상을 의심해야 한다.

노인환자의 정신 상태를 평가할 때는 언제나 어떠한 기준선(baseline)을 정한다. 달리 입증되지 않는 한, 환자가 정신적으로 예리하다고 가정한다(동료, 도우미, 가족 등과 이야기한다). 환자의 지각, 사고 과정, 의사소통을 주의해서 관찰한다. 노인환자에게 질문을 할 때는 방해되지 않는 환경을 만들어준다. 앞에서 언급했듯이, 명확하고 여유 있게 질문을 하도록 한다.

환자 계획 수립 시 허약감, 만성피로, 수면양상의 변화, 실신 증상 등을 관찰한다. 만약 뇌졸중이 의심된다면 환자를 최우선으로 분류한다(뇌졸중에 대한 더 자세한 내용은 후반에서 다루도록 한다).

지역 지침에 따라 혈압 조절을 고려하되, 뇌 조직의 관류는 적절한 혈압에 의해 좌우된다는 것을 기억해야 한다. 대부분의 경우, 혈압 상승은 뇌혈류 상승을 통해 뇌관류를 유지하려는 신체의 반응이기 때문에 뇌졸중 의심 시 혈압을 낮추지 않도록 한다. 외상 가능성을 염두에 두고 정신 상태 변화의 원인들을 고려한다. 환자가 저산소증을 보이면 산소를 투여하고, 가능한 경우 날숨끝이산화탄소분압기(capnography)로 환기를 관찰하며, 계속해서 환자를 재평가한다.

내분비계통

내분비계통 장애에 대한 조기 진단은 적절한 호르몬 치료와 생활방식 변화를 통해 장애를 예방할 수 있는 기회를 제공한다. 예를 들어, 당뇨병은 노인들에게 아주 흔한 질환이다. 하지만 식이요법, 운동 그리고 약물 치료를 통해 혈당 수치를 정상화하면 심각한 혈관과 신경과적 합병증을 감소시킬 수 있다.

갑상선 질환은 특히 노인들에게 있어 "임상적 변장술사(clinical masquerader)"이다. 일반적인 징후나 증상이 없거나 적기 때문이다. 증상과 징후가 나타나도 노화증상이거나, 심혈관질환, 위장관계, 신경근육 장애 등과 함께 나타난다. 그러나, 특히 갑상선 저하증이나 갑상선 결절 같은 갑상선 질환은 나이가 들어감에 따라 증가한다(갑상선 질환에 대한 자세한 내용은 후반의 대사이상 및 내분비 이상에서 다룬다).

포도당 장애를 제외하곤 대부분의 내분비 장애는 현장에서 쉽게 밝혀내기 힘들다. 많은 내분비 관련 응급 상황은 정신 상태 변화가 나타나며, 특히 인슐린 관련 질환에서 더욱 정신 상태 변화가 나타난다. 말초조직의 비정상적 성장과 대동맥의 확장을 유발하는 마르판 증후군(Marfan syndrome) 환자에게서 나타나는 대동맥류와 같은 심혈관에 대한 영향을 감시한다. 또한 갑상선 기능 항진증과 갑상선 기능저하증과 같은 갑상선 장애에서는 혈압변화도 주의 깊게 관찰해야 한다.

위장관계통

노화는 위장관계통에 여러 가지 면에서 영향을 미친다. 침의 양이 33%까지 감소되어, 입이 마르거나, 영양결핍, 목이 메는 경향이 나타날 수 있다. 위 분비액은 젊은이들 양의 20% 이하까지 감소될 수 있다. 식도와 장의 운동성 또한 저하되어 음식을 삼키기가 어렵고 소화과정이 지연된다. 염산의 생산도 감소하여 소화를 방해하거나, 영양성 빈혈을 유발하기도 한다. 잇몸 위축과 미뢰 수 감소는 식욕을 저하시킨다.

다른 질환들도 발생할 수 있는데, 식도열공탈장(hiatal hernia)은 그 자체가 노화와 관련된 것은 아니지만, 노인들에게는 심각한 결과를 야기할 수 있다. 탈장의 내용물인 식도나 위가 감돈 상태가 되거나 가장 심한 경우에는 심한 위장관 출혈을 일으키기도 한다. 노화로 인한 간 기능의 저하는 해독 작용을 지연시키거나 방해한다. 응급의료 종사자들에게 있어서 일반적인 약물독성 문제는 심실 부정맥에 대한 다양한 약물(예, 아미오다론)을 사용하기 때문에 나타난다(중독 관련 응급 상황에 대한 자세한 내용은 5장 후반에서 자세히 다룬다). 간 기능 저하는 응고 단백의 생성을 감소시켜 출혈 이상을 유발할 수 있다.

위장관계 문제는 치명적으로 작용할 수 있다. 필요하면 쇼크 지침을 사용하고, 체액 손실이 전부 신체 외에서 일어나는 것은 아니라는 사실을 기억한다.

체온조절 계통

노인과 영아들은 주변 온도의 변화에 매우 취약하다. 노인들의 경우 체온조절기전이 변화하거나 손상되기 때문이다. 노화는 신체를 시원하게 유지시키는 발한의 효과를 감소시킨다. 노인들은 아주 고온에서 땀을 흘리며, 젊은 사람들보다 땀을 덜 배출하는 경향이 있다. 나이가 들면서 오한이 감소되고 말초혈액량이 적어지는 것과 같은 자율 신경계의 퇴화를 경험하게 된다. 또한 노인들은 추위에 대한 지각능력이 떨어진다. 약물과 질병은 노인 환자들의 온도 변화 반응에 영향을 미쳐, 갑작스러운 고체온증과 우발적인 저체온증을 유발하기도 한다.

응급의료출동에서 환경적 응급 상황이 원인인 경우가 많으며, 특히 혼자 또는 빈곤하게 사는 노인들에게 그렇다. 이 같은 응급 상황에 대한 더 자세한 내용은 "학대, 방임, 폭행" 후반부의 열사병, 저체온증, 고체온증 부분에서 살펴보도록 한다.

외피계통

나이가 들면서 피부는 탄력성과 지지력을 제공하는 결합조직인 콜라겐을 잃게 된다. 그 결과 피부는 부딪히거나 찢기는 등의 부상을 당하기 쉬워진다. 또한 혈관이 도망가곤 하기 때문에 정맥주사를 시작하는 것도 어렵게 만든다. 게다가 융기된 피부의 평가는 노인의 체액 상태 평가를 부정확하게 만든다. 탄력성이 없으면 수분평형과 관계없이 피부가 융기된다.

피부가 얇아지면서 세포의 재생산은 더욱 느려진다. 노인에게 있어 피부 손상은 젊은 환자들보다 더 심각할 수 있고 회복 시간도 더 오래 걸리게 된다. 일반적으로 노인들은 피부종양, 약물로 인한 발진, 곰팡이 감염, 바이러스 감염 등의 이차 감염 위험이 훨씬 더 높다. 장기간의 햇볕 노출 또한 노인들이 흑색종 혹은 다른 햇볕과 관련된 암종류(기저세포암, 편평세포암 등)에 취약하게 한다.

근골격계통

노화로 인해 척추사이원반(추간판)이 좁아지고 뼈엉성증(골다공증)이 발생하면서 최대 2~3인치만큼 키가 줄어들 수 있다. 이는 대부분 척추 골절로 인한 것이다. 골다공증(osteoporosis)은 뼈에서 무기질이 감소되어 결국 뼈가 물러지게 되는 것이다. 이는 특히 척추몸통에서 명백히 나타나며 이에 따라 자세의 변화가 생긴다. 나이든 사람의 자세는 종종 주로 척추후만증(kyphosis)이라 불리는 흉추 만곡의 증가와 무릎과 고관절의 굴곡상태를 보인다. 뼈에서의 무기질 감소는 환자들의 고관절 골절이나 기타 골절에 취약하게 만든다.

재채기와 같은 단순한 행동으로도 골절이 일어날 수 있다. 골격 변화 외에 골격근 무게 감소도 노화로 인해 흔히 나타나며, 주로 앉아서 지내는 사람에게 많이 나타난다. 이를 보완하기 위해 노인 여성은 좁고 짧은 걸음을 걷게 되고 반대로 노인 남성은 넓은 걸음걸이를 걷게 된다. 이러한 변화는 노인들이 낙상에 더 민감하게 만들고 결과적으로 독립성을 상실하게 한다.

근골격계의 변화로 인해 노인에 있어서 단순 외상이 복합질환으로 이어질 수 있다. 근골격계 장애를 치료할 때 환자가 저산소증을 보인다면 산소를 공급하고, 정맥로를 확보하고, 진통제를 고려해야 한다. 많은 사지 손상은 노인의 관절구조와 뼈의 변화에 의한 것이므로 발견되는 대로 고정시켜야 한다. 손상의 원인을 찾기 위해서 명백히 나타나는 것 이상을 보아야 한다. 숨겨진 내과적 질환, 다른 약의 합병증, 학대 또는 방임, 그리고 음주와 흡연의 가능성 등을 염두에 두어야 한다.

콩팥계통

노화는 약 30~40%의 네프론(nephron) 수 감소를 통해 비뇨기계에 영향을 미친다. 콩팥의 혈류량 역시 45%까지 감소할 수 있어, 혈액 내 노폐물을 증가시키고 체액 및 전해질 균형을 교란시킨다. 콩팥은 골수 내 적혈구 생산을 자극하는 적혈구 생성인자(erythropoietin)와 혈관 수축을 자극하는 레닌의 생성을 담당하므로, 콩팥 기능 감소는 노인 환자의 빈혈이나 고혈압을 야기할 수 있다.

콩팥 및 비뇨기계 증상에 대한 병원 전 처치는 충분한 산소, 체액 상태, 박출량 관찰, 통증 치료 등이 있다. 콩팥폐색에서 2차적으로 오는 통증의 합병증으로 오심과 구토가 나타날 때 기도유지에 주의를 기울여야 한다. 또한 혈압과 맥박의 변화를 감지할 수 있도록 활력징후를 감시한다.

비뇨생식기계통

노화가 진행되면 방광의 지각과 긴장상태의 점진적인 감소를 경험하게 된다. 방광은 완전히 비워지지 않고 그에 따라 환자는 자주 요의를 느낄 수 있다. 이러한 충동은 특히 야간에 불이 어둡거나 환자가 졸릴 때 낙상의 위험을 증가시킨다. 더욱이 방광이 다 비워지지 않으면 요로 감염이 되기 쉽고 패혈증의 가능성까지 증가시킨다. 남성의 경우 전립선이 비대되어 배뇨 곤란이나 요정체를 야기한다. 앞서 언급한대로 노인들은 또한 다양한 정도의 요실금을 경험한다.

비뇨생식기계 문제에 대한 치료는 콩팥과 요실금에 대한 논의에서 설명되었다.

면역계통

나이가 들어감에 따라 T세포들의 기능이 감퇴되어, 면역체계가 항원의 침입을 알리는 능력이 저하된다. 때로 면역성 노화(immune senescence)라고도 불리는 면역 반응의 감퇴는 감염 질환에 걸릴 위험성을 증가시킨다. 또한 감염의 지속기간과 강도도 증가시킨다.

금기 사항만 아니라면 노인 환자는 보건당국에 의해 추천되는 예방 접종을 받아야 한다. 그러나 노화는 백신에 대한 면역반응이 잘 나타나지 않는 것을 염두에 두어야 한다. 가장 좋은 예방은 적절한 영양 섭취와, 손씻기와 같은 감염 관리 조치 그리고 운동이다. 당뇨병, 심부전, 갑상선 질환과 숨은 악성종양과 같은 병들의 치료와 인식 또한 감염의 위험과 심각성을 감소시킨다. 전문응급구조사는 면역 상태 변화를 생명에 대한 위협으로 간주하여 치료해야 하고 환자가 감염원에 노출되지 않도록 노력해야 한다. 가벼운 감기라도 필요한 사전 조치를 취해 노인 환자에게 병, 심지어 가벼운 감기라도 전염시키면 안 된다.

혈액계통

혈액계통은 적혈구의 생산을 자극하는 신장계의 부전에 의해 영향을 받는다. 응고인자의 변화와 혈관 손상은 노인의 혈전색전증 발병 가능성을 높인다. 비정상적인 영양상태는 비정상적 적혈구를 생산할 수도 있다. 노인들은 몸의 수분이 부족하기 때문에 혈액량 또한 유사하게 감소한다. 이것은 노인 환자가 질병이나 상해로부터의 회복을 어렵게 만든다. 따라서 반드시 초기에 중재를 시작되어야 한다. 환자가 저산소증을 보이는 경우 보충 산소를 공급하는 것 외에, 출혈 시간이 길어질 수도 있다는 것에 대비해야 한다.

노인 환자의 상태 악화는 멈추기 어렵기 때문에 면밀히 관찰해야 한다.

노인의 일반적인 의료 문제들

일반적으로 노인들도 젊은 환자들과 같은 종류의 응급 상황으로 고통 받는다. 그러나 질환이 더 심각할 수도 있고, 합병증은 더욱 그러할 것이며, 전형적인 징후와 증상은 없거나 변화되어 나타날 수도 있다. 더욱이 노인들은 스트레스에 더욱 악영향을 받기 쉽고 청 · 장년의 성인들보다 더 빠르게 상태가 악화된다. 다음의 내용은 응급구조사가 흔히 접할 수 있는 의료장애 중 몇 가지이다.

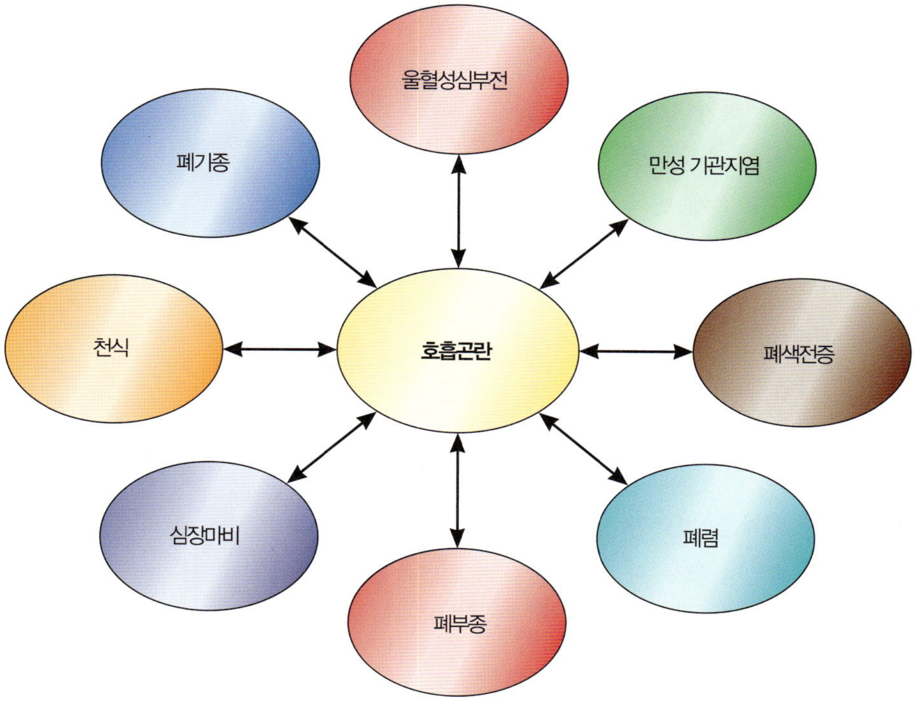

그림 5-14 노인에게 호흡곤란은 수많은 호흡기 질환 및 심장 질환으로 인해 나타날 수 있다.

폐/호흡질환

호흡기계 응급 상황은 노인들이 응급의료팀을 호출하거나 응급치료를 필요로 하는 가장 흔한 이유들 중의 하나이다. 호흡기계 장애를 가진 대부분 노인 환자는 주된 증상으로 호흡 곤란을 호소한다. 그렇지만 기침, 울혈, 쌕쌕거림(천명음) 등도 흔히 나타나는 주 증상이다.

다양한 요인들이 노인들의 호흡기계 장애의 촉발요인이 될 수 있다(그림 5-14). 다음은 가장 흔한 질환들에 대한 설명이다.

폐렴

폐렴은 폐 감염 질환이다. 일반적으로 세균이나 바이러스에 의해 발병한다. 하지만, 흡인성 폐렴은 삼키는 것이 어려워 발생했을 수 있다.

폐렴은 노인에게 심각한 질환이다. 65세 이상 노인의 7번째 사망 원인이다. 20세 이후 10년이 증가할 때마다 10%씩 더 많이 발생한다. 노인 부검 시 최대 60%까지 발견된다. 노인들에게 폐렴이 더 빈번히 발생하는 이유는 다음과 같다.

- 면역 반응 감소
- 폐 기능 약화
- 인두에서 그람음성간균 집락 증가
- 비정상적 또는 비효율적 기침 반사
- 상기도 점액섬모 세포의 효율성 감소(그림 5-15)

폐렴 감염의 위험이 큰 노인은 노쇠한 노인 및 만성, 복합 질환을 앓고 있는 노인 또는 면역력이 떨어진 노인이다. 병원 또는 양로원에서 지내는 환자들이 특히 취약한데, 미생물에 대한 노출이 증가하고 거동이 한정되었기 때문이다. 시설에서 지내는 환자는 가정 내 치료를 받는 환자에 비해 폐렴에 걸릴 확률이 50% 이상 증가한다.

폐렴의 일반적인 징후와 증상으로는 호흡 곤란, 울혈, 발열, 오한, 빈호흡, 가래, 정신 상태 변화가 있다. 때로 복부 통증이 유일한 증상으로 나타날 수도 있다. 체온조절계 변화로 인해 노인들에게서는 발열이 없을 수도 있다.

예방 전략으로 폐렴 및 인플루엔자 예방접종이 있다. 감염 환자에 대한 노출을 줄이고 환자의 거동을 촉진하는 노력을 기울여야 한다.

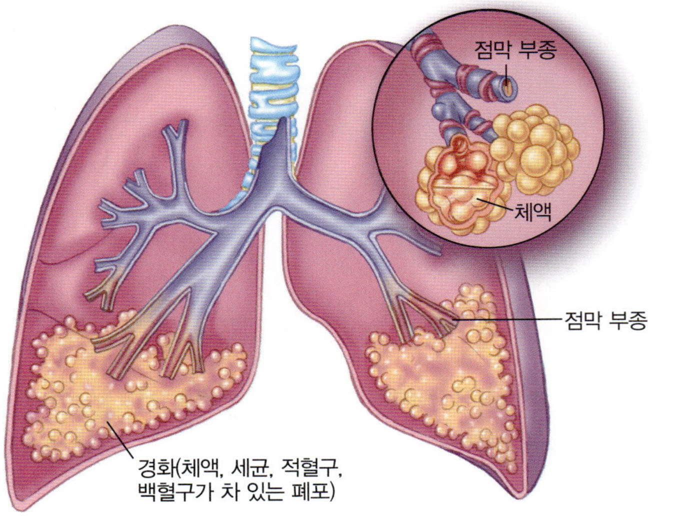

그림 5-15 폐렴은 보통 세균에 의한 폐의 감염 질환이다. 노인의 주된 사망 원인이다.

폐렴이 있는 노인 환자를 치료할 때, 생명을 위협하는 요인을 모두 다루어야 한다. 충분한 산소를 유지한다. 진단을 위해 환자를 병원으로 이송하며, 호흡기 장애가 있는 환자는 많은 경우 다른 기저 질환을 가지고 있다는 사실을 염두에 둔다.

만성 폐쇄성 폐질환

만성 폐쇄성 폐질환은 여러 질환이 복합적으로 존재하는 것으로, 가역성 또는 비가역성 만성 기류 폐쇄가 특징이다. 각 만성 폐쇄성 폐질환은 고유한 특징이 있으며, 노인 환자는 동시에 두 개 이상의 양상을 보인다. 만성폐쇄성 폐질환은 일반적으로 폐기종, 만성 기관지염 그리고 천식의 일부 조합으로 나타난다. 폐렴은 노인 환자에서 다른 호흡기 질환처럼 만성 폐쇄성 폐질환을 더욱 악화시킬 수 있다.

만성 폐쇄성 폐질환은 미국 내 3번째 주요 사망 원인이다. 지난 20년 동안 유병률이 증가했다. 만성 폐쇄성 폐질환을 유발하는 요인은 다음과 같다.

- 흡연은 만성 폐쇄성 폐질환 발생 요인의 80%를 차지함
- 유년기 호흡기 질환
- 환경 오염원 노출
- 유전적 기질

만성 폐쇄성 폐질환의 생리는 다양하나, 점액 생산 증가로 인한 기도 염증이나 폐포 파괴가 원인일 수 있다. 그 결과 폐포의 기류가 감소하여 산소교환이 감소하게 된다. 일반적 징후와 증상은 다음과 같다.

- 호흡보조근 사용
- 기침
- 호흡곤란
- 운동 불내인성
- 가래 분비 증가
- 흉막통
- 입을 오므리고 호흡
- 빈호흡
- 삼각 자세

● 쌕쌕거림

만성 폐쇄성 폐질환은 점진적으로 진행되며 환자를 쇠약하게 한다(그림 5-16). 환자는 신체가 스트레스를 받기 전까지 증상과 징후를 제어할 수 있다. 증상이 장애를 초래할 정도가 되면, 이 상태는 만성 폐쇄성 폐질환 악화(exacerbation of COPD)라고 불린다. 이 증상은 급속도로 사망으로 이어질 수 있는데, 저산소증과 과탄산혈증이 산염기균형을 변화시키고 효율적 에너지 생산을 위해 조직으로부터 필요한 산소를 빼앗기 때문이다.

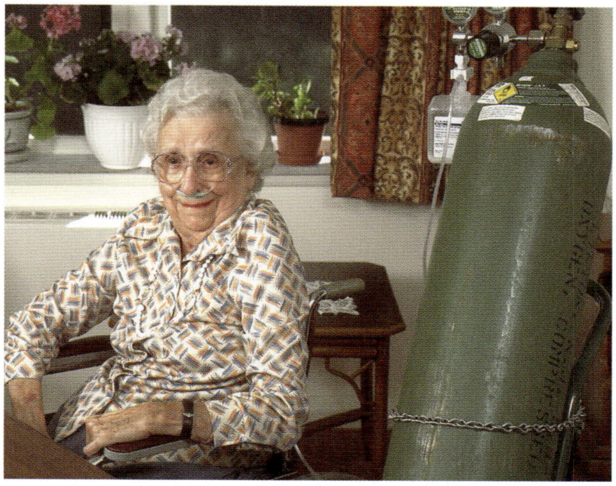

그림 5-16 COPD환자에 비강캐뉼라로 산소를 공급해 주고 있다.

가장 효과적인 예방책은 금연 및 (비흡연자의 경우) 담배 연기 노출을 줄이는 것이다. 최근 법률에서 공공장소 금연과 청소년 흡연 예방을 추진하고 있다. 질병이 나타나면 환자는 증상을 악화시킬 수 있는 스트레스 요인을 찾아내도록 교육을 받는다. 적절한 자가관리 방법에는 운동, 감염 예방, 적절한 약물 사용, 필요한 경우 응급의료체계 요청 등이 있다.

만성 폐쇄성 폐질환이 있는 환자를 마주했을 때, 처치는 다른 연령대의 환자들과 동일하다. 보충 산소를 제공해 저산소증을 교정하고, 호흡장애를 완화하기 위해 약물치료를 고려한다.

폐색전증

폐색전증은 언제나 노인층의 호흡기 장애를 유발할 수 있는 요인으로 고려되어야 한다. 노인층 통계는 존재하지 않지만, 미국에서 매년 약 650,000건의 폐색전증이 발생한다.

폐색전증은 이 중 100,000명 사망의 주 원인이었으며, 다른 100,000명 사망의 기여 요인이었다. 폐색전증으로 사망한 환자 중 약 11%가 발생 한 시간 만에, 약 38%가 발생 두 시간 만에 사망했다.

폐색전증의 가장 흔한 원인은 혈전이다. 하지만 폐색전증은 지방, 공기, 골수, 종양세포, 또는 이물질에 의해 발병할 수도 있다. 폐색전증 발생 위험 요인은 다음과 같다.

● 심방세동
● 심부정맥혈전증
● 골반, 엉덩이, 다리 골절
● 대수술
● 악성 종양
● 비만
● 마비
● 정맥 카테터 삽입
● 장기적인 부동 상태, 흔히 노인층
● 하지 혈관의 외상
● 여성에서 호르몬제(에스트로겐 및 프로게스틴) 사용

폐색전증은 일반적으로 허벅지 및 종아리 심부정맥에서 발생한다. 급성 호흡 곤란이 시작되는 환자라면 폐색전증을 의심해야 한다. 흉막통 및 우심부전을 수반하는 경우가 많다.

폐색전증이 심각하면, 심각한 호흡 곤란, 심장 부정맥, 심혈관 허탈이 발생할 수 있다(그림 5-17).

폐색전증의 최종 진단은 병원에서 이루어진다. 현장 치료의 목적은 합병증을 관리하고 최소화하는 것이다. 일반적 처치로는 마스크를 통해 보충 산소를 공급하여 혈중 산소포화도 95% 이상 유지하는 것이다. 약물 투여를 위한 정맥로 확보는 적절하나, 과량의 수액치료는 지양해야 한다.

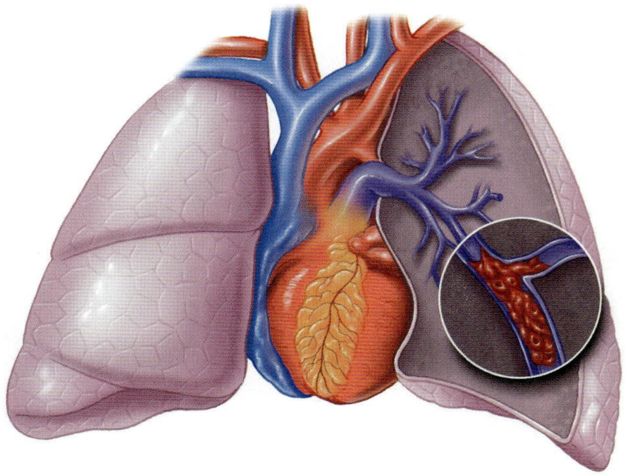

그림 5-17 폐색전증은 폐동맥에 혈전이 박혀 혈류를 막고 헤모글로빈 산화에 악영향을 미친다.

병원전 약물 치료는 제한된다. 의료 지도에 따라 몰핀을 소량 투여해 환자의 불안을 경감시킬 수 있다. 위장관 출혈이 없는 것을 확인한 후 의료 지도에 따라 항응고제를 처방하여 응혈을 막고 혈전 용해를 촉진한다.

저혈압으로 혈관수축제 투여가 필요한 경우 도파민이나 이와 비슷한 혈관수축제가 처방될 수 있다. 이 같은 경우 원하는 혈압까지 혈관수축제를 적정하여 투여한다.

폐색전증 발생 후 처음 몇 시간 동안 사망 위험이 가장 높다. 그러므로 신속한 이송이 필요하다. 환자에게 바로선 자세를 취하게 하고, 다리나 무릎을 잡고 환자를 들지 않는다. 하지의 혈전을 이동시킬 수 있기 때문이다. 이송 중, 피부색, 맥박산소측정, 호흡속도와 리듬의 변화를 계속해서 관찰한다. 현장 평가와 처치를 통해 환자의 생명을 살릴 수 있는 것은 물론, 의사가 병원에서 정확한 진단을 내리고 신속한 치료를 실시할 수 있게 된다.

폐부종

폐부종은 폐포 및 폐 세포간 조직으로 체액이 과도하게 유출되는 질환이다. 급성 폐부종은 노인층에게 급속한 속도로 발생한다. 급성 심근경색 및 급성 및 만성 울혈성 심부전에 가장 많이 동반되지만, 폐 감염 질환, 독극물 흡입, 마약 과용, 폐색전증, 대기압 감소 등이 원인일 수도 있다.

폐부종은 울혈을 수반한 심각한 호흡 곤란을 야기한다. 다른 징후와 증상으로는 빠르고 자연스럽지 못한 호흡, 피가 섞인 가래를 동반한 기침, 청색증, 수족냉증이 있다. 신체검사를 통해 일반적으로 습성 수포음, 보조근 사용 등이 나타난다. 심각한 경우에는 건성 수포음이 들린다.

처치는 증상 발생 원인을 변경하는 것을 목적으로 한다. 폐부종이 나타나면 치명적인 상황일 수 있으며, 보통 심각한 심혈관 질환의 증상이다.

폐암

북미는 세계에서 가장 많이 폐암이 발생하는 지역이다. 발병률은 나이가 들면서 증가하며, 65세 이상 인구의 약 65%가 폐암으로 사망한다. 폐암의 주 원인은 흡연이다.

많은 경우 암병변의 첫 번째 발현 증상은 점진적 호흡 장애이다. 객혈(혈액이 섞인 가래), 만성 기침, 체중 감소도 일반적인 증상이다.

폐암 치료는 병원에서 이루어진다. 하지만 퇴원 후 가정 치료를 보조하거나, 말기에 호스피스 보조를 위해 출동할 수도 있다(더 자세한 정보는 "만성질환 환자를 위한 응급중재"에서 다루도록 한다).

심혈관질환

노인층의 주요 사망 원인은 심혈관 질환이다. 노인 환자의 심혈관 질환 평가와 처치는 보통 노화와 관계 없는 요인들과 다른 장기에서의 질병 진행으로 인해 복잡한 경우가 많다. 병력을 청취할 때 환자의 심혈관 건강 수준, 운동 내인성의 변화, 최근 식습관, 약물 복용 이력, 흡연 및 음주 여부 등을 조사한다. 호흡곤란(특히, 밤에), 심계 항진, 조동이나 건너뛰는 박동(skipped beats)이 나타나는지 질문한다.

신체검사 실시 시, 고혈압 및 기립성 저혈압(앉거나 누운자세에서 일어날 때 혈압이 감소하고 심박수가 증가하는 것)이 있는지 살펴본다. 탈수 또는 의존성 부종 여부를 관찰한다. 노인 환자의 혈압을 측정할 때는 양 팔의 혈압을 잰다. 사지의 맥박 유무를 모두 측정한다. 환자를 청진할 때 목, 복부, 샅고랑에 혈관잡음이 들리면 경동맥질환, 신동맥질환, 말초동맥질환을 의미한다. 또한 노인들은 아마 심장과 흉벽 간 폐조직이 두꺼워져 심장음이 일반적으로 더 약하다.

질환을 평가할 때, 노인층에게 일반적으로 나타나는 심혈관 장애를 기억해 본다. 협심증, 심근경색증, 심부전, 부정맥, 대동맥 박리, 동맥류, 고혈압, 실신 등이 있다.

협심증

협심증 발현 가능성은 노화가 진행될수록 급격히 상승한다. 이는 폐경 전까지 에스트로겐의 보호를 받는 여성의 경우 특히 그렇다. 협심증은 일반적으로 신체 활동, 특히 식사 후의 신체 활동이나 아주 추운 날씨에 노출되었을 때 나타난다.

발현 빈도는 하루 여러 번에서 주 또는 달을 두고 가끔 발생하는 등 다양하다.

협심증의 의미는 "가슴 통증"이다. 하지만 노인 환자 중 10~20% 만이 협심증에 의한 통증을 느낀다. 노화로 인한 심근 변화 및 감각 신경의 변화로 인해, 협심증의 증상은 통증보다 호흡 곤란으로 더 자주 나타난다.

협심증은 경화반(plaque) 및 혈관 연축(vasospasm)으로 인해 관상 혈관이 좁아져 심근에서 필요로 하는 산소 요구량이 충족되지 못했을 때 나타난다. 심근은 보통 젖산이 쌓였다는 통증 신호를 보내 반응한다. 노인 환자에게 운동 불내인성은 협심증의 주요 증상이다. 병력을 구할 때 환자에게 일상생활에 갑작스러운 변화가 있었는지 묻도록 한다. 또한 빈혈, 감염 질환, 부정맥, 갑상선 변화 등 심장에 무리가 가는 일이 있었는지 묻는다.

노인 환자의 일반적인 예방 전략은 젊은 환자와 동일하다. 식단 관리, 운동, 흡연 개선을 동반한 혈압 조절로 모든 연령대에서 협심증 위험을 낮출 수 있다.

심근경색

심근경색은 하나 이상의 관상동맥의 부분 또는 완전 폐색으로 근육 조직이 죽는 것이다. 급성 심근경색으로 병원에 입원한 환자 중 다수가 65세 이상이다. 심근경색이 있는 노인 환자는 젊은 환자보다 흉통 등 전형적 증상을 보이는 경우가 적다. 노인 환자들에게 보일 수 있는 비특이적 소견은 다음과 같다.

- 통증 없음
- 혼돈/어지러움
- 호흡 곤란–85세 이상에서 흔함
- 운동 불내인성

- 피로/허약
- 목, 구강, 심와부 통증
- 실신

심근경색 및 그 합병증으로 인한 사망률은 70세 이후 환자에게서 두 배로 증가한다. 젊은 환자들과 달리, 노인들은 무증상 심근경색(silent myocardial infarction)을 겪을 확률이 높다. 또한 환부가 더 넓은 경향을 보인다. 심근경색 발생 이후 첫 몇 시간 동안 사망하는 환자의 대다수가 부정맥에 의해 사망한다.

심근경색의 격렬한 신체 운동이나 기존에 이미 존재하던 심장병 때문에 가장 흔히 발생한다. 노인들은 심근경색으로 인한 사망률이 높기 때문에, 빠른 발견과 응급처치가 중요하다.

심부전

심부전은 심박출량이 신체의 대사 요구를 충족하지 못할 때 나타난다. 심부전 발생률은 60세 이후에 기하급수적으로 증가한다. 노인층에서 많이 발생하며, 병원에 입원해 있는 65세 이상 환자에게서 가장 흔히 나타난다. 심부전 원인은 혈류장애, 충분하지 못한 심장 충만, 체액 과잉, 심근 부전의 4가지로 나뉜다.

노인들은 장기적 심근 수축 등 나이와 연관된 전형적 요인으로 심부전에 걸리기 쉬워진다. 다른 요인들은 다음과 같다.

- 빈혈
- 부정맥(예, 심방세동)
- 저산소증
- 감염 질환
- 허혈
- 약물치료에 대한 불순응
- 체온조절계 이상(고체온증/저체온증)
- 비스테로이드성 항염증제 사용(복용량이 적은 경우 제외)

심부전의 증상과 징후는 다양하다. 대부분의 환자는 연령에 상관없이 어떠한 형태의 부종이 발견된다. 하지만 노인의 부종은 근골격계 부상 등 다양한 문제를 가리킬 수 있다. 노인에게만 나타나는 평가 결과는 다음과 같다.

- 피로(좌측 심부전)
- 베개 두 개를 받쳐야 편해지는 정도의 앉아숨쉬기(two pillow orthopnea)
- 운동 중 호흡곤란
- 발작성 야간 호흡곤란
- 마른 기침이 객담을 동반한 기침으로 진행
- 의존성 부종(우측 심부전)
- 야뇨증(nocturia)
- 식욕 부진, 간비대(hepatomegaly), 복수

심부전의 비약물 치료로는 식단 변화(예, 지방과 콜레스테롤 줄이기), 운동, 체중 감량이 있다. 약물치료에는 이뇨제, 혈관확장제, 혈압강하제, 심근의 수축력을 강화시키는 약물을 사용할 수 있다. 환자가 이미 위 약물을 사용하고 있는지, 그리고 환자가 잘 복용하고 있는지 등을 확인한다.

부정맥

많은 심부정맥이 노화로 인해 발생한다. 심방세동이 가장 흔하게 나타나는 부정맥이며, 노인 환자의 장기 사망률 예측 인자가 될 수 있다.

부정맥은 환자의 전도체계가 변성되어 나타난다. 심근혈류를 감소시키는 모든 요인으로 인해 부정맥이 발생할 수 있다. 또한 전해질 이상이 원인일 수도 있다.

더 큰 문제는 노인들이 젊은 사람들만큼 심박수 변화를 견디지 못한다는 것이다. 예를 들어, 젊은 환자는 심박수가 180을 넘어도 견딜 수 있는 반면, 노인 환자는 심박수가 140인 경우 실신할 수 있다. 또한 부정맥이 발생하면 대뇌 저관류로 인해 넘어지게 될 수 있다. 부정맥은 울혈성 심부전이나 일과성허혈발작을 유발할 수도 있다.

치료 방법은 부정맥의 종류에 따라 다르다. 환자는 이미 심박조율기를 이식했을 수도 있다. 이 같은 경우, 심박조율기는 배터리 고장, 카테터 주변부 섬유화, 심박조율기 유도파손, 전극 위치 바뀜 등 확률은 낮지만 심각한 문제를 일으킬 수 있다는 사실을 유념한다. 많은 상황에서 약물 치료가 필요할 수 있다. 노인 환자에서 부정맥이 나타났을 때 이러한 부정맥이 급성심근경색의 유일한 임상적 결과일 수 있음을 기억한다.

대동맥 박리/동맥류

대동맥 박리(aortic dissection)은 흉강 또는 복강의 대동맥 벽이 변성을 일으키는 것이다. 이는 동맥류(aneurysm)나 혈관 파열로 이어질 수 있다. 일반적으로 박리는 흉부대동맥에서 더 흔히 발생하며, 동맥류는 복부대동맥에서 더 흔히 발생한다. 박리와 동맥류 모두 양쪽에서 발생할 수 있다.

흉부 동맥류 중 약 80%의 원인이 고혈압을 동반한 죽상동맥경화증이다. 나머지 경우는 흉부 둔상 등 다른 원인에 의해 발생한다. 박리가 나타난 환자는 많은 경우 찢어지는 듯한 흉부 통증이 등 쪽으로 퍼지는 느낌을 받거나, 파열이 일어나면 심장 정지가 일어난다. 마르판 증후군(Marfan syndrome)은 원위 조직의 비정상적 성장과 대동맥 뿌리 팽창으로 이어지는 결합조직 장애이며, 대동맥류와 대동맥 박리를 야기할 수 있다. 이 증상을 보이는 노인 환자의 경우 대동맥류와 대동맥 박리를 의심해야 한다.

복부 대동맥류는 원위 대동맥에 가장 흔히 나타난다. 50대 이상의 약 250명 중 1명이 복부 동맥 파열로 사망한다. 동맥류는 정상적인 허리둘레를 가진 환자에게 박동성 덩어리로 나타나지만, 느껴지는 덩어리가 없다고 해서 이 질환이 존재하지 않는 것은 아니다. 환자는 찢어지는 복부 통증이나 설명할 수 없는 등 하부 허리 통증을 호소할 수 있다. 다리 맥박은 감소하거나 없고, 하지는 만지면 차갑다. 환자는 무감각, 따끔거림, 다리 통증 등의 감각 이상을 경험할 수 있다. 일어나려고 하는 중에 넘어질 수 있다.

동맥류 치료는 크기, 위치, 증상의 심각성에 따라 달라진다. 흉부 대동막 박리의 경우, 지속적 IV 주입 및 약물 치료를 통해 동맥혈압을 낮추고 좌심실 수축 속도를 감소시킬 수 있다. 특히 집중치료실에서 치료와 관찰을 필요로 하는 나이 든 환자는 빠른 이송이 중요하다.

고혈압

고혈압은 산업 사회의 산물과 같다. 미국과 같은 선진국에서는 수축기 혈압과 이완기 혈압은 60세가 될 때까지 증가하는 추세이다. 수축기 혈압은 그 이후에도 증가할 수 있지만, 이완기 혈압은 그 수준을 유지한다. 이 같은 혈압 상승 추세는 선진화가 덜 이루어진 나라에서는 나타나지 않으므로, 전문가들은 고혈압이 정상적 노인성 변화라고 보지 않는다.

내용 요약

➤ 심박조율기에서 발생 가능한 문제
- 전극 위치 바뀜
- 배터리 고장
- 카테터 주변부 섬유화
- 심박조율기 유도 파손

내용 요약

➤ 고혈압 예방 전략
- 식단 조절(저염분)
- 운동
- 금연
- 복약 지시 준수

오늘날 65세 이상 미국인 중 50%가 고혈압(혈압 140/90mmHg 이상)이라는 임상 진단을 받았다. 장기간 높게 유지된 혈압은 곧 심장, 두뇌, 콩팥에 손상을 입힌다. 고혈압의 결과로, 노인 환자들은 심부전, 뇌졸중, 시각 상실, 콩팥부전, 관상동맥질환, 말초동맥 질환에 걸릴 위험이 높아졌다. 혈압이 160/95mmHg 이상인 남성은 사망률이 두 배 이상 상승한다.

고혈압은 다른 연령 집단보다 노인층에 더 흔한 죽상동맥경화증이 같이 있을 때 증가한다. 다른 기여 요인으로는 비만과 당뇨가 있다. 고혈압은 식단(염분 감소), 운동, 금연, 복약 지시 준수를 통해 예방하고 관리할 수 있다.

고혈압은 임상적으로 명백한 징후나 증상 없이 발생하는 조용한 질병이다. 이는 두통, 이명, 비출혈(epistaxis), 느린 떨림, 오심, 구토 등 불특정 증상을 수반할 수 있다. 콩팥의 이상과 관련 없는 갑작스런 혈압의 상승은 명백한 갑상선 질환의 징후인 경우가 많다.

고혈압 치료 시 60~80세 환자의 경우 수명이 증가하는 것으로 나타났으나, 80세 이상 환자의 경우 수명이 증가하지 않았다. 고혈압 관리는 심각성의 정도 및 기타 질환의 유무에 따라 달라진다. 예를 들어, 안지오텐신 전환 효소 억제제 또는 안지오텐신 II 수용체 차단제로 고혈압을 치료하는 경우가 많다. 베타 차단제(만성 폐쇄성 폐질환, 천식이 있거나 1도 방실차단 이상인 환자에게는 사용이 금지됨), 칼슘통로 차단제 등 기타 의약품도 효과 있을 수 있다. 이뇨제는 고혈압을 치료하는데 사용되는 흔한 약물인데 디지털리스를 복용하는 환자에게 이뇨제 처방은 신중히 고려한다. 몸 전체에 작용하는 약물이 노인 환자들에게는 부작용을 초래할 수 있음을 유념한다. 젊은 환자들과 달리 노인 환자는 우울증, 망각, 수면 장애, 생생한 꿈, 환각 등을 경험할 수 있다.

실신

실신은 노인들 사이에 흔히 나타나는 증상이다. 이 증상은 두뇌로 흘러 들어가는 혈류가 일시적으로 방해 받거나 감소했을 때 발생한다. 신경계 또는 심혈관계 문제로 자주 발생한다. 일반적으로, 젊은 환자들보다 노인 환자들이 실신으로 인해 더 많이 사망한다. 흔히 발생하는 실신의 유형은 다음과 같다.

- 혈관억제성 실신. 혈관억제성 실신은 일반적으로 "기절"이라고 한다. 정신적 고통, 통증, 장기 침상안정, 가벼운 실혈, 빈혈, 열이 발생한 후 또는 사람이 많은 따뜻한 방에 오랫동안 서 있은 후에 발생할 수 있다.
- 기립성 실신. 기립성 실신은 앉아 있거나 누운 자세에 서 갑자기 일어날 때 발생한다. 여러 발생 가능성이 있다. 첫째, 혈액량과 혈관용량 간 불균형이 있었을 수 있다. 이는 다리로 혈액이 유입되어 두뇌로 향하는 혈류가 감소했다는 뜻이다. 이 증상의 원인으로는 저혈량증, 정맥류(varicosities), 장기 침상안정, 자율신경 기능장애(autonomic dysfunction)이 있다. 다양한 약물, 특히 혈압약은 저장 혈관(capacitance vessel)에 대한 약물의 영향 때문에 약물유도성 기립성 실신을 일으킬 수 있다.
- 혈관미주신경성 실신. 혈관미주신경성 실신(vasovagal syncope)은 배변, 기침 중 발살바법(Valsalva maneuver)이나 비슷한 방법으로 인해 발생한다. 혈관미주신경성실신은 심박수와 심박출량을 감소시켜, 두뇌로 흘러 들어가는 혈류를 감소시킨다.
- 심장성 실신. 심장성 실신은 심박출량의 급격한 감소로 인해 대뇌혈류가 순간적으로 감소하여 발생한다. 다양한 기전에 의해 나타날 수 있다. 실신은 무증상 심근경색의 주 증상일 수 있다. 또한 많은 부정맥이 실신을 초래할 수 있다. 실신을 야기한다고 알려진 부정맥으로는 서맥, 스톡스-아담스 증후

군(Stokes-Adams syndrome), 브루가다 증후군, 심장차단, 빈맥성부정맥, 동기능부전증후군(sick sinus syndrome)이 있다.

- 발작. 실신은 발작 장애로부터 일어날 수 있고, 실신이 오래 되면 발작을 일으킬 수 있다. 발작으로 인한 실신은 경고 없이 나타나는 경향이 있다. 근육 경련(muscular jerking), 경련, 실금, 혀 깨물기 등을 수반한다. 발작 후 혼란이 따라올 수 있다.
- 일과성 허혈발작(transient ischemic attacks). 일과성 허혈발작은 노인에게서 더 자주 나타나며 실신을 야기할 수 있다.

신경 장애

노인 환자들은 다양한 신경 관련 응급 상황이 발생할 위험이 높다. 많은 경우, 처음에는 정확한 원인을 알기 어려우며 병원 진단이 필요할 수 있다.

현장에서 마주할 수 있는 다양한 신경 장애에서 정신 상태의 변화가 나타날 수 있다. 뇌졸증에서부터 퇴행성 뇌질환 등 다양한 기저 원인을 발견할 수 있다. 정신 상태 변화가 나타나는 가장 일반적인 원인은 다음과 같다.

- 뇌혈관 질환(뇌졸중 또는 일과성 허혈발작)
- 체액 및 전해질 이상(탈수)
- 감염 질환
- 영양 부족(저혈당증)
- 약물 관련 질환(약물 상호작용, 약물 복용량 부족, 약물 과용)
- 심근경색
- 발작
- 구조적 변화(치매, 경막하혈종)
- 체온 변화(저체온증, 고체온증)

앞서 언급한 것처럼, 현장에서 정신 상태 변화의 원인을 구분하는 것은 불가능하다. 그럼에도 불구하고, 응급구조사는 주도면밀한 평가를 수행해야 한다. 환자가 저산소증을 보이는 경우 보충 산소를 투여한다. 혈당 수치를 측정해서 가능성 있는 원인에서 저혈당증을 제외한다. 전체적으로, 정신 상태 변화를 보이는 노인 환자에 대한 접근 방식은 비슷한 증상을 보이는 다른 환자군과 동일하다.

뇌혈관질환(뇌졸중/일과성 허혈발작)

뇌졸중(stroke)은 미국에서 4번째 주요 사망 원인이다. 매년 약 795,000명이 뇌졸중을 경험하며 약 130,000명이 사망한다. 노화가 진행되면서 뇌졸중 발생률과 그에 따른 사망률이 증가한다. 폐색성 뇌졸중은 통계적으로 노인들에게서 더 많이 발생하며 젊은 사람들에게는 비교적 드물다. 노인 환자는 죽상동맥경화증, 고혈압, 부동, 사지마비, 울혈심부전, 심방세동으로 인하여 뇌졸중에 걸릴 확률이 높다. 일과성허혈발작 역시 노인 환자에게 더 흔히 나타난다. 일과성허혈발작을 앓는 환자 중 1/3 이상에게 심각한 영구적 뇌졸중이 발생한다. 앞서 언급한 것처럼, 일과성허혈발작은 노인 환자가 실신하는 원인 중 하나이다.

뇌졸중은 보통 두 범주 중 하나에 속한다. 뇌허혈(brain ischemia)-불충분한 산소와 영양 공급으로 인한 두뇌조직 손상-은 전체 뇌졸중의 80%를 차지한다. 두 번째 범주인 뇌출혈은 거미막밑출혈(sub-arachnoid hemorrhage)이거나 뇌내출혈(intracerebral hemorrhage)이다. 이처럼 출혈 양상이 다르므로 증상 발현, 원인, 치료 방법이 다르다. 하지만, 뇌졸중으로 인한 사망에서 두 가지 모두 상당한 비율을 차지한다(그림 5-18).

뇌졸중의 종류가 다양하므로, 징후와 증상도 다양한 방법으로 발현될 수 있다. 정신 상태 변화, 혼수상태, 마비, 어눌한 말투, 기분 변화, 발작 등이 있다. 정신 상태가 급격히 변화하는 노인 환자의 경우 높은 확률로 뇌졸중을 의심해야 한다.

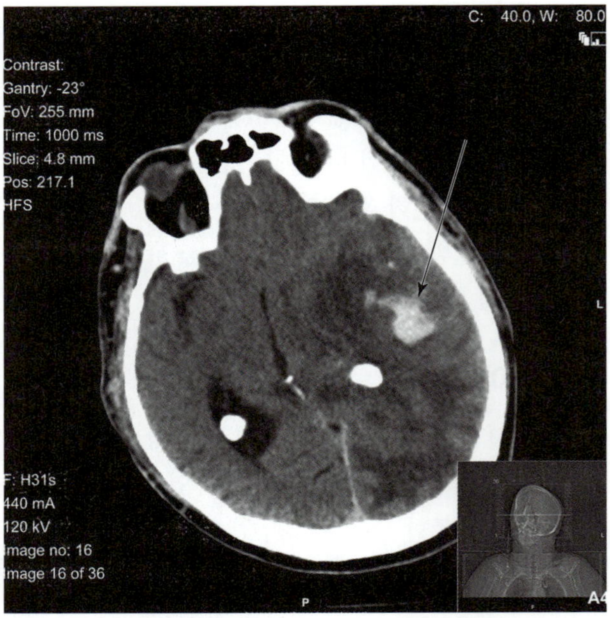

그림 5-18 넓은 뇌내출혈과 그에 따른 중심선 이동
(ⓒ *Dr. Bryan E. Bledsoe*)

뇌졸중이 의심되면, 응급실과 추후 비교를 위해 LAPSS(Los Angeles Prehospital Stroke Screen)이나 CPSS(Cincinnati Prehospital Stroke Scale)을 완수하는 것이 중요하다. 폐색성(허혈성) 뇌졸중 발현 후 4.5시간 내에 섬유소용해제를 투여하면 증상의 심각성을 줄일 수 있다. 뇌손상을 방지하고 손상 부위의 확장을 막기 위해 긴급히 이송해야 한다. 뇌졸중 발생 시, "시간이 곧 뇌조직"이다.

지금까지 가장 선호되는 치료는 예방이다. 예방 전략은 다음과 같다.

- 기분 전환 약제(recreational drug) 사용 중단
- 금연
- 고혈압 관리
- 좋은 식습관
- 적절한 음주
- 주기적인 운동
- 빈혈 및 적혈구증가증(polycythemia) 등 혈액 질환 치료
- 부정맥 및 관상동맥질환 등 심장 질환 치료

발작

노인 환자의 발작은 뇌졸중과 혼동될 수 있다. 또한, 처음 발생한 발작은 이전에 발생했던 뇌졸중의 영향으로 일어난 것일 수 있다. 노인 환자의 발작이 전부 운동 발작인 것은 아니다. 일부는 좀 더 미세하다. 노인의 발작 원인은 많은 부분 밝혀졌다. 일반적인 원인은 다음과 같다.

- 금주
- 저혈당증
- 종양이나 출혈 등 덩이병소(mass lesion)
- 최근 또는 과거의 두부 외상
- 발작 장애(간질)
- 뇌졸중
- 실신

발작 원인은 많은 경우 현장에서 밝혀내기 힘들다. 환자의 가정용 의약품을 검사하여 환자에게 발작

장애가 있었는지 알아낼 수도 있다. 항경련제는 다음과 같다.

- 카르바마제핀(Tegretol)
- 에토숙시마이드(Zarontin)
- 가바펜틴(Neurontin)
- 라코사마이드(Vimpat)
- 라모트리진(Lamictal)
- 레비티라세탐(Keppra)
- 페노바비탈(Luminal)
- 페니토인(Dilantin)
- 발프로익산(Depakote)

발작 원인을 항상 밝혀낼 수는 없기에, 발작을 생명을 위협하는 응급 질환으로 가정하여 치료하고, 가능한 빨리 병원으로 이송해 뇌졸중 발병 가능성을 배제한다. 환자가 발작 중 넘어졌다면 외상 징후를 확인하고 그에 맞게 치료한다.

어지러움/현기증

노인 환자에게 있어 어지러움은 두려운 경험이며, 자주 호소하는 증상이다. 환자가 어지러움을 호소하면 실제로 실신, 전실신, 머리가 텅 빈 느낌, 또는 실제로 현기증(vertigo)이 있다는 뜻일 수 있다. 현기증은 환자가 돌거나 회전할 때 인지하는 감각이다. 많은 환자들이 마치 회전하는 듯한 느낌을 받는다고 말한다. 현기증은 발한, 창백함, 오심, 구토를 수반하는 경우가 많다. 메니에르 병은 심각한 난치성(intractable) 현기증을 초래할 수 있다. 하지만 많은 경우 귀에 계속적으로 "으르렁거리는" 소리가 들리고 귀에 "압력"을 느낀다.

현기증의 원인은 다양한데, 의사마저도 실질적인 원인을 규명하기 힘들다. 시각정보입력, 내이 기능, 말초감각 입력 능력, 중추신경계를 손상시킬 수 있는 모든 원인으로 인해 어지러움이 발생할 수 있다. 또한, 술이나 많은 처방의약품이 어지러움을 일으킬 수 있다. 초기 단계의 저혈당증도 어지러움의 원인이 된다. 사실상 병원전 현장에서 어지러움, 실신, 전실신을 구분하는 것은 불가능하다.

섬망, 치매, 알츠하이머병

65세 이상의 전체 미국인 중 약 15%가 일정 수준의 섬망이나 치매를 앓고 있다. 치매(dementia)는 전반적인 만성 인지 손상으로, 점진적이거나 비가역적이다. 가장 잘 알려진 치매는 알츠하이머병(Alzheimer's disease)으로, 약 550만 명의 미국인이 앓고 있다. 섬망(delirium)은 갑작스럽게 발현하는 전반적인 정신 손상이다(치매와 섬망의 차이는 표 5-6에서 확인한다).

표 5-6 | 치매와 섬망의 구분*

치매	섬망
만성, 느리고 점진적인 발달	급격한 발발, 증상의 변동이 심함
비가역성 장애	개선될 수 있음, 특히 초기 치료 시
심각한 기억력 손상	심각한 주의력 손상
전반적 인지 결여	국소적 인지 결여
알츠하이머병에 의해 가장 흔하게 나타남	전신 질환, 약물 독성, 대사성 변화에 의해 가장 흔하게 나타남
즉각적 치료 필요하지 않음	즉각적 치료 필요

* 대부분의 경우에 적용되는 일반적 특성이나, 모든 경우에 적용되지는 않는다.

섬망 많은 상황으로 인해 섬망이 나타날 수 있다. 원인이 기질적 뇌질환일 수도 있고 신체 모든 곳에서 나타나는 질병일 수도 있다. 노인 환자에게 있어 섬망은 심각한 증상이다.

일부 통계에 따르면, 병원에 입원해 있는 노인 환자 중 18%가 섬망으로 사망한다. 병인은 다음과 같을 수 있다.

- 경막하혈종
- 종양 및 기타 덩이병소
- 약물에 의한 변화 또는 알코올중독
- 중추신경계 감염 질환
- 전해질 이상
- 심부전
- 발열
- 저혈당증 등 대사성 이상
- 갑상선 기능 저하증 및 갑상선 기능 항진증 등 만성 내분비 이상
- 뇌진탕후 증후군

섬망 발현 증상은 아주 다양하며, 평가 중 급속도로 변화할 수 있다. 일반적인 징후와 증상으로는 급성 불안, 집중하지 못함, 무질서한 생각, 자극과민, 부적절한 행동, 두려움, 과도한 에너지, 환각 또는 편집증 등 정신병적행동이 있다. 실어증 또는 기타 언어장애 및 현저하게 어눌한 말투 등이 나타날 수 있다. 정상적 섭식 및 수면 양상에 지장이 생기는 경우가 대부분이다.

섬망과 치매를 구분할 때, 섬망으로 단정하는 쪽이 좋다. 증상은 대부분 치명적이나 가역적인 증상에 의해 발생한다. 감염 질환, 약물 독성, 전해질 이상 등의 섬망 발생 원인은 대부분 신속히 밝혀내서 관리하면 예후가 좋다.

치매 노인 환자에게 섬망보다 치매가 더 흔히 나타난다. 양로원에 기거하는 환자 중 50% 이상이 치매를 가지고 있다. 치매는 보통 기저 신경 질환에 의해 발생한다. 이 같은 정신 감퇴는 기질성 뇌증후군, 노인성 치매(senile dementia), 노망이라고 불린다. 정신 상태 변화가 급성인지 만성인지 알아내는 것이 중요하다. 치매 발병 원인은 다음과 같다.

- 경미한 뇌졸중
- 죽상동맥경화증
- 연령과 관련된 신경학적 변화, 신경 질환
- 특정한 유전성 질환(예, 헌팅턴병)
- 알츠하이머병

치매의 징후의 증상으로는 점진적 지남력장애, 주의 집중 기간 감소, 실어증(aphasia) 또는 터무니없는 말, 환각이 있다. 치매는 환자의 의사소통 불능으로 치료가 힘들어지며, 따라서 도우미를 힘들게 할 수 있다. 중간 내지 중증 치매의 경우, 정보를 얻기 위해 도우미에 의존해야 할 수 있다(학대나 방임의 징후를 주의 깊게 관찰한다. 치매를 앓는 노인 상당수가 학대나 방임을 당하고 있다).

알츠하이머병 치매의 한 종류인 알츠하이머병은 뇌를 공격해 기억력, 사고력, 행동을 해치는 만성 퇴행성 질환이다. 모든 노인성 치매 중 50% 이상을 차지한다(그림 5-19).

알츠하이머병은 보통 단계적으로 나타나며, 단계마다 징후와 증상이 다르다.

- *초기.* 최근 기억의 상실, 새로운 지식을 배우지 못함, 감정 기복, 인격 변화 등이 나타난다. 환자는

물건을 잃어버리거나 무언가를 잊어버릴 때, 누군가가 자신에게 음모를 꾸미고 있다고 믿는다. 공격성 또는 적개심이 흔히 나타난다. 판단력 저하도 명백히 보인다.

- *중기.* 새로운 지식을 전혀 배우지 못함; 돌아다니기, 특히 밤늦게 그러함; 넘어지는 빈도 잦아짐; 목욕 및 화장실 사용을 포함한 자립 능력 상실 등이 나타난다.
- *말기.* 걸을 수 없음. 영아기로 퇴행. 장 및 방광 기능 상실 등이 나타난다. 결국 환자는 먹고 삼키지 못하게 된다. 가정에서 알츠하이머 환자를 돌보는 가족들 역시 징후와 스트레스를 보인다. 알츠하이머 환자와 가족 및 보육인 모두에게 존중과 연민을 가지고 치료해야 한다. 가족의 요구를 평가하고 시설에 적절한 보고를 전달한다. 지원 단체 역시 가족을 보조하는 데 도움이 될 수 있다.

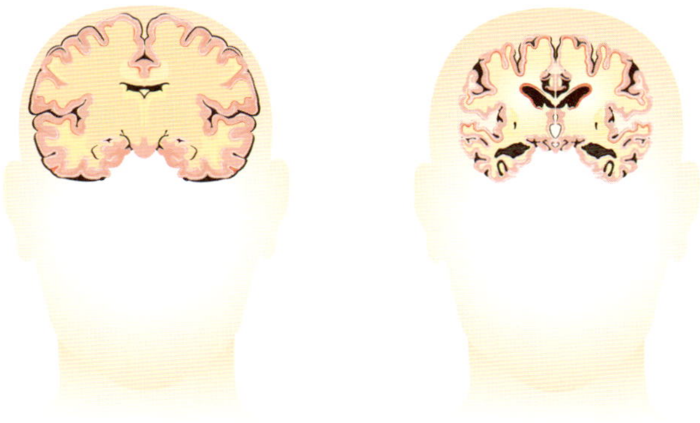

그림 5-19 정상적인 뇌(왼쪽)와 알츠하이머 환자의 뇌(오른쪽). 위축과 뇌실 확대가 두드러진다.

파킨슨병

파킨슨병(Parkinson's disease)은 떨림(tremor), 안면표정 상실, 보행장애 등 근육 반응의 변화가 특징적인 퇴행성 질환이다. 주로 50세부터 발병하며 70세에 절정에 달한다. 현재 약 1백만 명의 미국인이 앓고 있으며, 매년 50,000명이 새로이 진단받는다. 노인층에게 4번째로 흔히 발병하는 신경퇴행성 질환이다.

일차성 파킨슨병의 원인은 아직 규명되지 않았다. 하지만 근육으로 보내는 메시지를 판독하는 영역인 뇌의 기저핵에 영향을 미친다(그림 5-20). 이차성 파킨슨병은 원인이 알려져 있어 일차성 파킨슨병과 구분된다. 일반적인 원인은 다음과 같다.

- 바이러스성 뇌염
- 뇌혈관의 죽상동맥경화증
- 항정신병약 또는 일산화탄소 등 특정 약물 및 독소에 대한 반응
- 산소결핍 등 대사성 이상
- 종양
- 두부 외상
- 샤이 드레거 증후군(Shy-Drager syndrome) 등 퇴행성 질환

현장에서 일차성 파킨슨병과 이차성 파킨슨병을 구분하는 것은 불가능하다. 파킨슨병의 가장 흔한 초기 증상은 알약 돌리는 운동(pill-rolling motion)과 함께 휴식 시 떨림(resting tremor)이 나타나는 것이다. 질환이 진행되면, 근육이 더욱 경직되고 움직임은 느려지며 경련을 수반한다. 일부 경우, 환자들은 일상적인 일을 수행하는 중에 행동이 멈추게 된다. 발이 "땅에 얼어붙은 것"

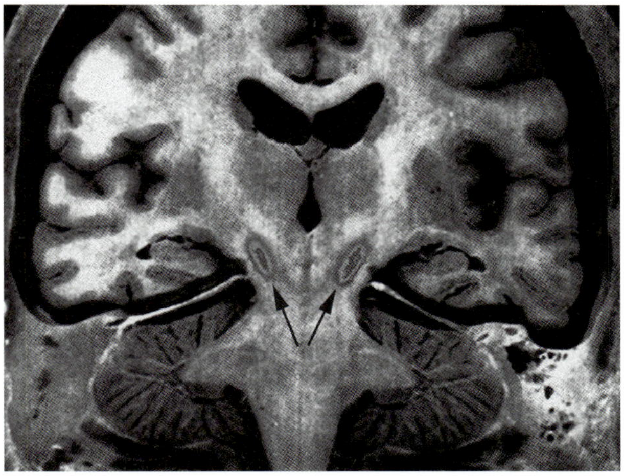

그림 5-20 파킨슨병이 있는 50세 남성의 추체외로계통(흑색질, 화살표)의 퇴행성 질환(*SPL/Science Source*)

같은 느낌을 받을 수 있다. 걸을 때 짧은 보폭으로 발을 끌으면서 걷고 넘어지지 않기 위해 급가속을 보일 때가 있다. 척추후만 기형이 이 병의 전형적인 특징이다.

파킨슨병 환자들은 일반적으로 마스크를 쓴 것 같이 표정이 전혀 없는 얼굴을 하고 있다. 억양이 없이 천천히 말한다. 이동이 거의 없고 의사소통이 어렵기 때문에 많은 경우 우울증과 불안감에 휩싸인다.

약물 치료가 가능한 이차성 파킨슨 질환 외에, 파킨슨병의 치료책은 알려져 있지 않다. 운동은 환자의 육체적 능력을 보존하거나 부족한 기능을 보완하는 방법을 숙달하는데 도움을 줄 수 있다. 파킨슨병 환자을 이송할 때는 잘 움직이지 못하거나 자주 넘어지는 환자의 상황을 고려하여 응급이송수단과 방법을 선택할 필요가 있다.

대사질환 및 내분비질환

앞서 언급한 것처럼, 내분비이상으로 호르몬 수치에 영향을 미치는 노인성 변화가 많이 일어난다. 가장 흔한 내분비이상은 당뇨 및 갑상선 관련 질환이다. 그 중, 당뇨 관련 응급 상황, 특히 저혈당증을 많이 치료하게 될 것이다.

당뇨병

노인 환자 중 약 20%가 당뇨병을 앓고 있으며, 주로 제 2형 당뇨병이다. 약 40%가 어떠한 종류의 당 불내성을 가지고 있다. 노인 환자에게 당뇨병이 발생하는 이유는 다음과 같다.

- 나쁜 식습관
- 신체 활동 감소
- 지방제외 체중 감소
- 인슐린 분비 저하
- 세포의 인슐린 저항성

제 2형 당뇨병 진단은 일반적으로 정기적 신체검사에서 이루어진다. 일부 경우, 소변 검사에서 음성이 나타날 수 있는데, 노인 환자의 콩팥의 당역치가 상승하기 때문이다. 초기에 피로 또는 허약 등 막연한 체질 증상이 나타날 수 있다.

당뇨가 점차 진행되면 신경통 및 시력 손상으로 이어질 수 있다. 이 같은 증상으로 인해 혈액검사에서 고혈당을 발견할 수 있다.

당뇨병의 치료 방법으로는 식단, 운동, 혈당강하제, 인슐린이 있다. 많은 당뇨병 환자들이 자가 측정 기구를 사용해서 혈당 수치를 측정한다. 안타깝게도 이 같은 기구와 검사 스트립의 가격 때문에 노인 환자들이 사용하지 못하게 되는 경우가 있다. 인슐린을 맞는 노인 환자 역시 저혈당증의 위험이 있는데, 특히 잘못해서 인슐린 사용량이 많았거나, 주사 후 충분히 음식을 섭취하지 못했을 때 위험하다. 충분한 영향을 섭취하지 않으면 노인 당뇨병 환자들에게 특히 문제가 될 수 있다. 입맛이 변했거나, 음식을 씹기 힘들거나, 한정된 예산으로 인해 충분하고 알맞은 음식을 살 수 없기 때문에, 음식을 마련하기가 힘들어지고 맛을 즐기지 못한다.

노인 환자의 당뇨 및 저혈당 관련 응급 상황 관리는 다른 환자들과 동일하다. 특히 술이 관련된 원인이 아닐 거라고 단정하지 않는다. 또한 노인들에게 있어 당뇨는 죽상동맥경화증, 지연되는 치유, 망막증(retinopathy), 시력상실, 콩팥기능변화, 심각한 말초동맥질환 등 다른 합병증을 일으키고, 족부 궤양과 심한 경우 절단수술을 초래할 수 있는 질병임을 기억한다.

갑상선 질환

노화가 진행되면서 갑상선은 중증도의 위축을 유발하고 호르몬 분비를 변화시킨다. 65세 이상 노인 환자 중 약 2~5%에게, 갑상선 호르몬 수치가 충분하지 못해 발생하는 갑상선 기능 저하증이 있다고 한다. 남성보다 여성에게 더 흔히 발생하며, 나이가 들수록 더 많이 나타난다.

약 33% 미만의 노인 환자가 갑상선 기능 저하증의 전형적 징후와 증상을 보인다. 이 같은 환자가 호소하는 주 증상은 보통 노화가 그 원인이다. 일반적인 비특이성 증상으로는 정신적 혼돈, 식욕 부진, 넘어짐, 실금, 이동 감소가 있다. 일부 환자들은 근육이나 관절 통증을 호소한다. 치료법으로는 갑상선 호르몬 대체요법이 있다.

갑상선 기능 항진증은 노인들에게는 덜 흔한 질환이나, 갑상선 호르몬 대체제 과용 등 의약품 사용과오에서 발생하는 경우가 있다. 열과민증(heat intolerance)의 전형적인 증상이 나타난다. 그렇지 않으면, 노인 환자에게서 갑상선 기능 항진증의 증상이 비전형적으로 나타날 때도 있다. 흔한 비특이적 양상과 증상은 심방 세동, 신체 쇠약(체중 감소 및 무관심 수반), 복부 고통, 설사, 탈진, 우울증이 있다.

갑상선 질환의 진단과 치료는 현장에서 이루어지지 않는다. 갑상선 질환이 있는 것으로 알려진 환자는 의학적 평가를 위해 병원으로 갈 수 있도록 한다.

위장관질환

노인 환자에게 위장 장애 응급 상황은 흔히 발생한다. 가장 흔한 것은 위장관 출혈이다. 하지만 노인 환자들 역시 오심, 식욕 부진, 설사, 변비 등 수많은 기타 위장 문제를 보일 수 있다.

다른 증상들과 마찬가지로, 이 같은 증상들은 더 심각한 질환의 증상일 수 있다는 사실을 기억한다. 예를 들어, 장 문제는 결장이나 기타 복부 장기의 암을 가리키는 징후일 수 있다.

증상이 무엇이든지, 젊은 환자와 노인 환자 모두 위장 관련 응급 상황을 신속히 관리하는 것이 중요하다. 노인 환자는 출혈과 쇼크 위험이 크다. 위장 환자가 중등도나 중증의 외부 출혈 환자보다 덜 심각하다고 여기는 경향이 있다. 이는 심각한 실수이다. 위장 장애를 호소하는 환자, 특히 노인 환자는 적극적으로 관리해야 한다. 노인 환자는 젊은 환자보다 저혈압이나 산소결핍에 더 힘들어한다는 사실을 기억한다. 치료방법은 다음과 같다.

- 기도 관리
- 호흡 및 순환 보조
- 환자가 저산소증을 보이면 보충적 산소 요법
- 정질 용액으로 IV 수액 대체
- 신속한 이송

현장에서 마주칠 수 있는 심각한 위장 장애로는 내부 출혈 및 장폐색이 있다. 노인 환자에게 심각한 치명적 증상인 장간막 허혈 또는 경색(mesenteric ischemia or infarct)을 치료해야 할 때도 있다. 이 같은 위장 장애를 인지하는 방법을 다음에서 설명한다.

위장관 출혈

위장관 출혈은 상부위장관 출혈, 하부위장관 출혈의 두 가지 범주로 나뉜다.

상부위장관 출혈 상부위장관 출혈의 유형은 다음과 같다.

- *소화성 궤양 질환* 위산, 소화효소, 항염제 등 기타 약품에 의해 위장관 상부의 점액벽이 손상.

● *위염* 위장벽 염증

● *식도정맥류* 하부식도 정맥의 비정상적 팽창; 간경변의 일반적인 합병증.

● *말로리-바이스(Mallory-Weiss) 손상* 흔히 과도하고 지속적인 구토로 인해 식도하부에 나타나는 손상

하부위장관 출혈 하부위장관 출혈의 증상은 다음과 같다.

● *게실증* 노화가 진행되면서 결장에 작은 주머니가 생기는 것; 하부위장관 치명적 출혈의 70%는 게실증이 원인이 된다.

● *종양* 장이나 주변 장기 내의 혈관으로 종양이 침투했을 때, 결장 종양이 출혈을 일으킬 수 있다.

● *허혈성 대장염* 혈액공급 손상 및 감소로 인한 결장 염증.

● *동정맥기형* 동맥과 정맥 간 비정상적 연결

심각한 위장 실혈의 징후로는 "커피 찌꺼기" 같은 구토물, 타르 같은 검은 대변(흑변, melena), 구토물 또는 대변에 보이는 혈액; 기립성 저혈압; 맥박 분당 100 이상(환자가 베타차단제를 복용하지 않는 이상); 혼돈이 있다. 노인의 위장 출혈은 최근 발생한 협심증, 울혈성 심부전, 허약, 호흡장애 등의 합병증에서 나타난 것일 수 있다.

장폐색

노인의 장폐색은 보통 소장에서 일어난다. 원인으로는 종양, 과거의 복부 수술, 특정한 약물 복용, 때로 척추압박골절이 있다. 환자는 전형적으로 광범위한 복부 통증, 복부팽창, 오심, 구토를 호소한다. 복부 촉진 시 팽창한 것처럼 느껴질 수 있다. 장음은 미미하거나 없고, 또는 활발하거나 "방울이 울리는 듯한" 소리가 난다. 장폐색이 오랜 기간 동안 지속되었다면, 환자는 열, 허약, 쇼크, 및 다양한 전해질 이상을 보일 것이다.

장간막 허혈/경색

상장간막동맥 또는 하장간막동맥에서 분지한 혈관은 장에 혈액을 공급한다. 장 일부에서 생존에 필요한 만큼의 혈액을 공급받지 못하면 경색이 발생한다. 특정한 노인성 변화로 인해 노인들은 이 증상에 걸리기 쉬워진다. 첫째, 나이가 들면서, 심장의 변화(예, 심방세동) 및 혈관의 변화(죽상동맥경화증) 때문에 장으로 가는 혈관들 중 하나에 혈전이 쌓일 수 있다. 둘째, 장 자체의 변화에서 종창이 발생해 혈류를 차단할 수 있다.

장경색의 가장 중요한 증상은 심각한 통증이다. 이외에 장경색에 동반되는 징후는 다음과 같다.

● 피가 섞인 설사, 보통 피가 대량으로 보이지는 않음.

● 빈맥, 다만 미주신경성 영향이 징후를 숨길 수 있음.

● 복부 팽창

환자에게 쇼크가 발생할 위험이 큰데, 괴사된 장이 간질액 및 혈관내액을 끌어들여 사용하지 못하게 하기 때문이다. 복막강으로 괴사성 물질이 분비되어, 대량 감염을 야기한다. 생리학적 완충능력이 떨어지기 때문에 노인환자의 예후는 좋지 않다.

내용 요약

➤ 장폐색의 징후와 증상
- 광범위한 복부 통증
- 복부 팽창
- 오심
- 구토
- 복부팽만
- 장음이 미미하거나 없음

피부질환

젊은 성인과 노인은 거의 같은 비율로 공통된 피부질환을 경험한다. 하지만 노화로 인한 면역계 변화로, 노인들은 만성 피부질환이나 감염 질환에 더 취약하다. 또한 압박궤양(pressure ulcer)(욕창)이 더 쉽게 나타난다.

피부병

노인 환자는 흔히 가려움증(pruritus)을 호소한다. 이 같은 증상은 피부염(습진) 또는 겨울 같은 환경적 조건에 의해 발생한다(예, 실내의 따뜻하고 건조한 공기와 실외의 차가운 바람). 전신 가려움증은 간질환 또는 콩팥병 등 전신질환의 징후일 수 있다. 가려움이 심하고 가라앉지 않는다면, 기저 질환을 의심하고 환자에게 의학적 평가를 받도록 권고한다.

노인 환자는 치유가 느리고 조직 관류가 저하되므로, 봉와직염, 농가진 등 상처의 세균 감염이 발생하기 쉬우며, 면역력이 손상된 환자는 포도알균성열상피부증후군(staphylococcal scalded skin syndrome)이 나타날 수 있다. 또한 피부 면역 반응 저하로 곰팡이 감염에 잘 걸린다. 또한 대상포진(herpes zoster)이 나타날 확률이 높으며, 50~70세에서 가장 자주 발생한다. 이 같은 피부병은 젊은 환자들에게서도 발생할 수 있지만, 노인 환자의 질병 기간과 심각성이 더 심각하다.

피부병 치료 시, 많은 증상이 약물로 인한 것일 수 있음을 기억한다. 예를 들어, 베타차단제는 노인 환자 약 3%에게 발생하는 건선을 악화시킬 수 있다. 복용하고 있는 의약품에 대해서 질문하며, 일부 처방 의약품(예, 페니실린 및 설파제) 및 일반의약품은 피부 발진을 야기할 수 있음을 유념한다. 또한 국소적 민간요법에 대해 묻는다. 술이나 비누는 피부병을 야기하거나 악화시킬 수 있기 때문이다. 환자가 처방받은 국소제제를 처방대로 잘 적용하고 있는지 알아본다. 마지막으로, 젊은 환자들의 피부병을 치료하는 데 주로 사용되는 일부 의약품 및 국소제제는 노인 환자에게 다른 질환을 야기하거나 악화시킬 수 있음을 유념한다. 항히스타민제나 코르티코스테로이드는 젊은 사람들보다 노인들에게 부작용이 2~3배 심하다.

압박궤양(욕창)

압박궤양은 대부분 70세 이상 노인에게서 나타난다. 많으면 20%의 환자가 압박궤양으로 병원을 방문하거나, 병원 입원 시 압박궤양을 보인다. 양로원에 있는 노인들에게 가장 많이 발생하며, 약 25%가 이 질환을 앓는다.

압박궤양은 일반적으로 침대에 누워서 생활하는 환자에게서 허리 아랫부분, 뼈 돌출부에 많이 나타난다. 하지만, 신체 어느 부위에서나, 어떤 자세로 생활하는 환자에게나 발생할 수 있다. 압박궤양은 보통 조직 내 산소부족으로 인해 발생하며, 피부, 피하조직, 근육에 영향을 미친다(그림 5-21). 압박궤양이 발생할 수 있는 위험을 높이는 요인은 다음과 같다.

- 조직의 외부 압박(예, 압박)
- 감각 인지 변화
- 과도한 수분으로 인한 짓무름(maceration)
- 활동 저하

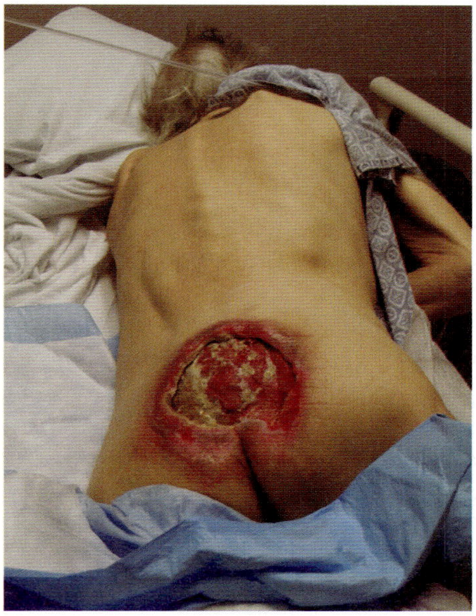

그림 5-21 다수의 욕창("압박궤양"). 보통 감염되며, 사망으로 이어진다. 양질의 간호로 예방할 수 있다. (*Robert A. Penne-Casanova/Science Source*)

- 이동 저하
- 부실한 영양섭취
- 마찰 또는 찢김

압박궤양 진행을 경감하거나 그 증상을 완화하기 위해, 다음과 같은 단계를 취한다.

- 특히 오랜 시간 이송 중일 때 환자가 자세를 자주 바꿔 신체 한 부분에 압력이 가해지는 시간을 줄인다.
- 환자 이동 시 시트를 사용하여 마찰 가능성을 낮춘다.
- 이동 전, 피부 부분에 패드를 깔아 전단(shearing) 가능성을 낮춘다.
- 치명적인 증상이 나타나지 않는 한, 수분이 과도한(요실금 또는 변실금, 과도한 땀) 부분을 건조시키고 청결하게 한다.
- 궤양 부분을 식염수로 닦고 하이드로콜로이드나 하이드로겔 드레싱으로 덮는다. 증상이 심각한 경우, 성기게 엮어 식염수로 적신 거즈를 씌운다.

근골격계통 질환

골격은 대사적으로 활발한 기관이다. 골격의 대사 과정은 연령, 식단, 운동, 호르몬 수치 등 수많은 요인의 영향을 받는다. 근골격에도 질병이 발생할 수 있다. 사실, 근골격계 질환은 노인의 기능 손상을 야기하는 주 요인이다. 보통 치명적이지는 않지만 만성 장애를 초래해, 결국 질병이 발생할 수 있는 환경을 조성한다. 가장 많이 발생하는 근골격계 질환은 골관절염과 골다공증이다.

골관절염

골관절염(osteoarthritis)은 65세 이상 노인의 장애를 야기하는 주 요인이다. 많은 전문가들이 골관절염은 하나의 증상이 아닌, 여러 유사한 증상이 함께 발현된 것이라 생각한다. 근육량 손실 등 노인성 변화 외에, 마모로 인해 골관절염이 발생하고, 다른 요인들도 영향을 미친다. 추정되는 기여 요인은 다음과 같다.

- 비만
- 염증성 관절염 등 일차성 관절 장애
- 외상
- 고관절 이형성증 등 선천적 이상

노인의 골관절염은 초기에 관절통으로 나타나며, 운동을 하며 악화되고 휴식을 취하면 호전된다. 질환이 진행되면 통증과 함께 운동능력 감소, 관절 기형, 연발음, 거슬리는 감각 등이 나타난다. 말기 징후로는 촉진 시 또는 수동적 운동 시 느껴지는 압통이 있다.

가장 효과적인 처치 방법은 장애가 진행되거나 악화되기 전에 관리하는 것이다. 예방 전략으로는 스트레칭 운동 및 충격을 흡수하는 인대를 강화하는 활동이 있다(그림 5-22).

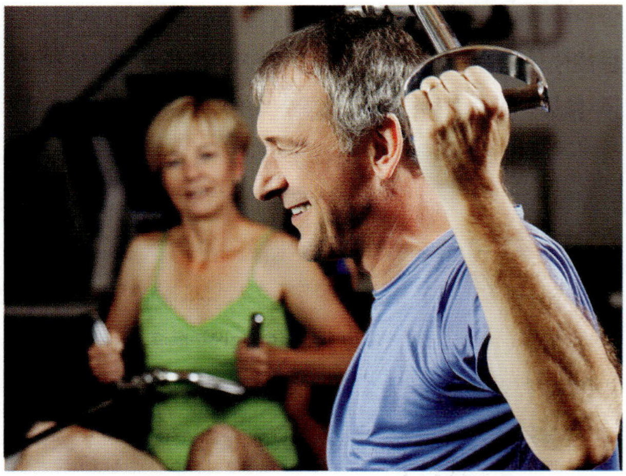

그림 5-22 정기적으로 스트레칭이나 체중부하 운동을 하면 골관절염 진행을 예방할 수 있다. (*Kzenon/Fotolia*)

아주 짧은 기간이라도 부동화가 발생하면

증상이 가속화될 수 있다. 약물 요법은 고통 및 염증을 완화하기 위해 사용한다. 일반적으로 수술(예, 인공관절치환술)은 보존적 방법에 서 효과를 보지 못한 후 마지막으로 고려한다.

골다공증

약 2천만 명의 미국인이 골다공증을 앓고 있으며, 넘어지거나 다른 부상을 당한 후 엉덩이뼈, 손목뼈, 척추뼈에 나타난 골절이 그 원인 경우가 많다. 위험 요인은 다음과 같다.

- *연령.* 골량은 남성과 여성 모두 20~30대에 정점에 다다르며, 그 후 모두 다른 속도로 감소한다. 50세 연령 정도의 환자를 치료할 때 일반적으로 골밀도를 고려해야 한다.
- *성별.* 여성은 에스트로겐 분비 감소 때문에 남성보다 골다공증에 걸릴 위험이 더 높다. 여성은 뼈가 취약해질 확률이 두 배 이상인데, 특히 폐경이 빠르고(45세 전) 에스트로겐 보충요법을 하지 않은 경우 그렇다.

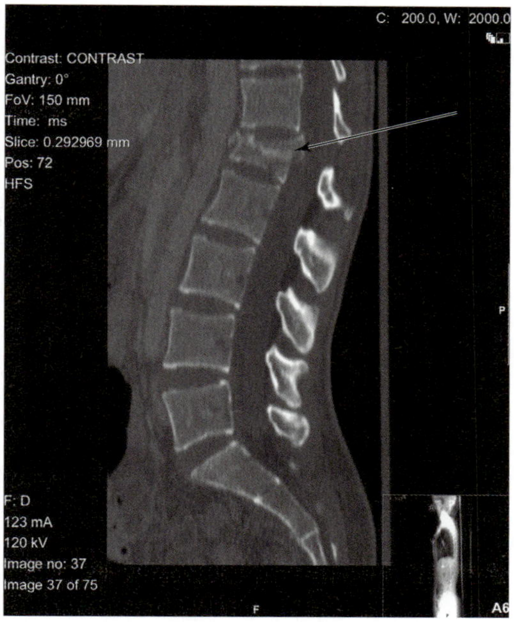

그림 5-23 골조각이 척추관으로 후방 돌출한 외상성 L1 압박 골절 CT의 시상면(ⓒ *Dr. Bryan E. Bledsoe*)

- *인종.* 백인과 아시아계는 아프리칸계와 라틴계보다 골다공증에 걸릴 확률이 더 높다. 후자의 최대 골량이 더 높기 때문이다.
- *체중.* 마르거나 체중이 적게 나가는 사람은 비만인 사람보다 골다공증에 걸릴 위험이 더 크다. 뼈 무게가 증가하면 골밀도가 좋아지는 것으로 본다. 하지만 체중부하 운동은 같은 효과를 가질 수 있다.
- *가족력.* 유전적 요인(예, 최대 골량) 및 골절 가족력으로 인해 골다공증에 걸릴 수 있다.
- *기타.* 늦은 초경, 분만 경험 없음, 카페인 섭취, 음주, 흡연 모두 중요한 골량 결정 요인이다.

골밀도 검사를 하지 않았다면, 골다공증이 있는 사람은 일반적으로 골절이 발생하기 전까지 증상이 없다. 처음 질환이 발견되는 사건은 침대에서 뒤척임, 물건 나르기, 강한 재치기 등으로 아주 사소할 수 있다(그림 5-23). 관리 방법은 운동 및 칼슘, 비타민D, 에스트로겐, 기타 약물 및 미네랄 등을 섭취하는 약물요법으로 골절을 예방하는 것이다. 증상이 나타나면, 통증 관리를 고려한다.

강직성 척추염

강직성 척추염(ankylosing spondylitis, AS)은 주로 척추에 영향을 미치는 염증성 관절염이다. 미국에서 약 500,000명이 이 질병을 앓고 있다. 강직성 척추염은 척추뼈와 골반 천장 관절 사이에 있는 관절에 염증을 일으킨다(그림 5-24). 또한 신체 다른 부분에도 염증과 통증을 일으킬 수 있다. 증상이 악화되고 염증이 계속되면, 치유 과정의 일환으로 새로운 뼈가 형성된다. 이 뼈는 척추뼈 가장자리에서 생겨난 후 디스크 공간을 지나 두 척추뼈 사이로 자라나서, 골성 연결(bony bridge)을 초래할 수 있다. 이는 척추 전체에 발생할 수 있어 척추가 경직되고 굳게 된다. 곧 척추는 하나로 이어질 수 있다. 척추 X-ray 촬영에서 이 현상은 "대나무 척추"로 불린다. 이는 흉곽에도 영향을 미쳐, 폐 용량과 기능을 제한한다.

질병이 진행되면서 척추는 하나로 연결되어, 구부리거나 펴거나 옆으로 움직이지 못하게 된다. 일반적으로 척추가 구부러진 자세를 가정하여 융합이 진행됨에 따라 환자는 허리를 굽힌 채로 걸을 수밖에 없게 된다.

응급구조사는 강직성 척추염 환자의 응급 상황에 출동했을 때, 환자의 척추가 굳어 있으며 움직일 수 없다는 사실을 유념한다. 또한, 굽은 척추는 극도로 부러지기 쉬워 골절이 발생할 수 있으며, 그 결과 척수 손상을 초래할 수 있다. 강직성 척추염이 있는 환자를 위해 다양한 응급의료관련 기술 등을 변형하여 적용해야 한다. 기도 관리법, 부목법, 이송상 고려사항 등을 조정해야 한다. 강직성 척추염이 있는 환자는 척추가 굽어있기 때문에, 환자의 머리, 목, 등 상부 밑에 하나 이상의 베개를 깔아주는 것이 중요하다. 이와 마찬가지로, 기도 관리법을 실시할 때 목을 신전시키지 않는 방법을 사용해야 한다. 기관내 튜브 외에 시각화를 요하지 않는 기도기(예, 성문외 기도기)를 사용하며, 마지막 수단으로 윤상갑상막절개술을 고려한다.

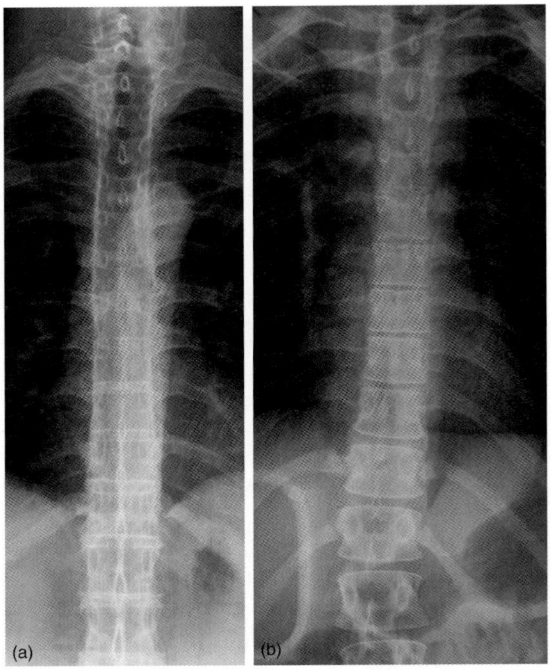

그림 5-24 강직성 척추염에서 보이는 전형적인 "대나무 척추"(a)와 정상 척추(b) (*Spondylitis Association of America*)

강직성 척추염 환자는 흔치 않으나, 부적절한 응급처치는 환자에게 큰 피해를 입힐 수 있다. 강직성 척추염의 징후와 증상을 확인하는 방법을 배우고, 그에 따라 환자의 척추를 보호하는데 유념한다.

콩팥질환

노인에게 발생하는 가장 흔한 콩팥질환은 신부전, 토리콩팥염(glomerulonephritis), 콩팥 혈전이다. 이 같은 질환은 두 가지 노인성 요인에 의해 나타난다. (1) 콩팥 크기 감소 (2) 사구체를 위해 기능하는 콩팥동맥과 세동맥 벽의 변화이다. 일반적으로, 사람의 콩팥은 30세에서 80세까지 무게가 1/3 가량 감소한다. 이 질량 감소는 대부분 혈액을 걸러내는 조직에서 발생한다. 여과 조직이 사라지면 전모세혈관 쪽에서 후 모세혈관 쪽 정맥으로 혈류 단락이 발생해, 아직 여과 기능이 남아있는 조직을 우회한다. 그 결과 콩팥 효율성이 감소한다. 이 질환은 콩팥동맥 변화에 의해 악화되고, 콩팥 색전 및 혈전 발생을 조장하게 된다.

노인 환자는 콩팥의 변화로 혈류 내에 독소와 약물을 더 축적하게 된다. 이러한 현상은 소변량이 상당량 감소한 환자에게 명백하게 나타난다. 그러나 대부분의 노인환자는 콩팥의 여과기능이 떨어짐에도 불구하고 소변량은 정상 이상을 유지한다.

급성 콩팥부전을 유발하는 일련의 과정으로는 저혈압, 심부전, 대수술, 패혈증, 혈관 조영 검사(조영제는 콩팥독성이 있음), 콩팥독성 항생제 사용(예, 겐타마이신, 토브라마이신)이 있다. 고혈압이 지속되면 만성 콩팥부전이 발생한다.

비뇨계통질환

매년 노인인구의 10%가 요로감염에 걸린다. 젊은 층의 경우 남성보다 여성이 더 요로감염에 잘 걸리나, 노인층은 그 숫자가 비슷하다. 대부분의 요로감염은 세균에 의해 발생하며 노인은 면역력이 저하되어 있으므로 쉽게 요로성 패혈증(urosepsis)으로 발전한다.

노인에게 요로감염을 유발하는 요인은 다음과 같다.

- 위축성 질염(여성)
- 전립선 비대증(남성)에 의한 방광출구폐쇄
- 치매, 그로 인한 위생 상태 악화
- 당뇨
- 부동
- 뇌졸중
- 상부요로결석
- 도뇨관 삽입

요로감염의 증상과 징후로는 악취가 나는 탁한 소변, 방광 통증, 잦은 배뇨가 있다. 요로성 패혈증은 급성으로 나타나며, 발열, 오한, 복부 불편, 기타 패혈성 쇼크 증상을 수반한다. 패혈증은 일반적으로 도뇨관삽입술 또는 방광내시경 실시 후 24~72시간 내에 시작된다.

요로성 패혈증 치료로 대구경 IV 카테터를 삽입해 수액 및 비경구적 항생제를 투입한다. 신속한 이송이 중요하다. 요로성 패혈증의 진단은 환자의 병력과 기타 신체검사 결과에 기반한다. 요로성 패혈증이 발생한 노인 환자의 예후는 좋지 않은데, 사망률이 약 30%에 달한다. 체액의 균형을 맞추고 충분한 혈압을 유지하는 것이 중요하다.

환경응급

앞서 언급한 것처럼, 노인층에게 극단적인 환경 변화는 건강에 위협이 된다. 미국에서 매년 열사병(heatstroke)으로 사망하는 이들 중 거의 50%가 50세 이상이다. 노인들은 낮은 온도에도 취약한데, 매년 겨울에 많은 수의 사망자가 발생하며, 그 원인은 저체온증이나 폐렴, 인플루엔자 등의 "겨울철 위험 요소"이다. 이미 경험에서 깨달았겠지만, 체온 조절과 관련된 응급 상황으로 인한 호출은 노인 환자에게서 가장 빈번하다.

저체온증

노인들에게 저체온증이 발생하는 요인은 다음과 같다.

- 추위에 우연히 노출
- 동정맥 단락으로 인한 체열 감소
- 만성 질환
- 두부외상, 뇌졸중, 종양, 또는 경막하혈종 등 중추신경계 질환
- 술, 항우울제, 정신안정제 등 체열 발생을 방해하는 약물
- 저혈당 및 당뇨 등 내분비질환(당뇨 환자는 다른 환자들보다 저체온증에 걸릴 확률이 6배 높다)
- 관절염, 치매, 낙상, 마비, 또는 파킨슨병으로 인해 강제적으로 움직이지 못함
- 염증성 피부염
- 낮은 소득이나 고정된 소득으로 인해 난방이 원활하지 않음
- 영양실조 또는 기아

저체온증의 징후와 증상은 느리게 나타날 수 있다. 많은 경우, 저체온증을 보이는 노인 환자는 추위에 대한 감각을 잃고 증상을 호소하지 않는다. 그 결과, 저체온증을 인지하지 못할 수 있다. 비특이적 증상으로 인해 대사장애나 뇌졸중으로 오인될 수 있다. 저체온증 환자는 말이 느려지고, 혼돈, 졸음을 보일

수 있다. 초기에 환자는 고혈압을 보이고 심박수가 증가할 수 있다. 하지만 증상이 진행될수록 혈압이 떨어지고 심박수가 느려질 수 있으며 때로 거의 감지할 수 없는 수준으로 변할 수 있다.

저체온증을 보이는 노인 환자는 몸을 잘 떨지 않는다는 사실을 기억한다. 배와 복부에서 피부를 만졌을 때 너무 차지 않은지 확인한다. 피하 조직이 딱딱할 것이다. 저온 체온계가 있다면 환자의 심부 체온을 측정한다(일반 체온계는 정확한 체온을 측정하기에 충분하지 않을 수 있다).

다른 질환들과 마찬가지로, 바람직한 치료법은 예방이다. 하지만 노인 환자에게 저체온증이 발생하면 점차 건강이 악화된다. 아주 경미한 저체온증이나, 저체온증으로 의심되는 증상이라도 응급 상황이라고 생각하고 치료한다. 재가온요법을 실시하고 신속히 병원으로 이송한다. 재평가를 실시해 저체온증이 기존 질병이나 지금까지 치료되지 않았던 질환을 악화시키지 않았는지 확인한다. 환자가 사망한다면 그 원인은 보통 심장정지나 심실세동이다.

고체온증(열사병)

노화로 인한 땀샘의 변화와 심장병 발생률 증가로 인해 노인들은 열 스트레스를 겪을 수 있다. 이로 인해 열경련, 일사병, 열사병이 발생할 수 있다. 앞선 두 질환으로 환자가 사망하는 일은 거의 없지만, 열사병은 심각한 응급질환이다. 심각한 고체온증이 발생할 수 있는 원인은 다음과 같다.

- 알코올중독
- 체온 상승시 경고신호를 보낼 수 있는 감각기능 저하
- 항히스타민제 및 삼환계 항우울제 등 발한을 억제하는 처방의약품
- 동반된 질병
- 체온조절기능 감소
- 불충분한 수분 섭취
- 낮은 소득이나 고정된 소득으로 인해 공기 정화나 환기가 원활하지 않음
- 이뇨제 사용으로 인한 체액 손실

저체온증과 마찬가지로, 열사병 초기에는 오심, 어지러움, 현기증, 두통 등 비특이성 징후와 증상이 나타날 수 있다. 높은 체온이 가장 믿을 수 있는 증상이나, 체온 상승이 미미하더라도 땀이 나지 않거나 신경 손상을 수반하면 증상으로 간주한다.

예방 전략으로는 충분한 수분 섭취, 활동 자제, 에어컨이 나오는 환경에서 휴식, 얇은 옷 착용이 있다. 하지만 고체온증이 발생하면 신속한 치료와 이송이 필요하다.

독성학적 응급

앞서 언급한 것처럼, 노화는 노인의 약동학과 약력학상의 특징을 변화시킨다. 신장, 간, 위장계 기능 변화로 인해 약물 흡수와 배출이 느려진다. 또한 약물 부작용을 완화시켜 주는 보상기전도 효과가 감소한다.

많은 환자가 약물 관련 질환으로 병원을 찾는다. 60세 이상 환자 다수가 약물 관련 질환으로 사망한다. 고령자들은 혼돈, 시력 감퇴, 약물의 자기선택, 건망증, 약물의 동시복용으로 인해 우발적으로 약물을 남용하는 경우가 많다. 자해를 시도하기 위해 의도적으로 약물을 남용을 하는 경우도 있다. 다른 요인으로는 알코올 남용이 있다.

응급구조사는 다중약물요법으로 인해 노인에게 발생할 수 있는 부작용을 숙지한다. 다수의 의사에게 진찰받고 여러 약을 한꺼번에 사용하면, 동일한 질병에 대해 이중으로 의약품을 복용하게 될 수 있다. 의

약품의 일반명과 회사명을 동시에 사용함으로써 이 같은 문제가 심화될 수 있다.

노인 환자 평가 시, 다음과 같은 단계를 따른다.

- 환자가 현재 복용하는 모든 약물의 목록을 구한다.
- 새롭게 처방 받은 의약품을 알아낸다(새로운 약품을 복용하고 며칠 내에 부작용이 나타날 수 있다).
- 과거 병력을 잘 확인한다. 환자가 신기능 장애나 간기능 장애를 경험한 적이 있는지 알아본다.
- 처방한 의약품과 그들의 배출 경로, 부작용을 인지한다.
- 가능한 경우, 항상 환자를 이송할 때 모든 의약품을 병원에 가져간다.

약리학적 지식은 모든 환자에게 있어 중요하다. 하지만 노인 환자에게 발생할 수 있는 독성학적 응급상황을 반드시 인지해야 한다. 일반적으로 노인환자에게 독성을 야기한다고 알려져 있는 약품이나 물질은 다음에서 설명한다.

베타차단제

베타차단제는 고혈압, 협심증, 부정맥을 치료하는 데 널리 사용된다. 일반적으로 처방되는 베타차단제로는 프로프라놀롤(Inderal), 나도롤, 아테놀롤, 소탈롤, 티몰롤, 에스몰롤, 메토프로롤, 펜부톨롤, 라베탈롤이 있다.

젊은 환자들은 이 같은 약품의 부작용을 잘 견뎌내는 편이나, 노인 환자들은 다소 취약하다. 특히 노인들에게 우울증, 무기력함, 수면 장애 등 중추신경계 부작용이 흔히 나타난다.

노인 환자는 심장 기능과 심박출량을 감소시키는 심혈관 질환을 이미 가지고 있는 경우가 많기 때문에, 베타차단제는 자세 변화에 반응하는 심장의 능력을 제한하여 기립성 저혈압을 일으킨다. 또한 운동 또는 저혈량증 등 교감 신경 반응이 필요한 상황에서 수축력과 심박출량을 상승시키는 심장의 능력을 제한하기도 한다. 이는 출혈이 발생 중이고 장기의 관류를 유지하기 위해 필요한 교감 신경 반응을 증가시키지 못하는 외상 환자에게 해롭다. 또한 좌심실 기능이 좋지 않은 환자에게 심부전을 악화시킬 수 있다. 베타차단제는 안압을 감소시키고 노인의 녹내장을 치료하기 위해 사용된다. 기억해야 할 것은 베타차단제 안약이라도 전신 작용을 일으킬 수 있다는 점이다.

베타차단제 과용 치료에는 일반적 보조요법, 위세척, 심폐보조, 수액, 저혈압인 경우 글루카곤 등의 비아드레날린성 심장수축촉진제 투여가 있다. 과도한 서맥은 아트로핀으로 치료할 수 있다.

항고혈압제/이뇨제

이뇨제는 신장에 작용하여 소변의 흐름과 수분 · 염분의 배출을 증가시킨다. 주로 고혈압과 울혈성 심부전 치료에 사용된다.

이 같은 약물로는 하이드로클로로싸이아자이드, 푸로세마이드, 부메타니드, 토르세미드가 있다. 이 중 푸로세마이드가 노인 환자에게 가장 널리 사용된다. 급성 폐부종과 콩팥부전, 간부전이 있는 환자는 푸로세마이드의 제거할 수 있는 반감기가 연장된다. 그 결과, 노인 환자는 약물 축적의 위험이 있다. 노인은 성인 복용량에 예민할 수 있기 때문에, 복용량이 더 적게 처방되는 경우가 많으며, 환자는 보통 매일 칼륨 보충제를 섭취한다. 약물에 의해 배뇨량이 과도하게 증가하면, 기립성 저혈압, 순환허탈, 칼륨 결핍, 콩팥 기능 손상이 나타날 수 있다.

안지오텐신 전환효소 억제제

안지오텐신 전환효소 억제제는 비교적 최근에 고혈압 및 울혈성 심부전 치료에 사용되기 시작했다. 이

약제는 고혈압 치료의 1차 선택약제로 사용되기도 하고, 기존에 효과를 보았던 약물의 금기가 있거나 환자가 약의 복용을 힘들어하거나 원하던 효과를 내지 못했을 때 사용하기도 한다. 안지오텐신 전환효소 억제제로는 캅토프릴, 에날라프릴, 리시노프릴, 포시노프릴, 베나제프릴, 퀴나프릴, 라미프릴이 있다.

울혈성 심부전 치료 시, 안지오텐신 전환효소 억제제는 레닌-안지오텐신-매개성 혈관수축을 감소시킨다. 이는 심장이 펌프질을 해야 하는 부위에 대한 압력(후부하)를 감소시키는 것이다. 노인 환자는 일반적으로 안지오텐신 전환효소 억제제 치료에 잘 반응한다. 하지만, 이같은 약물은, 이미 고용량의 루프 이뇨제를 복용하고 있는 심각한 심부전 환자에게 만성 저혈압을 초래할 수 있다. 또한 안지오텐신 전환효소 억제제는 특히 구토와 설사가 오래 지속된 노인에게 혈장량 감소 및 저혈압을 야기할 수 있다. 몇몇 혈액 투석 환자는 안지오텐신 전환효소 억제제로 치료를 받을 경우 과민성 반응을 경험할 수 있다.

다른 부작용으로 일어났을 때 현기증, 어지러움; 발진; 근육통; 손, 얼굴, 눈 붓기; 기침(특히 여성); 두통; 소화 불량; 피로가 나타날 수 있다. 캅토프릴은 특히 미각 상실을 일으킬 수 있다.

디지털리스(디곡신, 라녹신)

디곡신은 울혈성 심부전, 심방세동, 심방조동, 발작성 심장성 빈맥, 심장성 쇼크를 치료하는데 가장 널리 사용되는 강심배당체이다. 양성 변력작용은 있는데 음성 변시성 효과가 있는 점이 독특하다. 울혈성 심부전에 있어 디곡신은 심근수축력을 상승시키고(양성 변력 작용) 그 결과 심박출량이 상승한다. 또한 전도를 늦추고 심장전도조직의 불응기를 연장시켜, 맥박수가 감소된다(음성 변시성 효과). 이를 통해 심실에 혈액이 충분이 차게 되며, 심박출량이 증가한다.

중등도나 심각한 심부전이 있는 환자는, 디지털리스와 ACE 억제제 및 이뇨제를 병용한다. 디곡신은 치료지수가 낮다. 따라서 각 환자에 맞게 복용량을 조절해야 한다.

치료 중 디곡신 혈청농도를 주의 깊게 관찰해야 한다. 대사과정을 거치지 않은 상태로 복용량의 50-70%가 소변으로 배출된다. 신장 기능이 정상적인 환자에게서 반감기는 32시간에서 48시간까지 다양하다. 노인은 디곡신 분포용적이 감소되며 신장기능이나 장기능이 손상되었을 수 있기 때문에, 독성 효과의 위험을 최소화하기 위해 복용량을 감소하고 개별화해야 한다. 노쇠한 노인 환자들에게는 디지털리스로 인한 식욕 부진이 나타날 수 있다.

노인 환자에게 발생할 수 있는 가장 흔한 부작용은 디곡신 독성 효과이다. 디곡신은 안전계수가 낮고 치료지수가 좁기 때문이다. 치료작용을 얻기 위해 필요한 약물의 양은 독성 효과가 나타나는 양에 가깝다.

노인의 디곡신 독성 효과는 우연히 또는 의도적인 섭취로 나타날 수 있다. 콩팥이 손상된 환자의 경우, 콩팥 기능의 변화가 있으면 디곡신 복용량에 변화가 있어야 한다. 복용량을 조절하지 못하면 독성 효과로 이어질 수 있다. 울혈성 심부전이 있는 환자에게 대개 사용되는 이뇨제로 인해 소변 내의 칼륨이 다량 소실된다. 디곡신을 복용하는 환자에게 칼륨이 충분히 보충되지 않으면 독성 효과가 발생할 것이다. 따라서 디곡신을 복용하는 노인 환자는 염화칼륨(Micro-K, K-Tabs, Slow-K) 등의 칼륨 보충제를 매일 섭취해야 한다.

디곡신 독성 효과의 징후와 증상으로는 시각장애, 피로, 허약, 오심, 식욕 부진, 복부 불편감, 어지러움, 비정상적인 꿈, 두통, 구토가 있다. 디곡신을 처음 복용하던 중에 이 같은 증상이 나타나면 담당 의사에게 알려야 한다.

이뇨제와 디곡신을 동시에 사용될 때 저칼륨혈증은 만성적인 디곡신 독성이 잘 나타나게 한다. 디곡신 독성과 흔히 연관된 부정맥으로는 동방차단, 동정지, 2도 혹은 3도 방실차단, 느린 심실반응을 가진 심방세동, 가속화된 접합부 리듬, 심실조기수축(이단맥, 삼단맥), 심실빈맥, 방실차단을 동반한 심방빈맥이다.

디곡신 독성의 치료는 활성탄으로 위세척을 하고 확진된 저칼륨혈증에는 칼륨을 보충하며 느린맥은 아트로핀이나 인공심박조율로 치료한다. 심실성 빈맥치료는 항부정맥제로 치료하며 디곡신 독성의 해독제로는 디곡신에 특수한 FAB항체(Digibind)가 있는데 생명을 위협하는 상황에서 이용된다.

항응고제

노인 환자가 항응고제를 사용하는 것은 흔한 일이다. 심혈관질환 및 뇌혈관질환을 예방하기 위한 항혈소판 억제제로서 적은 양의 아스피린을 복용하곤 한다. 흔히 사용되는 항응고제는 와파린(Coumadin)인데 혈전이 발생하거나 커지는 것을 예방한다. 심방 세동 환자, 인공 심장판막 이식환자, ST-분절 상승 심근경색(STEMI) 환자에게 많이 사용된다. 또한 폐색전증이나 깊은 정맥혈전증을 예방하는 데 사용된다.

와파린은 복용이 쉽지 않고, 환자의 프로트롬빈 시간(prothrombin time, PT)이나 국제정규화 비율(International Normalized Ratio, INR)을 정기적으로 관찰해야 한다. 목표는 INR을 목표 범위 즉 너무 높아서 환자가 피를 흘리지 않을 만큼, 너무 낮아서 효과가 없지 않을 정도로 유지하는 것이다. 와파린 독성은 비타민 K투여로 회복될 수 있다.

몇 가지 새로운 항응고제가 있다. 여기에는 다비가트란(Pradaxa), 리바록사반(Xarelto), 아픽사반(Eliguis)이 있다. 이런 약물들은 효과적으로 작용하며, PT 또는 INR 모니터링이 필요 없다. 하지만 해독제가 존재하지 않는다. (아스피린 외의) 항응고제를 복용하는 환자는 외상, 특히 두부 외상 후 출혈 위험이 증가한다.

항정신제/항우울제

항정신의약품은 기분, 행동, 및 정신 기능의 다양한 양상에 영향을 미친다. 노인 환자는 정신 질환을 종종 경험할 수 있으며, 항우울제, 항불안제, 진정수면제, 항정신병약 등 다양한 약물을 복용할 수 있다.

우울증은 노인환자의 가장 흔한 정신질환이다. 배우자의 사망, 이혼, 건강 쇠퇴, 자립심 상실 등에서 야기된 슬픔과 절망을 해소하기 위해 약물 치료를 받는다. 흔히 처방되는 항우울제로는 플록세틴(Prozac), 부프로피온(Wellbutrin) 등의 세로토닌 재흡수 억제제(SSRI)가 있다. 삼환계 항우울제(아미트리프틸린[Elavil]), 이미프라민[Tofranil])은 덜 사용된다. 모노아민 산화효소 억제제(이소카복사지드[Marplan], 페넬진[Nardil])은 거의 사용되지 않는다.

노인 환자가 항우울제를 복용하면 진정, 무기력, 근육 약화 등의 부작용을 겪을 수 있다. 일부 항우울제는 구강건조증, 변비, 소변 정체, 혼돈 등 항콜린성 효과를 일으킨다. 새롭게 처방되는 삼환계 항우울제는 기립성 저혈압을 일으킬 수 있는데, 노인 환자가 이뇨제나 기타 혈압강하제를 복용하는 경우 악화될 수 있다. 진정, 혼돈 등의 부작용은 환자의 인지능력을 손상시키며, 혼자 사는 노인 환자에게 위험을 야기할 수 있다.

조울증이 있는 환자는 탄산리튬을 복용하기도 한다. 이 약물은 조울증으로 인한 기분 변화를 안정시킨다. 탄산리튬은 인체내에서 비활성 형태로 분해될 수 없기 때문에 콩팥으로 배출된다. 콩팥 기능이 손상되면, 탄산리튬은 중독량까지 빨리 축적되어 리튬 독성을 일으킬 수 있다. 증상으로는 입에서 쇠맛이 나고, 손을 떨며, 오심, 근육 약화, 피로가 나타날 수 있다. 독성의 정도가 증가하면, 시야가 흐려지고, 조정력이 결여되며, 혼수 상태나 사망에 이를 수 있다.

항정신병 약물은 진정, 항콜린성 효과 등 경미한 부작용을 일으킬 수 있다. 얼굴, 턱, 사지의 불수의근 움직임 및 불안 등의 추체외로 부작용 역시 발생할 수 있다. 이 같은 약물로는 클로르프로마진(Thorazine), 티오리다진(Mellaril), 클로르프로칙센(Taractan), 치오틱신(Navane), 할로페리돌(Haldol)이 있다.

진정수면제는 환자를 안정시키고 불안을 가라앉히며 수면을 촉진한다. 항불안제는 화학적으로 진정수면제와 비슷한데, 진정 효과 없이 환자의 불안을 감소시킨다. 이 같은 약물은 불면 및 두려움, 불안을 느끼는 노인 환자들에게 유용하다.

벤조디아제핀은 가장 흔히 사용되는 진정수면제 및 항불안제이다. 이 같은 약물은 장기 복용시 졸음, 나태, 중독을 일으킬 수 있다. 벤조디아제핀으로는 플루라제팜(Dalmane), 테마제팜(Restoril), 티아졸람(Halcion)이 있다. 구체적인 항불안제로는 디아제팜(Valium), 로라제팜(Ativan), 클로르디아제폭시드(Librium)이 있다.

이 같은 약물의 과용을 현장에서 치료할 때는, ABC(기도, 호흡, 순환)를 우선하며, 특히 기도 관리에 유의한다.

파킨슨병 약물

파킨슨병은 노인에게 흔히 나타나는 질환이며, 기저핵에 위치한 도파민 분비 뉴런이 손실되어 나타난다. 이는 다른 신경전달물질의 불균형이 나타나, 경직, 느린 움직임, 몸의 떨림, 자세 불안정 등의 파킨슨병 운동증상으로 이어지게 된다. 약물 치료의 목적은 기저핵의 도파민 분비 뉴런을 회복시키는 것이다. 가장 흔히 처방되는 약물은 카르비토파/레보도파(Sinemet), 브로모크립틴(Parlodel), 벤즈트로핀메실레이드(Cogentin), 아만타딘(Symmetrel)이다.

이 같은 약물의 독성은 이상운동증(수의운동 불능) 및 환시, 악몽 등 심리적 증상으로 나타난다. 처음 복용할 경우, 기립성 저혈압이 나타날 수도 있다.

톨카폰(Tasmar)은 시네메트와 함께 복용한다. 시네메트의 약효를 증가시키나, 간부전을 야기할 수 있다. 이 약을 복용하는 환자의 독성은 급성 황달로 나타난다.

현장 관리의 목적은 환자의 불안을 낮추고 지지적 환경을 제공하는 것이다. 불수의 운동이 있는 환자는 흡인 및 질식의 위험이 높다. 지속적인 환자 평가가 필요하다.

항경련제

발작 장애는 노인 환자에게 드물지 않게 나타난다. 대부분의 경우, 발작은 뇌졸중, 외상, 종양, 퇴행성 뇌질환 등 이전에 발생했던 중추신경계 부상에 의해 나타난다. 어떤 항경련제를 사용할 것인지는 환자에게 나타난 발작의 유형에 따라 달라진다.

가장 흔히 발생할 수 있는 항경련제의 부작용은 진정이다. 다른 부작용으로는 위장 장애, 두통, 어지러움, 조정력 결여, 피부 반응(발진)이 있다. 권장되는 치료는 기도 관리와 지지적 치료이다.

진통제 및 항염증제

류마티스성 관절염, 골관절염 등 만성 질환의 통증, 염증 치료 시 마약, 비마약성 진통제, 코르티코스테로이드를 사용한다. 노인 환자의 통증을 줄이기 위해 사용하는 마약성 진통제로는 코데인, 메페리딘(Demerol), 모르핀, 하이드로코돈(Vicodin), 옥시코돈(Percodan, Percocet), 하이드로몰폰(Dilaudid)이 있다. 기억해야 할 점은, 이 같은 약물은 증상을 개선하는 것보다는 통증 지각을 변화시킨다는 사실이다. 약효가 사라지면 통증이 다시 나타나며, 환자는 복용 빈도를 늘리게 된다.

부작용으로 진정, 감정 변화, 오심, 구토, 변비, 기립성 저혈압 및 호흡억제도 나타날 수 있다. 장기 복용 시, 환자는 약물 내성 및 마약성 약물에 대한 신체적 의존성을 가질 수 있다.

비스테로이드성 항염증제 및 아세트아미노펜(Tylenol)은 경도 및 중증도 통증에 사용되며, 골관절염 및 다른 염증성 근골격 질환 치료제로도 사용된다. 가장 흔히 나타나는 부작용은 위장 자극이다. 복용량이 많으면 콩팥 및 간 독성을 초래할 수 있다. 아세트아미노펜은 많이 복용했을 때 특히 간에 독성을 일으킨다. 아스피린은 혼돈, 청력장애(벨소리 또는 윙윙거리는 소리), 위장관 출혈을 일으킬 수도 있다.

코르티코스테로이드

코르티코스테로이드는 류마티스성 관절염 및 기타 염증성 질환을 치료하기 위해 사용되는 강력한 항염증제이다. 부작용으로는 고혈압, 소화성 궤양, 당뇨 악화, 녹내장, 감염 질환 위험성 증가, 정상적으로 체내에서 분비되는 코르티코스테로이드 억제 등이 있다. 흔히 처방되는 코르티코스테로이드는 코르티손(Cortone), 하이드로코르티손(Hydrocortone), 프레드니손(Deltasone)이다.

약물 남용

약물 남용(substance abuse)은 미국에 만연해 있는 문제이다. 모든 연령 집단에서 약물 남용이 발생하며, 이는 노인들도 마찬가지이다. 60세 이상의 많은 미국인들이 약물에 중독되어 있다. 베이비부머 세대가 노인 인구에 편입되면서 이 수는 증가할 것으로 보인다.

일반적으로, 노인층이 약물을 남용하게 만드는 요인은 젊은 층과 다르다.

- 노화에 따른 변화
- 고독
- 실직
- 배우자 또는 동거인 사별
- 영양실조
- 오랫동안 살던 집에서 아파트로 이사
- 다중 처방

다른 연령 집단과 마찬가지로, 노인들은 고통이나 삶 그 자체에서 탈출하기 위해 의도적으로 약물을 남용할 수 있다. 그렇지 않으면, 특히 처방의약품의 경우, 실수로 남용하게 된다. 노인은 술 또는 의약품을 남용하거나, 두 가지 모두 남용할 수 있다.

약물 남용

앞서 언급한 것처럼, 65세 이상의 노인은 젊은 사람에 비해 더 많은 질환을 앓고, 더 많은 의약품을 복용하며, 약물 부작용에 더 민감하다. 노인들이 복용하는 의약품의 개수만 봐도, 노인들은 약물 남용의 위험에 노출되어 있음을 알 수 있다. 매년 미국에서 발행되는 150만 건의 처방전 중 1/3 이상은 노인들의 몫이다. 65세 이상 노인들은 매년 평균 13건의 처방전을 발행 받는다.

또한 상당한 비율로 일반의약품을 소비하기도 한다. 다제병용(polypharmacy)과 함께 시력 악화와 기억력 감퇴가 나타나며, 합병증 발병 가능성이 상승한다. 노인은 약물간 상호작용, 약물 질환 간 상호작용, 약물 음식간 상호작용을 경험하게 될 수 있다. 신체적, 심리적으로 약물(또는 술)에 의존하게 된 노인들은 자신의 의존성을 감추고 다른 연령 집단보다 도움을 구하지 않게 될 가능성이 높다. 약물 남용에서 보이는 일반적인 징후와 증상은 다음과 같다.

- 시력/청력 감퇴
- 졸림

- 넘어짐
- 기억 변화
- 감정 변화
- 기립성 저혈압
- 민첩성 감소
- 불안
- 체중 감소

약물 남용이 의심되는 경우, 신중하게 발견 결과를 기록한다. 병원에서 판별하도록 의약품을 모은다. 병원에서 환자가 평가 받고, 필요한 경우 약물 남용 치료를 받을 수 있도록 한다.

알코올 남용

전국 조사에 따르면, 거의 50%에 달하는 노인들이 금주를 했다. 하지만, 같은 조사에서 남성 15%, 여성 12%가 국립 알코올 남용 및 중독 연구소(National Institute on Alcohol Abuse and Alcoholism, NIAAA)에서 권고한 하루 한 병의 한계를 초과하여 정기적으로 알코올을 섭취하고 있는 것으로 나타났다. 이 비율은 앞선 세대보다 더 자주 알코올을 소비해 왔던 베이비부머 세대의 노화로 더욱 증가할 것으로 보인다.

알코올 소비 또는 남용으로 노인들은 독성의 위험이 더 노출된다. 장기 기능 장애 등 생리적 변화 때문에 노인들은 알코올의 영향에 더 취약해진다. 적절한 양의 알코올을 소비하더라도 약물치료에 지장을 줄 수 있으며, 위험한 결과를 낳을 수 있다. 심각한 스트레스를 받거나, 과거에 과도하게 또는 정기적으로 알코올을 소비했던 사람은 노후에 알코올에 의존하거나 남용하게 될 가능성이 높아진다.

환자가 뚜렷한 중독 증상이 없다면, 알코올 남용을 알기위해 정밀하게 작성된 병력에 의존해야 한다. 노인의 알코올 남용 징후와 증상은 아주 미묘하거나, 다른 질환과 혼동하기 쉽다. 아주 소량의 알코올이라도 노인에게 중독을 야기할 수 있다는 사실을 기억한다. 가능한 경우, 가족, 친구, 돌봄제공자에게 환자의 음주 양상에 대해 질문한다. 다음과 같은 증상을 발견할 수 있다.

- 식욕 부진
- 혼돈
- 넘어졌던 경험
- 불면증
- 오심
- 눈에 띄는 불안감
- 정서 변화, 부인, 적개심(특히 음주에 대해 질문할 때)

치료 시, 다른 약물남용 환자의 치료와 동일한 단계를 따른다(독성학과 약물 남용). 절대로 환자를 판단하지 않는다. 수액 치료가 필요한지 평가하고, 금단 증상의 가능성을 유념한다. 환자를 평가하고 치료 여부를 판단하기 위해 병원에 이송한다. 이상적인 것은 환자가 알코올 중독자 갱생회(Alcoholics Anonymous) 등 지역 단체로부터 도움을 구하는 것이다. 많은 지역 공동체 내에, 특히 노인들을 위한 알코올 중독자 갱생단체가 존재한다.

행동/정신질환

노후에 발생하는 행동장애 또는 정신장애는 많은 경우 정상적인 노인성 변화라고 단정 짓는다. 이 같은 태도로 인해 치유 가능한 질환을 교정하지 못하고 신체 장애를 간과할 수 있게 된다. 연구에 따르면, 노인들은 기본 인격 및 적응적 인지 능력을 유지한다. 다시 말해, 지적 감퇴 및 퇴행성 행동은 정상적인 노인성 변화가 아니라는 뜻이다. 기질적 뇌질환이 아니라면, 행동 변화는 정신 질환의 증상으로 간주해야 한다.

고립감, 고독, 자기 의존성 상실, 쇠약, 미래에 대한 불안감 등, 많은 노인들이 정서적으로 스트레스를 받는 상황들을 잘 기억한다. 또한, 할돌, 소라진 등 신경 이완제 사용으로 인해 이차 우울증이 발병할 가능성이 높다. 노화와 관련된 일반적인 심리 장애는 다음과 같이 구분된다.

- 정동장애(우울증)
- 해리장애(편집적 조현병)
- 기질적 뇌증후군
- 인격장애(의존적 인격)

다른 사람들과 마찬가지로, 노인의 정신적 건강은 전반적인 신체적 건강에 영향을 미친다. 따라서, 자신이 평가하고 검사하는 노인 환자에게 보이는 행동 변화의 징후를 주목한다. 정신 장애의 일반적인 징후와 증상으로는 기억력 쇠퇴, 인지 장애, 수면 양상 변화, 죽음에 대한 두려움, 성적기호 변화, 자살 충동, 사회로부터 은둔이 있다.

일반적으로, 노인에게 발생한 정신장애의 관리는 다른 연령 집단의 환자와 동일하다. 노인에게 나타날 수 있는 가장 일반적인 정서장애는 우울증과 자살이다.

우울증

시설에 거주하지 않는 노인 중 15%가 우울증을 경험한다. 시설에 있는 노인들의 경우, 이 수치는 30%까지 증가한다. 노인의 우울증 발병률은 21세기 들어 더욱 증가할 것으로 예상된다. 더 많은 사람이 더 이른 나이에 우울증을 겪고 있는 베이비부머 세대가 60대에 들어서기 때문이다.

앞서 언급된 일반적 징후와 증상 중 일부는 우울증을 가리키는 것일 수 있다. 환자에게 슬픔이나 절망감에 대해 질문한다. 환자가 여러 번 울음을 터뜨린 적이 있는지 알아본다.

과거의 심리치료 이력이나 현재 발생한 힘든 상황(사랑하는 사람의 사망 등)에 대해 묻는다. 감각 변화, 특히 청력 및 시력 상실이 발생한 경우 환자는 우울증에 걸리기 쉽다. 심각한 급성 질환도 동일한 결과를 야기할 수 있다. 환자가 우울증을 인지하고 있다면, 우울증을 앓은 기간과 이전에도 겪은 적이 있는지 묻는다. 우울증을 치료하기 위해 약물을 처방 받은 적이 있는지 묻고, 그렇다면 복약 지시를 준수했는지 확인한다.

일부 우울증 환자들은 건강염려증(hypochondriasis)을 보일 수 있다. 이 증상이 우울증의 부작용이라면, 환자는 아직 어느 정도의 정서적 고통 및 불쾌감(dysphoria)을 보일 것이다. 건강 염려증을 현장에서 판별하는 일은 어려울 수 있으나, 건강 염려증은 질병이며 전문 의료 인력에게 치료를 받아야 한다는 사실을 기억한다.

일반적으로, 우울증 환자는 지지적 돌봄을 받아야 한다. 이야기를 하도록 격려하고, 조심스럽게 자살 충동에 대해 질문한다. 심각한 우울증 환자는 병원으로 이송되어야 한다. 우울증 치료는 보통 심리치료 및 항우울제이다.

자살

미국에서 가장 높은 자살률을 보이는 인구는 65세 이상 노인이며, 특히 남성이다. 노인 인구는 전 인구의 12%이지만, 총 자살 발생 건수 중 20%를 차지한다. 65세 이상 노인 중 일부는 매 90분마다 자살한다. 자살은 넘어짐, 자동차 사고에 이어, 노인층 사망 원인의 3번째를 차지한다.

우울증은 노인층이 자살을 시도하는 주요 원인이다. 노인층은 젊은 층보다 도움을 구하려 하지 않을 가능성이 크다. 또한 분노나 슬픔을 표현하지 않는 대신, 속으로 삭히는 경우가 많다. 노인들을 자살로 모는 다른 스트레스 요인은 다음과 같다.

- 사별
- 만성 질환
- 가족 중 자살한 사람이 존재
- 가족 문제
- 재정난
- 고립 및 고독
- 젊은이 중심 사회에서 생활
- 낮은 세로토닌 수치(세로토닌은 노화가 진행되면 감소)
- 신체적 손상
- 약물 남용
- 경감되지 않는 고통

자살 행동은 스트레스와 관계 있다. 응급구조사는 앞서 언급된 스트레스 요인에 유념하면서 노인 환자의 시점에서 스트레스를 평가한다. 심각한 우울증 환자의 경우, 가족, 친구, 도우미에게 환자의 행동 양상을 묻는다. 경고 징후는 다음과 같을 수 있다.

- 한 때 즐겨 했던 활동에 대한 흥미를 잃음
- 사회적 소통, 자기 단장, 자가돌봄이 감소함
- 치료 및 운동 중단
- 지인의 사망을 비통해함("그 사람 없이는 살고 싶지 않아.")
- 무력감("아무도 날 그리워하지 않을 거야.)
- 신변 정리, 물건을 나눠줌, 유언 작성
- 의약품 및 기타 자해 수단(예, 총기류)을 쌓아둠

급성 질환 환자의 자살을 특히 주의를 기울인다. 가정으로 돌아가 치료하려는 사람이 점차 늘어나면서, 불치병 환자, 특히 암 환자가 자살을 시도하는 경우가 늘고 있다. 급성질환 병원 후 치료가 부족하다는 것은 전반적인 치료가 부족하다는 것으로 해석될 수 있다.

노인의 자살 예방은 가족, 응급구조체계, 병원인력 등 사회 모든 수준에서 개입하여 이루어져야 한다. 노화 및 노인성 질병에 대해 일반적으로 퍼져 있는 속설을 해소하는 것이 중요하다. 경고 징후를 인지하고 적절한 인력이 투입되는 것이 중요하다.

자살을 시도한 환자 관리에 있어 응급구조사의 우선순위는 자신을 보호하는 것이며, 그 후 환자가 자해하는 것을 막는 것이다. 이를 위해 반드시 환자에게 접근해야 한다. 특히 환자가 의식 불명이거나 쉽게 발견되지 않으면, 집이나 방을 부수고 들어가야 할 수도 있다. 필요한 경우 경찰을 소환해야 한다. 노인이 총기류를 사용하지 않을 거라는 생각은 버려야 한다.

환자에게 접근한 후, 응급구조사의 안전에 이어 가장 우선해야 하는 것은 응급처치이다. 앞으로 어떠한 조치가 필요한지 결정하기 위해, 가능한 경우, 환자와 간단한 면담을 실시한다. 자살을 시도한 환자를 혼자 방에 두지 않는다. 주의 깊게 약물을 투여하되, 노인의 다약제병용이나 약물 상호작용에 대해 유념한다(의료 지시를 구한다). 모든 자살 시도 노인환자는 병원으로 이송되어야 한다.

노인 환자의 외상

중등도 및 중증 부상을 입은 노인 환자는 젊은 환자보다 사망할 확률이 더 높다. 부상후 장애는 젊은 환자보다 노인 환자에게 더 빈번히 나타난다.

기여요인

다수의 요인으로 인해 노인에게 외상이 자주 발생하고 그 정도가 심각하다. 늦은 반사 작용, 관절염, 시력 및 청력 감퇴 때문에 노인들은 사고, 특히 넘어질 위험이 크다. 또한 신체적 상태와 취약성 때문에 범죄로 인한 외상의 위험이 높다. 노인 인구, 특히 도시에 기거하는 노인들은 소매치기, 무장강도, 폭행을 당한다. 노인 외상 특히 낙상을 줄이는 데 있어, 넘어짐 및 외상 예방 프로그램이 효과적이다.

노인에게 심각한 부상과 합병증을 일으키는 노인성 요인은 다음과 같다.

- 골다공증 및 근육 약화–골절 위험 상승
- 심장예비력 감소–실혈을 보충할 능력 감소
- 호흡 기능 감퇴–급성호흡곤란증후군(acute respiratory distress syndrome, ARDS) 위험 상승
- 콩팥 기능 손상–체액 변동에 적응하는 능력 감소
- 말초혈관 탄력성 감소–찢어질 위험 상승
- 항응고제 사용–노인 환자의 출혈 위험이 더 큼

일반적 평가

다른 외상 환자들과 마찬가지로, 부상 기전을 판단한다. 노인에게 외상이 발생하는 주 요인으로는 넘어짐, 자동차 사고, 화상, 폭행 또는 학대, 실신 등의 기저 질환이 있다.

노인 외상 환자를 평가할 때, 혈압 측정 결과를 순전히 믿어서는 안 된다. 일반적으로 노인 환자는 젊은 환자보다 혈압이 높다. 30세에게 있어 혈압 110/70mmHg은 정상일 수 있으나, 노인 환자에게 해당 수치는 저혈압이나 어쩌면 쇼크를 의미하는 것일 수 있다. 노인 외상 환자는 맥박 상승을 보일 수 있는데, 이는 저관류의 초기 징후인 경우가 많다. 만성 심장 질환 때문이거나, 고혈압 또는 심근경색을 치료하기 위해 약물을 복용한 것 때문일 수 있다. 노인은 고통에 대한 감각이 감소하기 때문에 골절 역시 불분명하거나 감춰질 수 있다.

노인의 쇼크를 알 수 있는 가장 좋은 징후는 평가 중의 정신 상태 변화나 의식 상태 변화이다. 혼돈이나 불안을 보이는 환자는 신속히 이송해야 할 수 있다.

학대/방임 관찰

학대 및 방임의 징후가 보이는 현장을 관찰한다. 노인 학대는 우리 사회에서 아동학대 및 방임만큼 심각한 문제이다. 노인 학대(geriatric abuse)는 노인이 가족이나 다른 도우미로부터 심각한 신체적 또는 정신적 부상을 입게 되는 증후군으로 정의된다. 노인 학대가 발생하는 배경은 사회경제적 범위로 제한되지 않는다. 노인이 더 이상 자립적인 생활을 할 수 없게 되거나, 가족이 환자를 돌보는데 어려움이 생기는 경우에서 노인 학대가 자주 발생한다. 또한 양로원이나 다른 보건 시설에서도 발생할 수 있다. 노인 학대 가해자가 될 수 있는 사람은 보통 심각한 스트레스를 받고 있다. 많은 경우, 수면 부족, 부부간 불화, 재정난, 업무상 문제 등을 겪는다. 가해자가 더욱 더 힘들어지고 환자의 상태가 점차 악화될수록 노인 학대가 발생할 수 있다.

노인 학대의 징후와 증상은 많은 경우 명백하게 나타난다. 설명할 수 없는 외상이 일반적으로 우선하여 나타난다. 학대 피해자는 일반적으로 80세 이상이며, 암, 울혈성 심부전, 심장병, 실금 등의 질환을 다수 가지고 있다. 노인성 치매가 나타날 때도 많다. 이 같은 경우, 치매가 만성인지 급성인지 판단하기 힘들며, 특히 학대로 인한 두부외상이 발생했을 가능성이 높을 때 더욱 어렵다.

노인 학대가 의심되면, 완벽한 환자 병력 및 가족력을 구하도록 한다. 불일치하는 부분이 있다면 주의 깊게 관찰한다. 가족과 대치하지 않도록 한다. 대신, 응급 부서 및 적절한 정부기관에 의심되는 징후를 신고한다. 많은 주에서 노인을 학대 또는 방임에서 보호할 수 있도록 강력한 법안을 마련해 놓았다. 사실, 많은 주에서 노인 학대의 가능성이 있는 상황을 보고하지 않는 행위를 범죄로 간주한다. 이 같은 주에서는 신념을 가지고 신고했다면, 노인 학대를 신고한 해당 인물에게 법적 면책을 제공한다.

일반적 관리

노인 외상 환자 관리에 있어 우선순위는 다른 외상 환자 관리와 유사하다. 하지만 노인성 체계 변화와 만성 질환의 유무에 유의해야 한다. 특히 심혈관계, 호흡계, 콩팥 기능의 변화에 유의한다.

심혈관계 고려사항

최근에 또는 과거에 심근 경색이 발생했던 외상 환자는 부정맥이나 울혈성 심부전이 발생할 확률이 높다. 또한 심박수와 일회박출량을 조정하는 중, 저혈량증에 대한 심장 반응이 감소될 수 있다. 노인 외상 환자는 말초혈관저항 및 고혈압 때문에 장기 관류를 위해 평소보다 더 높은 동맥혈압이 필요하다. 심근 예비량 감소 때문에 정맥 수여 투여로 치료해야 한다. 노인 환자는 저혈압, 저혈량증, 고혈량증을 잘 견뎌내지 못한다.

호흡계 고려사항

노인 외상 환자의 기도 및 환기를 관리할 때, 치료에 영향을 미칠 수 있는 신체적 변화를 반드시 고려해야 한다. 의치를 확인하고 제거해야 하는지 판단한다. 노인성 변화가 흉벽 움직임과 폐활량을 감소시킬 수 있다는 사실을 유념한다. 또한 노화로 인해 장기의 산소결핍 내성이 감소할 수 있다. 만성 폐쇄성 폐질환은 노인에게 흔히 나타나는 질병임을 기억한다.

처치 시 적절한 조절을 통해 충분한 산소를 공급하고 이산화탄소를 적절히 제거한다. 맥박산소측정기와 이산화탄소측정기(capnography)로 관찰한다.

콩팥기능 고려사항

정상적인 산염기평형을 유지하고 체액 변화를 보상하는 신장 기능이 감퇴하면, 노인 환자 관리가 더욱 어려워질 수 있다. 이미 콩팥병이 존재한 경우 콩팥의 보상 기능이 감퇴될 수 있다. 심장예비력 감소와 함께 콩팥 기능이 감소하면, 노인 외상 환자는 수분 과부화 및 폐부종의 위험이 발생한다. 또한 콩팥 변화로 인해 독소와 약물이 체내에 더 쉽게 쌓일 수 있다.

이송 상 고려사항

노인 환자를 이송하기 전, 자세, 고정, 이송 준비에 있어 변화를 가해야 할 수 있다. 고통을 야기하거나 특별 치료가 필요할 수 있는, 관절염, 척추 이상, 사지 동상 등 신체 부상에 주의를 기울인다(그림 5-25). 노인은 피부가 약하다는 사실을 상기하고, 피부가 찢기거나 욕창이 생기지 않도록 조심한다. 노인 환자는 외상으로 인해 저체온증이 걸리기 쉽다는 사실을 유념한다. 환자가 항상 따뜻하게 유지될 수 있도록 주의한다.

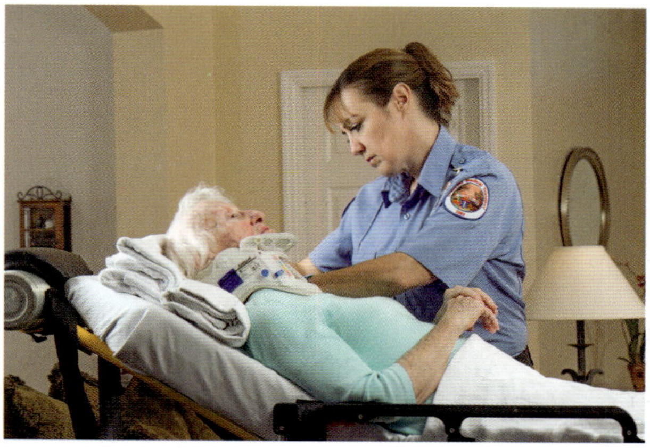

그림 5-25 노인 환자가 편하도록 패드를 사용한다.

특수한 부상

다른 연령 집단과 마찬가지로, 노인층은 다양한 부상을 입을 수 있다. 노인층에게 가장 흔히 발생할 수 있는 부상으로는 정형외과적 부상, 화상, 두부 부상 및 척추 부상이 있다.

정형외과적 부상

앞서 언급한 것처럼, 노인들은 넘어짐으로 인해 가장 많이 사망하고 가장 많이 장애를 입는다. 어떤 경우, 노인은 넘어지면서 최소 하나의 골절을 입는다(그림 5-26). 넘어지면서 가장 흔히 골절이 발생하는 부위는 고관절과 골반이다. 전체적으로 뼈가 약하고, 골다공증도 발생하면서 더욱 골절을 입기 쉽다. 넘어진 노인 환자는 달리 밝혀지기 전까지는 고관절골절이 발생한 것으로 봐야 한다. 고관절 골절의 증상과 징후로는 넘어진 부위의 압통 및 다리의 단축과 외회전이 있다. 환자는 골절 부위에 무게를 지탱할 수 없다. 혼자 사는 환자는 도움을 청하기 위해 전화기가 있는 곳까지 다다를 수 없어, 오랜 시간 동안 바닥에 누워있게 되는 경우도 있다. 이는 저체온증, 고체온증, 탈수를 초래할 수 있다.

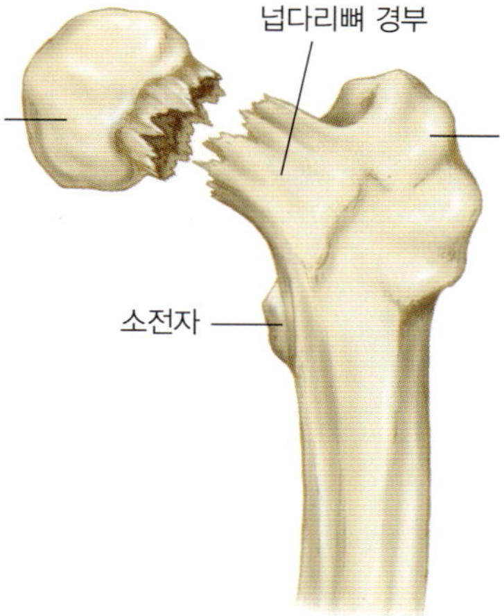

그림 5-26 넙다리뼈목골절. 전위 넙다리뼈목골절이 발생한 환자에게는 샅고랑 통증과 다리 외회전이 나타난다.

노인의 경우, 넘어지면서 근위 위팔뼈, 원위 노뼈, 근위 정강뼈, 흉부, 요추부 등 다른 부위의 피로골절이 발생할 수 있다. 목욕이나 온수 샤워 중 넘어지게 되면 연조직 손상이나 열탕 화상으로 이어질 수 있다.

정형외과적 부상이 발생한 환자를 치료할 때는, 근본적 질환을 발견하기 위해 질문한다. 환자가 "기절한 순간"을 기억하는지 묻는다. 잠재적으로 심장관련 응급질환이 발생했을 가능성에 대해 면밀히 증거를 수집한다. 앞서 언급한 일반 지침에 따라 환자를 이송한다.

화상

60세 이상의 노인은, 신생아 및 영아를 제외한 다른 모든 연령 집단보다 화상으로 인해 사망할 가능성이 높다. 노인 화상 환자의 사망률이 높은 이유는 다음과 같다.

- 노화가 진행되면서 반응시간이 늦어지기 때문에, 노인은 젊은 사람들보다 뜨거운 물체에 더 오랜 시간 접촉해 있게 된다.
- 화상으로 치료 받는 환자에게 이미 다른 질병이 존재하는 경우(특히 폐, 심장 질환), 합병증이 발생할 위험이 상승한다.

- 노인성 피부 변화(피부 얇아짐)로 인해 화상이 깊고 치유 기간이 느려진다.
- 면역상 변화와 대사적 변화로 인해 감염 질환의 위험이 커진다.
- 생리적 기능 감퇴와 여러 장기 체계 예비량 감소로 주요 신체 체계가 스트레스를 받기 쉽다.

노인 화상 환자의 관리는 다른 환자들과 동일한 일반적 조치를 따른다. 하지만, 노인 환자는 쇼크 위험이 더 크다. 신세뇨관손상을 방지하기 위해 수액 투여가 중요하다. 화상이 발생한 후 몇 시간 동안 혈압, 맥박, 소변량(시간당 최소 1~2mL/kg)으로 수화(hydration)를 측정한다.

노인의 경우, 화상 발생 후 며칠 또는 몇 주 내로 화상으로 인한 합병증이 나타날 수 있다. 심각한 부상을 치료하기 위해 매일 20,000칼로리가 소모될 수 있다. 대사 변화와 당뇨병 등 합병증이 있는 노인 환자는 이 같은 필요 열량을 충족시킬 수 없어 감염 질환이나 장기부전이 발생할 수 있다. 응급구조사의 일부 역할은 환자의 가족이 이 같은 지연 반응에 대비할 수 있도록 하며, 가족에게 필요한 심리적 지원을 제공하는 것이다.

두부 부상 및 척추 부상

노인층은 젊은 층보다, 비교적 경미한 외상에도 더 쉽게 두부 부상을 입을 수 있다. 노인 환자는 젊은 환자와 비교했을 때 두부 부상이 겉보기에 심각하지 않아도 사망할 확률이 높으며 신체 기능이 감퇴될 수 있다. 주 요인은 뇌와 두개골 간 비율 변화이다. 앞서 말한 것처럼, 노화가 진행되면서 뇌 크기와 질량이 감소한다. 하지만 두개골은 크기가 일정하기 때문에, 뇌가 움직일 수 있는 공간이 넓어져 두뇌 부상을 입을 확률이 증가한다. 이 같은 이유로, 뇌 부상의 징후는 노인에게 훨씬 천천히 나타나며, 때로 며칠에서 몇 주 이후에 나타날 수도 있다. 사실, 환자는 종종 문제가 되는 부상을 잊어버리는 경우도 있다.

골다공증 및 척추증으로 경추 부상이 더 쉽게 발생한다. 척추증(spondylosis)은 척추뼈 몸통의 퇴행 질환이다. 노인들은 심각한 척주증을 앓고 있는 경우가 많다. 또한 관절염으로 인해 신경세근(nerve rootlets)이나 척수가 점차 압박을 받는다. 따라서, 노인에게 척추 부상이 발생하면 척수 손상이 일어날 가능성이 더 크다. 사실, 갑작스럽게 목을 움직이면 골절 없이도 척수 손상이 발생할 수 있다. 골절이 없기 때문에 통상보다 적은 통증을 수반하면서 척수 손상이 발생할 수 있다. 따라서 자동차 사고 등으로 인해 척추 부상이 의심되는 노인 환자에게 일차 평가 시 제일 먼저 손으로 경추를 고정하는 것이 매우 중요하다.

요약

21세기에 응급의료서비스를 제공한다는 것은 곧 점차 증가하는 노인 인구를 치료한다는 뜻이다. "미국의 고령화"로 인해 65세 이상 인구가 크게 증가했으며, 그 중 다수가 가정에서 살고 있다. 노인 환자를 처치할 때 노화로 인한 해부학, 생리학, 감정적 변화에 유념한다. 하지만, 단순히 고령에 기반하여 성급히 결론을 내리지 않는다. 노인성 변화와 질병이나 외상에서 기인하는 비정상적 변화를 구분한다. 노인 환자는 젊은 환자에 비해 약물 부작용과 독성에 더욱 취약하다는 사실을 상기한다. 또한 외상이나 환경적 스트레스 요인에도 취약하다. 노인 학대도 발생하므로 병력에 상응하지 않는 부상을 발견했을 때 이를 유념한다. 노인 환자의 학대나 방임 가능성이 있는 경우 응급실 또는 적절한 정부 기관에 보고해야 한다.

소아 환자 응급 출동 시와 마찬가지로, 노인 환자 응급 출동에는 노인층에 국한되거나 일반적 생리학과 관련된 다양한 사건이 나타날 수 있다. 현 지식을 유지하고 노인 인구와 소아 인구의 고유한 특징을 이해하면, 더 신속하고 정확한 평가 및 처치 계획을 세울 수 있다.

현장 출동 후 결과 분석

새벽 3시가 조금 지난 시간, 넘어진 노인 남성을 보조해야 한다는 호출이 기지로 들어온다. 남성의 아내는 자신이 장애가 있기 때문에 대신 남편을 일으켜 달라고 요청한다. "관절염이 있어서 남편을 침대로 다시 올려줄 수가 없어요." 큰길 바로 옆에 위치한 작은 단독 주택에 도착한다. 심각한 관절염을 앓고 있는 체구가 작은 여성이 휠체어에 앉아 반긴다. "남편은 안에 있어요. 아주 뻔뻔하다니까요. 대답은 않고 제가 하는 말을 반복하고 애매하게 발음하면서 절 놀리고 있어요. 분명 술을 마신 게 분명한데 제가 알아채지 않길 바랐나 봐요. 행동을 보면 모를까 봐서! 남편은 결혼한 지 47년이 지났는데 아직도 절 돌봐주고 있어요. 하지만 오늘 밤엔 저를 돌봐주지 않고 있네요!"

집은 깨끗하고 잘 관리되어 있다. 거미줄은 커녕 먼지도 보이지 않는다. 남성은 침대 옆 카펫이 깔린 바닥에 옆으로 누워 있다. 깨어있고, 침을 흘리고 있으며, 똑똑하지 않은 발음으로 반복해서 말하고 있다.

일차 평가 동안 환자는 AVPU 척도 중 V에 있다. 동공은 왼쪽에 치우쳐 있다. 모든 척추 보호 조치를 취한다. 그 후 악력을 확인한다. 왼쪽은 강하고, 오른쪽은 힘이 없다. 기도는 개방되어 있지만 침 흡인이 필요하다. 호흡이 있고 자연스럽다. 말초 맥박은 강하지만 불규칙하다.

경미한 저산소증을 교정하기 위해 산소를 투여하고, 현장진단이 뇌졸중으로 내려졌으므로 환자, 존스 씨는 최우선 순위의 응급환자임을 결정한다. 면밀하고 근치적인 기도유지 처치가 필요할 것이다.

1. 이 환자에게 전반적으로 의심되는 질병은 무엇인가?

2. 이 환자에게 급성 또는 만성 질환이 있다고 보이는가? 그 이유는?

3. 일차 평가동안 환자는 AVPU 척도 중 V에 있다. 동공은 왼쪽에 치우쳐 있다. 모든 척추 보호 조치를 취한다. 그 후 악력을 확인한다; 왼쪽은 강하고, 오른쪽은 힘이 없다. 기도는 개방되어 있지만 침흡인이 필요하다. 호흡이 있고 자연스럽다. 말초 맥박은 강하지만 불규칙하다.

4. 경한 저산소증을 교정하기 위해 산소를 공급하고 Mr. Jones 환자의 현장진단이 뇌졸중으로 내려졌으므로 면밀하고 근치적인 기도처치가 필요할 것이다.

5. 환자 상태와 의료처치에 대한 반응 외에, 병원 보고서에 어떠한 정보가 포함되어야 하는가?

6. 존스 부인을 위해 어떠한 지원을 제공하는가?

이 책 뒷부분에 제시된 해설을 참고한다.

복습 문제

1. ______은 고령자 또는 노인에 대한 차별을 말한다.
   a. 노인차별　　b. 다제사용
   c. 모임　　d. 동반상병

2. 노인 환자에서 가장 흔함 낙상사고 부위는?
   a. 엉덩이 또는 골반
   b. 노뼈 또는 자뼈
   c. 넙다리뼈 또는 정강뼈
   d. 손목 또는 손

3. 다수의 약물을 동시에 복용하는 약물요법을 ______라고 한다.
   a. multipharmacy　　b. polypharmacy
   c. hyperpharmacy　　d. comorbidity

4. 어떤 외상 기전이 노인의 주요한 사고사의 원인인가?
   a. 화상　　b. 낙상관련
   c. 학대　　d. 자동차 사고

5. 영양 실조의 부작용은 다음 중 ______을 제외한 전부이다.
   a. 비타민 결핍　　b. 탈수
   c. 저혈당증　　d. 고체온증

6. 병태생리학적 변화는 뇌 크기 감소를 일으킨다. 그러므로 두부에 충격이 가해진 후 혈액이 고일 공간이 생겨 진단하기 어려운 뇌손상은 무엇인가?
   a. 저산소성 뇌손상　　b. 뇌감염
   c. 경막외 출혈　　d. 경막하 혈종

7. 호흡곤란을 호소하는 노인 환자를 응급구조사가 만났다. 화나는 4일 전부터 호흡곤란이 있었고, "오한"과 미열이 있었다고 말한다. 환자는 COPD로 인해 가정용 분무기를 사용하였는데, 도움이 되지 않았다고 말한다. 폐의 오른쪽 엽에서 호흡음이 전반적으로 약간 감소되어 있으며 폐의 우하엽에서는 호흡음이 없고 촉각 진동감(tactile fremitus)을 보인다. 현장에서 진단은 무엇인가?
   a. COPD 악화 b. 공기가슴증
   c. 폐렴 d. 울혈성 심부전

8. 노인 사망의 주원인을 제공하는 병태생리학은?
   a. 콩팥질환 b. 호흡계통질환
   c. 심혈관계통질환 d. 신경계통질환

9. 85세 이상 노인에서 심근경색과 관련된 흔한 특징은 무엇인가?
   a. 무산소증 b. 호흡곤란
   c. 구토 d. 발한

10. 톨카폰(Tasmar)을 사용하는 환자의 독성은 만성 ______ 으로 나타날 수 있다.
   a. 저산소증 b. 황달
   c. 불안 d. 빈혈

이 책 뒷부분에 제시된 해답을 참고한다.

참고문헌

1. Administration on Aging, Department of Health and Human Services. Aging into the 21st Century. [Available at http://www.aoa.gov/AoARoot/Aging_ Statistics/future_growth/aging21/program.aspx]
2. Grudzen, C. R., J. R. Hoffman, W. J. Koenig, et al. "The LA Story: What Happened after a New Policy Allowing Paramedics to Forgo Resuscitation Attempts in Prehospital Cardiac Arrest." Resuscitation 81 (2010): 685–690.
3. Byrd, L. "More Drugs Equal More Problems: Polypharmacy in Elders—More Problems than Benefits?" Geriatr Nurs 31 (2010): 389–390.
4. Xu, W., S. Parera, D. Medich, et al. "Height Loss, Vertebral Fractures, and the Misclassification of Osteoporosis." Bone 48 (2011): 301–311.
5. Testa, G., F. Cacciatore, D. Della-Morte, et al. "Role of Permanent Atrial Fibrillation (AF) on Long-Term Mortality in Community-Dwelling Elderly People with and without Chronic Heart Failure (CHF)." Arch Gerontol Geriatr 54 (2011): 121–126.
6. Kessler, C., J. M. Tristano, and R. DeLorenzo. "The Emergency Department Approach to Syncope: Evidence-Based Guidelines and Prediction Rules." Emerg Med Clin N Am 28 (2010): 487–500.
7. Querfurth, H. W. and F. M. LaFeria. "Alzheimer's Disease." N Engl J Med 362 (2010): 329–344.
8. Lees, A. "The Bare Essentials: Parkinson's Disease." Pract Neurol 10 (2010): 240–246.
9. Naccarato, M. K. and T. Kelechi. "Pressure Ulcer Prevention in the Emergency Department." Adv Emerg Nurs J 33 (2011): 155–162.
10. Carnell, J., J. Fahimi, and C. P. Wills. "Cervical Spine Fracture in Ankylosing Spondylitis." West J Emerg Med 10 (2009): 267.
11. Weiss, S. J., R. Chong, M. Ong, A. A. Ernst, and M. Balash. "Emergency Medical Services Screening of Elderly Falls in the Home." Prehosp Emerg Care 7 (2003): 79–84.
12. Rinker, A. G., Jr. "Recognition and Perception of Elder Abuse by Prehospital and Hospital-Based Care Providers." Arch Gerontol Geriatr 48 (2009): 110–115.

추가문헌

Abrams, W. B., et al., eds. The Merck Manual of Geriatrics. 3rd ed. Whitehouse Station, NJ: Merck Research Laboratories, 2000.

American Geriatrics Society, National Council of State EMS Coordinators. Geriatric Education for Emergency Medical Services. Sudbury, MA: Jones and Bartlett Publishers, 2003.

Bledsoe, B. and D. Clayden. Prehospital Emergency Pharmacology. 7th ed. Upper Saddle River, NJ: Pearson/Prentice Hall, 2012.

"Drug Therapy in the Elderly," in Beers M. H., et al., eds. The Merck Manual of Diagnosis and Therapy. 18th ed. Whitehouse Station, NJ: Merck Research Laboratories, 2006.

"Geriatric Trauma" and "Abuse in the Elderly and Impaired," in Tintinalli J. E., et al., eds. Emergency Medicine: A Comprehensive Study Guide. 7th ed. New York: McGraw-Hill, 2010.

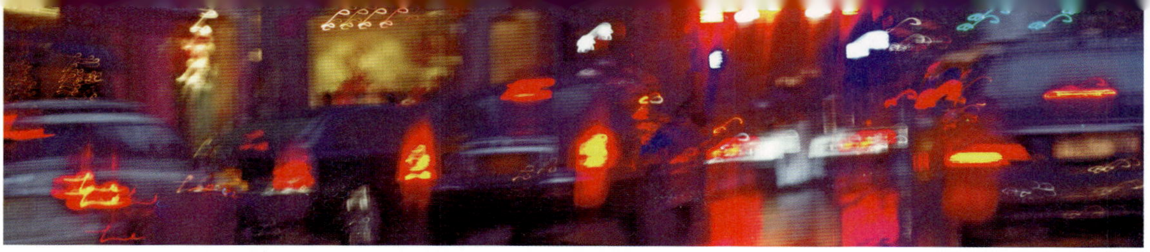

Chapter 6
학대, 방임, 폭행
Abuse, Neglect and Assault

Bryan Bledsoe, DO, FACEP, FAAEM, EMT-P

단원 표준
특수 환자군(학대, 방임, 폭행)

학습 역량
평가 결과를 역학 및 병태생리학의 원리와 사회심리학 요구에 대한 지식과 통합하여 현장진단을 내리고 특수 요구를 가진 환자를 위한 통합적인 처치/배치 계획을 수립한다.

학습 목표

최종 목표
환자평가 결과 및 환자 병력을, 치료적 의사소통에 대한 지식 및 의학적/법적 고려사항과 통합하여, 학대, 방임, 폭행을 겪는 환자를 인지하고 관리할 수 있다.

수행 목표
최종 목표를 달성하기 위해 다음 사항은 필수적이다.

1. 핵심 키워드를 숙지한다.
2. 학대, 폭행, 방임, 증오범죄의 역학과 인구통계학적 특성을 논의할 수 있다.
3. 동거인학대, 노인학대, 아동학대, 증오범죄를 포함하여 학대하는 사람, 학대받는 사람, 방임 환자의 특성을 논의할 수 있다.
4. 학대, 방임, 폭행, 증오범죄가 의심되는 손상과 행동 양상을 확인할 수 있다.
5. 데이트 강간 약물의 효과를 확인할 수 있다.
6. 의심되는 학대, 폭행, 방임, 증오범죄에 대한 적절한 관찰과 정보를 보고하고 기록하는 방법을 논의할 수 있다.
7. 몇 가지 인신매매 형태에 관련된 의심, 확인, 환자 평가에서 응급구조사의 역할을 확인할 수 있다.
8. 학대, 방임, 폭행 시나리오에서, 학대, 폭행, 방임, 증오범죄와 관련된 응급상황의 평가 및 관리를 응급구조사가 어떻게 통합해야 하는지 논의할 수 있다.

핵심 키워드
편견으로 인한 범죄(bias-motivated crime)
증거의 사슬(chain of evidence)
아동학대(child abuse)
가정내 노인 학대(domestic elder abuse)
증오 범죄(hate crime)
인신매매(human trafficking)
시설내 노인 학대(institutional elder abuse)
동거인 학대(partner abuse)
강간(rape)
성폭행(sexual assault)

사례 연구

한밤중에 알 수 없는 응급 상황 출동을 위해 응급구조사가 잠에서 깬다. 현장에는 일부만 옷을 입고 길가에 서있는 36세 여성과 이미 출동한 경찰이 있었다. 여성은 울고 있으며 횡설수설하고 있다. 여성의 드문드문한 말과 경찰의 설명에 의하면, 가해 남성이 여자에게 총을 겨누고 납치해 성폭행한 후 달리는 차에서 환자를 밀어 던지고 현장을 떠났다. 지나가던 운전자가 길가에 웅크리고 있던 여성을 발견하고 휴대폰으로 경찰에 신고했다.

여성 응급구조사가 이 환자와 소통을 계속하기에 더 적절하였으므로 남자 응급구조사는 구급차로 돌아가 장비를 꺼내오는 동안, 여성 동료는 일차 평가를 시작한다. 즉각적인 생명의 위협을 탐색하면서, 모든 응급의료요원이 하는 대로 공감과 위안을 건네는 태도를 유지한다. 이차 평가 중 동료는 여성의 사생활 보호를 위해 담요를 사용한다. 평가를 위해 벗긴 옷은 종이 박스에 담아 증거로 경찰관에게 넘겨준다.

손상기전 때문에 척추 고정을 실시하기로 한다. 넓은 부위의 찰과상을 발견하지만 치명적 손상은 관찰되지 않는다. 동료가 환자의 회음부에서 혈액을 발견했기 때문에, 환자의 생식기에 드레싱을 한다.

활력징후는 양호하므로 강간위기센터로 지정된 병원으로 이송한다. 이송 중 병원에 알려 직원이 준비를 마칠 수 있게 된다. 직원은 환자를 위해 독방을 준비하고, 사회복지사, 성폭행전담간호사(SANE), 형사를 요청한다.

환자를 병원으로 전원한 후, 설명 부분을 특별하게 세밀히 기록하며 환자 보고서 작성을 완료한다. 응급구조사는 언젠가 증언을 위해 법정에 설 수도 있다고 생각한다.

개요

신고가 제대로 이루어지지 않기 때문에, 오늘날 미국에서 발생하는 학대와 폭행에 대한 정확한 통계를 제공하기는 어렵다. 이러한 이유로 현재 나와 있는 통계는 더욱 심각성이 가중된다. 문제의 규모를 파악하기 위해 다음과 같은 사실을 유념한다.

- 매년 거의 3백만 명의 아동이 학대를 겪고, 매일 다섯 명의 아동이 학대로 사망한다.
- 매년 약 2~4백만 명의 여성이 동거인이나 남편에게 폭행을 겪는다.
- 노인 학대는 매년 110만 명 당 700,000건 발생한다.

학대와 폭행은 성별, 인종, 연령, 사회경제적 상태를 초월하여 발생하며, 그 영향은 심각하며 오래 지속된다. 피해자들은 손상으로 인해 사망하거나 장기적 건강 질환을 가지게 된다. 피해자들은 그 고통을 잊지 못한다. 신체적 상처가 다 나아도 정신적 손상은 완전히 지워지지 않는다.

불행하게도, 학대와 폭행의 양상은 끊기 힘든 고리를 형성한다. 서로를 괴롭히는 부부는 자녀를 학대할 가능성이 높다. 학대를 겪은 아동은 학대 가해자가 될 확률이 높다. 어떤 시점에서 데이트 상대, 배우자, 자녀, 부모, 다른 사람들을 학대할 수 있다.

응급의료체계에서 다양한 학대 사건에 출동한다. 경찰이 항상 현장에 존재하지는 않지만, 학대 피해자를 식별하고 적절한 조치를 취해야 할 의무가 있다. 많은 부분에서 응급구조사는 법에 의거해 실제적인 학대 상황이나 학대가 의심되는 상황을 보고해야 한다. 복지 지원 및 행동 변화를 통해 학대의 고리를 끊기 위해 초기 발견이 중요하다.

동거인 학대

두 사람이 함께 관계를 맺은 기간만큼 동거인 학대(partner abuse)의 가능성이 존재한다. 동거인 학대는 남성 또는 여성이 동거인에게 신체적 또는 정신적 폭행을 가했을 때 일어난다. 피해자는 남편이나 아내, 함께 사는 사람, 또는 남자친구나 여자친구일 수 있다.

가장 흔히 발생하고 잘 알려져 있는 학대는 여성에 대한 남성의 폭행이다. 하지만 반대로 여성이 남성에게 폭행을 가할 수도 있다. 피해자와 가해자는 동일한 죄책감, 수치심, 제어력 상실을 느낀다. 폭행을 당한 남성은 폭행을 당한 여성보다 더 수치심을 느끼거나 도움을 청할 곳이 없어 폭행을 신고하지 않을 가능성이 더 크다.

폭행은 동성 커플 사이에서도 발생할 수 있다. 남성간 또는 여성간 폭행은 동일한 양상을 보이며 이성 커플과도 비슷하다. 여성에게 가한 남성의 언어적 폭행은 일반적으로 모든 폭행 상황에서 나타날 수 있으며 가해자나 피해자의 성별과는 관계없는 경우가 많다.

학대를 신고하지 않는 이유

동거인 학대 피해자는 다양한 이유에서 신고를 주저하거나 신고하지 못하는데 이때 가장 큰 장애물은 두려움이다. 대부분의 학대 피해자는 자신 또는 아이들에 대한 보복을 두려워한다. 또한 자신의 무력감이나, 남성 피해자의 경우 폭행을 막지 못한 것에 대한 수치스러움으로 신고를 두려워하기도 한다.

일반적으로 학대 신고는 마지막 선택인 경우가 많다. 많은 피해자들이 폭력적인 행위가 단순히 곧 멈출 거라 희망한다. 이 같은 희망은 가해자가 행동을 바꾸겠다고 약속한 이후에 더욱 커진다. 이런 약속은 폭력 행사 후에 일반적으로 나타나는 반응이다. 학대 피해자는 또한 상황을 부인하기도 한다. 상황이 실제보다 덜 심각하다고 믿거나, 폭행이 정당한 부분이 있었다고 합리화하는 것이다. 예를 들어 일부 학대 피해 여성은 폭행의 원인이 자신에게 있다고 믿거나, 폭행은 결혼 생활의 일부분이며 가족을 지키기 위해 참아야 하는 것이라 믿는다.

마지막으로 많은 학대 피해자들에게 도움을 구하기 위한 지식이나 재정적 수단이 결여되어 있다. 어디에 의지해야 할지 누구를 믿어야 할지 모를 수 있다. 또한 상담, 개입, 안전한 살 곳 등을 찾아볼 돈이 없는 경우가 있다. 직업 훈련이 부족하거나 부양해야 할 자녀가 있는 경우 학대를 당하는 것보다 새로운 삶을 시작하는 것을 더 두려워할 수 있다. 안타깝게도 폭력적인 상황은 어떠한 분리 조치나 개입 없이는 멈추지 않는다. 폭행의 강도가 심해지는 것이 일반적이며, 상처도 더욱 심각해진다. 시간이 지나면서 학대는 더욱 빈번해지며 자극 없이도 발생할 수 있다. 초기에 개입하지 않는다면 곧 자녀도 학대 피해자가 될 수 있다. 정말 많은 경우 학대 피해자는 결국 가해자에 의해 살해당한다.

동거인 학대의 확인

동거인 학대는 다양한 범주로 나뉠 수 있다. 가장 명백한 유형은 신체적 학대로, 그 종류는 너무 다양해 모두 나열하기 힘들 정도이다. 직접적 상해 외에도, 신체적 학대는 고혈압, 당뇨, 천식 등의 기존 질환을 악화시킬 수 있다. 이 같은 질환들은 언어적 학대에도 영향을 받을 수 있다. 언어적 학대는 신체에 흔적은 남기지는 않지만, 자존감을 해쳐서 우울증, 약물 남용, 혹은 자해 행위로 이어질 수 있다.

신체적 학대의 한 유형인 성적 학대 역시 동거인 간에 일어날 수 있다.

내용 요약

➤ 학대를 신고하지 않는 이유
- 보복에 대한 두려움
- 수치심에 대한 두려움
- 상황 부인
- 지식 부족
- 재정 자원 부족

여기에는 강제적인 성적 접촉 및 부부강간, 데이트 강간이 포함된다(성적 학대와 성폭력에 대해서는 후반부에서 자세히 다룬다).

가정 학대 상황을 판별하기 위해, 자주 인용되는 출처인 가정 폭력의 10가지 일반적 위험 요인을 유념한다. 폭력 피해 여성에 대한 연구에 기반한 10가지 가정 폭력의 요인은 다음과 같다.

1. 남성은 무직이다.
2. 1년에 최소 한 번 불법적 약물을 사용한다.
3. 남성과 여성은 종교가 다르다.
4. 가정 소득 수준이 빈곤층이다.
5. 남성과 여성은 결혼하지 않았다.
6. 남성이나 여성은 가정 내에서 자녀에게 폭력적이다.
7. 남성은 고등학교를 졸업하지 않았다.
8. 남성은 무직이거나 생산직에 근무한다.
9. 남성은 18세 이상 30세 이하이다.
10. 남성은 자신의 아버지가 어머니를 때리는 것을 보았다.

동거인 학대 가해자의 특성

앞서 나타난 것처럼 동거인 학대는 모든 인구통계학적 집단에서 나타날 수 있다. 하지만 청구서 지불이 힘들거나, 직업을 유지하기 어렵거나, 자신이 가진 직업 기술이 변화에 뒤떨어져 쓸모없게 되는 등 사회경제적 수준이 낮은 가정에서 더 흔히 발생한다.

어렸을 때 가정 폭력을 경험한 사람은 성인이 되어 같은 패턴을 반복할 가능성이 높다. 일반적으로 학대 가해자는 자제심을 잃지 않으려고 하나, 동시에 변화할 여력이 없다고 믿는다. 양쪽 당사자 모두 다툼을 멈추는 방법을 모른다면 상황은 악화된다. 대안이 없기 때문에 신체적 · 언어적 폭력을 사용하게 된다(그림 6-1). 어떤 경우 가해자는 폭력적 행위를 행사하는 것이 아니라 기강을 바로잡는 것이라 생각한다.

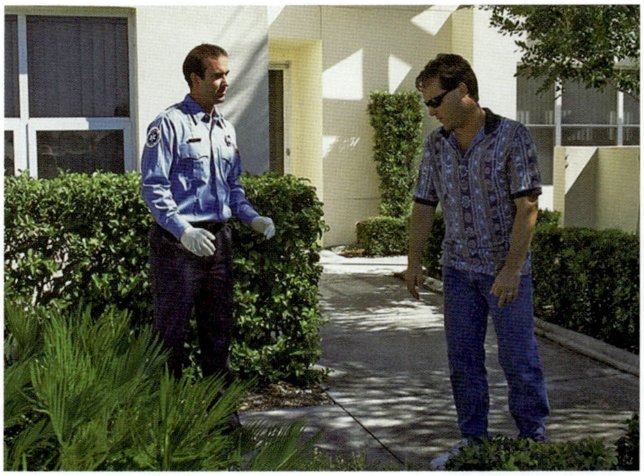

그림 6-1 가정내 폭력 현장에 출동했다면, 학대 가해자가 적개심을 보일 수 있다. 가해자에게 말할 때 차분한 태도를 유지하며 그의 개인적 공간을 침해하지 않는다. 가해자의 정서적 변화에 주의를 기울이며, 필요한 경우 경찰관을 호출할 준비를 한다.

학대 가해자는 보통 낮은 자존감의 표출로 과도하게 폭력적인 인격을 보인다. 종종 불안함과 질투심을 느끼고, 갑작스럽고 예상치 못한 분노를 표현한다. 음주나 약물 사용으로 인해 가해자가 자제심을 잃고 자신의 행동을 기억하지 못하게 될 가능성이 커진다.

폭력을 행사한 후 학대 가해자들은 종종 양심의 가책과 수치심을 느낀다. 변화하겠다고 약속하거나 도움을 구하는 등 자신의 죄책감을 경감하려 한다. 학대 피해자는 학대 가해자가 사랑한다고 생각하여 이후 학대가 없을 것이라고 믿게 될 수 있다. 하지만 너무나 많은 경우, 며칠, 몇 주, 몇 달 내로 폭력이 다시 반복된다.

동거인 학대 피해자의 특성

학대 피해자를 판별하는 것은 어려울 수 있다. 앞서 말한 것과 같이, 근본적 위험 요인은 부모 사이가 폭력적인 것인데, 이는 응급구조사가 즉시 알아낼 수 없는 것이다. 하지만 연구에 따르면 학대 피해자에게는 다음과 같은 공통된 특징이 있다.

- *임신* 많은 여성들이 임신 중 폭력을 겪는다.
- *물질남용* 학대 피해자들은 종종 술이나 약물의 효과에 무감각해진다.
- *정서장애* 학대 피해자들은 자주 우울증, 회피, 불안감, 자살충동을 느낀다.

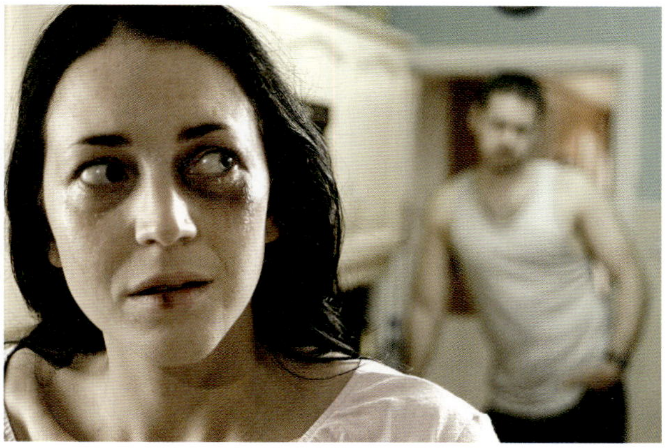

그림 6-2 가정내 폭력 현장은 응급구조사에게 있어 가장 위험한 상황 중 하나이다. 학대 가해자는 종종 공격적이지만 학대 피해자 역시 공격적이게 되는 경우는 흔치 않다. 음주나 약물 사용은 이 같은 상황에 있어 교란요인으로 작용한다. (*Ian Thraves/Alamy Images*)

앞서 언급한 것처럼 피해자는 가해자를 보호하기 위해 치료를 지연하거나 손상을 당한 다른 이유를 댈 수 있다. 피해자가 진실을 말하고 있지 않는 미묘한 징후들을 관찰해야 한다. 예를 들어, 피해자들은 긴장된 행동을 보이거나, 가해자가 있을 때 가해자의 눈치를 본다(그림 6-2). 때로는 피해자가 언어적 단서를 주기도 한다. "요새 문제가 좀 있었어요." "제가 항상 뭔가 문제를 일으키는 것 같아요."

학대 피해자에게 접근하기

학대 피해자를 평가할 때, 직접적인 질문이 가장 좋다. 가해자가 위해를 가했거나 폭행 및 정신적 외상이 발생한 상황을 조성했을 수 있다는 사실을 응급구조사가 인지했음을 전달한다. 학대라고 판단되면, 그에 대해 대화하고자 하는 의사를 비친다. "왜 헤어지지 않았죠?" 등의 부정적인 질문이나 "그렇게 끔찍할 수가!" 등의 비판적인 언급은 지양한다.

평가하는 동안 학대 피해자의 말을 경청한다. "무슨 말씀을 하시는지 듣고 있어요." 등의 말로 경청하고 있음을 보인다. 많은 경우, 학대 피해자는 다른 사람이 상황을 알고 있다는 사실로 안도감을 느낀다. 이는 도움을 구하기 위한 첫 번째 단계가 될 수 있다.

동거인 학대의 경우, 학대 가해자는 신고 후에 수감될 수 있다. 하지만 자진출두를 서약하고 곧 석방될 수도 있다. 환자는 이 사실을 이미 알고 있으며 어떠한 조치를 취하기를 망설일 수 있다. 환자가 이 사실을 알고 있지 않다면, 석방 가능성에 대해 알려주고 이용할 수 있는 보호 프로그램에 대한 정보를 제공하는 것이 응급구조사의 의무이다.

노인 학대

"노인 응급"에서 언급한 것처럼, 노인 학대는 점차 널리 확산되고 있는 의료적 · 사회적 문제이다. 그 요인은 다음과 같다.

- 기대수명 증가
- 장수로 인해 타인에 대한 의존성 증가

- 노후의 생산성 감소
- 신체적, 정신적 장애, 특히 후기 노인
- 여유 없는 재정 등 경제적 요인
- 자녀와 부모-두세대를 책임지고 있는 중년의 부양자가 받는 스트레스

노인 학대는 노인 인구가 증가함에 따라 점차 증가할 추세이며, 앞으로 20~30년 후 65세 이상이 극적으로 증가할 것으로 보인다. 이 상황에 대해 인지하고 노인 학대 징후를 신중히 관찰하는 것이 응급구조사의 책임이다(그림 6-3).

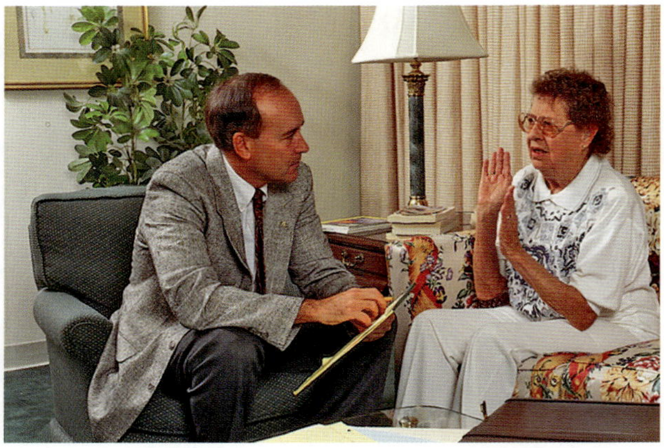

그림 6-3 응급구조사는 노인 학대가 의심되는 상황을 적절한 기관에 신고할 의무가 있다. 시설에 머무는 환자에게 학대가 발생한 경우, 신고를 통해 외부 기관에서 수사에 착수해 환자에게 좀 더 면밀한 질문을 던질 수 있다.

노인 학대 확인

노인 학대에는 두 가지 기본 유형이 있는데, 가정내 노인 학대와 시설내 노인 학대이다. 가정내 노인 학대(domestic elder abuse)는 가정에서 가족 · 친지가 노인을 돌보는 경우 발생한다. 시설내 노인 학대(institutional elder abuse)는 유료간병인, 양로원 직원, 기타 전문가 등 환자를 돌보는 법적 또는 계약상 책임을 가진 자가 노인을 돌보는 경우에 발생한다. 양쪽 모두에서 작위(신체적, 성적, 정신적 폭행)의 행동이나 부작위(방치)의 행동일 수 있다.

어떤 경우 노인 학대의 징후가 피해자의 물건을 훔치거나 자유를 박탈하는 등 미묘하게 나타날 수 있다. 상처, 치료하지 않은 욕창, 청결하지 않은 환경 등 기타 징후가 더욱 명백할 수 있다. 노인 학대의 징후에 대해서 "노인 응급"을 참조한다.

가정내 노인 학대에 대한 학설

가정내 노인 학대가 발생하는 요인에 대한 네 가지 학설이 존재한다. 일반적으로, 부양자는 스트레스를 받고 과도한 부담을 느낀다. 노인을 돌보기 위한 장비를 충분히 갖추지 않았거나 단순히 요양에 대한 지식이 부족할 수 있다. 다른 요인으로는 환자의 신체적, 정신적 장애가 있다. 건강이 좋지 않은 노인은 건강이 좋은 노인에 비해 학대를 받을 가능성이 더 크다. 이 상황은 학대 피해 노인이 신고를 할 수 없기 때문에 발생하기도 한다. 다른 요인으로 가족력이나 앞서 언급했던 폭행의 고리를 들 수 있다. 마지막으로, 노인 학대는 부양자의 개인적 문제에 비례해서 증가한다. 노인 학대 가해자는 더 많은 재정적, 정서적 문제를 가지고 있는 경우가 많다.

학대 받는 노인들의 특성

동거인 학대에서와 마찬가지로, 노인 학대는 모든 인구통계학 집단에서 나타난다. 그 결과, 정확한 학대 피해 노인의 특정을 규정하는 것은 어렵다. 가장 흔한 경우는 노인 여성이 아들에 의해 학대 받는 것이다. 하지만, 여성이 남성보다 오래 산다는 사실로 이 양상은 왜곡된다. 노인 학대는 특히 신체적 · 정신적 장애가 있는 노인들에게 가장 많이 발생한다. 이 같은 경우, 노인이 도움을 구하지 않거나, 도움을 구하지 못한다고 믿는 친척들이 반복적으로 학대를 하는 경향이 있다.

방임의 경우, 피해 노인은 혼자 사는 경우가 가장 많다. 정신은 온전하지만, 친척들이 자신을 돌보는 데 불만을 표현했거나 양로원에 입원시키겠다고 위협한 탓에 도움을 구하기 두려워하는 것일 수 있다.

동거인 학대 피해자와 마찬가지로, 보복이 두려워 정보를 제공하기를 꺼릴 수 있다.

노인 학대자들의 특성

노인을 학대할 가능성이 있는 사람을 규정하는 것도 쉬운 일이 아니다. 표 6-1은 미국노인학대 노화자원센터(National Aging Resource Center on Elder Abuse)의 가정내 노인 학대 가해자로 신고된 사람들의 유형이다. 가장 전형적인 가해자는 요양으로 인해 과도한 스트레스를 받았거나 자신 스스로가 학대를 받았던 성인 아동이다.

표 6-1 | 가정내 노인 학대의 가해자

집단	비율(%)
성장한 자녀	32.5
손자/손녀	4.2
배우자	14.4
형제/자매	2.5
다른 친척	12.5
친구/이웃	6.5
기타	18.2
알 수 없음	8.2

동거인 학대 가해자와 마찬가지로, 노인 학대 가해자에게도 공통점이 나타난다. 종종 가해자들은 음주 행동, 약물 중독, 또는 정신적 장애를 보인다. 또한 노인의 소득이나 보조금에 의지하는 경우, 분개, 분노를 느끼거나 폭력을 행사하게 될 수 있다.

노인 학대 관리에 대한 자세한 정보는 "노인 응급"을 참조한다.

아동학대

신생아 응급 및 소아 응급에서 설명한 것처럼, 아동학대는 응급구조사가 마주칠 수 있는 가장 어려운 상황 중 하나이다. 아동학대(child abuse)는 정신적 또는 정서적 손상에서부터 아동의 기본 욕구를 무시하는 것까지 다양하다(그림 6-4). 신생아부터 18세 청소년까지 학대를 받을 수 있으며 부모, 양부모, 계부와 계모, 보모, 형제, 의부형제, 또는 아동의 양육을 담당하는 친척 또는 친구 등이 학대를 할 수 있다.

훈련이나 이 책의 앞부분에서 다음에서 설명할 내용을 이미 알고 있을 수도 있지만, 반복해서 숙지해야 한다. 아동에게 가해진 피해는 평생 지속될 수 있으며 앞서 강조한 것처럼 자신의 후대에 반복될 수 있다.

아동학대자의 특성

다른 가해자들과 마찬가지로, 아동학대를 사회적 계층, 소득, 교육수준 등과 결부시킬 수 없다. 하지만 일정한 양식이 나타나는데, 가장 두드러지는 것은 가해자의 가족 내에서 과거에 학대가 발생했던 것이다. 대부분의 아동학대 피해자는 어렸을 때 신체적, 정신적 학대를 받았다. 보통 다른 훈육 방식을 선호하지만, 스트레스를 받으면 자신이 가장 일찍 경험했고 자신에게 가장 친숙한 방식으로 돌아가게 된다. 한 번 신체적 훈육에 의지하게 되면, 체벌은 점차 심해지고 그 빈

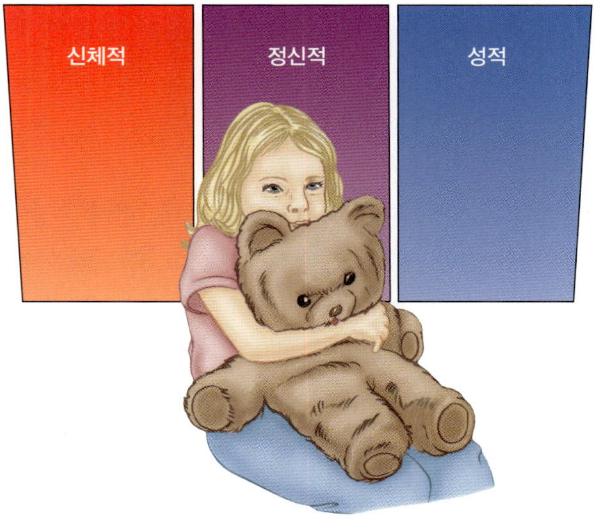

그림 6-4 아동학대는 다양한 유형으로 나타난다. 학대나 방임으로 의심되는 것을 주의 깊게 관찰하고 신고한다.

> **내용 요약**
> ➤ 학대로 착각할 수 있는 증상
> • 자동차시트 화상
> • 포도알균성열상피부증후군
> • 수두(담배불 자국처럼 보임)
> • 멍이 쉽게 생기는 혈액질환

도도 늘어난다.

신고된 신체적 학대의 경우 가해자는 대부분 남성이다. 하지만 방임을 포함하면 남성과 여성의 수가 비슷하다. 앞서 나타난 것처럼 수많은 양육 제공자가 아동학대 가해자가 될 수 있다. 하지만 대부분 부모 한 명이나 부모 모두가 학대 가해자인 경우가 많다. 빈번하게 나타나는 행동적 특징은 다음과 같다.

- 약물 복용 및 과용, 음주 및 과음
- 미성숙함, 자기 자신에 대한 집착
- 아동에 대한 감정 결여, 아동을 거의 쳐다보지 않거나 만지지 않음
- 아동의 손상, 치료, 예후에 대해 우려하는 기색이 없음
- 아동의 증상에 대한 죄책감이나 양심의 가책 없이 아동에 대해 공개적으로 비난
- 아동의 신체적 또는 정신적 고통에 대해 거의 깨닫지 못함

이 같은 징후가 나타난다면 아동학대 가능성을 의심해야 한다. 신체검사를 시작하기도 전에 영아나 아동에게서 다른 실마리가 보일 수 있다.

학대 받는 아동들의 특징

아동의 행동에서 가장 중요한 학대 징후를 포착할 수 있다. 일부 행동은 나이에 따라 다르다. 예를 들어, 6세 이하의 아동은 보통 소극적인 반면 6세 이상의 아동은 공격적이다. 다른 행동적 실마리는 다음과 같다.

- 처치 중 종종 절망적으로 울음–또는 전혀 울지 않음
- 부모를 피하거나 부모가 없어도 불안해하지 않음
- 신체적 접촉에 대해 비정상적인 신중함 또는 두려움
- 위험에 대한 불안 또는 지속적인 경계
- 거의 모든 감정의 결여
- 빈곤, 지속적으로 호의, 음식, 물건을 요구

일반적으로 당신의 직감과 나이에 적절한 행동이 무엇인지(“신생아 응급” 및 “소아응급” 참조)에 대한 지식으로 아동에 대한 첫 인상을 받게 된다. 아동의 행동이 나이와 맞지 않다면, 평가하는 동안 계속해서 의심한다.

아동학대 확인

알다시피, 아동은 자주 손상을 입는데, 전혀 손상이 없는 아동도 학대를 받았을 수 있다. 아동이 즉시 손상을 당한 경위를 설명하도록 하고, 부모의 이야기가 손상 증상과 일치한다면, 아동학대일 가능성은 낮다. 하지만, 보육인과 아동의 행동에서 의구심이 든다면 의도적인 손상과 실제 사고를 구분해야 한다. 학대와 자주 착각하게 되는 증상은 자동차시트 화상, 포도알균성열상피부증후군(Staphylococcal scalded skin syndrome), 수두(담배불 자국처럼 보임), 멍이 쉽게 생기는 혈액질환이 있다. 아동을 평가할 때 일반적인 신체적 학대의 양상, 정서적 학대의 증거, 방임의 환경적 단서 등을 확인한다.

신체검사

많은 경우 신체적 학대 징후가 가장 쉽게 인지할 수 있는 학대 유형이다. 연부조직 손상은 가장 일반적인 단서로 신체의 여러군데에 다수의 멍이 있고 치료 단계가 다르며, 그 모양이 독특한 경우 신체적 학대일 가능성이 크다(표 6–2). 다른 경고 신호로는 손과 팔에 나타나는 방어적 상처 및 물린 자국이나 화상 등의 대칭적 손상이 있다. 이 같은 증상이 있다면 학대를 의심해야 한다.

표 6–2 | 타박상의 색과 시기

피부색	멍 든 기간
붉은색(붓고 통증 있음)	0~2일
파란색, 보라색	2~5일
녹색	5~7일
노란색	7~10일
갈색	10~14일
멍의 흔적이 보이지 않음	2~4주

미 법무부, 소년사법 및 비행예방국, 사법제도실, 아동학대 조사 지침 https://www.ncjrs.gov/html/ojjdp/portable_guides/abuse/bruises.html(accessed May 30, 2012)

화상 및 열화상 일부 손상들은 독특한 패턴이 존재해 아동에게 상처를 입히기 위해 사용된 방법이나 도구를 알 수 있게 한다. 화상은 발바닥, 손바닥, 등, 엉덩이 등 특정한 공통적 위치에 나타나는 경향이 있다. 다른 손상과 함께 나타날 수도 있고 그렇지 않을 수도 있다.

아동의 피부는 성인보다 더 얇기 때문에(노인 제외), 더 쉽게 열화상을 입을 수 있다. 대부분의 가정에서 뜨거운 물의 온도는 약 140℉(60℃)인데, 이 온도에서 어른은 약 5초 만에 화상을 입을 수 있다(아동에게 알맞은 목욕물 온도는 120℉(49℃) 이하로 유지되어야 한다). 아동이 잘못해서 너무 뜨거운 물에 빠졌을 때는 나오려고 하는 중에 물이 튀어서 생긴 “물이 튄 모양의” 화상이 나타날 것이다. 하지만 고의적인 열화상은 물이 튄 모양의 화상이 나타나지 않을 것이다. 이 같은 “담금 손상”은 아동학대에서 자주 나타난다.

골절 골절은 두 번째로 흔한 아동학대 유형이다. 골절 부위는 머리뼈, 코, 안면골, 상지가 있다(그림 6–5). 비틀린 골절이나 잡아당긴 골절은 아동을 팔다리로 잡아서 발생하고, 목 손상은 아동을 흔들어서

문화적 고려사항

몽족(라오스의 산악 민족)의 민간요법

일부 문화적 민속 민간요법은 아동학대로 착각될 수 있다. 몽족(the Hmong) 또는 “언덕 사람들”이라고 불리며, 아시아에서 가장 오래된 집단 중 하나이다. 많은 몽족 남성들이 중앙정보국에 고용되어, 베트남 전쟁과 함께 발생한 라오스 내 비밀 전투에서 미국과 연계해 싸웠다. 베트남과 라오스가 무너진 후, 100,000명이 넘는 몽족이 공산당 반란군에게 살해당했다. 수많은 몽족이 – 대부분 종교 단체의 도움으로 – 미국으로 이민 왔고, 주로 캘리포니아 남부와 중서부에 자리 잡았다. 그들이 믿는 민간요법에 따라, 누르기, 부항 뜨기, 꼬집기가 일반적으로 행해진다. 누르기 시, 둥그런 면이 있는 기구(동전이나 숟가락)을 사용해 멍이 들 때까지 피부를 문지른다. 그러면 경계가 불규칙한 타원형 반상출혈이 나타난다. 부항 치료는 진공 효과를 일으키는데, 몽족은 이를 통해 통증이 빠져 나간다고 믿는다. 부항 뜨기는 작은 항아리에 면을 태우고, 불이 꺼진 후 그 항아리를 환부 위에 올려놓는다. 이로 인해 원형의 반상출혈이 생긴다. 꼬집기는 두통을 완화하기 위해 많이 행해진다. 멍이 들 때까지 피부를 꼬집는다. 그 결과 얕은 멍이 생기는데, 보통 미간에 많이 발생한다. 이 모든 민간요법으로 인해 멍이 생긴다. 또한 질병을 일으킨다고 여겨지는 독성이 빠져 나오도록 반상출혈부를 찔러 피가 흐르게 하는 것이 일반적이다. 환부를 찌를 때는 보통 바늘을 사용한다.

몽족이 미국에 정착하고 머지않아, 아동보호기관에서 수많은 몽족 어린이들에게 아동학대가 의심된다며 조사가 실시되었다. 일반적으로 의료 전문가가 좋은 의도로 수행했다. 몽족 문화를 잘 알지 못하는 사람들에게 누르기, 부항 뜨기, 꼬집기는 아동학대를 나타내는 것처럼 보였다. 하지만, 조사를 실시한 후, 이는 모두 빨리 낫기를 바라는 사랑에서 기인한 행동이라는 사실을 알게 되었다.

몽족이 살고 있는 지역에는, 문화적 다양성 교육 프로그램이 운영되어 이 흥미로운 집단의 민간요법과 문화적 관습에 대한 정보를 제공한다.

발생한다. 아동의 늑골은 부드럽고 유연하기 때문에, 이 부분에 사고에 의한 골절이 생기는 경우는 거의 없다. 따라서 아동의 늑골이 골절된 경우 학대를 의심해야 한다.

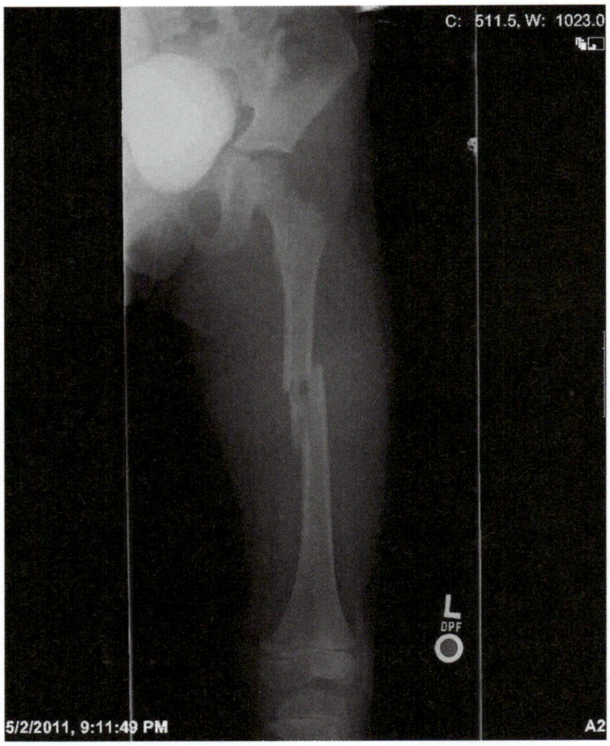

그림 6-5 아동학대의 증거-6세 여아의 대퇴골 골절 X-ray
(ⓒ *Dr. Bryan E. Bledsoe*)

두부손상 시간이 지나면서, 학대에 의한 손상은 사지에서 몸통, 머리 순서로 나타난다. 학대 받은 아동에게 발견되는 두부손상으로는 두피 손상, 두개골절, 경막하혈종, 반복적으로 나타나는 타박상이 있다.

두부손상으로 인해 가장 많은 수의 학대 피해아동이 사망한다. 또한 아동학대와 관련된 장기적 장애의 가장 많은 원인이기도 하다.

흔들린아기증후군(Shaken baby syndrome) 흔들린아기증후군은 부모나 돌봄 제공자가 아이가 울음을 그치지 않고, 울음을 그치게 하기 위한 시도가 모두 실패로 돌아가서 초조해진 상태에서 일어난다. 아기를 들어 심하게 흔들면 흔들린아기증후군이 발생한다. 아기를 심하게 흔들면 경막하혈종이나 미만성 부종과 같은 영구적 뇌손상이 나타날 수 있다. 또한 목 손상, 척추 손상이나 망막출혈이 발생해 실명에 이르게 할 수 있다. 아기가 너무 세게 흔들리거나 반복적으로 흔들리면 사망에 이를 수 있다.

복부 손상 학대 피해 아동이 겪는 손상 중 복부 손상이 차지하는 비율은 작지만, 일반적으로 그 정도가 심각하다. 둔탁한 힘을 받으면 간, 비장, 장간막에 손상이 생길 수 있다. 통증, 붓기, 구토 여부를 살펴보고, 이 같은 손상으로 인한 혈역학적 손상을 관찰한다.

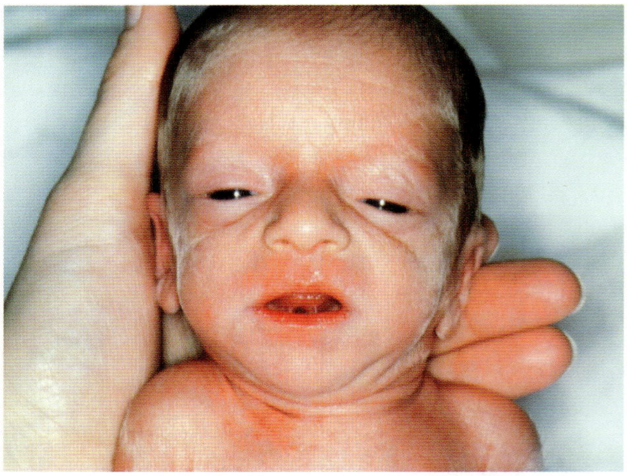

그림 6-6 코카인 중독자에게서 태어난 미숙 아동. 산모는 코카인 중독자였다. 발달 장애가 흔히 나타난다. 신생아는 급성 코카인 금단 증상을 보일 수 있다.
(ⓒ *Stevie Grand/Science Source*)

모성의 약물 남용

임신 중 모성의 약물 남용은 미묘하지만 큰 결과를 가져오는 아동학대이다. 코카인, 술 등 특정 약물은 태아에게 장기 질환을 야기할 수 있다. 태아알코올증후군(fetal alcohol syndrome, FAS)는 임신 후 첫 3개월 동안 알코올에 반복적으로 노출되었을 때 발생할 수 있다. 또한 모성의 코카인 사용은 특정한 패턴을 초래할 수 있다. 엄마가 코카인("크랙 코카인")에 중독된 아동이 특히 문제가 된다. 코카인 중독자에게서 태어난 아동은 조산 및 수많은 합병증을 보인다(그림 6-6).

방임의 징후

일부 아동학대는 신체적 손상에 비해 분명하지 않다. 학대는 방임에서 발생할 수 있다. 돌봄제공자가 단순히 아동에게 충분한 음식, 옷, 쉴 곳, 치료를 제공하지 않는 것이다.

응급구조사는 방임을 관찰하고 신고할 수 있는 유일한 위치에 있다. 다른 의료전문가나 치안전문가와는 달리 응급구조사는 아동의 생활 환경을 있는 그대로 관찰할 수 있다. 건강하지 못하거나 깨끗하지 않은 환경은 돌봄제공자가 아동의 안전과 건강에 필요한 것을 제공하지 못한다는 명백한 증거이다.

아동을 검사할 때, 다음과 같은 일반적인 방임의 징후를 기억한다.

- 영양실조(방임 피해 아동은 보통 몸무게가 적게 나가며, 때로 30%까지 덜 나갈 수 있다.)
- 심각한 기저귀 발진
- 설사, 탈수
- 탈모
- 치료되지 않은 질환
- 부적절하고 지저분하며 다 떨어진 옷, 또는 부족한 옷
- 피곤하고 기운 없는 태도
- 신체적 접촉이나 관심을 거의 계속적으로 요구

정서적 학대의 징후

정서적 학대는 가장 판별하기 힘들다. 다음의 6가지 중 하나 이상의 유형을 보일 수 있다.

1. 부모나 돌봄제공자가 아동을 무시하며 아동의 요구에 무관심하고 필요한 격려를 주지 못한다.
2. 부모나 돌봄제공자가 아동을 거부하고 창피를 주거나 비난한다.
3. 아동은 고립되어 있고 정상적인 접촉이나 영양섭취가 없다.
4. 아동은 언어적 공격이나 위협을 통해 협박을 받거나 괴롭힘 당하며 공포와 불안을 느낀다.
5. 부모나 보육인이 파괴적이거나 반사회적인 행동을 조장한다.
6. 아동은 성공에 대한 비현실적인 기대로 중압감을 받는다.

아동학대의 기록과 신고

다른 학대 유형과 마찬가지로, 응급구조사는 아동학대로 의심되는 상황을 신고할 의무가 있다. 어떠한 경우에는 초기 개입을 해야 할 수도 있다. 학대하는 성인이 적극적으로 도움을 구하거나, 도움을 청하는 신호를 보낼 수 있기 때문이다. 예를 들어, 학대 가해자로 의심되는 자가 24시간 동안 여러 번 호출을 할 수 있다. 또한 사소한 증상 때문에, 또는 곧 발생할지 모르는 비상 사태를 감당할 수 없어 호출할 수도 있다. 이 같은 행동은 경고 신호로 반드시 명심해야 한다.

실제 아동학대 현장에 출동한 경우, 다른 동료가 함께 있는 상태에서 검사를 실시하도록 한다. 반드시 개인적인 반응은 마음속에 담아두고, 객관적 관찰 결과만을 기록한다. 추정한 사실은 보고서에 포함되어서는 안 된다. 최종 문서는 객관적이고 확실해야 하며, 추후 법정이나 양육권 판결 시 사용될 수 있음을 염두에 두고 작성해야 한다. 항상 아동의 안위를 가장 먼저 생각하며 가능한 친절하고 다정하게 아동을 처치한다(응급구조사의 법적 의무에 대해서는, 후반부를 참고한다).

성폭행

누구나 성폭행 피해자가 될 수 있다. 미국피해자센터 및 미국 법무부 통계에 따르면, 유아에서 노인에 이르기까지 모든 연령층의 남성 및 여성이 강제적이거나 원치 않는 성적접촉이 수반된 범죄를 당했다. 법무부 통계국에 따르면, 매년 260,000건 이상의 강간과 약 100,000건 가까이 되는 성폭행이 발생한다. 하지만 이 수치는 아주 적은 부분만을 나타내며, 전체 사건 중 약 63~74% 정도는 신고가 이루어지지 않는다고 추정한다.

법적인 정의는 주 마다 다르지만 일반적으로 법원에서는 생식기, 입, 항문, 손이 관련된 원치 않는 성적 접촉을 성폭행(sexual assault)이라고 해석한다. 또한 일반적으로 피해자의 동의 없이 생식기나 항문에 (깊이가 어느 정도이든) 음경이 삽입되는 행위를 강간(rape)이라고 규정한다. 성폭행이나 강간 모두 범죄로 기소되며 강간은 중죄에 해당한다. 따라서 응급구조사가 현장에서 실시하는 행동이나 추후 제출하게 되는 보고서가 아마 판결에 영향을 미칠 것이다.

성폭행/강간 피해자의 특성

성폭행이나 강간은 다양한 사람들이 피해를 입기 때문에, 피해자의 특징을 규정하는 것은 어려운 일이다. 하지만 통계를 통해보면 일정한 패턴이 있다. 가장 많이 피해를 입는 집단은 18세 이하의 청소년 여성이다. 모든 강간 및 성폭행 사건의 2/3 가량이 오후 6시부터 새벽 6시 사이에 발생하며 피해자의 집이나 친구, 친척, 지인의 집에서 일어난다. 평균적으로 미국에서 2분당 한 명의 여성이 강간을 당한다. 모르는 사람보다 이미 알고 있던 사람에게 강간을 당할 확률이 4배 높았다.

특히 놀라운 것은 성폭행을 당하는 아동의 수이다. 미국 법무부에 따르면, 강간 피해자 두 명 중 한 명은 18세 이하이다. 여섯 명 중 한 명은 12세 이하이다. 다른 정부 보고에 따르면 모든 청소년 성폭행 피해자 중 1/3은 6세 이하의 아동이다. 일반적으로 가해자는 남성이고 피해자는 여성인 경우가 많지만, 항상 그렇지는 않다. 피해 정도는 애무에서부터 삽입까지 다양하다. 성폭력은 모든 유형의 가족에서 나타날 수 있지만, 가정불화가 있는 가정에서 자라는 아이의 경우 그 가족 내에서 성폭행을 당할 확률이 8배 높다.

성폭행 및 강간은 심각한 결과를 야기한다. 피해자는 폭행 중 신체적인 손상을 입는 것 외에 살해당할 수도 있다. 일반적으로 내부 손상을 입는다. 특히 가해자가 여러 명일 때 손상이 더욱 심하다. 강간은 감염질환, 성병, 원치 않는 임신을 초래할 수 있다. 정신적 피해는 깊고 오래 지속된다. 수치심, 분노, 신뢰 상실 등이 수년, 어쩌면 평생 동안 지속될 수 있다.

특히 아동은 성폭행에 대해 말하기를 꺼릴 수 있다. 가해자를 알고 있을 가능성이 크며, 보복을 두려워하거나, 어떤 경우에는 가해자를 보호하려 할 수도 있다. 많은 경우 가해자는 삽입 없이 아동의 신체를 만지거나, 자신을 만지거나 애무하도록 강요한다. 피해자는, 아주 어린 아동의 경우 특히, 상황에 대해 혼란스러워하거나, 신체적으로 학대의 증거가 남지 않으면 누구도 자신을 믿어주지 않을 까봐 두려워할 수 있다. 성폭행의 증상은 다음과 같다.

- 악몽
- 안절부절
- 회피 성향
- 적개심
- 폭력 가해자에 대한 공포

- 야뇨증 등 퇴행적 행동
- 무단결석
- 나이 많은 아동이나 10대의 경우, 방탕함
- 약물 및 알코올 남용

성폭행 가해자의 특성

피해자와 마찬가지로, 가해자 역시 출신을 막론하고 다양하다. 하지만, 아동 성폭력 가해자는 성인 성폭력 가해자보다 자신이 어렸을 때 신체적 학대나 성적 학대를 받았을 가능성이 높다. 많은 가해자가 특히 청소년이나 폭력적인 성인의 경우, 정복은 관계의 일부라고 생각한다. 이 같은 생각이 데이트 강간이나 부부 강간을 초래할 수 있다. 전체 성폭력 사건 중 상당수에서 가해자는 술이나 약물에 취해 있다. 거의 30%에 달하는 가해자가 무기를 사용한다. 이는 성폭행이 폭력적인 범죄라는 사실을 반증한다.

데이트 강간의 경우 가해자는 피해자 몰래 마약을 사용하여 마취시킨다. 이 약물에 대해서는 다음 부분에서 설명한다. 피해자는 알코올 냄새 없이도 심각한 중독 상태를 보이거나 약물성 기억상실(일반적 효과)을 보여, 면담 과정을 어렵거나 불가능하게 할 수 있다. 대개 이런 사건의 용의자는 대학 캠퍼스 내에 사는 경우가 많다. 대학 캠퍼스는 "데이트 강간 약물"이라고 알려진 약물과 관련된 사건으로 응급구조팀이 가장 많이 출동하는 곳이다.

데이트 강간 약물(Date Rape Drugs)

성폭행을 용이하게 만드는 약물은 점차 빈번하게 사용되고 있다. 이 같은 약물은 일반적으로 의식이 없게 되거나, 가해자를 저항할 수 없는 정도로 약하게 만든다. 일부 약물은 기억상실을 초래해 성폭행에 대한 피해자의 기억을 없애거나 왜곡한다. 이 같은 약물이 우리 사회에서 점차 널리 퍼지고 있기 때문에, 응급구조사는 이 같은 약물과 그 영향에 대해 잘 알고 있어야 한다. 데이트 강간 약물은 즉시 효과가 나타나며, 지속 시간은 다양하다. 데이트전 약물이라고도 불리우며 강간에 사용된 적이 있었던 약물은 다음과 같다.

- *로힙놀(Rohypnol).* 로힙놀은 강력한 벤조디아제핀으로 진정 효과, 기억상실, 근육이완을 초래하고 정신행동 반응을 느리게 한다. 미국 외의 지역에서는 수면제로 널리 처방된다. 색, 향, 맛이 없고, 음료에 넣으면 눈에 띄지 않고 녹는다. 로힙놀은 술과 함께 사용하면 약효가 더 증가한다. 로힙놀의 별칭으로는 Roofies, Rope, Ruffies, R2, Ruffles, Roche, Forget-Pill, Mexican Valium 있다.
- *GHB.* 흔히 GHB라 불리는 감마히드록시부티르산은 무색 무취의 액체로 된 억제제로 마취 효과가 있다. 바디빌더의 아미노산 보충제로도 사용된다. 이 약은 이완, 평온함, 음란함, 억제력 상실을 초래한다. GHB는 Liquid Ecstasy, Liquid X, Scoop, Easy Lay, Grievous Bodily Harm으로도 불린다.
- *케타민(Ketamine).* 케타민은 강력한 마취제이다. 수의학과에서 널리 사용되는 케타민은 인간 마취에도 사용된다. 환각 유발성 LSD와 화학적으로 유사하다. 환각, 기억상실, 해리를 야기한다. 별칭으로 K, Special K, Vitamin K, Jet, Super Acid가 있다.
- *MDMA.* 3,4-메틸렌디옥시메탐페타민(MDMA)는 엑스터시로 가장 잘 알려져 있다. (약물 복용 중 때로 약물 복용 후 몇 주 후) 혼돈, 우울증, 수면장애, 약물에 대한 갈망, 심각한 초조함, 편집증 등 정신적 장애를 일으킨다고 알려져 있다. 또한 근육 긴장, 무의식적인 이 악물기, 오심, 시야 흐림, 급격한 안구 움직임, 어지러움, 오한, 발한 등 신체적 증상도 있다. MDMA는 엑스터시, Beans, Adam, XTC, Roll, E, M으로 불린다.

법적 고려사항

6장 전체에서 설명한 것처럼, 학대와 폭행은 범죄에 해당한다. 어느 정도의 폭행이 범죄로 간주될 것인지는 지역 법률에 따라 다르지만, 응급구조사는 의심되는 상황을 경찰에게 신고할 의무가 있다. 가해자가 단기간 동안만 구류될 수 있기 때문에, 지역 내의 피해자 및 목격자 보호 프로그램에 대해 찾아볼 의무가 있다.

전문적 지원 수단으로 사설, 주, 정부 기금 프로그램이 있다. 성폭행 피해자를 위한 병원, 폭행 피해자를 위한 공공쉼터와 사설쉼터, 미성년자와 그 가족을 담당하는 주 기관에 대해 잘 알아놓도록 한다. 또한 성폭행전담간호사(SANE)로 훈련 받은 간호사와 면식을 익히도록 한다. 성폭행전담간호사는 프로그램을 이수해 성폭행 신체검사를 실시할 수 있는 자격을 갖추고 있다. 증거 보존에 관한 자세한 정보를 알고 있다. 이는 출동 내내 응급구조사가 항상 유념해야 하는 정보이다.

응급구조사의 행동은 범죄 기소에 영향을 미친다. 평가와 처치에 필요한 경우에만 환자의 의복을 제거한다. 그 후 모든 물품을 적절한 기관으로 양도해야 한다.

강간 사건에서 환자는 소변을 보거나, 배변하거나, 질 세척을 하거나, 목욕하거나, 먹거나, 마시거나, 흡연해서는 안 된다. 일부 관할 구역에서는 증거 보존을 위한 구체적인 규칙이 있다. 예를 들어 증거를 수집하기 위한 종이 봉투를 사용하거나 환자의 손을 봉투로 감싸 미세증거물을 보존하는 등이다. 응급구조사가 수집하는 모든 증거물은 직접 보관해야 하며, 그 후 증거의 사슬(chain of evidence)을 보존하기 위해 경찰관에게 직접 전달한다.

앞서 나타난 것처럼, 모든 발견 결과를 신중하고 객관적으로 서류화해야 한다. 추후 법정에서 증언을 하게 될 수 있다. 자신이 받은 감정과는 관계없이, 반드시 항상 전문적인 태도를 유지해야 한다.

마지막으로, 학대 및 폭행과 관련된 지역 법률과 지침에 대해 공부해야 한다. 모든 50개 주에서 의료종사자에게 아동학대로 의심되는 현장을 신고하도록 요구하고 있다. 일부 주에서는 응급구조사에게 학대 또는 폭행이 의심되는 현장을 신고하도록 요구한다. 일부 주에서는 10대가 부모의 동의 없이도 성폭행 치료를 요청할 수 있도록 허가한다. 공동위원회에서는 의료 인력에게 외래 환자의 학대 여부를 검진하도록 명령한다. 거주하는 지역에 관계없이, 자신과 환자의 안위를 위해서, 자신의 업무와 관련 있는 법률과 규정을 숙지하도록 한다.

응급의료의 책임

성폭행 현장 출동 시 다른 학대 상황에서와 동일한 조치를 취한다. 성폭행 및 학대 현장 모두 첫 번째 의무는 자신과 환자의 안전을 보장하는 것이다. 자신의 안전이 위태로울 경우 절대 현장에 들어가서는 안 되며, 위험을 느끼는 즉시 현장을 떠난다.

폭행 및 학대 피해자는 자신이 입은 폭행으로 인해 위험을 느낄 수 있다. 응급구조사의 기본적인 의무는 외상을 입은 환자에게 안전한 환경을 제공하는 것이다. 때로 존재만으로 환자에게 안전을 제공할 수 있다. 그렇지 않으면 문을 잠글 수 있는 구급차로 환자를 옮기거나, 완전히 다른 장소로 이동한다. 다른 인력을 호출할 수도 있다(범죄현장 관리에 대해서는 "범죄 현장 인지"를 참조한다).

응급구조사는 학대 및 폭행 피해자에게 적절한 사회심리적 치료를 제공할 의무가 있다. 이때 프라이버시를 고려해야 한다. 많은 경우 피해자와 동성의 응급구조사가 계속해서 피해자를 상대한다(그림 6-7). 평가 중 피해자를 노출시켜야 하는 경우도 있지만 가능한 빨리 피해자를 가려주고 타인들의 시선으로부터 보호해 준다.

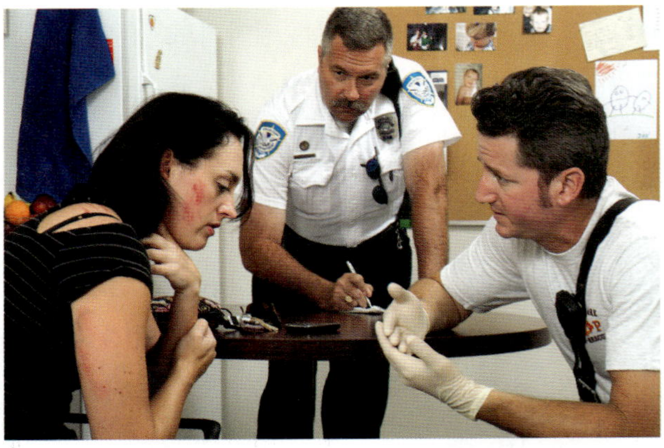

그림 6-7 경찰관 인터뷰를 하는 동안, 응급구조사는 환자 옆에 있어야 하며 병원 이송에 동행할 때 성폭행 또는 강간 피해자 옆에 같이 있어야 한다.

환자와 이야기할 때 개방형 질문을 하여 현장을 통제하도록 한다. 예를 들어, "의자에 앉겠어요, 아니면 들것에 탈래요? 또는 "전화해주었으면 하는 사람이 있나요?" 등의 질문을 할 수 있다. 앞서 말한 것처럼, 처치하는 동안 객관적인 태도를 유지하고, 환자 및 폭행범에게 주관적인 언급은 피하도록 한다. 안심시키는 말투로 환자가 사건에 대해 진술할 수 있도록 격려하고 증거 보존의 중요성을 설명한다.

학대 및 폭행 환자의 처치는 기본적으로 다른 환자들과 동일하다. 하지만, 환자가 입은 손상의 원인을 파악하고 적절한 정서적 지지를 제공해야 한다. 환자가 다른 사람으로부터 폭행을 당했다는 사실을 유념한다. 많은 경우 가해자는 친하게 지내던 지인일 수 있다.

인신매매(Human Trafficking)

인신매매는 사람을 팔거나 강제노동 또는 상업적인 성착취를 목적으로 불법적으로 이동시키는 것으로 정의된다(그림 6-8). 실제로 인신매매는 사람들을 통제하고 착취하여 이득을 취하는 현대판 노예의 한 형태이다. 성매매, 노동매매, 강제결혼, 장기 또는 조직 밀매 등의 비슷한 형태를 포함하여 다양한 형태의 인신매매가 있다. 대부분의 경우, 폭력, 협박, 사기, 채무속박(debt bondage), 이와 비슷한 착취수단을 사용하여, 취약계층을 본인 뜻에 관계없이 성매매, 노동매매를 강제로 하게 하는 착취수단이 사용된다(종종 가사노동 또는 일반노동). 매매자는 한 국가 내에서 법적 지위, 영어사용 능력 결여, 가난, 문화적 영향의 취약성을 이용하여 강제노동 또는 성매매로 사람들을 가두어 둔다. 매매자는 밀입국된 사람들과 같은 국적, 같은 민족, 같은 문화적 배경을 가진 사람들이다. 내재된 동기는 항상 이득을 취하는 것이다.

인신매매는 법적으로 다음과 같이 정의된다.

"착취를 목적으로, 강요, 납치, 사기, 기만의 형태로, 사람을 협박하거나 폭력을 행사하여 사람을 모집, 수송, 전달, 숨겨주고 받는 행위이다." 미국에서 인신매매는 세 부류의 취약 계층으로 분류된다:

- 성매매로 유인된 18세 미만의 아동
- 물리적인 힘, 사기, 강요를 통해 성매매로 유인된 18세 이상의 성인
- 물리적인 힘, 사기, 강요를 통해 노동이나 성매매로 유인된 아동과 성인

응급의료종사자들은 인신매매의 징후와 증상을 확인할 수 있는 유일한 위치에 있다. 인신매매를 알아채는 것이 희생자를 확인하는 첫 번째 단계로, 실제로 생명을 구할 수 있다. 다음의 질문들은 인신매매의 흔한 지표들을 확인시켜 준다:

- 그 사람이 가족, 친구, 사회단체, 집, 교회로부터 연락이 끊겨 있는가?
- 아동이 학교에 출석하지 않는지?
- 그 사람의 행동에 갑작스러운, 극적인 변화가 있었나?
- 청소년이 상업적 성매매에 가담했는가?
- 그 사람이 지남력이 없거나 혼돈 상태, 정신적, 육체적 학대의 징후를 보이는가?
- 그 사람이 여러 단계의 회복되는 멍이 있나?
- 그 사람이 두려워하거나 소심하고 복종하는 모습인가?
- 그 사람이 음식, 물, 수면, 의료적 처치를 거부당한 징후가 있는가?
- 그 사람을 미행하는 사람이 있는가? 그

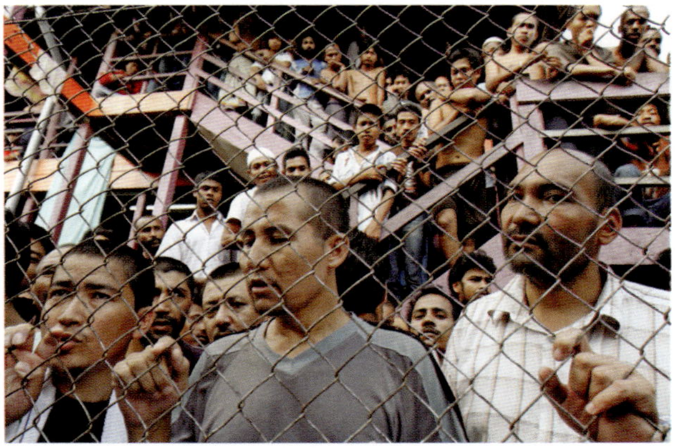

그림 6-8 인신매매는 미국과 세계 여러 곳에서 있다. 이 사진에서, 말레이시아의 구금된 사람들은 미얀마 이주인들의 강제노동으로 고발되었다. (ⓒ *Mark Baker/Associated Press*)

법적 고려사항

이미 논의되었지만, 학대와 폭행은 범죄이다. 폭행이 범죄로 간주되는 특성과 범위는 지역의 법에 달려 있지만, 여러분은 적절한 법집행관에게 의심 사례를 보고할 책임이 있다. 폭행자가 아주 짧은 시간만 구금될 수 있기 때문에 여러분은 희생자와 그 지역 목격자 보호 프로그램을 찾을 의무가 있다.

특별 자료들이 사설, 주립, 연방정부가 지원하는 프로그램에 포함되어 있다. 성폭행 피해자를 위한 병상, 폭행당한 사람들을 위한 공립 및 사립 쉼터, 아동들과 가족들에 책임을 갖는 국가기관을 알아두는 것이 중요하다. 성폭행전담간호사를 알아둔다. 성폭행전담간호사들은 신체검진을 수행하도록 교육을 받았다. 그들은 증거보전에 대한 자세한 정보와 호출 받았을 때 여러분이 명심할 사항들을 알고 있다.

여러분이 알고 있듯이, 여러분의 행동은 범죄의 집행에 영향을 줄 수 있다. 평가와 치료가 필요할 때에만 환자의 옷을 제거한다. 모든 물품들은 적절한 기관에 양도되어야 한다.

강간의 경우, 피해자들은 소변이나 대변, 세척, 목욕을 금하고 음식을 먹거나 마시고 담배피우기를 하지 말아야 한다. 증거를 수집하기 위해 종이가방을 사용하거나 흔적 증거를 보존하기 위해 피해자의 손에 종이가방을 주어서 사법권은 증거보존에 관한 특별한 법을 가지고 있다. 일련의 증거를 보존하기 위해 여러분이 법집행관에게 직접 줄 때까지 수집한 어떠한 증거도 여러분의 감독 하에 있어야 함을 명심한다.

이미 지적하였듯이, 여러분의 소견을 주의 깊게 객관적으로 기록하는 것이 중요하다. 여러분은 법정에서 여러분의 언어로 방어하여 끝낼 수 있다. 호출에 의해 유발된 감정에 관계없이, 여러분은 항상 전문가로서 남아 있어야 한다.

마지막으로, 여러분은 학대와 폭행 사례에 관한 주의 법과 지침을 공부해야 한다. 50개 주에서 보건의료종사자들이 아동학대 의심사례를 보고하도록 요구한다. 몇몇 주는 응급의료종사자들이 학대와 폭행 의심사례를 보고하도록 요구한다. 몇 개 주는 부모의 동의 없이 미성년자들이 성폭행 치료를 받도록 허용한다.

합동위원회는 병원 직원들이 학대하는 부모를 찾아내도록 위임한다. 여러분이 어디에 살든지, 여러분 자신과 환자를 위해, 여러분의 의료행위에 영향을 주는 법과 규정을 배우는 시간을 할애한다.

사람이 가는 장소, 말을 할 때 상황을 통제하는 것 같은 사람이 있는가?

- 그 사람이 말할 때 누군가의 통제를 받는 것처럼 보이는가?
- 그 사람이 부적절한 환경에서 살고 있는가?
- 그 사람의 개인 소지품이 없거나 적절하지 못한 주거 환경에 있는가?
- 그 사람이 이동의 자유가 있는가? 그 사람이 살고 있는 곳을 자유롭게 떠날 수 있는가? 불합리한 보안 조치가 있는가?

위에 열거한 모든 지표들이 모든 인신매매 상황은 아니지만, 위의 지표가 있든 없든 인신매매의 필수 증거는 아니다.

인신매매 상황에 있는 것 같은 사람을 발견했다면, 바로 법집행을 한다. 인신매매 희생자를 혼자서 구조하려는 노력은 안전하지 않다. 인신매매하는 사람들이 희생자와 여러분에게 어떻게 반응하여 보복할지 알 수 없다. 그러나, 여러분이 인신매매 상황으로부터 도망치는 사람을 확인한다면, 쉼터, 의료시설, 법률자문, 기타 긴급 서비스 시설과 같이 희생자들이 도움을 요청할 곳이 많다. 미국의 국가 인신매매 자료센터는 24시간 운영하며 무료전화 1-888-373-7888로 전화하면 되고 여러분이 도움과 서비스를 요청할 수 있으며 다국어 서비스 제공자들이 있다.

증오 범죄

증오 범죄(hate crime)는 증오 또는 편견으로 인한 범죄로, 가해자가 어떤 사회적 집단 내에 소속되어 있어 특정한 희생자를 표적으로 하는 범죄이다. 이 같은 집단은 인종, 종교, 성적, 정치적, 장애 집단이거나 그 외의 사회적 집단일 수 있다. 증오 범죄는 편견에서 기인하며 때로 편견으로 인한 범죄(bias-motivated crime)로 불린다. 대부분의 증오 범죄는 인종적 편견으로 인해 발생한다. 그 외의 원인으로는 종교적 편견, 성적 편견, 출신 인종/국가로 인한 편견, 장애로 인한 편견이 있다. 인종 증오 범죄의 피해자는 대부분 흑인이다. 성적 지향 편견과 관련한 증오 범죄는 반남성적 동성애 편견에 의해 발생한다. 반여성적 동성애 증오 범죄는 훨씬 덜 발생한다. 대부분의 출신 인종/국가 증오 범죄는 히스패닉을 대상으로 일어난다.

대부분의 증오 범죄에는 반달리즘(예술, 문화, 공공시설의 파괴)이 수반된다. 협박도 흔히 나타난다. 증오 범죄 3건 중 1건에는 폭력이 발생한다. 특정한 증오 범죄는, 특히 종교적 원인으로 인한 범죄의 경우, 폭력 사태가 널리 퍼질 수 있다. 응급구조사는 단순한 협박부터 대규모 폭동까지 어떠한 양상의 증오 범죄에도 연루될 수 있다. 또한 증오 범죄와 그 여파는 정신적으로 힘든 사건이 될 수 있으며, 응급구조사는 자신의 종교, 성별, 성적 취향 등의 이유로 희생양이 될 수 있다는 사실을 기억해야 한다. 언제나 증오 범죄를 특히 위험한 상황으로 취급한다. 경찰을 초기에 호출하고 항상 자신과 파트너의 안전을 먼저 생각한다.

요약

오늘날 폭력과 학대는 그 어느 때보다 널리 퍼져 있다. 상상했던 것보다 훨씬 많은 폭력과 학대 사건을 마주하게 될 것이다. 환자를 위해, 동거인 학대, 노인 학대, 아동학대, 성폭행의 특징을 알아두는 것이 중요하다. 환자의 이송 여부와 상관없이, 이 같은 상황을 신고하는 것이 응급구조사의 의무이다. 중요한 신체 · 정신적 평가 결과를 인지하고 피해자와 가해자의 특징을 알아두어, 학대와 폭행 피해자에게 더 나은 처치를 제공할 수 있게 된다. 여기에는 담당 구역의 법적 요구사항을 알고, 증거를 보존하며, 자신의 평가 결과와 행동을 적절히 문서화하는 것이 포함된다. 환자에게 있어 응급구조사는 앞으로의 폭력으로부터 자신을 구할 유일한 기회일 수 있다. 현장 평가 시 긴장을 늦추지 않고 객관적으로 문서화한다.

현장 출동 후 결과 분석

경찰의 요청을 받고 손상 당한 아동을 평가하기 위해 동료와 함께 현장에 도착한다. 가정불화 현장에서 여러 명의 경찰이 있는 것을 확인한다. 환자는 3살 남아로 조용히 소파에 앉아 있다. 아동의 부모가 함께 있고 경찰관의 질문에 대답하고 있다.

환자는 겨울인데도 불구하고 다른 옷 없이 내복만 착용하고 있다. 팔 상부와 등에서 명백하고 각기 색깔이 다른 멍을 다수 발견한다. 검사를 실시하는 동안, 아동은 조용하며, 질문에 대답하지 않고 부모를 쳐다보지 않는다.

1. 어떤 일이 있다고 의심되는가?

2. 의심을 뒷받침하는 신체적 증거가 있는가?

3. 의심을 뒷받침하는 정서적 증거가 있는가?

4. 학대가 발생했다고 믿게 된 다른 이유는 무엇인가?

5. 이 사건에 있어 우선순위는 무엇인가?

이 책 뒷부분에 제시된 해설을 참고한다.

복습 문제

1. 함께 살고 있는 사람에게 행하는 신체적 또는 정서적 폭력은 ______이다.
   a. 아동학대　　b. 배우자 학대
   c. 동거인 학대　　d. 일시적 학대

2. 동거인 학대 중 관찰자가 가장 명백하게 알 수 있는 유형은 ______학대이다.
   a. 성적　　b. 신체적
   c. 정서적　　d. 심리적

3. 아동학대는 신생아부터 ______세 청소년까지 대상이 될 수 있으며, 여러 보육인에게서 학대가 이루어질 수 있다.
   a. 18　　b. 19
   c. 20　　d. 21

4. 우발적 사고를 예방하기 위해 부모는 아이의 목욕물 온도를 얼마 이하로 유지해야 하는가?
   a. 49℃　　b. 52℃
   c. 54℃　　d. 60℃

5. 학대받은 아동에서, 골절의 가장 흔한 부위는 ______을 제외한 전부이다.
   a. 갈비뼈　　b. 코
   c. 두개골　　d. 얼굴

6. 학대받는 아동들이 가장 많이 손상 받는 부위는?
   a. 가슴　　b. 머리
   c. 넙다리뼈　　d. 골반

7. 가장 확인하기 어려운 학대의 형태는?
   a. 언어적　　b. 성적
   c. 신체적　　d. 정서적

8. 연부조직 손상은 학대를 알 수 있는 가장 일반적인 실마리로, 보통 멍은 ______.
   a. 모양이 독특하다.
   b. 치유되는 정도가 다르다.
   c. 신체 여러 다른 부위에서 보인다.
   d. 무릎과 팔꿈치이다.

9. 아동학대 희생자로 추정되는 어린이를 응급구조사가 평가하고 있다. 응급구조사는 몸에 여러 개의 손상과 멍을 확인한다. 목의 뒷부분의 멍은 갈색으로 변하였는데, 부모는 전날 아이가 넘어졌다고 말한다. 멍의 색깔로 보아 며칠 정도 되었는가?
   a. 약 2일　　b. 약 5일
   c. 약 7일　　d. 약 11일

10. 집에 아무도 없을 때 며느리에 의해 학대받았다고 추정되는 노인 환자에 대한 PCR 작성을 응급구조사가 마쳤다. 응급구조사가 PCR 보고서를 제출할 때, 무엇을 기억해야 하는가?
    a. 의심 사항을 기록하는 것
    b. 관찰 소견을 객관적으로 남기는 것
    c. 사회 서비스를 알렸다고 말하는 것
    d. 의심 소견을 병원 의료진에게 알렸다고 말하는 것

이 책 뒷부분에 제시된 해답을 참고한다.

참고문헌

1. Childhelp. National Child Abuse Statistics.[Available at http://www.childhelp. org/pages/statistics]
2. Bureau of Justice Statistics, Office of Justice Programs. Violent Crime. [Available at http://bjs.ojp.usdoj.gov/]
3. Pixley, C. Domestic Violence: Cracking the Code of Silence. Los Angeles: Do It Now Foundation, 1995.
4. Weiss, S. J., A. A. Ernst, D. Blanton, et al. "EMT Domestic Violence Knowledge and Results of an Educational Intervention." Am J Emerg Med 18 (2000): 168–171.
5. Rinker, A. G., Jr. "Recognition and Perception of Elder Abuse by Prehospital and Hospital-Based Providers." Arch Gerontol Geriatr 48 (2009): 110–115.
6. American Academy of Pediatrics, Stirling, J., Committee on Child Abuse and Neglect and Section on Adoption and Foster Care, American Academy of Child and Adolescent Psychiatry, Amaya-Jackson, L., National Center for Child Traumatic Stress. "Understanding the Behavioral and Emotional Consequences of Child Abuse." Pediatrics 122 (2008): 667–673.
7. Her, C. and K. A. Culhane-Pera. "Culturally Responsive Care in Hmong Patients: Collaboration Is a Key Treatment Component." Postgrad Med 116 (2004): 39–42.
8. Center for National Victims of Crime. "Statistics." [Available at http://www.ncvc.org/ncvc/main.aspx?dbID=DB_Statistics584]
9. Meehan, T. J, S. M. Bryant, and S. E. Aks. "Drugs of Abuse: The Highs and Lows of Altered Mental Status in the Emergency Department." Emerg Med Clin North Am 28 (2010): 663–682.
10. Federal Bureau of Investigation, Department of Justice. Hate Crime Statistics. [Available at http://www2.fbi.gov/ucr/hc2009/incidents.html]

추가문헌

American Nurses Association. Culturally Competent Assessment for Family Violence. Washington, DC: American Nurses Publishing, 1998.

Federal Bureau of Investigation. Uniform Crime Statistics. Washington, DC: FBI, 2009.

Giardino, A. P. and E. R. Giardino. Recognition of Child Abuse for the Mandated Reporter. 3rd ed. St. Louis: G. W. Medical Publishers, 2003.

Hamberger, L. K. and C. Renzetti. Domestic Partner Abuse. New York: Springer Publishing, 1996.

Hobbs, C. J. and J. M. Wynne. Physical Signs of Child Abuse: A Colour Atlas. 2nd ed. London: W. B. Saunders, 2002.

Kehner, G. Date Rape Drugs. Broomall, PA: Chelsea House Publishers, 2004.

Reece, R. M. Child Abuse: Medical Diagnosis and Management. 3rd ed. Elk Grove, IL: American Academy of Pediatrics, 2008.

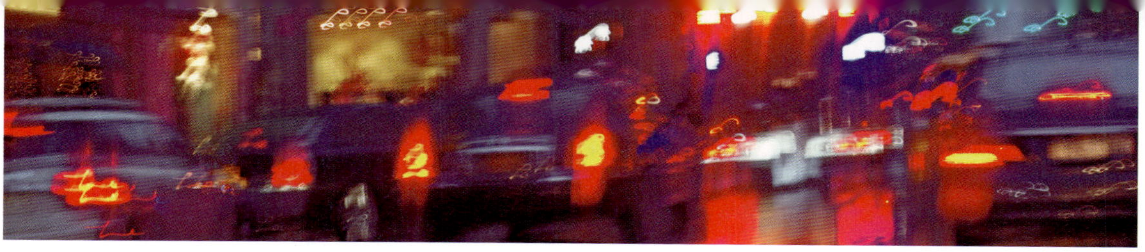

Chapter 7
장애인 환자
The Challenged Patient

Bryan Bledsoe, DO, FACEP, FAAEM, EMT-P

단원 표준

특수 환자군(장애인 환자)

학습 역량

평가 결과를 역학 및 병태생리학의 원리와 사회심리학 요구에 대한 지식과 통합하여 현장진단을 내리고 특수 요구를 가진 환자를 위한 통합적인 처치/배치 계획을 수립한다.

학습 목표

최종 목표

환자 평가 결과 및 환자 병력을 치료상 의사소통에 대한 지식 및 의학적/법적 고려사항과 통합하여, 다양한 특수장애를 가진 환자들을 인지하고 처치할 수 있다.

수행 목표

최종 목표를 달성하기 위해 다음 사항은 필수적이다.

1. 핵심 키워드를 숙지한다.
2. 병원 전 환경에서 응급의료체계가 만날 수 있는 신체적, 정신적, 정서적, 인지적, 발달적 측면의 장애 환자를 확인하고 논의할 수 있다.
3. 응급의료종사자들이 신체적, 정신적, 정서적, 인지적, 발달적 측면의 장애를 가진 환자들에게 제공할 다양한 시설들의 종류를 설명할 수 있다.
4. 문화적으로 다양한 환자, 말기 환자, 재정적으로 어려운 환자, 전염병을 가진 환자들에 대해 응급의료종사자들이 평가하고 처치하는 방법을 논의할 수 있다.
5. 장애인 환자 시나리오에서, 응급구조사들이 특별한 장애를 가진 환자들의 응급을 평가와 처치를 어떻게 통합해야 하는지 논의할 수 있다.

핵심 키워드

실어증(aphasia)
결장루(colostomy)
전도성 난청(conductive deafness)
난청(deafness)
당뇨병망막증(diabetic retinopathy)
적출술(enucleation)
녹내장(glaucoma)
미로염(labyrinthitis)
점액점착증(mucoviscidosis)
중성구감소(증)(neutropenic)
중이염(otitis media)
노년난청(presbycusis)
감각신경 난청(sensorineural deafness)

사례 연구

응급구조사는 메딕 211에 앉아 첫 식사를 하려고 한다. 하지만 봉지에서 음식을 꺼내자마자, 개인 주택에서 넘어진 환자로부터 출동 요청을 받는다. 동료와 서로를 바라보고는 음식을 봉지에 다시 넣고 길을 나선다.

출동 중, 72세 여성이 휠체어에서 떨어진 후 다시 일어나 앉을 수 없게 된 상황임을 듣는다. 대문은 잠겨 있으나, 정문 근처에 위치한 정원의 장식용 돌 아래 예비 열쇠가 숨겨져 있다고 상담원이 말한다.

15분 후, 동료와 함께 집으로 들어선다. 환자는 침대 바닥에 옆으로 누워 있고, 휠체어는 환자 뒤에 쓰러져 있다. 환자의 오른쪽 다리에 보조기가 정착되어 있다.

자신을 소개하자, 환자는 자신의 이름이 보니 웨이드라고 말한다. "옷장에서 옷을 꺼내 입으려 할 때 중심을 잃고 넘어졌어요." 웨이드 부인이 설명한다.

계속된 질문을 통해 웨이드 부인이 사별하고 혼자 살고 있다는 것을 알게 된다. 웨이드 부인은 단기간 동안 움직일 수는 있으나 대부분 휠체어 신세를 지고 있다고 한다. 의식상실을 부인하며 목과 등에 통증은 없고 사지에도 얼얼함이 느껴지지 않는다고 한다. 통증에 대해 묻자 웨이드 부인이 대답한다. "왼쪽 엉덩이와 어깨가 정말 아파요. 너무 아파서 휴대폰을 떨어뜨릴 뻔 했어요. 언제고 도움이 필요할 때를 대비해 항상 휴대폰을 가지고 다니거든요."

신경학적 검사 중에 환자의 오른쪽 다리가 움직이지 않는다는 사실을 발견한다. 웨이드 부인이 대답한다. "아, 그건 어렸을 때 소아마비 때문에 그런 거예요. 예방 접종이 있기 한참 전이었어요." 또한 소아마비 후 증후군으로 왼쪽 팔이 약하다는 사실도 말한다.

동료가 분리형 들것을 가져오기 위해 구급차로 향한다. 그 동안 환자의 왼팔을 삼각건으로 고정한다. 그 후 분리형 들것을 어떻게 사용할 것인지 설명하고, 분리형 들것이 환자를 옮기는데 있어 가장 안전하고 편안한 방법임을 보증한다. 웨이드 부인이 다리 보조기가 방해가 되지 않겠냐고 묻자, 의사가 평가하기 전까지 제 위치에 있는 것이 좋겠다고 말한다.

환자를 분리형 들것에서 구급차 내의 들것으로 조심스럽게 옮긴다. 웨이드 부인은 삼각대 덕분에 팔에 통증이 좀 나아졌지만, 엉덩이 통증 때문에 천천히 옮겨 줄 것을 부탁한다. 환자를 구급차 뒤에 싣고 메모리얼 병원으로 이송한다.

개요

응급구조사로 일하면서 수많은 장애와 특수 요구를 가진 환자를 다수 만나게 될 것이다. 많은 이들은 이 같은 어려움을 성공적으로 받아들여 한 눈에 장애를 알아볼 수 없는 경우도 있다. 예를 들어, 청각 장애가 있는 사람들이 입술을 잘 읽어내서, 처음에는 청각 장애가 있다는 것을 깨닫지 못할 때도 있다. 마비 등 좀 더 명백하게 나타나는 장애를 가진 사람들은 자신의 장애를 받아들이고 활동적이고 보람 있는 삶을 산다. 과거에 소아마비를 앓았던 사람은 너무 오랫동안 장애를 가지고 있어 응급구조사에게 그 사실을 알려야 한다는 사실을 잊기도 한다. 대신 환자는 응급구조팀을 호출하게 된 이유, 좀 더 긴급한 증상에 대해 말한다.

장애 환자가 공유하는 한 가지 공통점은 다양성이다. 장애 환자는 신체적, 정신적, 정서적 장애를 가지고 있을 수 있다. 특수한 생활 환경이나 근무 환경을 필요로 하는 질병을 앓고 있거나, 불치병이나 감염병을 가지고 있을 수 있다. 응급의료체계와는 다른 처치를 실시하는 문화적, 재정적 상황이 존재할 수 있다. "장애" 환자를 처치할 때 중요한 것은, 특수한 조건과 상황을 이해하고 인지하며, 환자를 처치하기 위해 적절한 조절을 가해야 한다.

신체적 장애

다수의 신체적 장애(환자의 신체 부위 사용을 제한하는 증상)가 환자 평가 및 처치에 영향을 미칠 수 있다. 이 같은 장애는 사고, 분만손상, 만성 질환, 노화 등이 원인일 수 있다. 장애로 인해 환자가 듣고, 보고, 말하고, 움직이는 능력이 제한될 수 있다. 환자는 다양한 양상으로 장애에 반응한다. 받아들이거나, 부인, 분노, 수치심을 느낄 수도 있다. 환자의 장애를 신속히 인지하고 지식과 세심함을 발휘하여, 자신이 환자의 특수 요구를 이해한다는 것을 확신시킨다.

청력 장애

청력 장애는 소리를 구분하거나 듣는 능력이 감소하는 것이다. 듣지 못하게 되는 것은 일반적으로 난청(deafness)이라고 한다. 환자는 완전히 또는 부분적으로 난청을 앓을 수 있다. 난청은 한 쪽 귀나 양쪽 귀 모두에 발생할 수 있다. 태어났을 때부터 난청일 수 있고, 사고, 질병, 노화의 결과로 후천적으로 나타날 수 있다.

청력 장애의 유형

기본적인 두 가지 난청의 유형은 전도성 난청(conductive deafness)과 감각신경 난청(sensorineural deafness)이다. 전도성 난청은 조기 발견 시 대부분 치료가 가능하다. 반면 감각신경 난청은 많은 경우 치료가 불가능하다.

전도성 난청 전도성 난청은 외이에서 중이 또는 내이로 음파가 전달되지 않는 증상이다. 이 증상은 일시적이거나 영구적일 수 있다.

장애 평가를 실시할 때 영아나 유아가 언어적 자극이나 질문에 반응하지 않는 경우, 전도성 난청의 가능성은 제외한다. 신생아는 귀의 선천적 기형으로 전도성 난청이 나타날 수도 있지만 이는 드문 경우이다. 아동에게 전도성 난청이 발생하는 더 흔한 원인은 중이염(otitis media)이다. 중이염은 다양한 아동 질병으로 인해 발생하나 상기도와 관련된 질환으로 인해 흔히 나타난다. 6세 이상의 아동이 중이염을 반복적으로 겪는다면 청력상실을 방지하기 위해 예방 항생제를 매일 복용하거나 고막(고막절개술)튜브를 삽입한다.

감염 질환 외에 다수의 증상으로 일시적 청각 상실이 나타날 수 있다. 비행기 탑승 중에 기압 변화가 청력에 영향을 미쳐서 전도성 난청을 경험할 수 있다. 깊이 잠수하면 비슷한 증상이 나타난다. 귀지 혹은 귀지떡은 전도성 난청을 자주 일으키지만 쉽게 치료가 가능하다.

다른 원인은 먼지, 헤어스프레이, 벌레, 또는 물("수영자 외이염")로 인해 이도가 일시적으로 막히는 것이다. 이도를 깨끗이 하기 위해 면봉을 사용하면 귀의 자연 청소 작용을 방해하고 귓속으로 이물질을 더 깊게 넣을 수도 있기 때문에 세균 감염이나 전도성 난청이 발생할 수 있는 조건을 조성하게 된다.

귀에 외상이 가해져 혈종이 나타나 폐쇄가 일어날 수 있다. 턱 골절 등 하악골에 힘이 가해져 일시적 청력상실이 나타나고, 골절된 뼈 조각이 이도에 자리 잡을 수 있다. 이 같은 증상은 현장에서 처치할 수 없으나, 외상 환자가 응답하지 않는 것처럼 보이거나, 질문을 "듣지" 못하는 것 같을 때 고려한다.

감각신경 난청 감각신경 난청은 내이나 뇌 자체에 가해진 손상으로 인해 뇌의 청각 중추에 신경충격이 닿지 않아 발생한다. 감각신경 난청은 보통 영구적이다.

> **내용 요약**
> ➤ 시각 장애의 원인
> - 손상
> - 질병
> - 선천적 증상
> - 감염
> - 망막, 시신경, 신경 경로의 퇴행

영아와 아동의 경우, 감각신경 난청은 선천성 결함이나 분만손상으로 나타난다. 미숙아는 특히 감각신경 난청의 위험이 높으며, 특히 신생아기에 심각한 기도폐쇄가 나타나거나 반복적으로 무호흡이 발생하면 감각신경 난청이 나타날 가능성이 높다. 푸로세마이드(Lasix), 겐타마이신 등 내이 중독성 약물이 신생아집중치료실에서 투여될 경우 감각신경 난청이 발생할 수 있다. 마지막으로, 이 같은 유형의 청력상실이 발생하는 아동 중 다수는, 임신 첫 3개월 간 어머니가 풍진이나 거대세포바이러스(CMV)에 감염된 경험이 있다.

세균성 뇌수막염이나 미로염(내이 감염, labyrinthitis) 등의 바이러스성 질환은 모든 연령의 사람에게 감각신경 난청을 초래할 수 있다. 아스피린과 같은 내이 중독성 약물을 많이 복용하면 아동과 성인 모두에게 감각신경 난청이 나타날 수 있다. 아스피린 독성의 일반적인 증상은 "귀가 울리는 것"이다(이명). 다른 요인으로 뇌 또는 중이의 종양, 뇌진탕, 귀에 심하게 바람을 불어넣는 것, 체인 톱, 중장비, 총성, 록음악, 갑작스러운 큰 소리 등과 같이 반복적인 시끄러운 소음이 있다.

노화와 관련된 질환으로도 영구적 청각 상실이 나타날 수 있다. 노년난청(presbycusis)은 점진적 감각신경 난청으로, 20세 이후에 발생하나 보통 65세 이상에서만 심각하다. 여성보다 남성에게 더 많이 나타나며, 먼저 고주파음이 들리지 않고, 그 후 저주파음이 들리지 않게 된다. 결국 특히 배경 소음이 존재할 때 사람의 목소리를 감지하기 어려워진다. 이 질환을 앓고 있는 노인은 다른 이들에게 "웅얼거리지" 말거나 더 크게 말해달라고 요청할 것이다.

난청의 인지

언급한 것처럼, 평가 시 초기에 난청을 인지하는 것이 중요하다. 부분적 난청 환자는 반복해서 질문하거나, 질문에 대한 대답을 오해하거나, 부적절하게 응답한다. 이 같은 반응은 머리 외상과 쉽게 혼동될 수 있고, 이는 부적절한 치료로 이어질 수 있다.

가장 명백하게 알 수 있는 난청 징후는 보청기이다. 하지만 보청기가 모든 유형의 난청에 효과가 있는 것은 아니다. 또한 처방을 받은 경우에도 보청기를 사용하지 않는 사람들이 많다. 게다가 난청 환자는 부분적 청각 상실로 인해 발음이 좋지 않을 수 있다. 손을 사용해서 제스처를 취하는 경우도 있다. 난청 환자는 더 크게 말해달라거나 스스로 불필요한 정도로 크게 말할 수 있다. 난청 환자는 일반적으로 입술을 읽기 위해 얼굴을 본다.

난청 환자를 위한 편의

청각 상실이 있는 환자를 관리할 때 의사소통을 용이하게 하기 위해 다수의 조치를 취할 수 있다. 자신을 밝히고, 자신이 환자에게 말하는 것을 환자가 인지하고 있는지 확인한다. 몸을 움직이거나 환자를 만져서 주의를 끈다. 얼굴을 마주 보고 환자가 입술을 읽고 자신의 표현을 해석할 수 있도록 한다.

난청 환자에게 말할 때 정상적인 목소리로 천천히 말한다. 절대 소리치거나 과장된 제스처를 취하지 않는다. 이는 얼굴 표정이나 몸짓을 곡해하여 화가 났거나 위협하는 것처럼 보일 수 있다. 청각 상실 중 거의 80%는 고음에 의해 발생한다는 사실을 유념한다. 따라서 환자의 귀에 대고 직접 얘기할 때는 낮은 목소리를 사용하도록 한다. 이때 TV, 라디오를 끄거나 기타 소리를 제거하여 배경 소음을 가능한 줄이도록 한다.

밤 중에 난청 환자의 집에 출동하는 경우 보청기를 찾거나 보청기 소리를 조정해야 할 수 있다. 보청기를 찾을 수 없을 때는 환자에게 보청기를 착용하게 하고 마이크처럼 얘기한다. 또는 그 대신 이어마이크 등을 활용할 수도 있다.

가장 간단하고 효과적인 의사소통 도구로 펜과 종이가 있다. 신속히 행동할 필요가 없다면 환자에게 글을 써서 보여주고 환자가 말하거나 써서 대답할 때까지 기다린다. 또한 펜과 종이를 사용해 그림을 그려, 기본적 요구나 절차에 대해 설명할 수도 있다. 이 방법으로 환자의 불안을 완화하고, 잘못된 의사소통이 발생하거나 자신의 처치에 대한 통제력을 잃을지도 모른다는 두려움을 경감시킬 수 있다.

마지막으로, 많은 청각 장애 환자들은 수화(미국 수화, ASL)를 알고 있다. 수화를 모른다면, 가족이나 이웃 등 통역해줄 사람을 찾도록 한다. 통역을 해준 사람의 이름과 전달 받은 정보에 대해 기록하는 것을 잊지 않도록 한다. 또한, 통역자가 병원에 함께 갈 수 없는 경우, 병원에 수화 통역사가 필요함을 통보한다.

시각 장애

시각 장애 환자의 처치 시 이 증상이 영구적 장애인지, 또는 응급구조팀을 호출하게 된 질병이나 손상의 결과로 새롭게 나타난 증상인지 확인하는 것이 중요하다. 이 같은 판단을 내리기 전에 시각상실의 원인을 이해하는 것이 필요하다.

병인

다수의 원인으로 시각 장애가 발생한다. 시각 장애를 일으킬 수 있는 병인으로는 손상, 질병, 선천적 증상, 감염(거대세포바이러스 등), 망막, 시신경, 신경 경로의 퇴행일 수 있다. 다음에서 병인에 대해 설명한다.

손상 눈에 손상을 당했을 때 영구적 시각 상실이 발생할 수 있다. 안와 손상은 안와 주변 조직 손상뿐 아니라 눈 자체의 손상도 포함한다. 이는 근육 및 신경 손상을 일으켜, 영구적 시각 상실로 이어질 수 있다. 관통상을 당하면 안구를 제거하는 적출술(enucleation)을 받아야 할 수 있다. 눈에 화학 화상이나 열상을 당하면 각막 손상이 발생할 수 있으며, 신속히 처치하지 않으면 영구적 시각 상실로 이어질 수 있다. 일시적 시각 상실은 손상으로 인해 나타날 수 있다. 이 같은 손상은 에어백이 작동하면서 발생하는 화학 화상이나 각막찰과상 등이 포함된다. 치료를 받으면 영구적 시각 상실로 이어지는 경우는 거의 없다.

질병 시각 상실은 안과 질환이나 일차적 질병 진행에 따른 이차적 결과로 일어날 수 있다. 예를 들어, 녹내장(glaucoma)은 시신경 안압 증가로 이어지는 안과 질환이다. 녹내장을 치료하지 않으면 주변 시야 상실이나 시각 상실을 초래할 수 있다. 녹내장은 백인보다 흑인에게 더 많이 발생한다. 45세 내지 65세 흑인은 동일한 나이의 백인보다 녹내장에 걸릴 확률이 15배 높다.

다른 질환성 시각 상실로는 당뇨병망막증(diabetic retinopathy)이 있다. 당뇨병망막증은 당뇨로 인해 발생하며, 망막에 연결된 혈관에 장애를 일으킨다. 이 같은 혈관에 작은 출혈이 발생하면 느린 속도로 시력이 나빠지며 시각 상실로 이어질 수 있다.

선천적 및 퇴행성 장애 시각장애를 일으키는 선천적 증상으로 뇌성마비(cerebral palsy)가 있다. 신생아는 조산으로 시력상실을 가지게 될 수 있다. 안구, 시신경, 신경 경로의 퇴행은 노화로 인해 가장 흔히 발생하며, 느린 속도로 시력을 잃게 한다. 에이즈 환자에게 자주 보이는 기회 감염성 질환인 거대세포바이러스는 망막염을 일으켜 시각상실로 이어질 수 있다.

시각 장애에 대한 인지 및 편의

시각 장애가 있는 많은 이들이 자립적이고 활발한 삶을 산다(그림 7-1). 장애의 정도 및 시각 상실에 적응하는 정도에 따라 응급구조사는 즉시 장애를 인지할 수도 있고 그렇지 않을 수도 있다. 시각 장애가 명백하게 나타나는 경우 환자에게 다가가면서 자신을 밝혀 자신이 눈앞에 있음을 알린다. 또한 시술하는 처치방법을 모두 설명한다.

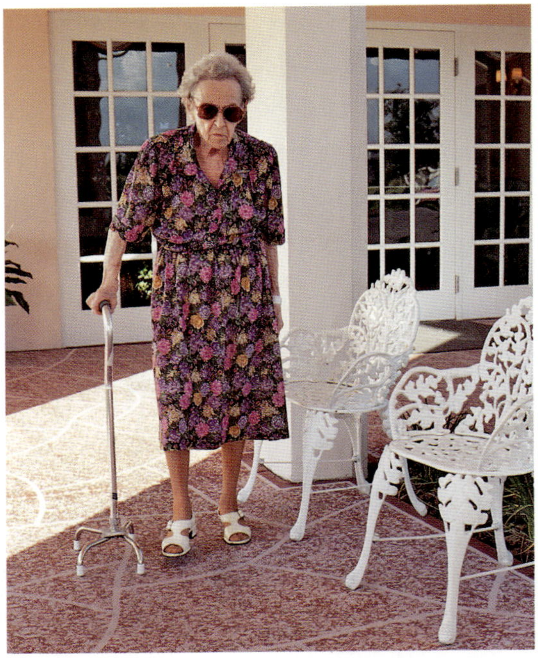

그림 7-1 시각장애가 있는 많은 사람이 자립적이고 활동적인 삶을 산다.

시각을 상실한 사람들은 일상적인 활동을 보조하는 도구를 소지하고 있다. 가장 분명히 알 수 있는 것은 장애인 보조견이다. 장애인 보조견과 함께 있는 환자에게 접근할 때, 보조견이 하니스(harness)를 착용하고 있는 동안은 만지거나 방해하지 않는다. 장애인 보조견에게 있어 하니스를 착용하고 있는 것은 일을 하고 있다는 뜻이다. 환자에게 보조견을 만져도 되는지 허가를 구한다. 허가를 구하지 않고 절대로 줄, 하니스, 환자의 팔을 잡지 않는다. 그렇지 않으면 응급구조사, 장애인 보조견, 환자 모두 위험에 처할 수 있다.

장애인 보조견을 환자와 함께 이송해야 할 때 조정이 필요하다. 상황 및 지역 프로토콜에 따라, 환자와 함께 구급차에 장애인 보조견을 이송할지, 또는 장애인 보조견은 다른 차량에 이송해야 할지 결정한다.

환자에게 장애인 보조견이 없다면, 병원에 가져가고자 하는 다른 도구가 있는지 묻는다. 환자가 걸을 수 있다면, 응급구조사가 환자의 팔을 잡는 것보다 환자가 응급구조사의 팔을 잡게 한다.

언어 장애

환자 평가를 실시할 때, 명료하고 지남력이 있으나 언어 장애로 인해 의사소통을 할 수 없는 환자를 만나게 될 수 있다. 의사소통에 오해가 발생하면 응급구조사가 실시하는 처치에 지장이 생기고 병원에 제공하는 정보에 문제가 생길 수 있다.

언어 장애의 유형

언어 장애에는 언어 장애, 조음 장애, 발성 장애, 유창성 장애의 네 가지 유형이 있다.

언어 장애 언어 장애는 말이나 글을 이해하는 능력이 손상된 증상을 말한다. 아동의 경우, 선천성 학습 장애, 뇌성마비, 청각 장애 등 다수의 요인으로 언어 장애가 발생할 수 있다. 생후 1년간 적절한 언어적 자극을 받지 못한 아동은 말하는 것이 늦을 수 있다.

성인 환자의 경우 언어 장애는 다양한 질병 또는 손상으로 인해 발생할 수 있다. 뇌졸중, 동맥류, 두부 손상, 뇌종양, 청각 상실, 정서적 외상 등이 원인일 수 있다. 말, 글, 몸짓으로 의사소통하는 능력을 상실한 것을 실어증(aphasia)이라고 한다. 실어증은 다음과 같은 유형으로 나타날 수 있다.

- *감각 실어증(sensory aphasia)* 더 이상 말을 알아듣지 못한다. 감각 실어증이 있는 사람은 말하는 것을 알아들을 수 없기 때문에 질문에 대답하지 못한다.
- *운동 실어증(motor aphasia)* 운동 실어증이 있는 사람은 말로 표현해 내지 못한다. 운동 실어증, 다른 말로 표현 실어증이 있는 환자는 말을 이해할 수 있지만 대답을 똑똑히 하지 못한다. 질문에 천천히 잘못된 단어를 사용하여 대답하거나 행동으로 대답한다. 이 같은 환자에게는 자신의 생각을 가능한 방법으로 표현할 수 있게 한다.
- *전(全) 실어증(global aphasia)* 감각 실어증과 운동 실어증을 모두 가지고 있는 사람에게 나타난다. 이 같은 환자는 말을 이해하지 못하고 질문에 대답하지도 못한다. 브로카 영역에 뇌종양이 생기면 이 증상이 발생한다.

내용 요약

➤ 언어 장애의 유형
- 언어 장애
- 조음 장애
- 발성 장애
- 유창성 장애

조음 장애(articulation disorders) 조음 장애, 다른 말로 구음 장애는 발음에 영향을 미친다. 발음이 부정확하거나 다른 사람들이 이해할 수 없게 말한다. 조음 장애는 아동이 부정확한 발음으로 말을 배우거나 청각 장애가 있을 때 시작될 수 있다. 이 유형의 장애는 아동 및 성인 모두에게서 나타날 수 있으며, 신경 손상으로 인해 뇌에서 후두, 입, 입술로 연결되는 신경 경로에 장애가 생길 때 발생한다.

조음 장애가 있는 환자와 이야기할 때, 발음이 부정확하거나 말이 불분명한 것을 느낄 것이다. 어떤 발음은 발음하기가 힘들기 때문에 발음하지 않을 때도 있다. 다시 말하지만 주의 깊게 듣고 환자가 대답을 마칠 때까지 기다리는 것이 중요하다.

발성 장애(voice production disorders) 환자에게 발성 장애가 있는 경우, 목소리의 음질에 이상이 생긴다. 그 원인은 외상일 수도 있고, 성대를 너무 많이 사용했기 때문이거나 감염 질환 때문일 수도 있다. 후두암 역시 공기가 성대로 지나는 것을 방해해 언어 장애를 야기할 수 있다. 발성 장애가 있는 환자에게는 쉰 목소리, 거친 목소리, 부적절한 음조, 비강 공명이 나타날 수 있으며, 또는 목소리를 전부 잃을 수 있다.

유창성 장애(fluency disorders) 유창성 장애는 말더듬으로 나타난다. 말더듬의 원인은 완전히 밝혀지지는 않았지만, 이 증상은 여성보다 남성에게 더 흔히 나타난다. 소리나 음절이 반복되고, 환자는 단어를 부드럽게 연결하지 못한다. 말을 더듬는 환자와 이야기를 할 때 환자가 대답하는 것을 방해하거나 중단하지 않는다. 환자가 하고자 하는 말을 끝내게 하고 말한 것을 교정해주지 않는다.

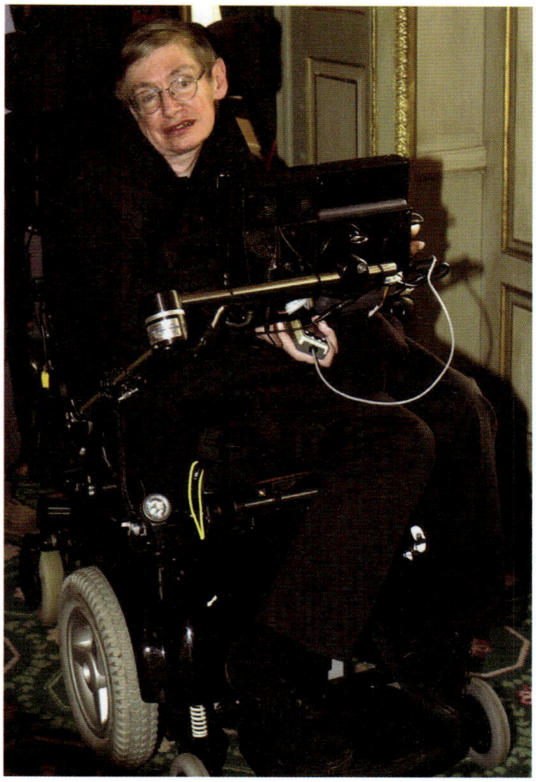

그림 7-2 신체적 장애는 많은 경우 지적 능력에 영향을 미치지 않는다. 저명한 영국 물리학자이자 수학자인 스티븐 호킹은 루게릭병으로 인한 장애와 기관절개술로 인한 목소리 상실에도 불구하고 위대한 업적을 남기고 있다. (© *REUTERS/Tobias Schwarz*)

언어 장애에 대한 편의

언어 장애가 있는 환자와 이야기할 때는, 절대 환자의 지능이 결여되었다고 간주하지 않는다(그림 7-2). 환자를 모욕했다면 정확한 면담이 어려울 것이다. 환자를 재촉하지 않거나 답변을 예측하지 않는다. 짧고 단도직입적인 대답을 요하는 질문을 한다. 면담하는 동안 시간을 더 할애한다.

질문할 때 환자를 직접 본다. 환자의 말을 알아듣지 못한다면, 대답을 반복해 달라고 요청한다. 알아듣지 못했는데도 알아들은 척 하지 않는다. 환자의 주 증상 즉 응급의료팀을 호출한 이유를 듣지 못할 수 있다. 모든 시도가 실패로 돌아가면, 글로 써서 대답할 수 있게 한다.

비만(Obesity)

미국인 중 40% 이상이 비만으로 추정되며 그보다 많은 인구가 이상적인 수치보다 체중이 더 많이 나간다. 비만 환자는 응급구조사에게 이미 어려운 일을 더욱 어렵게 만든다. 환자를 옮기고 움직이는 등의 분명한 어려움 외에도, 과도한 체중은 환자의 증상을 더욱 악화시킬 수 있다. 비만은 고혈압, 심장병, 뇌졸중, 당뇨병, 관절 및 근육 문제 등 다수의 심각한 질병으로 이어질 수 있다.

병인

인간은 비타민과 미네랄을 흡수하기 위해 일정량의 체지방을 필요로 한다. 비만은 연령, 성별, 신장에 따른 정상 수치보다 체지방 및 체중이 20–30% 정도 많은 상태를 말한다.

비만은 다양한 이유로 발생한다. 대부분 에너지 요구량에 필요한 칼로리량보다 더 많은 칼로리를 섭취했을 때 나타난다. 이 같은 경우 식단, 운동, 생활 습관이 비만에 크게 기여한다. 유전적 요인도 환자에게 비만을 야기할 수 있다. 거의 드물게 비만 환자는 기초대사량이 낮아 더 낮은 속도로 칼로리를 소비하게 되는 경우도 있다. 이 같은 경우 비만은 질병, 특히 갑상샘 기능저하증으로 인해 나타날 수 있다.

비만 환자를 위한 편의

환자에게 비만이 발생한 원인이 무엇이든지 간에 응급구조사의 우선적인 책임은 철저하고 전문적인 처치를 제공하는 것이다. 상세한 병력을 구하고 비만에 흔히 수반되는 만성 질환에 유념한다.

비만 환자들은 종종 치료받지 않은 질병의 징후와 증상인데도 비만을 탓할 때가 있다. 예를 들어, 숨이 찰 때 다음과 같이 말한다. "저만큼 무거우면 이런 계단을 올라갈 때 숨을 더 안 쉬고는 못 올라가죠." 이

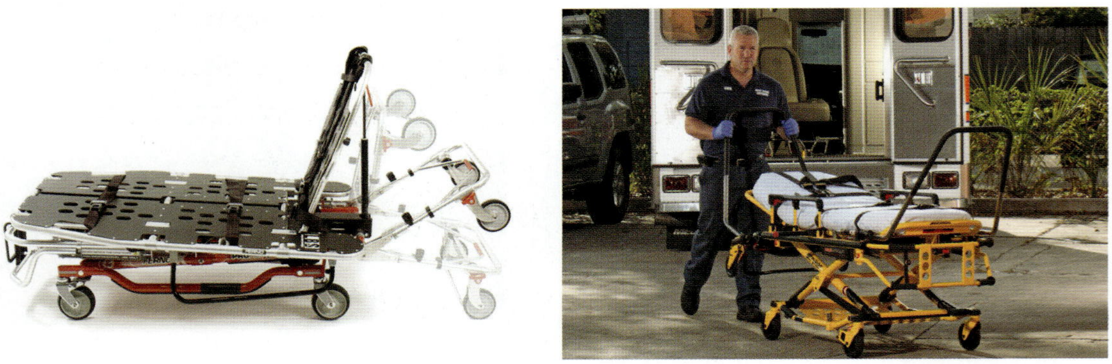

(a) (b)

그림 7–3 비만 환자를 수용할 수 있도록 개발된 비만용 간이침대.
(a) 페르노 LBS(넓은 체표면) 보드는 페르노 간이침대를 최대 1,000파운드까지 지탱할 수 있는 비만용 간이침대로 전환한다. (b) 다양한 제조사들이 비만용 간이침대(bariatric cot)의 여러 버전을 개발하였다. (*Photo a:* ⓒ *Ferno-Washington, Inc.*)

간단히 알아보는 병태생리학

병적으로 비만한 환자 다루기

비만은 오늘날 미국에서 가장 주요한 건강 문제이다. 비만을 야기하는 요인은 다양하다. 첫째, 20세기에 들어 식단이 농산품에서 가공 식품 위주로 변화했다. 가공 식품은 맛있고 쉽게 구입할 수 있지만 칼로리가 높고 포화 지방을 다량 함유하고 있다. 또한 200개가 넘는 TV 채널과 수많은 비디오 게임으로 미국의 생활 양상은 더욱 앉아 지내는 쪽으로 바뀌었다. 이 모든 요인이 더 많은 사람을 비만으로 몰고 있다.

비만은 체질량지수(BMI)를 사용하여 결정된다. 체질량지수는 미터법을 사용하여 체중과 키를 통해 계산한다. 공식은 다음과 같다.

$$\text{체질량지수} = \frac{\text{체중(kg)}}{\text{키(m)}^2}$$

세계보건기구는 체질량지수에 기반하여 비만에 대한 기준을 다음과 같이 규정했다.

- 과체중: BMI 25–29.9kg/m²
- 비만: BMI 30–39.9kg/m²
- 병적비만: BMI 40kg/m² 이상

체질량지수는 총 체지방 비율에 상응한다. 비만은 총 체지방을 측정해서 결정할 수도 있다. 남성의 경우 총 체지방이 25% 이상, 여성의 경우 총 체지방이 30% 이상이면 비만으로 간주한다.

병적비만은 이상적인 체중보다 체중이 50～100% 이상이거나 100파운드(45.35kg) 이상인 것으로 규정한다. 병적 비만환자는 당뇨, 고혈압, 심장 질환, 뇌졸중, 특정 암(유방암 및 결장암), 우울증, 골관절염에 걸릴 확률이 높다. 또한 불충분한 환기로 인해 만성 저산소증이 나타나기 쉽다. 이는 수면무호흡증과 함께 나타나는 경우가 많다. 병적비만은 심각한 질환이며, 오늘날 응급구조인력은 그 병적 비만환자를 자주 만난다. 어떤 병적 비만환자는 체중이 500파운드(226.75kg) 이상이며, 표준 구급차 들것 및 장비로 감당할 수 없다. 이 같은 이유로, 여러 구급차 들것 제조사들은 병적 비만환자만을 위한 기구를 제조한다. 많은 구급차 서비스에서 비만 환자들을 위한 특별한 구급차를 개발했다. 이 같은 구급차에는 윈치와 램프가 달려있어 비만 환자를 쉽게 실을 수 있다. 비만 환자 이동은 관련된 모든 이들에게 힘든 일이다. 응급구조인력에게는 여러 이송상 문제가 발생한다. 환자에게는 큰 수치가 될 수 있다. 이 같은 환자들은 수년간 집 밖으로 외출하지 않은 경우가 많은데, 이 같은 상황에서는 응급차, 때로는 방송국 인력, 그리고 궁금해하는 구경꾼들에 둘러싸여 관심의 중심에 있게 된다. 때로 집에 구조적 변경을 가해야만 할 때도 있다.

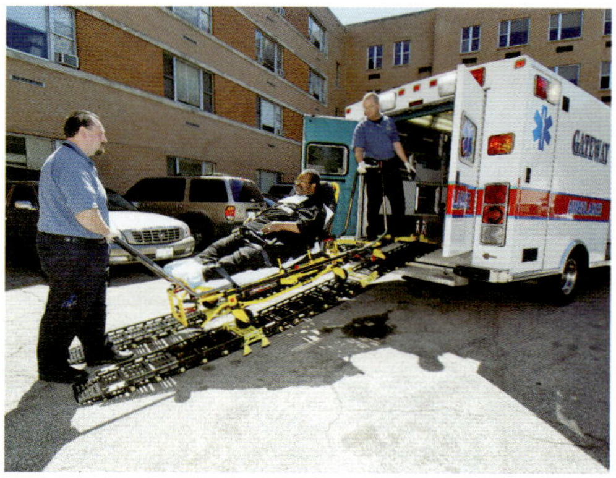

그림 7–4 병적 비만환자가 점차 증가하면서, 다수의 응급의료체계에서는 특별한 비만용 이송 차량을 개발했다. (ⓒ *Ray Kemp/911 Imaging*)

모든 응급의료체계는 병적 비만환자에 대응하기 위한 프로토콜과 전략을 마련해야 한다. 많은 경우 비만용 이송차량을 추가로 마련해 놓았다(그림 7–4). 병적 비만환자들은 모든 응급환자들과 동일한 연민과 돌봄을 통해 치료받아야 한다.

같은 대답을 수용하지 않는다. 숨이 찬 것은 울혈성심부전 때문일 수 있다. 증상의 병력을 파악하고, 이 증상이 나타났을 때 환자가 무엇을 하고 있었는지 알아낸다. 보통 계단을 올라갈 때 숨이 찰 수는 있으나, 이 증상이 환자가 앉아있을 때부터 시작했거나 평소보다 더 심각하게 나타날 수 있다.

환자를 평가할 때, 환자의 체중을 고려해야 할 때가 있다. 예를 들어, 환자의 지방조직에 폐색이 나타났다면, 심전도 전극을 흉부 대신 팔과 허벅지에 붙여야 할 수 있다. 비만이 심해서 앞으로 기울이기 힘든 환자는 폐음을 듣기 위해 좀 더 앞쪽을 청진해야 할 수 있다. 비만 환자를 평가할 때는 유연성이 필요하다. 동일한 환자나 동일환 환경은 존재하지 않음을 유념한다.

비만 환자 이송은 특히 더 힘들 수 있다. 많은 응급 이송기구가 무거운 중량에 맞게 고안되지 않았기 때문이다. 항상 이 같은 환경에 대비해 환자를 드는 데 충분한 보조 장치를 마련해 놓도록 한다. 절대 이송 과정에서 자신의 건강이나 안전을 손상시키지 않도록 한다. 환자를 안전하게 이송하기 위해 다른 응급구조사나 소방서의 도움이 필요할 수 있다. 마지막으로, 도착 시 환자를 드는 데 있어 여분의 보조자와 특수한 들것이 필요하다고 응급부서에 알려야 한다(그림 7–3).

마비(Paralysis)

응급출동 시 언제나 예상치 못한 것을 예상해야 한다. 과거의 외상 또는 질환으로 환자에게 발작이 나타난 경우를 볼 수 있다. 사지 전체 또는 일부를 움직이지 못하는 환자를 처치할 때, 주 증상을 처치함과 동시에 조정해야 할 사항이 무엇인지 고려해야 한다.

마비 환자는 하반신마비(paraplegia) 환자 또는 사지마비(quadriplegia) 환자일 수 있다. 하반신마비 환자는 하반신이 마비된 환자를 말하며, 사지마비 환자는 사지 모두가 마비된 환자를 말한다. 또한 C3–C5 이상의 척수손상으로 인해 호흡근이 마비되고 숨쉬는 능력이 악화될 수 있다.

환자가 가정용 인공호흡기를 사용하고 있다면, 환자의 기도를 유지하고 호흡기 기능을 지속해야 한다. 또한 마비 환자는 기관절개관을 통해 호흡하는 경우가 있으므로, 환자에게 기도폐쇄가 나타나는 경우 근처에서 흡인을 지속한다. 인공호흡기를 쉽게 움직일 수 없는 경우 백 밸브 마스크를 사용하여 환자를 구급차까지 옮긴다. 차량에 차량용 전원 공급 장치가 장착된 호흡기가 있는 경우, 이를 사용하여 호흡기 배터리를 충전한다. 환자는 이미 불안을 겪고 있기 때문에, 생명유지장치에 변경을 가하기 전에 시간을 할애하여 환자를 안심시킨다.

환자가 최근에 척수손상이 있었을 경우, 아직 할로 견인(halo traction)이 있을 수 있다. 환자를 이송할 때 견인을 고정해야 한다. 환자가 방법을 알려줄 수도 있다. 그렇지 않은 경우 환자의 의사에게 전화를 해야 할 수도 있다.

신체검진을 실시하는 동안, 잘록창자창냄술(결장루, colostomy)을 발견하게 될 수 있다. 결장루는 환자가 배변을 위해 필요한 근육이 마비되어 정상적인 장 기능이 불가한 경우 사용된다. 지팡이, 휠체어 등 보조기구가 있는지 확인하여, 환자가 퇴원 후 스스로 돌아다닐 수 있게끔 배려한다(신체 장애가 있는 환자에 대한 응급중재 및 만성 질환 환자에 대한 자세한 정보는 만성질환 환자를 위한 응급중재를 확인한다).

정신장애 및 정서장애

정신장애 및 정서장애가 있는 환자는 특히 힘들 수 있다. 정신분열병과 같은 정신병, 인격장애, 외상으로 인한 정신장애 등 다양하다. 정서장애로는 불안, 우울증을 들 수 있다. 이 같은 환자의 병인, 평가, 관리, 치료에 대해서는 "정신과 및 행동응급"에서 더 자세히 다루고 있다.

발달 장애(Developmental Disabilities)

발달 장애가 있는 사람은 뇌 발달이 손상되거나 충분하지 못해 정상적인 속도로 배울 수 없다. 최근 수많은 발달장애 환자가 일상생활에 편입되고 있다. 직업을 얻고, 스스로, 가족과 함께, 장애인 공동생활 가정에서 생활한다.

발달 장애의 원인은 다양하다. 다운증후군 등 유전적인 요인에 의해 발생할 수도 있고 저산소성 또는 외상성 손상으로 인해 뇌손상이 나타나 발생한 것일 수도 있다. 이러한 손상은 출생 전, 출생 중, 출생 후 어느 때나 발생할 수 있다.

발달 장애를 위한 편의

환자에게 다운증후군이 있거나, 장애인 공동생활가정 등 특수 생활환경에 있지 않는 한, 발달 장애 환자를 판별하는 것은 쉬운 일이 아니다. 환자와 면담을 시작할 때나 장애를 판별할 수 있는데, 그 때 환자는 충분한 정보를 제공할 수 있는 경우도 있다(그림 7-5). 발달 장애 환자는 신체언어, 목소리, 무례함을 인지할 수 있음을 유념한다. 다른 환자들과 마찬가지로 발달 장애 환자를 처치하고 대답을 귀 기울여 듣는다. 특히 신체적, 정서적 학대가 의심되는 경우에 더욱 유의한다. 앞서 언급한 것처럼, 발달 장애 환자들은 학대를 당할 확률이 더욱 높다.

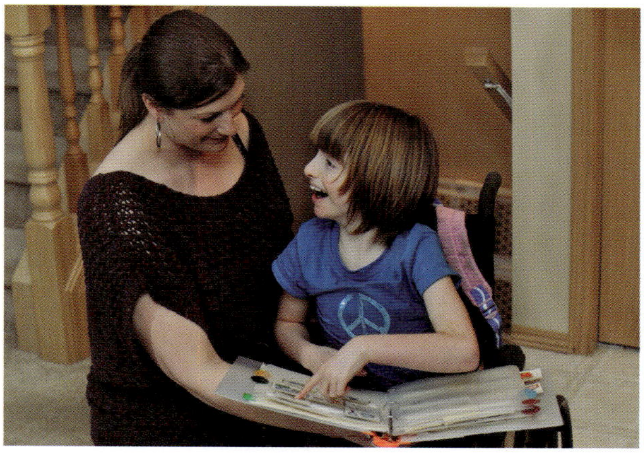

그림 7-5 발달 장애 환자는 의사소통이 어려울 수는 있지만 말을 이해하는 경우가 많다.

환자에게 심각한 인지 장애가 있는 경우, 주 증상과 병력을 구하기 위해 다른 사람에게 의지해야 할 수 있다. 이 경우, 환자가 무엇이 문제인지 말해줄 수 없기 때문에 신체검진에 조금 더 많은 시간을 할애한다. 또한 학습 장애가 있는 아동과 성인 다수는 자신을 만지려는 사람에게 경계하라고 배운 경우가 많다. 자신이 응급의료종사자라는 것을 확실히 밝히거나, 환자가 신뢰하는 사람에게 도움을 요청하는 방법으로 환자와 신뢰를 쌓아야 한다. 또한 일부 발달 장애 환자는 "멍청"하다거나, 사고를 일으켜서 "나쁘다"는 말을 듣기도 하므로, 응급으로 출동한 사건을 감추려 노력할 수도 있다.

항상, 발달 장애 환자는 무슨 일이 일어나고 있는지 이해하지 못할 수 있음을 유념한다. 구급차, 특수 장비, 심지어 유니폼까지 환자를 혼란스럽거나 무섭게 할 수 있다. 장애가 심각한 경우 돌봄제공자와 항상 동반한다. 장애 환자에게 이야기할 때는 그들이 이해할 수 있는 단어를 사용하고 자신이 무엇을 하고 있는지 가능한 설명해야 한다.

다운증후군(Down syndrome)

1990년대 중반까지 다운증후군 환자는 일반인들에게 잘 알려 지지 않고 비교적 이른 나이에 사망했다. 오늘날 이들은 특수 학교에 다니고, 임금 근로자로 일하며, 의료 기술 발전으로 더 오래 살 수 있게 되었다.

다운증후군은 이 증상을 연구하고 밝혀낸 영국 의사 J. 랭던 다운의 이름을 따서 명명되었다. 다운증후군은 염색체가 더 많아 (주로 21번 또는 22번 염색체) 발생한다. 다운증후군 환자는 정상인과 같은 46개 대신 47개의 염색체를 가지고 있다.

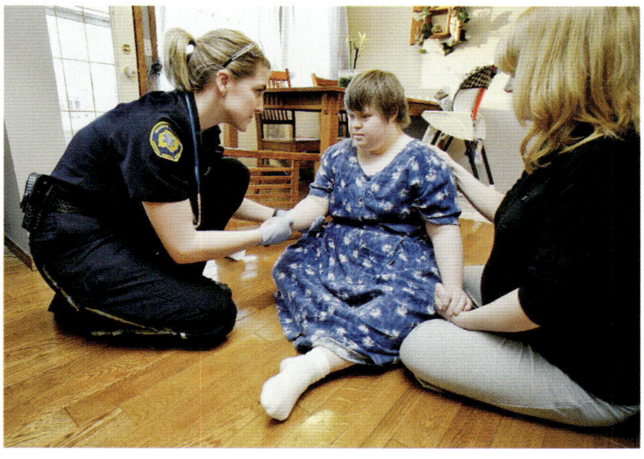

그림 7-6 다운증후군 환자는 경도에서 중간의 발달 장애를 가지고 있을 수 있다.

원인은 알 수 없으나 산모의 나이가 많을 때, 특히 40세 이상일 때 다운증후군 발생 가능성이 높다. 또한 부모에게 21번 염색체와 14번 염색체가 전이되는 등의 염색체 이상이 있을 때도 발생하기 쉽다. 이 경우 부모, 특히 어머니의 유전자가 45개가 된다. 이론적으로 이 산모가 다운증후군 아기를 가질 확률은 1/3이다.

일반적으로 다운증후군은 알기 쉬운 신체적 특징을 보인다.

- 눈 바깥쪽 모서리가 위로 솟음
- 눈 안쪽 모서리를 덮는 코 양 쪽의 피부가 접혀 있음
- 얼굴과 이목구비가 작음
- 혀가 크고 튀어나옴
- 뒤통수가 납작함
- 손이 짧고 넓음

다운증후군 환자는 경도에서 중간의 발달 장애 외에 심장 결손, 장 결손, 만성 폐질환 등의 신체 질환을 겪게 된다. 또한 이른 나이에 백내장, 시력 상실, 알츠하이머병을 앓게 될 위험이 증가한다.

다운증후군 환자를 평가할 때, 발달 지연 수준을 고려하여 앞서 다룬 발달장애 환자 대응의 일반 지침을 따른다(그림 7-6). 병원으로 이송 시 특히 간병인이 동반할 경우는 특별한 일이 발생하지 않을 것이다.

태아알코올증후군

태아알코올증후군(fetal alcohol syndrome, FAS)은 다운증후군과 혼동되는 경우가 있는데, 얼굴 특징이 유사하기 때문이다. 하지만 다운증후군과 달리 태아알코올증후군은 임신 중 과도한 음주로 인해 발생하기 때문에 예방이 가능한 질환이다. 태아알코올증후군이 있는 아동의 특징은 다음과 같다.

- 얼굴이 작고 얼굴 기형이 다수 존재
- 눈꺼풀이 짧고 눈이 작음
- 넓고 평평한 콧대
- 인중이 없음
- 턱이 작음

태아알코올증후군 환자는 신체 성장이 더디거나, 정신 장애, 과잉 행동을 보인다. 다시 말하지만 태아알코올증후군 환자를 치료할 때는 앞서 설명한 일반 지침을 따른다.

병리적 문제

응급구조사로 활동하면서 다양한 만성 질환자를 만나게 된다. 8장에서 설명할 것처럼, 만성 질환자의 경우 평균보다 많은 처치와 이송을 필요로 하기 때문에, 가장 많이 발생하는 질환에 대해 숙지해야 한다.

관절염

가장 흔한 세 가지 관절염 유형은 다음과 같다.

- 소아 류마티스관절염(juvenile rheumatoid arthritis, JRA)–16세 이전의 결합조직 이상
- 류마티스관절염–자가면역질환
- 골관절염–퇴행성 관절염, 노인 환자에게서 가장 흔히 나타남

모든 관절염은 관절에 고통스러운 붓기와 자극을 일으키므로, 일상 활동이 불가능해 질 수 있다. 관절염 환자는 일반적으로 관절이 뻣뻣해지고 운동 범위에 제한이 발생한다. 때로 손발 관절에 기형이 발생할 수도 있다(그림 7-7). 또한 소아 류마티스관절염이 있는 아동은 지라와 간에 합병증이 나타날 수 있다.

관절염 치료에는 아스피린, 비스테로이드성 항염증제(NSAID), 및 코르티코스테로이드가 사용된다. 응급구조사는 이 같은 약물의 부작용에 대해 인지해야 하는데, 질병 자체보다 부작용 치료를 위해 출동되는 경우도 있기 때문이다. 비스테로이드성 항염증제는 소화 불량, 구토를 일으킬 수 있다(피가 섞이거나 섞이지 않을 수 있다). 프레드니손 등의 코르티코스테로이드는 고혈당증, 피 섞인 구토, 면역력 감소를 초래할 수 있다. 환자가 복용하는 모든 의약품을 적어서 상호 작용을 일으킬 수 있는 약물을 처방하지 않도록 주의한다.

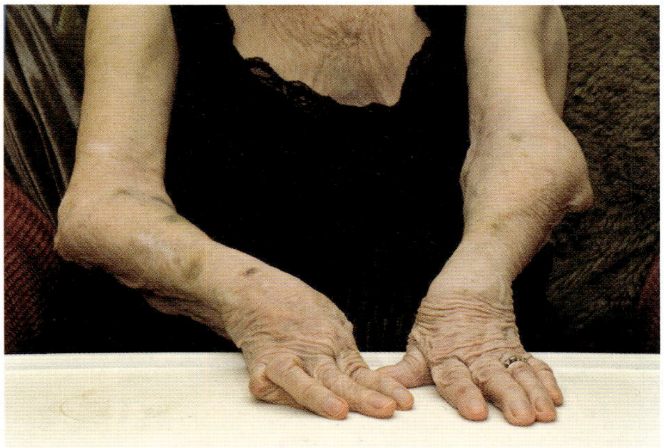

그림 7–7 류마티스관절염은 관절조직에 통증과 변형이 온다.

관절염 환자를 이송할 때는 환자에게 상당한 신체적 불편이 있음을 유념한다. 관절염이 있는 사지를 높이기 위해 베개를 사용한다. 가장 편안한 자세는 정맥투여를 실시하기에 제일 좋은 자세가 아닐 수 있지만, 환자가 최대한 편안할 수 있도록 노력한다. 환자의 관절염 때문에 특별한 패드 조치가 필요할 수 있다.

암

교재 전체에서 암에 대해 설명했다. 암에 대해 알아야 하는 모든 내용을 서술하는 것은 불가능하다. 하지만 암 환자를 치료할 때 알아야 할 기본적인 부분을 다음에서 설명한다.

암은 각자 특성을 가진 다양한 질병을 포괄하는 단어이나 정상 조직 내에 비정상적 세포가 자라나는 것이 공통점이다. 가장 먼저 암세포가 나타나는 부위가 환자가 앓는 암의 유형을 결정한다. 암세포가 상피조직에서 발생하면 암종이라고 하며, 결합조직에서 발생하면 육종이라고 한다.

암 환자를 판별하는 것은 어려울 수 있는데, 암은 명백한 증상과 징후가 거의 없기 때문이다. 하지만 암 치료 시 탈모, 식욕 부진으로 인한 체중 감소 등 숨길 수 없는 징후가 나타난다. 방사선 종양학자가 방사선 치료 위치를 표시하기 위한 문신이 남아 있을 수 있다. 또한 유방 제거(유방 절제술) 등 신체적 변화가 명백할 수 있다.

응급구조사에게 있어 암 환자 관리는 특히 어려운 부분이다. 항암 치료를 받는 많은 환자들에게 중성구감소(neutropenia)가 나타난다. 화학적 항암요법은 위험할 정도로 중성구 수치를 낮추기 때문이다. 중성구는 세균 및 다른 감염성 미생물을 파괴하는 백혈구이다. 화학적 항암요법 중 암세포와 함께 중성구가 파괴되어, 환자는 감염질환에 걸릴 위험이 심각하게 상승한다.

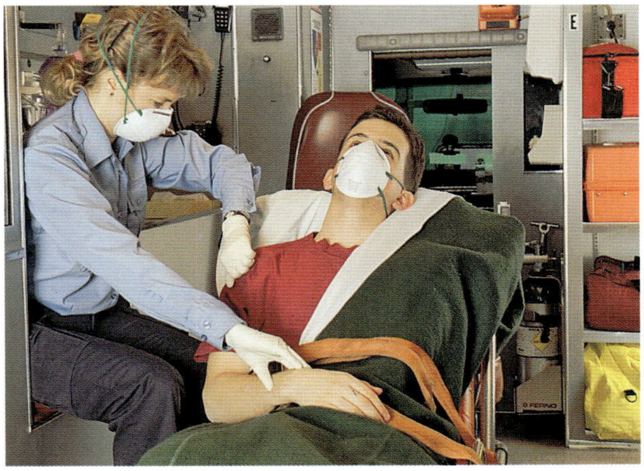

그림 7–8 암 환자에게 감염 질환이 발생하지 않도록 가능한 모든 노력을 기울인다. 병원으로 이송 및 병원에 전원하는 동안 환자와 응급구조사 모두 마스크를 착용한다.

환자가 최근 화학적 항암요법을 받았다면, 중성구 감소가 나타났다고 가정한다. 가능한 감염을 방지하기 위해 노력한다. 중성구감소증이 있는 환자는 일단 감염되면, 빠르면 몇 시간 내로 패혈성 쇼크가 발생할 수 있다. 이 같은 이유로, 이송 중이나 응급실에 전원하는 동안 환자에게 마스크를 착용시킨다(그림 7-8).

또한 암 환자는 잦은 정맥주사, 채혈, 항암치료, 수혈로 인해 혈관에 상처가 많고 혈관 확보가 어려울 수 있다. 피부 바로 아래에 케모포트(port)가 삽입되어 있거나, 빗장뼈아래정맥, 위팔동맥에 카테터가 삽입되어 있을 수 있다. 이 포트는 항암 약물 또는 정맥 수액 투여를 위한 것이다.

이 같은 포트를 사용하기 위해서는 전문 훈련이 필요하며 훈련을 받지 않은 경우에는 시도하지 않아야 한다. 지역 프로토콜에서 응급구조사가 이 같은 포트를 사용할 수 있는지를 규정한다. 병원에서만 사용할 수 있는 경우에는 환자가 말초 정맥주사를 시작하지 말아달라고 요청할 수 있다. 이 같은 경우, 환자의 생명을 살리기 위해 정맥주사가 당장 필요한지, 환자가 정말 병원 이송까지 버틸 수 있는지를 고려해야 한다.

암 환자에게 그로숑(Groshong) 카테터 또는 히크만(Hickman) 카테터 등이 삽입되어 있는 경우도 있다. 이 같은 포트는 피부 밖으로 노출되어 있다. 이 상황에서 라인을 씻어내고 외부 카테터에 정맥주사용 수액을 연결하는 것이 간단할 수 있다. 어떤 조치를 취하던 간에, 가능하면 의사결정 과정에 환자가 참여할 수 있도록 한다. 암 환자는 치료 중에 삶에 대한 통제력을 잃을 수 있으므로, 응급치료 시 가능한 통제력을 유지할 수 있도록 하는 것이 중요하다.

뇌성마비

뇌성마비는 자궁 내에서 대뇌에 손상을 입거나 출산 중 외상을 입어 발생하는 다수의 질환이다. 임신 중 산모가 풍진 바이러스에 노출되면 뇌성마비를 초래할 수 있으며, 이때 태아에게 저산소증이 나타날 수 있다. 조산 및 난산 중 뇌손상으로 인해 뇌성마비가 발생할 수도 있다. 다른 원인으로는 뇌염, 뇌수막염, 넘어지거나 학대로 인한 두부외상이 있다.

뇌성마비 환자는 움직임 통제가 어려워 근육 경직이 나타난다. 이는 하나 또는 전체로 사지에 발생할 수 있다. 뇌성마비 환자 중 약 2/3는 지적 기능이 정상 이하이며, 1/2은 발작을 경험한다. 이와 반대로 뇌성 마비 환자 중 1/3은 정상 지능을 가지며 극히 일부는 천재로 태어난다.

뇌성마비의 세 가지 유형은 강직마비, 느린비틀림운동(아테토시스, athetosis), 운동실조이다. 강직마비는 가장 흔하게 나타나는 뇌성마비의 유형으로 근육을 영구적으로 굳게 해 구축을 일으킨다. 양 다리에 강직마비가 발생하면 무릎이 안으로 굽어 “가위 걸음”이 나타난다. 느린비틀림운동은 주로 팔, 발, 손, 다리에 불수의성 꿈틀거림을 일으킨다. 환자의 얼굴에 느린비틀림운동이 나타나면 침을 흘리거나 찡그림이 생긴다. 운동실조는 가장 드문 경우로 걸음걸이와 균형 조정에 문제가 생긴다.

뇌성마비 환자 처치 시 다음의 사실을 유념한다. 불수의 운동형 뇌성마비 환자와 양하지 뇌성마비 환자 다수는 지능이 높다. 자동적으로 뇌성마비 환자가 의사소통이 불가능할 것이라 생각하지 않는다. 또한 다수의 뇌성마비 환자는 움직임을 보조하기 위해 특수 기기에 의지하고 있다. 예를 들어, 양하지 뇌성마비 환자는 휠체어를 사용한다.

뇌성마비 환자 이송 시 다른 손상을 방지하기 위해 편의를 제공한다. 환자에게 심각한 수축이 발생한 경우 들것에 안정적으로 위치하지 못한다. 베개와 여분의 담요를 사용해 사지를 보조한다. 환자가 침을 흘리면 흡인을 실시한다. 의사소통에 문제가 있다면 평가 시 간병인을 대동한다. 환자가 수화를 사용하는 경우, 수화를 모른다면 수화를 할 수 있는 다른 사람을 찾고 이 사실을 응급부서에 알린다.

내용 요약

- 주요 뇌성마비 유형
  - 강직마비
  - 아테토시스
  - 운동실조

낭포성섬유증(Cystic fibrosis, CF)

낭포성섬유증(CF)은 유전적 질환으로 특히 허파 및 소화계통의 외분비(점액 분비)샘에 이상이 발생한다. 폐에서 끈적한 점액이 형성되어 기관지 폐색과 무기폐, 폐포 허탈을 일으킨다. 또한 끈적한 점액으로 인해 이자(췌장)의 작은 이자관에 폐색을 일으켜, 소화에 필요한 이자효소를 감소시킨다. 그 결과 건강한 식단을 섭취하는 환자에게도 영양실조를 초래할 수 있다.

낭포성섬유증 환자를 판별하는 데 있어 정확한 병력을 구하는 것이 중요하다. 낭포성섬유증의 독특한 특성은 땀에 염화물 농도가 높은 것으로, 이 때문에 "발한검사"라고 불리는 진단검사를 실시 할 수 있다. 또한 잦은 폐감염, 점토 색 대변, 곤봉형의 손가락이나 발가락이 나타난다.

의학의 발전으로 인해 낭포성섬유증 환자의 수명이 늘어났고, 일부 환자들은 30대까지 살게 되었다. 하지만 예후가 좋지 않기 때문에 대부분의 낭포성섬유증 환자는 아동이나 청소년이다. 낭포성섬유증 환자 처치 시, 이들은 평생 만성 질환을 앓아왔다는 사실을 유념한다. 이들은 병원으로 이송해 주는 것만을 원할 수 있다. 이 같은 이유로 병원 이송은 환자와 가족 모두에게 어려운 일이 될 수 있다. 환자의 두려움을 이해하기 위해, 환자의 발달 단계를 고려한다. 낭포성섬유증이 있는 아동은 그래도 아동이기 때문에 소아 환자의 처치와 안정을 위해 배운 것을 기억한다.

낭포성섬유증 환자는 호흡곤란이 발생할 확률이 높으므로, 일부 산소 치료가 필요할 수 있다. 환자가 가족이나 간병사가 산소 투여 기구를 들고 있을 때만 치료를 견딜 수 있다면 마스크를 사용하기보다 가족이나 간병인에게 부탁하도록 한다. 기도에서 끈적한 분비물을 없애기 위해 흡인이 필요할 수 있다. 낭포성섬유증 환자는 감염 질환을 예방하기 위해 항생제를 복용하거나 분비물을 묽게 하기 위해 흡입기나 뮤코미스트(Mucomyst)를 사용하고 있는 경우도 있다. 모든 의약품을 병원으로 가져가 병원 직원이 환자 치료에 고려할 수 있도록 한다.

다발경화증

다발경화증(multiple sclerosis, MS)은 20~40세에 나타나는 중추신경계 이상으로, 남성보다 여성에게 더 흔히 나타난다. 정확한 원인은 밝혀지지 않았으나 자가면역질환이다. 특징은 신경을 감싸고 있는 수초의 염증이 반복적으로 나타나 반흔 조직이 되고, 이는 환부에 신경 충격을 방해한다.

다발경화증의 시작은 느리다. 근력에 경미한 변화가 나타나 해당 부위에 마비나 아린감이 발생한다. 예를 들어, 환자가 물건을 떨어뜨리기 시작하며, 자신의 장애를 탓한다. 의사들은 다발경화증 환자가 가능한 정상적인 일상생활을 보낼 수 있게 노력하지만, 환자는 점차 힘들어한다. 걸음거리는 불안정하고, 말은 점차 불분명하게 나온다. 다발경화증 환자는 안근 약화 또는 시신경염으로 인한 통증으로 인해, 겹보임(복시) 등 안과 질환을 앓게 될 수 있다.

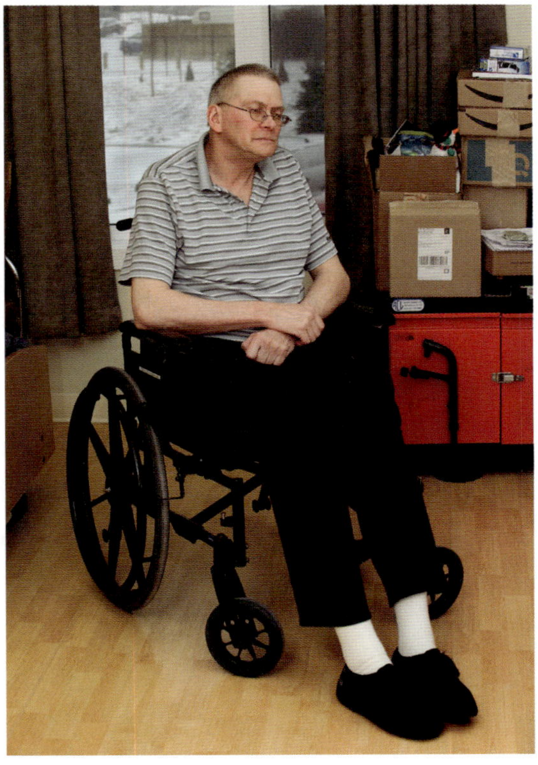

그림 7-9 다발경화증 및 근이영양증이 있는 환자는 휠체어를 사용해야 할 수 있다.

다발경화증의 초기 징후는 일시적으로 나타난

다. 하지만 재발하고 더욱 자주 나타나며 오랫동안 지속되어, 사지가 약해지거나 마비로 이어진다. 시간이 지나면서 점차 침대에서 생활하게 되고 폐 또는 요도 감염을 앓게 되며 사망에 이를 수도 있다. 다른 만성 질환자들과 마찬가지로, 다발경화증 환자는 기분 변화를 경험하고 치료를 필요로 할 수 있다.

다발경화증 환자의 이송은 산소 요법과 같은 보조적 치료를 요한다. 환자가 편안한 자세를 잡을 수 있도록 보조하여 환자를 편안하게 한다. 다발경화증 환자가 구급차까지 걸어갈 수 있다고 기대해서는 안 된다. 평소에 걸을 수 있을 수 있다고 해도 평소보다는 더욱 약화된 상태이다. 다시 말하지만 휠체어, 지팡이 등 보조 기구를 챙겨서, 환자가 가능한 자립성을 유지할 수 있도록 돕는다(그림 7-9).

근이영양증

근이영양증은 근육 조직의 점진적인 약화가 진행되는 유전적 질환이다. 근섬유가 점차적으로 퇴행한다. 가장 일반적인 근이영양증은 듀첸(Duchenne)씨 근(육)디스트로피로, 3~6세 남아에게 주로 발생한다. 다리와 골반에 점진적인 근육 약화가 나타나고 12세가 되면 마비가 된다. 결국 호흡근 및 심장에 영향을 미쳐 환자는 이른 나이에 사망하게 된다. 다른 근이영양증은 증상이 발생하는 환자의 나이와 증상이 발생하는 부위에 따라 분류된다.

근이영양증은 유전병이기 때문에, 완벽한 가족력을 확인해야 한다. 또한 환자가 움직이지 못하는 구체적인 근육군을 기록한다. 다시 말하지만 근이영양증은 주로 아동에게 발생하므로 나이에 알맞은 언어를 사용하도록 한다. 특히 증상 말기일수록 산소 등 호흡 보조가 필요할 수 있다.

소아마비(회색질척수염)

소아마비는 뇌의 회백질과 척수에 영향을 미치는 감염 질환이다. 소아마비는 쉽게 감염되지만, 백신으로 인해 선진국에서는 거의 발생하지 않는다. 하지만 1950년대에 백신이 개발되기 전에 태어난 사람들은 소아마비를 가지고 있는 경우가 많기 때문이다.

일반적으로, 폴리오 바이러스는 위장관을 통해 신체로 들어와 소화관을 통해 순환하여 혈류로 침투한다. 따라서 중추신경계로 이동해 신경세포에 변화를 일으킨다. 마비성 소아마비 환자는 비대칭적인 근육 약화로 인해 전신 마비를 앓게 된다.

대부분의 환자가 소아마비 자체는 이겨내지만, 소아마비가 발생했던 근육에는 영구적으로 마비가 남게 된다. 환자가 보행을 위해 보조기구를 사용하거나, 근위축으로 인해 마비된 사지가 작아진 것을 보고 소아마비를 겪었던 환자를 인지할 수 있다. 일부는 호흡근 마비를 겪어 호흡보조를 필요로 할 수도 있다. 장기간 인공호흡기를 사용한 환자는 일반적으로 기관절개술을 했을 것이다.

관련 장애는 소아마비 후 증후군으로 불린다. 소아마비 후 증후군은 30년 이전에 심각한 소아마비를 겪었던 환자에게 나타날 수 있다. 원인은 아직 밝혀지지 않았지만, 연구자들은 마비된 신경이 장기간 약화되어 이로 인한 스트레스로 발생한다고 보고 있다. 소아마비 후 증후군이 있는 환자는 쉽게 피로해지고 사지가 차가워지면 견디지 못한다. 불행하게도 소아마비를 겪고 살아난 환자 중 일부는 소아마비 후 증후군으로 나중에 사망한다.

소아마비나 소아마비 후 증후군이 있는 환자는 자립심을 유지하려고 하는 경우가 많다. 환자가 구급차에 걸어가겠다고 주장할 수 있지만 걸어가게 권장해서는 안 된다. 입원을 해야 한다는 생각에 언짢아할 수 있는데, 소아마비를 겪었던 환자들은 어렸을 때 몇 달이나 몇 년 동안 병원에 입원했던 기억이 있기 때문이다. 다른 만성 질환자들과는 달리 소아마비를 겪었던 환자들은 자주 병원에 이송되지 않는다. 따라서 이번이 첫 번째 병원 이송일 수 있다. 가능한 환자의 불안을 가라앉히도록 노력한다.

과거의 머리손상

과거에 머리손상을 겪었던 환자는 쉽게 인지하지 못할 수 있다. 환자가 말하기 전까지는 다른 점이 무엇인지 알아채지 못할 수 있다. 과거에 머리손상을 겪었던 환자는 뇌졸중 환자와 비슷한 증상을 보인다. 다만 이 경우 편측 마비, 신체 한 쪽의 마비는 보이지 않는다. 나타나는 증상은 손상 당한 뇌의 부분과 관련이 있다. 실어증, 불명확한 발음, 시각 또는 청각 상실, 학습 장애가 나타날 수 있다. 이 같은 환자는 단기 기억상실을 보이거나 원래 손상을 기억하지 못할 수도 있다.

이 같은 환자의 병력을 파악하는 것은 매우 중요하다. 특히 출동하게 된 사건이 외상 때문일 때는 더욱 중요하다. 새로 나타나는 증상이나 예전의 증상이 다시 나타나면 적어 두도록 한다. 신체검진은 천천히 실시한다. 환자가 말을 하지 못하면 명백한 신체적 외상 증상이나 얼굴에서 보이는 고통스러운 표정을 관찰한다. 이송은 어떤 증상으로 출동했는지에 따라 결정해야 한다. 하지만 과거의 머리손상에 대한 정보를 얻었다면 이 정보는 환자 이송에서 중요한 부분이 된다.

척추갈림증(이분척추)(Spina bifida)

척추갈림증은 신경관결손에 해당하는 선천적 이상이다. 척추 및 척추관 봉합에 결함이 생긴 것을 말한다. 잠재 이분척추의 경우 환자는 기형의 외부적 징후는 거의 보이지 않는다. 낭포성 이분척추의 경우, 봉합의 결함으로 인해 척수와 척수를 둘러싸고 있는 막이 등에서 돌출되어 명백한 기형이 발생한다.

증상은 어떤 부분의 척수가 돌출되었는지에 따라 다르다. 환자는 하지 모두에서 마비가 나타나고 장 및 방광 조절이 힘들어질 수 있다. 척추갈림증을 안고 태어난 아동 중 많은 경우가 뇌척수액이 과도하게 축적되는 수두증을 가진다. 환자에게 수두증이 있다면 과도한 뇌척수액을 배출하기 위해 션트를 삽입할 수 있다. 결함이 수술로 교정되지 않는 한, 영구 장애를 평가할 수는 없다.

척추갈림증이 있는 환자를 치료할 때 유념해야 할 사실이 몇 가지 있다. 최근 연구에 따르면, 척추갈림증이 있는 아동 및 청소년 중 18~73%는 라텍스 알레르기가 있다. 안전을 위해, 모든 척추갈림증 환자에게 이 증상이 있다고 가정한다. 척추갈림증 환자를 이송할 때, 환자를 보조하기 위한 모든 도구를 챙긴다. 호출 환자가 영아일 때는 자동차유아용보조의자(카시트)가 금지되지 않은 한 카시트를 사용하여 안전하게 병원까지 이송한다.

중증근무력증

중증근무력증은 수의근의 만성 약화와 점진적 피로로 나타나는 자가면역질환이다. 이 증상은 신경전달물질과 관련된 문제에서 발생하며, 근육으로 가는 신경신호를 방해한다. 20~50세 여성에게서 가장 흔하다.

중증근무력증이 있는 환자는 특히 저녁에 힘이 전혀 없다고 증상을 호소할 수 있다. 이 질병은 흔히 안면 근육에 영향을 미친다. 눈꺼풀이 늘어지고 씹거나 삼키는 것이 어려워진다. 환자는 겹보임(복시)을 호소할 수도 있다.

심각한 경우 환자는 호흡근의 마비를 경험하여 호흡정지로 이어질 수 있다. 이 같은 환자들은 물론 병원으로 향하는 길에 보조 환기를 필요로 한다. 덜 심각한 경우에는 발현된 증상에 따라 조정이 달라진다.

기타 문제

앞서 설명한 문제 외에, 응급구조사가 환자에게 제공하는 서비스 질에 영향을 미치는 특수한 상황이 다양하게 발생할 수 있다. 응급구조사가 마주칠 수 있는 특수한 상황과 조건을 다음에서 설명한다.

다양한 문화를 가진 환자

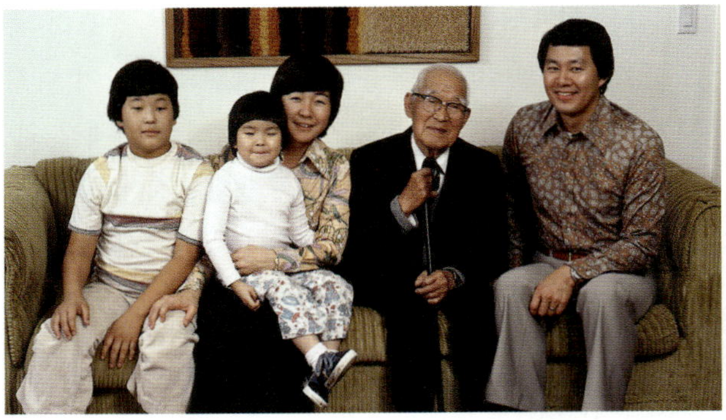

그림 7-10 미국 인구는 점차 다양해지며, 아시아와 라틴 아메리카 출신 이민자는 최대치를 이루었다. (© *Michal Heron*)

의료 인력은 환자의 인종, 종교, 성별, 민족, 생활 양상에 관계 없이 모든 환자를 동일하게 대해야 한다. 다양한 문화를 가진 환자를 처치하는 데 있어 어려움을 야기하는 것은, 문화의 차이 자체가 아니라 문화의 차이를 이해할 수 없는 자신의 무지이다. 이를 이유로 처치를 거부해서는 안 된다. 그 대신 다음에 발생할 수 있는 비슷한 상황에 대비할 수 있는 경험이라고 생각한다. 미국 사회가 점차 다양해지면서, 문화 다양성을 감당하는 것은 응급구조사의 전문성을 형성하는 일부로 작용한다(그림 7-10).

때로 어떤 환자는 처치에 있어 응급구조사가 동의하지 않는 결정을 내릴 수 있다. 예를 들어, 크리스천사이언티스트(Christian Scientists)는 약물이나 기타 치료요법을 사용해서 질병에 개입하는 것을 믿지 않는다. 가슴통증이 있는 크리스천사이언티스트에게 정맥주사를 시술 받거나 니트로글리세린을 복용하라고 강요할 수는 없다. 의사 결정 능력이 있는 환자는 스스로 결정할 권리가 있음을 기억한다. 하지만 정보에 기반한 동의 거부를 했음을 나타내는 문서에 서명을 받아놓아야 한다(그림 7-11).

문화적으로 다양한 환자에 대한 조정에는 인내와 때로는 기발함이 필요하다. 환자가 영어를 하지 못하고 응급구조사가 환자의 언어를 하지 못하면 의사소통이 문제가 될 수 있다. 가족 구성원 중 통역을 할 수 있는 사람에게 의지하거나, 전화 통역 등 통역 도구에 의지해야 할 수 있다. 이 같은 경우 이송하는 시설에 통역사가 필요함을 알려야 한다.

치료 및 이송 거부 확인서

아래에 서명한 본인은, 본인을 위해 의료 보조가 필요하며, 상기한 보조 및 이송을 거부했을 때 사망이나 건강상 위험이 발생할 수 있음을 안내 받았다. 그럼에도 불구하고, 본인은 치료 또는 이송을 받아들이지 않으며, 본인의 결정에 대한 모든 위험과 결과를 받아들이고, 이 거부로 인해 발생하는 어떠한 책임도 구급차 회사와 그 고용인들에게 지우지 않는다.

환자의 서명

증인

서명일자

그림 7-11 환자가 문화적 또는 종교적 믿음으로 치료를 거부한다면, 치료 및 이송 거부 확인서에 해당인의 서명을 받는다.

말기 환자

말기 환자의 처치는 정서적으로 힘든 일이다. 환자는 집에서 죽기를 원하지만, 환자의 가족들은 마지막 순간 구급차를 불러 이 같은 소망을 존중하지 않는 경우가 많다. 다른 경우, 환자는 구급차를 호출해 새롭게 발생한 질병을 치료하거나 의약품을 조정한다. 집이나 호스피스 시설의 말기 환자 치료는 "만성질환 환자를 위한 응급중재"를 참조한다.

감염병 환자

감염병이 있는 환자를 처치할 때 모든 개인적 판단을 보류해야 한다. 다른 환자를 처치하듯이 표준 의료지침을 따라야 하겠지만 감염병이 있는 환자는 감수성이 더욱 예민함을 유념한다. 이 같은 환자는 대부분 의료 환경에 익숙하며, 응급구조사가 왜 반드시 특별한 보호 조치를 취해야만 하는지 이해한다. 하지만 환자에게 비슷한 질병이 있는 모든 환자를 처치할 때도 이 같은 조치를 취하고 있음을 설명해야 한다. 또한 정부 정책에서 요구하지 않은 추가적인 의료지침은 따르지 않는다. 환자는 이 같은 추가적 조치를 감지하고 죄책감, 수치심, 분노를 느낄 수 있다.

감염병의 병인과 감염병 환자의 처치에 대한 더 자세한 정보는 "감염병과 패혈증"을 참조한다.

재정적 문제가 있는 환자

응급구조사에게 있어 흥미로운 부분 중 하나는 모든 배경의 환자를 만나볼 수 있다는 것이다. 거리로 나가 사람들이 어떻게 살고, 일하고, 즐기는지 관찰할 기회가 생긴다. 이를 통해 달리 응급의료서비스를 받을 수 없는 사람들을 돕고 교육할 수 있게 된다. 예를 들어, 넘어져서 의료적 관심이 필요하지만 의료비를 부담할 수 없는 집이 없는 사람들이 모여 사는 골목에 출동할 수 있다. 이 같은 환자에게 재정 상황에 관계없이 의료 서비스를 받을 수 있다는 사실을 알려주는 것이 응급구조사의 역할이다(그림 7-12).

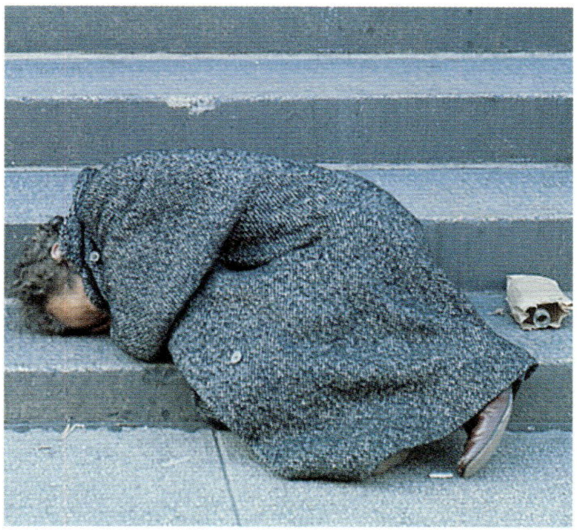

그림 7-12 때로 집이 없는 사람들은 의료비를 부담할 수 없다는 생각에 처치를 거부한다. 가난한 이에게 의료 서비스를 제공하는 공공 병원 및 의원을 잘 알아둔다. (ⓒ *Michal Heron*)

돈이 없거나 보험에 가입되어 있지 않은 사람들에게 의료 서비스를 제공하는 공공 병원과 의원을 잘 알아둔다. 이에 대해 이야기하고, 유용한 정보를 가능한 많이 제공하여 환자의 두려움을 경감한다. 처치를 제공하는데 있어 항상 다음과 같은 지침을 유념한다. 환자가 처한 재정 상황이 아닌 환자를 처치한다.

요약

의료 시스템이 발전하고 변화하면서 장애가 있는 환자들은 더욱 더 양로원 등의 의료기관보다 집에서 생활하기 시작했다. 이제 응급구조사는 과거에 시설에서 치료했던 만성 질환의 합병증 치료를 위해 가정으로 출동하게 되었다. 이 같은 이유로 마주칠 수 있는 질병들의 병태생리학적 특징 및 질병에 수반되는 합병증과 처치 방법을 잘 알아두어야 한다. 응급구조사는 긴급한 응급 상황에서부터 환자를 일으키는 단순한 보조까지 다양한 상황에 출동할 수 있다. 어떤 상황에서든, 특정 상황에서 더욱더 잘 알수록 호출에 더 잘 준비할 수 있게 된다.

모든 응급 상황이 만성 질환이나 질병과 관계된 것만은 아니다. 일부 상황은 문화적, 재정적 상황과 관계되었을 수 있다. 어떠한 경우에서라도, 이유가 무엇이든지 간에 환자에게는 처치를 받아들이거나 거부할 수 있는 법적 권리가 있음을 유념한다. 환자의 권익을 최우선으로 생각한다. 이는 신체적 문제를 처치하는 것뿐만 아니라, 정서적, 재정적, 정신적 문제 역시 치료한다는 것을 의미한다. 환자의 결정에 동의하지 않더라도 모든 환자를 존중하며 처치하는 것이 응급구조사의 역할이다.

현장 출동 후 결과 분석

동료와 함께 열을 호소하는 56세 여성 환자의 집에 출동한다. 현장에 도착하자 문은 잠겨 있고 환자는 뒤쪽 침실로 와달라고 말한다.

환자는 침실 문 앞에서 잠시 멈춘 후 마스크를 써달라고 요청한다. 현재 유방암 치료를 받고 있으며(유방절제술을 받았다고 말한다), 자신은 감염 질환에 걸릴 확률이 높으니 의사가 아픈 사람 곁에 있으면 안 된다고 했다고 말한다. 환자는 머리에 스카프를 두르고 있으며 침대 옆 테이블에 가발이 놓여 있다.

환자는 열이 38.8℃이고 심장이 빠르게 뛰어서 무섭다고 말한다. 식욕이 없었고 구토를 하기도 했다. 의사가 병원에 가야 한다고 말했는데, 환자는 혼자 살고 차가 없기 때문에 응급구조팀을 호출했다.

동료는 감기 기운이 있었기 때문에, 당신이 환자와 있는 동안 자신은 병원까지 운전을 하겠다고 한다. 짧은 이송에는 특별한 일이 발생하지 않는다. 병원에 도착하여 응급실 간호사에게 환자를 인계한다.

1. 왜 의사는 환자에게 감염병 위험이 상승했다고 말했는가?
2. 이 환자가 암에 걸렸음을 암시하는 징후는 무엇인가?
3. 응급구조사와 환자 모두 마스크를 착용해야 하는가? 이유를 설명하라.
4. 이 환자에게 정맥 투여를 실시해야 하는가? 이유를 설명하라.
5. 환자 보고서에 어떤 정보를 포함하여 응급관련 부서가 이 환자에 대해 준비를 할 수 있도록 하겠는가?

이 책 뒷부분에 제시된 해설을 참고한다.

복습 문제

1. 내이나 뇌 자체에 가해진 손상으로 인해 뇌의 청각 중추에 신경충격이 닫지 않아 발생하는 난청은 ______이다.
a. 중이염　b. 일과성 난청
c. 감각신경 난청　d. 전도성 난청

2. 20세 이후에 발생하나 보통 65세 이상에서만 심각한 점진적 감각신경 난청은 ______이다.
a. 이명　b. 노년난청
c. 미로염　d. 중이염

3. 에이즈 환자에게 자주 보이는 기회 감염성 질환인 ______는 망막염을 일으켜 시각상실로 이어질 수 있다.
a. 녹내장　b. 적출술
c. 당뇨병망막증　d. 거대세포바이러스

4. ______이 있는 환자는 말할 수는 없지만 들리는 말은 이해한다.
a. 시각 실어증　b. 운동 실어증
c. 전(全) 실어증　d. 감각 실어증

5. 수술로 대장을 피부 개구부를 통해 꺼내, 주머니에 대변이 쌓이게 하는 것을 ______라고 한다.
a. 장루 b. 회장루
c. 대장절제술 d. 잘록창자창냄술(결장루)

6. 다운증후군은 쉽게 인지할 수 있는 신체적 특징을 보이는데, 이는 다음에서 ______를 제외한 전부이다.
a. 얼굴과 이목구비가 큼
b. 혀가 크고 튀어나옴
c. 손이 짧고 넓음
d. 뒤통수가 납작함

7. 뇌성마비의 가장 흔한 양상은 ______이다.
a. 운동실조
b. 실어증
c. 아테토시스(느린비틀림운동)
d. 강직마비

8. 중증근무력증은 신경전달물질과 관련된 문제에서 발생하며, ______세 여성에게서 가장 흔히 나타난다.
a. 50~60 b. 40~50
c. 10~20 d. 20~50

이 책 뒷부분에 제시된 해답을 참고한다.

참고문헌

1. Kom, J. "Servicing the Service Dogs." Emerg Med Serv 34 (2005): 56.
2. Haber, C. B. "Bariatric Transport Challenges: Part 1." EMS Mag 37(4) (2008): 67–71.
3. Haber, C. B. "Bariatric Transport Challenges: Part 2." EMS Mag 37(5) (2008): 73–75.

추가문헌

Barry, P. Me ntal Health and Mental Illness. 7th ed. Philadelphia: Lippincott, 2002.

Dresser, R. When Science Offers Salvation: Patient Advocacy and Research Ethics. Oxford, UK: Oxford University Press, 2001.

Early Identification of Hearing Impairment in Infants and Young Children, Program and Abstracts. Bethesda, MD: National Institutes of Health, 1993.

Phipps, W., et al. Medical-Surgical Nursing: Health and Illness Perspective. St. Louis: Mosby-Year Book, 2003.

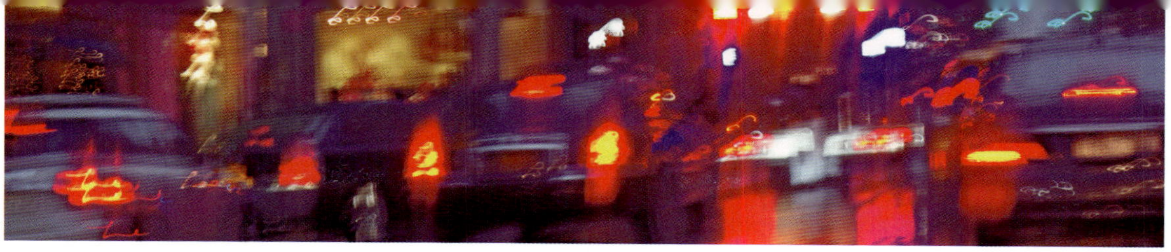

Chapter 8
만성질환 환자를 위한 응급중재

Acute Interventions for the Chronic Care Patient

Bryan Bledsoe, DO, FACEP, FAAEM, EMT-P

단원 표준

특수 환자군(만성질환 환자)

학습 역량

평가 결과를 역학 및 병태생리학의 원리와 사회심리학 요구에 대한 지식과 통합하여 현장진단을 내리고 특수 요구를 가진 환자를 위한 통합적인 처치/배치 계획을 수립한다.

학습 목표

최종 목표

병원전 처치에서 마주치는 만성 질환 환자를 효과적으로 평가, 관리하며 그들의 심리적 요구를 고려할 수 있다.

수행 목표

최종 목표를 달성하기 위해 다음 사항은 필수적이다.

1. 핵심 키워드를 숙지한다.
2. 건강관리의 역학을 논의하고, 가정건강관리 확대에 기여하는 요인들을 설명할 수 있다.
3. 가정건강관리를 받는 환자들을 돕기 위해 응급구조사들이 출동하는 이유와 응급상황을 동반하는 환자들 호소 유형을 확인할 수 있다.
4. 가족들이 가정에서 환자치료를 준비하도록 돕는 것과 관련하여 손상 관리와 예방을 위한 응급구조사의 역할을 말할 수 있다.
5. 현장평가, 환자병력 청취와 평가 수집, 가정건강관리에서 환자에게 치료제공의 기술들을 연결할 수 있다.
6. 악화되는 만성질환자 치료 방법 결정과 가정건강관리 장비 고장 예측, 환자병력과 평가를 통합하는 방법을 논의할 수 있다.
7. 가정건강관리를 받는 환자에게 출동할 때 다른 의료전문가와 소통해야 하는 필요성을 설명한다.
8. 호스피스와 통증관리 프로그램을 통합하는 응급구조사의 역할을 확인할 수 있다.
9. 만성질환 환자 시나리오에서, 응급구조사들이 가정건강관리를 받는 만성질환자의 응급상황에 대한 평가와 처치를 어떻게 통합해야 하는가를 설명할 수 있다.

핵심 키워드

급성호흡곤란증후군(ARDS)
이중 기도 양압(BiPAP)
기관지확장증(bronchiectasis)
연조직염(cellulitis)
결장창냄술(colostomy)
폐심장증(cor pulmonale)

지속적 양압(CPAP)
탈수초(demyelination)
구토(물)(emesis)
외분비의(exocrine)
괴저(gangrene)
길랑-바레증후군(Guillain-Barré syndrome)
객혈(hemoptysis)
호스피스(hospice)
비대(hypertrophy)
간헐적 강제환기(intermittent mandatory ventilation; MIV)
중증근무력증(myasthenia gravis)
호기말양압(PEEP)
산후우울증(postpartum depression)
감각신경중추(sensorium)
기관절개(tracheostomy)
피부긴장도(turgor)
요루(urostomy)

사례 연구

데저스 스프링 응급구조 2팀이 저녁 식사의 포장 주문을 막 마쳤을 때 응급의료통신관리자가 "노인 남성, 호흡이 가쁨"이라는 호출을 알린다. 어깨를 으쓱하고는 주문을 취소하고, 상담원이 알려준 주소로 향한다. 도착했을 때, 문이 열려 있고 환자는 소파에 앉아 있다. 현관을 통해 들어간 구조팀은 바닥에 산소통 몇 개가 있는 것을 발견한다. 환자는 비강 캐뉼라를 사용하고 있다. 환자는 중중도의 호흡장애가 명백히 나타나며, 호흡보조근육을 사용하고 있다.

환자는 4~5개 단어로 말한다. 자신의 이름이 클래런스 케이시라고 말한다. 케이시 씨는 자신이 74세라고 말하며, 점점 숨 쉬기 힘들다고 호소한다. 환자는 "기관지확장제 분사흡입기"를 여러 번 사용했으나 완화되지 않았다. 케이시 씨는 가슴통증은 없다고 말하지만, 숨이 점점 "힘겨워"지는 느낌을 받는다고 한다.

한 응급구조사가 분무기를 준비하는 동안, 다른 응급구조사는 폐음을 듣는다. 흡기와 호기 시 쌕쌕거림(천명, wheezing)이 들리며 모든 부분에서 호흡이 감소되었음을 발견한다. 환자는 삼각자세로 앉아 있지 않았고, 호흡수는 분당 30회이다. 산소 4리터에 SpO_2는 86%이다. 환자 피부는 따뜻하고 건조하며 창백하다.

환자는 폐기종(폐공기증), 기관지염, 고혈압, 녹내장이 있었으며, 지난 60년 동안 매일 담배 한 갑을 피웠다고 한다. 환자는 프로벤틸 흡입약, 세레벤트 흡입약, 안약, 카두라 등을 사용하고 있었고, 알레르기는 없었다. 보통 집 주변을 걷거나, 설거지 같은 가벼운 집안일을 할 때는 산소를 흡입하였다. 환자는 혼자 살며 일주일에 한 번 가정건강관리를 받는다. 케이시 씨는 만성폐쇄성폐질환(COPD) 말기이기 때문에 소생술포기(DNR) 요청서를 소지하고 있었고, 해당 문서를 응급구조팀에게 보여주었다.

응급구조사는 환자에게 15분 동안 분무기로 알부테롤(2.5mg/mL)을 투여하였다. 또한 분당 4리터로 들어가는 비강 캐뉼라를 유지하게 하였고, 환자에게 심호흡을 하도록 격려하였다. 혈압은 162/94mmHg, 맥박은 분당 110회로 동성빈맥이었다.

케이시 씨를 들것으로 옮겼을 때 호흡곤란이 악화되고 환자는 더욱 불안해졌다. 구급차에서 재평가를 실시하자, 호흡률이 36회로 증가하였지만, 쌕쌕거림(천명, wheezing)에 대한 중요한 변화는 없었다. 산소포화도는 90%까지 증가했지만, 환자는 이제 1~2개 단어로만 말한다. 케이시 씨는 숨쉬는 일로 점차 피로해지는 것 같아 보인다. 응급구조사는 정맥을 확보하여 혈액을 채취한다. 환자에게 기관내 삽관을 고려하나, 소생술포기(DNR)로 인해 삽관이 불가능하기 때문에 계속해서 약물 처치만을 실시한다.

병원으로 향하는 길에 알부테롤을 한 번 더 투여하고 케이시 씨에게 계속 깊게 숨을 들이쉬라고 말한다. 환자를 안심시키는데 성공하였다. 5분 후 환자의 호흡수는 30회로 떨어졌고, 쌕쌕거림(천명, wheezing)이 커졌으며, 1회 환기량은 증가했다. 환자는 더 이상 불안해 보이지 않고 SpO_2는 93%로 서서히 증가하였다.

병원에 도착하는 동안 세번째 알부테롤을 투여하였다. 호흡수는 이제 분당 28회가 되었으며 환자는 다시 4~5개 단어로 말한다. 응급실에서 의사는 환자에게 125mg의 솔루메트롤과 알부테롤을 한 번 더 투여한다. 환자는 혈액 검사, X-ray, 동맥혈가스분석, 12유도 심전도를 찍었다. 만성폐쇄성폐질환(COPD) 악화라는 진단을 받고 5시간 후 퇴원한다. 이는 케이시 씨가 가정건강관리 환경에서 처치하던 만성폐쇄성폐질환(COPD)의 급성 증상이다.

그 동안 응급구조사는 출동에 대한 내용을 주의 깊게 기록하였다. 다행히 다음 출동 전까지 저녁을 먹을 수 있을 것 같다.

개요

현대 의료의 주요 경향 중 하나는 환자 처치가 병원에서 가정으로 옮겨간 것을 들 수 있다. 그 결과 가정건강관리의 수요와 서비스가 크게 증가했다. 1963년 미국에는 약 1,100개의 가정건강관리전담기관이 존재하였다. 오늘날은 20,000개 이상의 기관이 생겼고, 간호사, 가정건강관리보조자, 물리치료사, 작업치료사 등 665,000만 이상의 보건의료관련 요원이 고용되어 있다. 전문가들은 앞으로 가정건강관리가 더욱 확대될 것으로 보고 있다. 이로 인해 더 많은 환자들이 (심지어 말기질환 환자까지도) 병원 밖 환경에서 관리를 받게 될 것이다.

가정건강관리의 역할

미국에서 최근 가정건강관리가 확대된 것에는 다음과 같은 이유가 있다.

- 1965년 노인건강보험제도 제정
- 건강유지기구(Health Maintenance Organization, HMO) 및 환자중심 요양병원(PCMH)의 출현
- 의료 기술의 발전
- 가정건강관리로 인한 회복률 향상과 비용 감소

가정건강관리 지지자들은 가정건강관리의 장점에 대한 몇 가지 논점을 다음과 같이 제시하고 있다. 첫째, 환자는 병원보다 자신의 집 같은 편안한 환경에서 더 빠르게 회복된다고 주장하였다. 둘째, 가정건강관리 대 병원처치의 비용 차이를 강조하였다. 전체 의료 지출이 상승하면서, 가정건강관리를 통해 절약할 수 있는 비용 덕분에 더욱 많은 사람들이 병원 및 양로원으로부터 집으로 이동하게 되었다.

가정건강관리로의 전환은 응급구조사에게 중요한 의미를 가진다. 환자와 그 가족이 자신의 처치와 회복에 더 큰 의무를 가지게 되면서, 만성 질환 환자에게 전문소생술을 실시하게 될 가능성이 증가했다. 환자, 환자의 가족 또는 가정건강관리제공자로부터 응급출동요청이 올 수 있다.

때로 가정건강관리 환경에서 도구, 기계, 의약품 및 생명유지 보조 장비 등이 뒤엉켜 있는 것을 볼 수 있다. 응급구조사는 일반적인 가정건강관리 도구의 기본 기능에 대해 숙지하고, 이를 필요로 하는 근본적 수요에 대해 인지해야 한다. 이 같은 장비들의 고장이나 불량이 발생하면 치명적이거나 생사를 가르는 사건이 발생할 수 있다. 새로운 기술과 의료장비가 계속해서 개발되고 있다. 이 같은 변화는 물론 각 의료장비의 사용과 관련된 합병증을 숙지하는 것이 응급구조사의 의무이다.

환자에게 제공되는 가정건강관리

1992년 미국국립보건통계센터는 처음으로 국가차원에서 연간 가정건강관리 및 호스피스건강관리 통계조사(NHHCS)를 실시했다. 이 통계는 미국 전역에 가정건강관리 기관이 확산되면서 실시된 것이다. 이를 통해 처음으로 가정건강관리 인구에 대해 상세히 검토할 수 있게 되었다. 통계에서 나타난 주요한 두 가지 결과는 다음과 같다.

- 가정건강관리를 받는 환자의 약 75%는 65세 이상이다.
- 가정건강관리를 받는 노인 환자 중 2/3 가량은 여성이다.

오늘날 약 8백만 명의 환자가 – 급성 및 만성 질환 모두 – 급료를 지급받는 프리랜서 의료인력으로부터 보건의료처치를 받고 있다. 수백만 명의 다른 환자들은 가족이나 자원 봉사자들로부터 무료보조를 받

내용 요약

➤ 전문소생술 중재를 요청하는 일반적인 원인
- 장비고장
- 예견되지 않은 합병증
- 건강관리제공자의 부재
- 이송요구
- 장비 작동 능력 없음

고 있다. 이러한 무료 자원봉사자는 대략 일주일에 7일, 하루 4시간씩 환자 보조에 시간을 할애하고 있다. 1997년 제정된 균형예산법에서는 메디케어의 가정건강관리 지출을 현저한 수준으로 감소시킬 것을 요구했다. 이를 통해 메디케어에서 지원하는 가정건강관리를 받는 환자들이 크게 감소했으며, 전국적으로 수천 개의 가정건강관리 기관이 문을 닫았다. 이로 인해 응급의료체계에 엄청난 부담이 가중되었고, 병원 응급실에는 더욱 사람이 몰리게 되었다. 많은 응급의료체계는 이 문제를 해결하기 위해 혁신적인 프로그램을 개발하고 있다.

환자들은 다양한 이유 때문에 가정건강관리를 요구한다. 일부는 병원이나 재활 시설을 이용하면서까지 질병이나 부상을 처치할 필요가 없기 때문이다. 이들은 일시적으로 가정건강관리를 받으며, 보통 상태가 호전된다. 만성 질환이 있는 다른 환자들은 다양한 수준의 가정건강관리를 통해 비교적 정상적인 삶을 살려 한다. 이 같은 환자들은 보통 자신의 질병과 장애에 적응하나, 완전히 회복하지는 못한다. 그 외에 불치병 환자들은 복잡한 보조 처치를 사용하거나 사용하지 않을 수 있다. 이들의 질병은 악화되며, 환자들은 죽기를 기다리고 있는 것일지 모른다.

이 모든 상황에서 환자의 특수 요구에 민감하게 대처하고 환자 처치와 관련된 모든 사람들을 고려해야 한다. 출동 중 감정이 동요되기 쉽다. 과거에 관리 가능했던 질병이 갑자기 관리되지 않거나 더욱 복잡해질 수 있다. 병원 밖에서 환자나 가정건강관리제공자는 버튼을 눌러 즉각적인 도움을 구할 수 없다. 대신, 환자는 전문소생술제공자인 응급구조사를 호출할 것이다.

가정건강관리 환자에 대한 전문소생술

가정건강관리 환자를 처치하는 데 있어 장비 고장, 예상치 못한 합병증, 가정건강관리제공자 부재, 이송 필요, 환자나 가정건강관리제공자가 기기를 작동할 수 없는 상황 등 수많은 상황이 발생할 수 있다. 앞서 언급한 것처럼, 정서적 지지나 개입을 위해 출동하게 될 수도 있다. 질병이나 환자에 대해 책임지는 것은 힘들고 부담스러운 일이 될 수 있다. 일부 사람들은 복잡한 지시, 기계 고장, 장기간 투병에 따르는 스트레스를 다루기엔 충분히 장비를 갖추고 있지 못할 수 있다. 그들의 좌절감을 평가절하하지 않고, 이 같은 감정으로 인해 처치를 방해 받지 않도록 한다.

응급구조사의 일차적 역할은 치명적인 문제를 판별해서 처치하는 것이다. 중요한 정보원은 가정건강관리제공자이다. 즉 간호사, 간호조무사, 가족, 친구, 이러한 사람들은 어느 누구보다도 환자를 가장 잘 알고 있다는 것을 기억해야 한다. 또한 외부인에게는 중요하지 않게 보일 수 있는 환자의 미묘한 변화까지도 포착하는 경우가 많다. 환자 평가에서 환자의 말에 귀 기울여 듣는 것이 중요하다(그림 8-1).

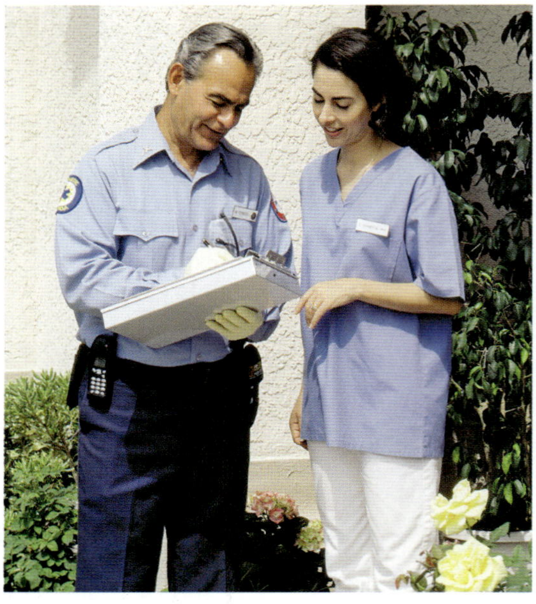

그림 8-1 가정건강관리제공자는 그 누구보다 환자에 대해 잘 알고 있으며, 환자 상황의 미묘한 변화를 포착하는 경우가 많다.

가정건강관리제공자는 주로 보건의료 전문가이

법적 고려사항

법적 고려사항과 가정건강관리 환자

가정건강관리와 응급의료 간의 경계선은 점차 미묘해지고 있다. 더 많은 환자들이 가정에서 건강관리를 실시하고 있는데, 가정건강관리를 받는 환자의 상태가 악화되면 기댈 수 있는 안전망이 바로 응급의료체계이다. 가정건강관리 환자, 특히 불치병 환자에 대응할 때 다양한 법적 고려사항을 검토해야 한다. 다양한 환자 자기결정법을 통해 생전 유언, 의료에 대한 대리인 지정, 심폐소생술금지 요청, 표준장기기증법이 제정되었다. 이는 가정건강관리 환자나 호스피스 환자를 처치할 때 자주 고려해야 하는 문제가 된다. 이런 이유로, 응급의료인력은 이 같은 문서의 복잡성을 이해하고 적용되는 지침을 잘 알아야 한다.

지만, 그들이 받은 훈련이나 교육 배경을 묻는 것에는 조심해야 한다. 환자를 처치하기 위해서 일정한 정보를 반드시 얻어야 하는데, 가정건강관리제공자는 환자의 기본적인 의식수준처럼 중요한 항목과 같은 자료만 제공할 수도 있다. 가정건강관리제공자의 지식이 부족하거나, 가정건강관리제공자가 응급구조사의 요구를 잘못 이해해서 문제가 발생하면, 질문을 반복하거나 덜 전문적으로 이야기를 한다. 또한 가정건강관리제공자가 환자를 방임하거나 부적절하게 처치했음을 발견할 수도 있다. 생명에 위협이 되는 사항을 발견하면 교정하고, 환자 보고서에 문서화한다. 또한 상사에게 자신이 실시한 교정 조치에 대해 보고한다. 하지만 가정건강관리제공자와 직접 맞서지 않는다.

항상 환자의 존재를 유념한다. 면담 과정에 환자를 포함시킨다. 건강관리제공자가 환자의 변화나 반응에 대해 언급하면, 환자에게 다음과 같은 질문을 던질 수 있다. "본인도 이런 변화를 느꼈나요?" "본인의 반응에 대해 어떻게 생각하세요?" 응급구조사의 역할은 가능한 한 완벽하고 정확한 평가를 실시하는 것이다.

전형적인 응급출동

가정에서 마주칠 수 있는 다수의 의료 문제는 다른 현장에서 마주칠 수 있는 의료 문제와 동일하다. 하지만, 가정건강관리 환자는 더욱 취약한 상태에 있음을 주의한다. 의료계에서는 가정건강관리 환자에게 별도의 도움이 필요하다고 단정했다. 가정건강관리 환자는 다른 환자들보다 더욱 빨리 보상부전을 일으켜 위기가 발생할 가능성이 크다. 따라서 가정건강관리 환자는 신중히 관찰해야 하고, 항상 응급처치중재 준비를 해야 한다. 전형적 반응으로 기도 합병증, 호흡부전, 심장 보상부전, 말초순환장애, 의식수준 변화, 위장/비뇨생식기계 문제, 감염 질환 및 패혈증 합병증, 장비 고장이 있다(급성 개입이 필요한 가정건강관리 문제상황의 예시는 후반부에서 더 자세히 다루도록 한다).

기도 합병증 기도는 항상 우선적으로 신경 써야 하는 부위이며, 이는 가정건강관리 환자에게도 예외는 아니다. 삽관이나 기계적 환기를 보류해달라는 환자의 요청이 없는 한, 무슨 일이 있어도 기도를 확보해야 한다. 하지만, 소생술포기(DNR) 환자라도 어떠한 상황에서는 기본적 기도관리술과 흡인을 실시해 기도를 보호할 수 있다.

기도 악화에는 다양한 병인이 존재할 수 있다. 응급구조사가 마주칠 수 있는 문제로는 불충분한 폐 세척, 불충분한 폐포 환기, 불충분한 폐포 산소 공급이 있다(기도 문제에 대한 더 자세한 정보는 후반부에서 더 자세히 다루도록 한다).

호흡부전 후반에서 설명하겠지만, 어떤 호흡부전은 가정에서 처치될 수 있는 문제이다. 호흡부전으로 이어지는 흔한 임상상황은 다음과 같다.

- 폐기종(폐공기증)
- 기관지염
- 천식
- 낭성섬유증
- 울혈심부전
- 수면 무호흡
- 길랑–바레증후군(Guillain–Barré syndrome)
- 중증근무력증(myasthenia gravis)

심장 보상부전 어느 환경에서든 심장 보상부전은 생명을 위협하는 쇼크로 이어질 수 있는 응급 의료상황이다. 이러한 상태가 발생하면 적극적인 판별과 응급처치가 이루어져야 한다. 심박출량이 한계에 가까운 가정건강관리 환자는 스트레스나 질병에 의해 심장에 대한 부담이 증가하거나 신체 체계가 보상작용을 하지 못하면 위험에 빠질 수 있다. 심장 보상부전이 발생하는 다른 원인은 다음과 같다.

- 울혈심부전
- 급성 심근경색(MI) (가정건강관리 환자에게 특히 위험)
- 심장비대(cardiac hypertrophy)
- 심장 전도 체계의 석회화 및 퇴축
- 심장 이식
- 패혈증

말초순환장애 여러분은 이미 심장의 혈액이 전신을 통해 순환하고 있다는 것을 알고 있다. 하지만 가정건강관리 환자의 경우 신체활동이 순환에 도움을 줄 수 있다는 것을 기억해야 한다. 환자의 움직임이 제한적이라면 전체 순환체계는 효율성이 감소하고 허약해진다. 근긴장도가 감소하면 혈류도 마찬가지로 감소한다. 순환이 느려지면 움직임은 더욱 어려워져서, 순환이 전체적으로 악화되는 악순환에 빠진다.

말초순환장애는 가정건강관리 환자의 처치 작용을 악화시킬 수 있다. 순환이 느려지면 회복이 지연될 수 있으며, 감염 질환에 걸릴 확률이 증가하고, 괴저(gangrene)가 발생할 위험이 높다. 1,600만 명의 미국인이 앓고 있는 당뇨는 특히 사지의 순환을 악화시킨다. 이 환자들은 신체, 특히 발의 상처나 종창이 낫지 않게 될 위험이 증가한다.

의식상태 변화 가정건강관리 환자에게 나타날 수 있는 일반적인 전문소생술구급 출동요청으로 의식 상태의 변화를 들 수 있다. 가정건강관리 환자의 경우, 항상 임상상황의 악화를 주목하도록 한다. 가정건강관리 환자는 일반적인 인구층보다 새로운 질병이 발생할 가능성이 더 높음을 유념한다. 의식상태 변화를 초래하는 원인은 다음과 같다.

- 저산소증(호흡기 또는 기도 문제로 인해)
- 저혈압(심장 질환 또는 쇼크로 인해)
- 패혈증
- 전해질 또는 혈액화학치 변화(투석 환자에게 흔함)
- 저혈당증(당뇨병)
- 알츠하이머병

- 악성종양 또는 뇌종양
- 약물 과용
- 뇌졸중

위장/비뇨생식기계 문제 응급의료종사자는 위장관계 또는 비뇨생식기 위기가 발생한 응급 상황에 자주 출동하게 된다. 이 같은 문제는 유치도뇨관, 경피내시경위창냄술튜브(percutaneous endoscopic gastrostomy tube) 등 카테터가 잘못 삽입되었거나 잘못 제거되었을 때 발생한다. 이는 응급 상황처럼 보이지 않을 수 있지만, 일정 기간 동안 먹지 못하거나 소변을 보지 못하면 이미 신체가 허약해진 환자의 증상이 쉽게 악화될 수 있다. 또한 복막투석과 같은 중재는 체액균형 또는 전해질량을 변화시켜, 미묘하지만 치명적인 문제를 일으킬 수 있다.

감염 질환 및 패혈증 합병증 전반적 건강 악화나 특정 질병으로 인해 면역 반응이 감소한 가정건강관리 환자의 경우, 항상 감염 질환의 유무를 의심해야 한다. 위창냄술튜브(gastrostomy tube), 말초로 삽입된 중심카테터(peripherally inserted central catheter line, PICC), 유치도뇨관, 결장창냄술(colostomy) 등 유치 기구를 사용하는 환자를 특히 유심히 관찰해야 한다. 또한 폐기능이 제한되었거나 기관절개술을 받은 환자의 경우 기도를 쉽게 청결하게 할 수 없기 때문에 폐 감염 질환에 걸릴 확률이 더 높다.

다양한 질환으로 인해 감각신경중추(sensorium)가 손상된 환자가 오랫동안 침대에서 생활했거나 생활양상이 비활동적인 경우, 자각하지 못한 상처나 종창이 나타날 수 있다. 환자가 깨닫지 못한 채 수술로 삽입한 배액관이나 상처 봉합부가 감염될 수 있다. 침대에 누워서 생활하는 환자에게는 욕창, 압박궤양이 발생할 수 있다(그림 8-2). 이러한 질환을 발견해서 처치하지 못하면, 전신감염에서부터 괴저와 패혈증까지 진행될 수 있다.

감염 질환 판별 시 다음과 같은 일반적 징후를 찾아본다.

- 발적 및 부종, 특히 유치 기구 삽입부
- 삽입부의 화농성 분비물
- 삽입부위의 발적
- 발열

세포단위에서 발생한 감염증은 연조직염(cellulitis)이라고 불리며, 목숨을 위협하는 질환은 아니다. 하지만 감염증이 전신에 퍼지면 패혈증으로 이어질 수 있으며, 심각한 내과적 문제가 된다. 패혈증이 발생하면 환자 면역계가 손상되어 패혈성 쇼크가 일어난다. 패혈증의 증상과 징후는 다음과 같다.

- 삽입부의 발적
- 발열
- 의식상태 변화
- 좋지 않은 피부색 또는 피부긴장도(turgor)
- 쇼크 징후
- 구토
- 설사

가정건강관리 환자는 이미 전신 감염 질환에 대한 처치를 받고 있을 수 있다는 것을 기억해야 한다. 건강관리제공자 또는 가정건강관리제공자가 증상 악화의 양상을 발견했는지 묻는다. 패혈성 쇼크의 경우, 주로 전문소생술 처치가 도움이 된다. 저혈압 교정을 위해 수액을 공급하고, 필요한 기도 및 산소공급을

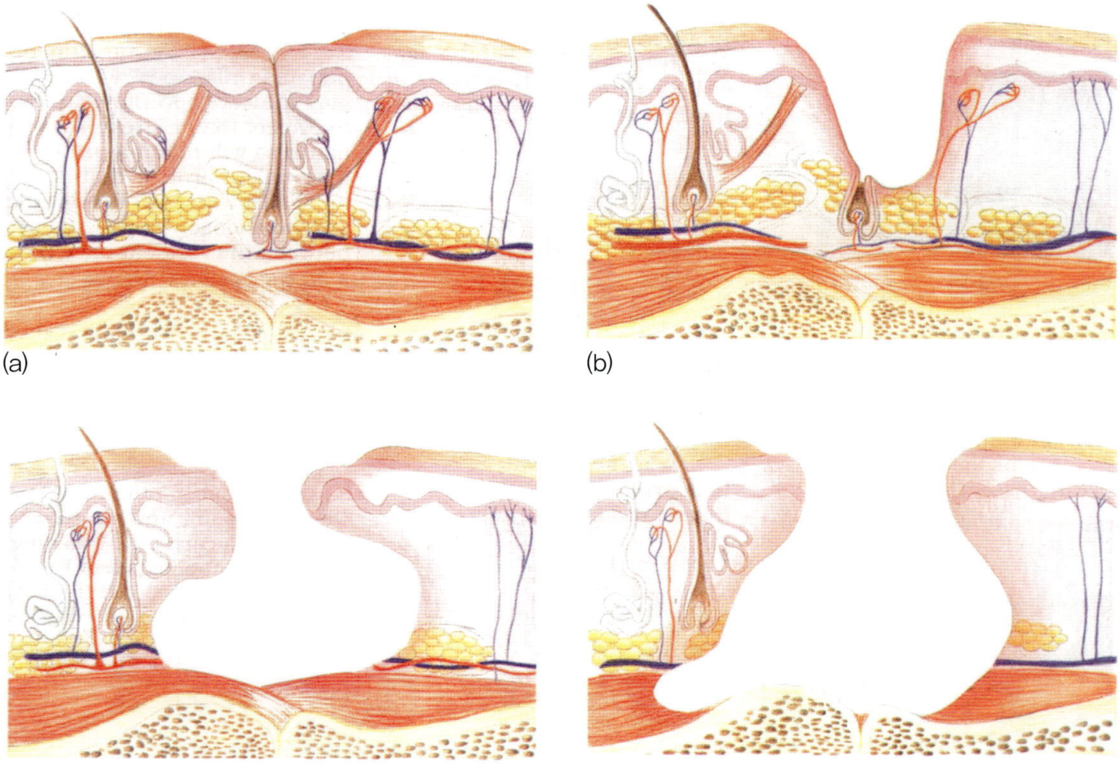

그림 8-2 압박궤양은 조직 파괴 정도에 따라 구분된다. (a) **1단계**. 피부의 염증 또는 발적이 압박(압력)이 사라진 후 15분이 지난 후에도 정상 상태로 돌아가지 않는다. 부종이 나타난다. 표피가 영향을 받는다. 피부에 상처가 생길 수도 있고 생기지 않을 수도 있다. (b) **2단계**. 물집 또는 얕은 피부 궤양. 진피까지 영향을 받는다. 얇은 분화구처럼 보인다. 환부는 붉고 따뜻하며, 배액이 나올 수 있다. (c) **3단계**. 전층 피부 손상으로 피하 조직이 노출되고, 피부 손상이 다음 층까지 침투할 수 있다. 부종, 감염, 괴사가 나타난다. 배액이 나타나며, 배액은 냄새가 날 수도 있고 나지 않을 수도 있다. (d) **4단계**. 전층 욕창. 근육이나 뼈가 보일 수 있다. 감염 및 괴사가 나타난다. 배액이 나타나며, 배액은 냄새가 날 수도 있고 나지 않을 수도 있다.

실시한다.

장비 고장 가정건강관리 장비는 다른 기계와 마찬가지로 한계가 있다. 전원이 나가서 작동이 중지될 수 있다. 또한 고장이 나고 수리가 필요하게 될 수 있다. 일부 기계는 동작을 멈추게 되면 환자에게 치명적인 위협을 가할 수 있다. 일반적 가정건강관리 장비로 가정용 인공호흡기, 산소공급장치, 무호흡 감시장치, 가정용 투석기 등이 있다.

장비 고장 시, 기계(예, 인공호흡기 등)를 대신하거나 기계 고장으로 인해 나타난 증상의 처치를 위해 출동해야 할 수 있다. 일부 당뇨병환자를 위한 혈당측정기 고장 시, 특히 저혈당증이 의심되는 경우 환자를 다루기 어려운 상황이 발생할 수 있다. 응급구조사의 역할은 문제를 평가하고 적절한 조치를 취하는 것이다.

기타 질환 및 가정건강관리 환자 앞서 언급한 것처럼 가정건강관리 환경에서는 다양한 문제가 발생할 수 있다. 이는 무호흡 감시장치를 사용하는 영아에서부터 가족의 진행성 치매, 가정건강관리 환자 가족에 대한 사회심리적 보조까지 다양할 수 있다. 가정에서 처치할 수 있는 다른 증상은 다음과 같다.

- 뇌종양 또는 척추종양

- 관절염
- 심리장애
- 암
- 간염
- 후천면역결핍증후군(AIDS)
- 이식수술(이식수술을 기다리는 환자 포함)

일반적으로 사용하는 의료기기

앞서 언급한 것처럼, 가정건강관리 환자는 수많은 기기를 사용한다(그림 8-3). 의료기기는 비강 캐뉼라처럼 간단한 것부터 가정용 인공호흡기처럼 복잡한 것까지 다양하다. 익숙하지 않은 의료기기를 마주치게 되었을 경우 당황하지 않는다. 어떤 용도로 사용되는 것인지 알아내면 어떻게 사용해야 할 지 감을 잡을 수 있을 것이다. 질문을 하면 어리석어 보일지 모른다는 우려는 버린다. 기기 사용법을 알지 못하는데도 이해하는 척 하는 것이 더욱 어리석은 행동이며, 환자를 위험에 빠뜨릴 수 있다. 일반적으로 사용되는 의료기기는 다음과 같다.

- 혈당측정기
- 정맥 투여 및 유치정맥관 삽입
- 분무성 약물 투여기
- 션트(샛길, 두름길(shunt)), 정맥이식(vein graft)
- 산소 발생기, 산소 탱크, 액체산소체계
- 산소마스크 및 분무기
- 기관절개관 및 가정용 인공호흡기
- 비위관, 결장창냄술, 요루
- 외과적 배액관

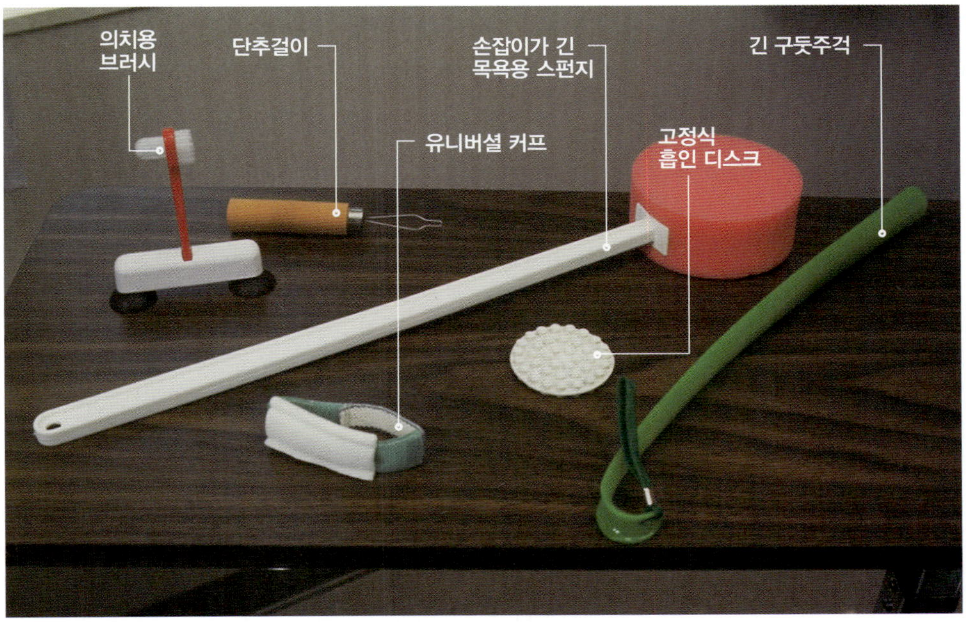

그림 8-3 응급구조사는 만성 질환 환자에게 응급처치중재를 제공할 때 마주칠 수 있는 일반적 의료기기들에 친숙해야 한다.

● 무호흡 모니터, 심장 모니터, 산소맥박측정기
● 휠체어, 지팡이, 보조기

병원에서 의료 인력과 가정건강관리에 새로 도입된 기기에 대해 말한다. 가정건강관리 기기의 안내서를 읽어보거나 복사한다. 가정건강관리 환자에게 이 같은 기기를 배달하는 기기 제조업자나 판매자와 이야기를 나눠볼 수도 있다.

가정건강관리 의사에 의한 의료중재

가정건강관리 환자의 주요 도움요청은 부적절한 호흡유지, 급성 호흡기 문제, 급성 심장 문제, 급성 패혈증, 위장관계/비뇨생식기계 위기와 같은 문제들로 급성중재가 요구되는 경우가 많다. 하지만 응급구조사가 가장 처음으로 의료중재를 제공하지 않게 될 때도 있다. 가정건강관리 환자가 가정건강관리 의사와 좋은 관계를 유지하고 있는 경우, 환자는 해당 의사에게 먼저 연락할 수도 있다. 사실, 의료 서비스에 대한 상환을 받기 위해 의료개입을 하도록 요구 받을 수 있다.

가정건강관리 환자와 관련된 출동 시 환자가 다른 의료 전문가를 호출했는지 묻도록 한다. 만약 그렇다면, 어떤 지시가 있었고 어떤 의약품이 처방되었는지 확인한다. 또한 의사가 작성한 지시서나 의료 계획에 대해 묻는다. 의료기관은 적어도 62일마다 이러한 의사의 계획을 재확인해야 한다. 따라서 마지막으로 계획이 개정된 일자가 언제인지 확인한다.

반드시 의사가 개입해야 하는 상황에 응급구조출동이 요청되는 경우도 있다. 이는 처치의 범주가 응급구조사의 훈련 영역을 벗어나는 경우이다. 이때 응급구조사의 역할은 주로 지지적인 것이다. 이 같은 상황에 대한 예를 들면 다음과 같다.

● 항암화학요법
● 통증 관리
● 호스피스(hospice) 간호

통증 관리 처치를 받는 가정건강관리 환자의 경우 특히 주의를 기울인다. 약물 부작용이나 과용의 위험이 있기 때문이다. 환자가 처방의약품과 상호작용을 일으킬 수 있는 비처방약물을 복용하고 있을 수도 있다. 위독한 환자의 경우 특히 약물 남용의 가능성이 있다.

호스피스 환자는 환자가 앓고 있는 불치병의 특성 상 고유한 심리적 요구를 가지고 있다. 호스피스 환자와 그 가족은 질병 진행 과정에 대해 상담을 받았겠지만, 그럼에도 불구하고 정서적 지지를 제공해야 한다. 응급의료팀을 호출한 환자가 호스피스 환자인 경우, 거의 대부분 전문적 훈련을 받은 의료 전문가의 중재를 받고 있었을 것이다. 가능한 빨리 의료 전문가의 이름을 파악하고, 상담과 빠른 이송 중 무엇이 더 중요할지 결정한다(호스피스 처치에 대한 더 자세한 정보는 8장의 마지막 부분을 참조하도록 한다).

손상 관리 및 예방

이미 설명한 것처럼, 가장 효과적인 응급의료중재는 바로 예방이다. 환자의 처치는 환자가 집으로 돌아가기 전부터 시작해야 한다. 환자의 상태를 고려해서 표 8-1 및 표 8-2에 나타난 단계를 실시해야 한다. 1972년 윌리엄 해던(William Haddon)이 고안한 손상 예방 전략을 유념한다.

이 10단계 손상 예방 전략은 응급 의료에 있어 아주 중요하게 작용한다.

1. 처음부터 위험의 발생을 방지한다.
2. 발생한 위험의 규모를 줄인다.
3. 이미 나타난 위험의 발산을 방지한다.

표 8-1 | 환자 처치를 위한 가정 환경 준비

공간	전략
화장실	• 샤워 의자 및 욕조 의자 구매 • 손잡이 가로대 설치 • 높은 변기 시트 설치 • 휠체어 높이에 맞는 거울, 선반 설치 • 안전한 수온 설정(120°F/48.8℃ 이하)
부엌	• 손에 닿기 쉬운 곳에 오븐 다이얼, 카운터탑, 보관 공간 설치 • 손에 닿기 쉬운 곳에 소화전 구비 • 바닥은 건조하고 미끄럽지 않게 유지
거실	• 다니기 쉽게 가구 배치 • 적절한 높이의 튼튼한 좌석 구비
침실	• 침대 옆에 전화 설치 • 병원형 침대 구비 • 침대 옆에 야간등과 플래시 구비 • 환자의 손에 닿을 수 있는 곳에 노인용 변기 구비
전체	• 연기탐지기 설치 • 충분한 난방 및 냉방 • 충분한 조명 • 움직이는데 방해되는 물건 제거-카펫, 전선 등 • 하우스 및 문지방에 휠체어 경사로 설치 • 난간 및 철책 확보 • 휴대폰 제공

표 8-2 | 손상 관리 및 예방

병원외 처치 계획	• 환자 증상에 대해 알아본다.-회복 기간, 발생할 수 있는 손상이나 한계, 회복 전망, 지정된 처치 계획, 검진 빈도, 발생할 수 있는 약물 부작용 • 집-병원 이동 서비스 등 이용할 수 있는 의료기관을 결정한다. • 환자 가정건강관리를 위한 집을 준비한다(표 8-1). • 적절한 장비를 빌리거나 구매하고 사용법을 배운다. • 도움을 준비한다-식사배달서비스, 방문 간호사, 성인 데이케어 등
적절한 침상 처치 제공	• 필요한 경우 고정장치를 마련한다.-안전 조끼, 안전 벨트, 수족 고정대, 장갑 등 • 배설을 돕는다(안전한 배설물 처리). • 운동을 권장한다. • 욕창 및 다른 감염 질환을 살펴본다.
응급 상황 대비	• 환자의 한계수준을 결정한다. • 환자가 앓고 있는 질환의 위험 신호를 배운다. • 각 전화기에 응급 번호 목록을 저장한다.(또는 프로그램 모바일 또는 휴대폰) • 소방 구조대에게 환자의 증상이나 특수 요구를 알린다. • 필요한 의료 경보(Medic Alert) 신분증을 구한다. • 생명을 구할 수 있는 긴급약제를 구해 놓고 냉장고 문에 수납여부를 기재한다.

4. 위험원으로부터 발생하는 위험의 전파속도의 정도를 조절한다.
5. 시간과 공간 상에서 보호되어야 하는 것을 위험과 분리한다.
6. 위험을 장벽으로 가려서 분리시킨다.
7. 위험의 기본 특성을 변화한다.

8. 보호대상물이 위험에 더욱 잘 견딜 수 있도록 한다.
9. 이미 위험에서 발생한 피해를 해결한다.
10. 피해 입은 것을 안정시키고, 보수하고, 회복한다.

이 10단계는 현장에서 마주칠 수 있는 위험에서 응급구조사를 보호하거나, 가정 내에서 환자의 손상을 예방하는데 사용할 수 있다. 또한 표준안전지침, 추락 방지를 위한 계단 난간 사용, 환자의 손상을 안정시키거나 교정하기 위한 가정내 재활 활용 등 같은 간단한 영역에서도 사용할 수 있다.

전반적인 병태생리, 평가, 관리

가정건강관리 환자의 평가와 관리는 어려운 일이다. 가정건강관리 환경에서 가장 흔히 나타나는 질병의 병태생리학을 숙지하면 확신을 얻게 될 것이다. 또한 증상에 영향을 받는 환자 자신, 가정건강관리제공자, 가족 모두 정서적 요구가 있음을 유념한다. 일부 가정건강관리제공자는 자신이 하는 일을 사랑하고, 환자의 증상을 자기 생활의 일부분으로 여긴다. 하지만 다른 곳에서는 계속적이고 끊임없는 스트레스를 받고, 어쩌면 환자의 증상에 대해 억울함을 느낄 수도 있다.

환자를 처치하는 데 있어 정서적 맥락을 읽는 것이 필요하다. 하지만 가정건강관리 환자의 경우 특별히 유의해야 한다. 응급구조사가 환자 및 가족과 소통하는 방식이 환자를 평가하고 정보를 얻는데 있어 용이함과 효율성을 좌우하기 때문이다. 지속적이며 종합적인 환자 평가 및 처치 방법을 고안하는 것이 이 같이 복잡한 상황을 대처하는 데 있어 가장 훌륭한 전략으로 작용할 것이다. 가정건강관리 환자 출동에 있어 공통점이 있다면 다양성을 들 수 있다. 모든 응급구조술기를 활용하고 가장 효율적인 응급처치 중재 계획이 무엇인지 생각하도록 한다.

평가

가정건강관리 환자의 평가는 다른 환자들과 기본적으로 동일한 단계를 따른다. 현장 평가, 일차 평가, 이차 평가, 재평가, 지속적인 관리이다. 하지만, 가정건강관리 환자 평가 시 사고방식의 변경이 필요하다. 보통 일반 환자에서 나타나지 않았던 증상을 관찰하는 것이다. 다음에서 가정건강관리 환자를 평가할 때 유념하거나 강조해야 할 부분을 다루도록 한다(평가에 대한 더 자세한 정보는 "신생아 응급"을 참조한다).

현장 평가

다른 경우와 마찬가지로 현장 평가는 차량에서 내리기 전부터 시작한다. 가정건강관리 환자의 경우 집으로 들어가면서 관찰할 수 있는 특수 장비에 주의를 기울인다. 이를 통해 환자가 가지고 있을지 모르는 만성 질환을 추측할 수 있다. 현장에 도착하면 다음의 질문을 유념한다.

- 현관 계단 옆에 휠체어 등이 있는가?
- 산소 장비가 시야에 보이는가?
- 환자의 침실로 산소 튜브가 연결되어 있는가?
- 개수대에 감염 관리 물품이 있는가?
- 주사바늘 수납통(역시, 찔릴 위험이 존재한다)이 있는가?
- 환자는 병원용 침대에 누워 있는가?

간호사, 간호조무사, 호스피스 인력 등 현장에 있는 가정건강관리제공자에게 자신을 소개한다. 개인적으로 인사를 나눈 후, 자원을 합치고 정보를 공유할 수 있는 가정건강관리팀의 도움을 받을 수 있다. "업무를 위임"받는 자세로 현장에 도착하여 가정건강관리제공자를 평가 과정에서 제외하는 것은 심각한 실수이다.

현장 안전 현장이 가정건강관리 환경인 것을 파악한 후, 특별한 위험이 존재하는지 주의를 기울인다. 앞서 언급한 것처럼, 가정건강관리 환경에서는 관련 인들의 감정이 예민할 수 있다. 현장에 있는 사람 중 누군가가 응급구조사에게 위협적인 태도를 가지고 있지 않은지 평가한다. 편안함을 느끼지 못하는 경우, 한 발 물러서 경찰이나 다른 인력에게 도움을 구한다. 애완동물이 있다면 다른 방에 놓아달라고 부탁하고, 조용하고 집중되는 환경에서 일할 수 있게 주변 소음(TV, 라디오 등)을 모두 꺼달라고 요청한다. 총기, 칼, 화학 스프레이 등 환자가 자기방어를 위해 사용할 수 있는 무기가 있나 관찰한다.

가정건강관리 환경에 존재할 수 있는 기타 위험물로는 감염성 폐기물, 바늘 등의 의료기기, 위험할 수 있는 장비가 있다. 모든 가정건강관리제공자가 날카로운 의료기기들을 안전하게 처리하길 바랄 것이다. 하지만 이를 당연히 여겨서는 안 된다. 응급구조사가 채혈바늘에 찔려 간염이나 에이즈에 걸리게 되면 다른 환자를 처치할 수 없게 된다. 주변 환경에 주의를 기울인다.

가정건강관리 환경에서 다음과 같은 지침을 유념한다.

- 거동이 제한된 환자는 대변, 소변, 구토물(emesis)에 오염될 수 있다.
- 침대에 누워 생활하는 환자는 진물 나는 상처, 출혈, 욕창이 있을 수 있다.
- 날카로운 주사바늘류가 있을 수 있다.
- 대소변 채집 주머니가 때로 샐 수 있다.
- 기관절개술을 받은 환자는 기침을 통해 점액을 제거하면서, 타인에게 튈 수 있다.
- 전자기기는 전기 충격의 가능성이 있다.
- 병원용 침대, 휠체어, 보조기 등은 체액으로 오염될 수 있다.
- 분무기 등 오염된 의료기기가 보호되지 않은 상태로 놓여 있을 수 있다.
- 산소가 있는 곳에서의 불꽃은 화재 또는 폭발의 위험이 있다.
- 장비가 방해가 되어 응급구조사를 넘어지게 할 수 있고, 불안정한 상태에서 응급구조사 위로 넘어질 수 있다.
- 의료 폐기물이 올바르게 담겨있지 않거나 제대로 폐기되지 않았을 수 있다.

이 같은 위험물의 영향을 과소평가해서는 안 된다. 언제나 환자에게 오염될 수 있는 가능성이 있는데, 가정건강관리 환자의 경우 위험에 노출될 여지가 더욱 크다. 발생하는 의료 폐기물을 모두 제거하여 환자가 안전한 환경으로 돌아갈 수 있게 한다. 가능하면, 동일한 이유로 이미 존재하던 의료 폐기물도 제거한다. 표준안전지침을 항상 사용하고 신중을 기한다.

환자 환경 현장 평가에 있어 다른 중요한 부분은 환자의 환경을 평가하는 것이다. 집은 깨끗한가 지저분한가? 영양가 있는 음식이 있는가? 화장실은 깨끗한가? 집은 냉방/난방이 잘 되어있는가? 전기는 충분한가? 벌레 또는 해충의 침입은 없는가? 이 같은 질문에 대한 답변은 환자의 건강과 회복 능력에 분명히 영향을 미친다.

또한 환자가 사용하는 의료기기의 상태를 관찰한다. 예를 들어, 비강 캐뉼라는 깨끗한가? 휠체어는 정상적으로 작동하는가? 호흡기는 안전하고 효과적인가? 다시 말하지만, 이 같은 관찰 결과를 통해 환자가 받는 가정건강관리의 질 및 환자가 처방 받은 처치방법을 준수할 능력이나 의지가 있는지의 여부를 알 수 있다.

응급구조사는 환자를 처치할 뿐만 아니라 옹호자로서 역할 해야 할 의무가 있다. 환자가 위험하거나 건강하지 못한 환경에서 살고 있다면, 환자가 필요한 도움을 받을 수 있도록 적절한 기관에 통보해야 할 의무가 있는 것이다. 많은 경우 병원 복지 서비스에서 도움을 제공하고 있다. 환자의 가정건강관리 기관이나 경찰에서도 상황에 따라 개입할 수 있다.

학대 및 방임의 징후에도 유의한다. 응급구조사는 법에 의거하여 아동학대나 노인 학대의 징후를 신고할 의무가 있다("소아 응급", "노인 응급", "학대, 방임, 폭행" 참조). 자신의 응급의료체계가 속한 응급의료에 관한 법률을 숙지한다. 가정건강관리 환자는 환자의 나이에 관계없이 상황을 개선하기 위해 할 수 있는 일이 별로 없을 수 있다. 모든 의료인들이 가정건강관리 환자의 안전과 건강을 위해 힘써야 한다.

일차 평가 및 이차 평가

지금 시점이면 환자를 실제로 관찰하지 않고도 어느 정도 정보를 얻었을 것이다! 환자에게 접근할 때 환자의 전반적인 인상, 피부색과 피부상태, 호흡의 질, 증상의 정도를 관찰하며 일차 평가를 시작한다. 환자가 현재 사용하고 있는 의료장비도 유심히 관찰한다.

ABC단계에 따라 환자평가를 계속하면서 환자에 대한 기준선을 일차건강관리제공자로부터(있다면) 조사해야 한다. 기존에 존재하던 질환이 악화되어서 구급출동하게 되었는가? 새로운 질환이 발생했는가? 일부 가정건강관리 환자에게 호흡곤란은 만성 증상일 수 있다. 예를 들어, 만성폐쇄성폐질환(COPD) 환자는 항상 호흡이 어려울 수 있다. 이런 경우 기도장치를 사용하여, 지금 상태가 환자의 기준 상태이며, 새로운 질환이 나타나 출동하게 되었다는 사실을 확인하고 싶을 수 있다. 반드시 판단을 내릴 때는 유연하게 생각하며, 응급구조팀을 호출한 건강관리제공자나 가족의 보고를 신중히 듣는다.

문제를 발견하면 처치한다. 일단 환자의 기준을 설정하면, 기준과 다른 점을 평가한다. 기도와 호흡은 언제나 첫 번째로 고려해야 하며, 그 후 순환을 확인한다. 기도, 호흡, 순환에 심각한 위험 상황에 있다면 반드시 처치해야 한다. 환자를 안정시킬 수 없다면, 평가를 신속히 끝내고 즉시 병원으로 이송한다. 이 같은 경우 이차 평가 및 재평가는 평가가 가능하다면, 병원으로 가는 도중에 실시한다.

심각하지 않은 환자의 경우 임상 기록과 활력징후를 비교할 수 있다. 검사에서 유의해야 할 점은 환자의 주 증상이 만성 질환과 관련이 있는지를 판단하는 것이다. 가정건강관리 환자는 특히 세심함을 기울인다. 앞서 언급한 것처럼, 가정건강관리 환자는 다른 환자들보다 합병증에 걸릴 위험이 더 높으며, 급속히 악화될 수 있다. 이 말은, 심각하지 않은 환자가 빠른 속도로 중환자가 될 수 있다는 뜻이다.

가정건강관리 환자를 검사할 때, 증상이 발생했을 수 있는 모든 부위를 시진하고 촉진하고 청진해야 한다. 침대에서 생활하는 환자는 지속적인 압박이나 마찰이 발생하는 부위에 욕창이 생기지 않았는지 관찰한다. 앞에서 언급한 바와 같이, 욕창은 환자에게 감염 질환이나 패혈증을 야기할 수 있으며, 변연절제술이 필요하게 될 수 있다.

의식수준 환자에게 치매 또는 알츠하이머병 등의 의식수준 변화가 이미 존재한다면, 이송 전에 반드시 환자의 정상적인 의식상태를 알아야 한다. 이 정보는 병원에서 환자를 평가하고 처치하는 의사에게 중요하다. "노인 응급"에서 강조한 것처럼, 우울증은 노쇠와 비슷하며, 노쇠는 기질적 뇌증후군과 비슷하다. 또한 치매는 저혈당증, 후천면역결핍증후군(AIDS) 등 다른 심각한 질병의 징후나 증상일 수 있다.

일반적으로, 의식상태 평가는 다른 환자들과 동일한 일반 절차를 따른다. 하지만, 가정건강관리 환경에 맞게 질문을 조정해야 한다(그림 8-4). 예를 들어, 일하지 않는 환자는 지남력은 있으나 날짜나 요일을 모를 수 있다. 또한 가정건강관리 환경에서는 스트레스가 심하며, 이는 환자의 혼돈에 영향을 미칠 수 있다는 사실을 유념한다.

유치해 보이는 질문으로 환자에게 모욕감을 주지 않으려면 평가를 시작하기 전에 다음과 같은 말을 건넨다. "제가 환자분의 증상을 잘 모르니, 아주 기본적인 질문을 먼저 드리겠습니다." 체계적 평가를 따르고 있음을 환자가 이해하면, 지루한 과정이라도 협조하는 것이 보통이다.

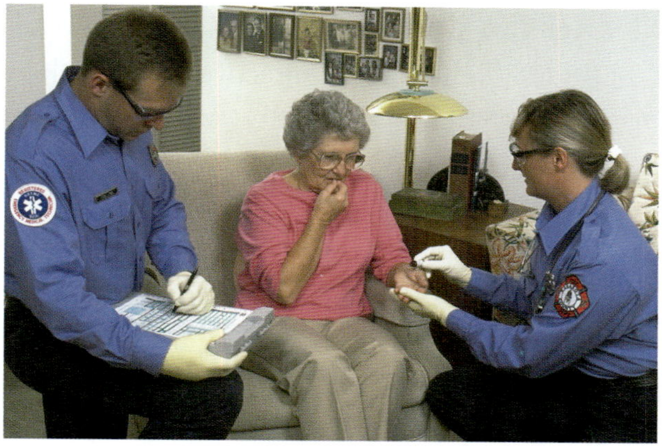

그림 8-4 만성질환 환자를 평가할 때, 가정 환경에 맞게 질문을 조정한다. 많은 가정건강관리 환경에 존재하는 스트레스 및 가정에서 다른 곳으로 옮겨야 한다는 두려움으로 인해 환자의 혼동(confusion)이 가중될 수 있다는 사실을 기억한다.

환자가 질문에 대답하지 못하거나 대답하지 않으면, 환자의 의식상태가 왜 평소와 다른지에 대해 가족이나 건강관리제공자에게 질문한다. 예를 들어, 적대적인 행동은 가정건강관리 환자에게 일상적인 것일 수 있다. 이 경우, 다른 때와 다른 점이 무엇인지 알아낸다. 아마, 앞서 지적한 것처럼, 달라진 것이 없을 수 있다. 대신 가족이나 가정건강관리제공자의 한계점을 넘어서서 외부 보조를 필요로 하는 것일 수도 있다.

가정건강관리 환자는, 특히 노인 환자나 불치병 환자인 경우, 가정환경에서 다른 곳으로 이동하는 것을 두려워한다. 이로 인해 우울증이 발생할 수 있으며, 기존의 의식상태를 악화시킬 수 있다. 이 같은 경우에서 핵심은 자신의 관찰 결과와 연계하여 요령 있게 질문하는 것이다. 비언어적 의사소통 및 가족간 의사소통에 특별한 주의를 기울인다. 개선할 수 있는 원인으로 인해 환자의 의식상태가 변화하거나 악화되지 않았는지 유심히 관찰하고, 이차 평가에 이 정보를 포함시킨다.

기타 고려사항 병력을 작성할 때, 장기 질환(예, 가정건강관리를 필요로 하게 된 증상) 및 현재 상황을 야기한 구체적 사건을 고려한다. 가능하다면 가정건강관리 병력 및 의사의 서면 지시를 활용한다. 환자나 가족이 귀중한 정보가 담긴 퇴원 기록지를 가지고 있을 수 있다. 앞서 언급한 것처럼, 의료인 및 환자와 이야기한다. 변화가 있다면, 최근 환자에게 어떠한 변화가 있었는가? 환자의 처치나 의료지시 준수에 변화가 있었는가? 의료기기는 정확히 기능하고 있는가?

식습관, 수분 섭취, 경미한 질환이나 부상이 침대에서 생활하는 중환자에게 큰 영향을 줄 수 있다는 사실을 기억한다. 환자에게 발생하고 있는 새로운 증상이 있다면 의심해 보도록 한다. 예를 들어, 후천면역결핍증후군(AIDS) 환자에게 나타나는 치매 증상은 심각한 징후이다. 이 사실을 신체검진과 연관시키고, 처치 계획을 고안하는 데 이 정보를 사용한다.

가정건강관리 환자의 경우, 소생술포기(DNR), 소생시도포기(DNAR), 생전 유언 등을 더 흔히 마주칠 수 있다. 어떠한 구명 처치를 실시하기 전에 이 같은 문서가 존재하는지 확인한다. 해당 정보를 구할 수 없다면 환자에게 가장 최선인 방법을 사용한다. 또한 소생술포기(DNR) 또는 소생시도포기(DNAR)는 모든 처치를 하지 않는다는 의미가 아니라는 것을 기억한다. 예를 들어, 숨이 차고 거품소리(crackles)가 들리는 울혈심부전(CHF) 환자에게 소생술포기(DNR)가 있을 경우, 정맥로를 확보하고 니트로글리세린, 이뇨제를 정맥주입하고, 환자를 병원으로 이송해야 한다. 하지만, 반드시 사전 의료지시서 내의 구체적인 정보를 읽고 의료통제와 상담해야 한다.

사전의향지침서(advanced directives)는 자연 사망 시 원치 않는 처치와 신체에 대한 침해를 방지하기 위해 고안되었다. 하지만 사전의료지시서를 작성한 환자라도 심각한 상황에서 처치를 받고 회복할 수 있다. 반드시 각 상황에 따라 어떤 조치가 소생 또는 생명유지 조치로 적절한지 판단을 내려야 한다(사전의료지시서에 대한 더 자세한 내용은 후반부에서 다룬다).

이송 및 관리 처치 계획

가정건강관리 환자의 이송 및 처치 시, 가정건강관리 방식을 전문소생 방식으로 변경해야 한다. 기도 및 환기 보조는 간단해야 하는데, 응급구조사가 가장 필요한 도구를 갖추고 사용하도록 훈련 받았기 때문이다. 유치도뇨관 등의 일부 가정건강관리 장치는 환자와 함께 가져올 수 있다. PEG 튜브 등 기타 장치는 반드시 세척해서 닫아놓아야 하는데, 이는 훈련 받지 않은 부분일 수 있다. 이 경우, 가정건강관리 제공자의 보조를 받아야 한다.

어떤 경우에서는 적절한 대안을 찾을 수 없을 때 구급차에서 보조 기구를 사용해야 할 수도 있다. 특정 주입기 및 기타 장비가 필요할 수 있기 때문에 항상 구비해 놓도록 한다. 여러분은 가정건강관리 중재를 중단하고, 이송해야 할 것을 대비해 위험들을 집중적으로 평가하고 이송해야 한다. 시술에 익숙하지 않고 가정건강관리제공자의 도움이 불가능하다면 여러분의 지도의사로부터 조언을 구한다.

환자를 병원으로 이송할 때, 가족이나 건강관리제공자가 현장에 없을 경우 이 사실을 알리도록 한다. 현장을 떠나기 전, 보안을 철저히 하고 문과 창문이 잠겼는지 확인한다. 반드시 여러분은 환자의 주치의에게 통보해야 하고, 적절한 의료기관으로 이송해야 한다.

관찰 및 평가 결과와 모든 처치 조치를 신중하게 문서화한다. 출동 보고서는 가정건강관리 환자 기록에 포함되며, 처치 계획 조정에 반영될 수 있다. 환자가 가정건강관리 기관을 이용하고 있다면, 지역 내 서비스의 이름을 제공하고 적절한 복지 기관에 환자를 맡긴다. 또한 가사서비스 및 식사배달서비스 등 비의료적 수행간호를 언급할 수도 있다. 앞서 언급한 것처럼, 환자처치에 있어 개입이 필요하다고 판단된다면 관련 기관에 보고한다.

특수한 가정내 응급 상황

응급구조사로 근무하는 동안 의심할 여지없이 다양한 가정관리를 요하는 질환에 대해 중재하겠지만, 다른 상황보다 훨씬 흔히 마주칠 수 있는 특정 질환이 있다. 만성 질환 환자는 호흡 장애, 심장 질환, 혈관접근장치(vascular access devices, VADs), 위장/비뇨생식기 질환, 감염 질환에 대해 급성 전문소생술을 필요로 하게 된다. 또한 산모나 신생아의 가정건강관리에 개입하거나 호스피스 환경에서 보조를 제공하기 위해 출동하게 될 수도 있다. 각 상황에 대한 자세한 설명을 통해 21세기 가정건강관리 체계에서 더욱 증가하고 있는 응급구조사의 역할에 대비할 수 있게 된다.

내용 요약

- 가정건강관리 환경에서 흔히 발생할 수 있는 급성 질환
  - 호흡장애
  - 심장 질환
  - 혈관접근장치 사용
  - 위장/비뇨생식기 질환
  - 급성 감염 질환

호흡장애

호흡장애는 매년 병원에서 가정으로 퇴원하는 630,000명 이상의 환자에게 발생한다. 간단한 폐렴 및 흉막염 환자 중 약 37%가, 만성폐쇄성폐

질환 환자의 50% 이상이 병원에서 퇴원한 후 하루 이내에 가정건강관리를 받는다.

호흡장애 처치에 가장 흔히 사용되는 가정건강관리기기로는 산소 장치, 휴대용 흡인 기기, 분무장비(aerosol equipment)와 분무기(nebulizer), 유발성 폐활량측정기, 다양한 가정용 인공호흡기, 기관절개관 및 고정기구가 있다("호흡기학" 참조). 따라서 가정 내 호흡 보조를 필요로 하는 질환의 병리생리학에 대해 숙지할 필요가 있다.

특정 호흡장애 및 이를 처치하기 위해 실시되는 처치법은 앞으로 설명한다. 가정건강관리 환자의 경우 기도 감염 및 호흡 악화가 발생할 위험이 더 높다는 사실을 유념한다.

가정 내 호흡 보조를 필요로 하는 만성 질환

많은 가정건강관리 환자들의 경우, 폐활량이 정상 요구량을 최소한으로 충족하는 수준이다. 때로 계단을 올라가는 등의 간단한 활동도 신체 기관에 심각한 부담을 줄 수 있다. 정상 폐활량을 가진 다른 환자들과는 달리, 이 환자들은 경미한 변화도 감당하기 힘들어한다. 한 방에서 다른 방으로 이동해야 할 때도 산소 장치를 사용해야 할 수 있다. 호흡 악화 환자에게서 나타날 수 있는 증상에 대해 다음에서 설명한다.

만성폐쇄성폐질환 만성폐쇄성폐질환(COPD)는 폐기종(폐공기증), 만성 기관지염, 천식의 세 가지 질환을 총칭하는 것이다. 환자에 따라 한 가지, 두 가지, 또는 세 가지 질환 모두 가지고 있을 수 있다.

만성폐쇄성폐질환 환자는 건강한 사람보다 숨쉬기가 힘들며, 따라서 쉽게 피곤을 느낀다. 가정건강관리 장비가 어떤 이유에서든지 고장 나면, 환자는 당황하고, 상황이 악화된다. 산소 유량을 증가시키는 데 처치를 집중해야 한다. 환자가 더 이상 산소를 흡입할 수 없을 때 호흡을 대신할 수 있도록 대비한다. 어떤 경우에는 가정용 호흡 장비를 수리해야 하거나 교환을 의미하는 것 일수도 있기에 병원으로 이송해야 한다(그림 8–5).

만성폐쇄성폐질환 환자를 처치할 때, 특정 질병에 대한 다음과 같은 정보를 유념한다.

기관지염 및 폐기종(폐공기증) 두 질병은 함께 나타난다. 보통 흡연으로 인해 발생하나, 다른 원인도 있을 수 있다. 기관지염의 경우, 점액이 만성적으로 과잉 분비되어, 기관지 통로를 좁혀 기류를 제한한다. 폐기종(폐공기증)은 보통 폐포가 탄력성을 잃고 확대되어 발생한다. 이러한 탄력성과 순응도 상실은 폐포 수준의 가스교환시 높은 압력이 필요하게 된다. 보통 이 환자들은 마르고(1일 칼로리 섭취에서 호흡에 상당 부분을 소진하기 때문) 술통모양가슴을 가지고 있다(호기시 공기흐름 차단으로 인해 폐에 공기가 축적되기 때문).

이 같은 환자들은 증상이 급히 악화되는 경우 보상 작용이 어려워진다. 폐음이 감소하고 쌕쌕거림(wheezing)이 들리며, 보조근 사용, 퇴축, 삼각자세가 관찰되며, 전체 문장을 말하는 것이 불가능하다. 가정건강관리 처치로는 산소, 분무형 의약품, 호기말양압(PEEP), 지속적 양압(CPAP), 이중 기도 양압(BiPAP)을 사용하는 호흡기를 볼 수 있을 것이다. 호기말양압은 기관내 튜브를 통해 공급되고, 지속적 양압 및 이중 기도양압은 밀착된 마스크를 통해 공급된다.

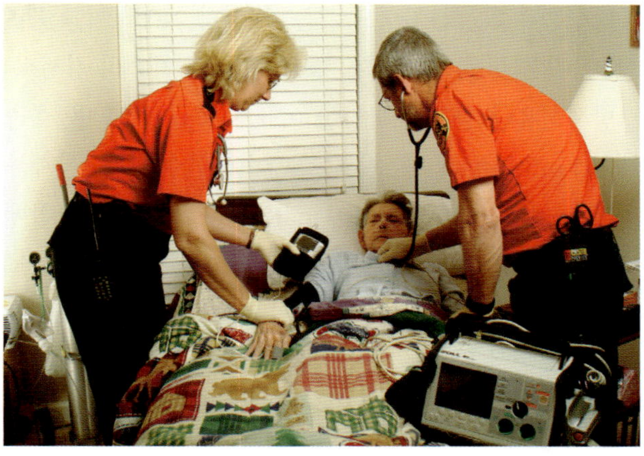

그림 8–5 만성폐쇄성폐질환 환자 관리를 위한 가정용 기기가 고장 났을 경우, 전문소생팀의 장비와 대체해야 한다.

의료중재(medical intervention)를 실시할 때, 가정건강관리 환자는 보통 약물 복용량이 높기 때문에 약물 반응이 약할 수 있다는 사실을 기억한다. 이 환자들에게는 항상 산소를 공급한다. 도움이 될 수 있는 약물은 다음과 같다.

- 알부테롤 또는 메타프로테레놀 등 분무형 베타2-항진 기관지확장제
- 메틸프레드니솔론(Solu-Medrol) 등 정맥주사 또는 경구 코르티코스테로이드
- 분무형 항콜린제(이프라트로피움)

천식 천식 또는 반응성 기도질환은 모든 연령대의 환자에게 나타날 수 있다. 일부 반응 물질이 기관지 통로에 급성 수축을 일으켰을 때 자주 발생한다. 천식이 있는 가정건강관리 환자는 보통 스스로 증상을 해결한다. 하지만 증상이 심각해지면 건강관리제공자나 부모의 신고로 출동하게 될 수 있다(아동 환자의 천식은 그 가족에게 특히 스트레스가 될 수 있으므로, "소아 응급"에서 이 증상에 대해 복습하도록 한다).

천식 환자에게 폐음 감소 및 쌕쌕거림(wheezing), 호흡보조근 사용, 전체 문장으로 말하는 지의 여부를 관찰한다. 아동이 고개를 위아래로 끄덕인다면 곧 호흡부전이 발생한다는 불길한 징후이다.

가정용 처치로 산소, 경구복용약, 다양한 분무기 및 흡입기가 있다. 고농도의 산소가 투입되지 않도록 관리해야 한다. 기관지염 및 폐기종(폐공기증) 처치에 사용되는 약물이 효과적일 수 있다. 또한 에피네프린 정맥주사 또는 피하주사를 고려할 수 있다. 하지만, 노인 환자나 아주 병약한 환자에게 이 같은 약물을 사용할 경우 굉장히 조심해야 한다.

천식을 장기 처치 시, 증상을 야기할 수 있는 반응 물질을 피하거나 제거한다. 증상 발현 정보를 가능한 많이 모아서, 의사 및 환자가 발병을 예방할 수 있도록 한다.

울혈심부전(CHF) 울혈심부전은 호흡기 질환으로 나타난다. 이 질환에 대한 더 자세한 정보는 "심장학"의 "심장 질환"을 참조한다.

낭성섬유증(CF) 낭성섬유증은 아동기에, 때로는 십대 후반에 나타나는 유전적 질환이다. 만성적이고 풍부한 점액의 과다분비, 지속적인 상부 호흡기계 감염, 이차적인 감염으로 인한 폐혈관의 미란(erosion)이 특징이다. 낭성섬유증은 위장 장애, 췌장(이자) 장애, 당불내성 등 다른 신체 체계의 이상을 일으키는 외분비(exocrine) 질환이다.

낭성섬유증 처치로 객담의 잦은 체위배액 및 흉부타진을 실시한다. 일부 환자는 타진을 용이하게 하기 위해 기계적 환기를 실시한다. 보통 객담 감소 및 세균성 감염을 통제하기 위해 약물을 섭취한다.

낭성섬유증은 불치병으로 볼 수 있다. 40세 이상 생존하는 환자는 거의 없다. 낭성섬유증 환자를 처치할 때 이 사실을 유념한다. 항상 환자 및 가족의 정서적 상태를 민감하게 관찰한다.

낭성섬유증 환자는 다양한 이유로 응급구조팀을 호출할 수 있다. 낭성섬유증이 관련된 심각한 기침은 객혈(hemoptysis) 및 기흉으로 이어질 수 있다. 심각하거나 치명적인 폐 출혈이 언제든 나타날 수 있다. 환자는 폐심장증(cor pulmonale)이나, 폐동맥고혈압에 이은 우심실비대를 겪을 수 있다.

낭성섬유증 환자를 처치할 때, 질병의 단계를 확인하고 현 의료 지시를 묻는다. 또한 환자나 가족이 어떠한 사전 의료지침서를 작성했는지 알아낸다. 이 같은 정보에 기반해 처치와 평가가 진행될 것이다. 낭성섬유증에서 기인한 급성 질환에 대한 구체적 현장 처치는 존재하지 않는다. 일반적으로 호흡 보조, 환기, 필요한 경우 삽관을 실시한다. 특히 환자가 낭성섬유증 말기인 경우, 가족과 상담하거나 적절한 상담사를 호출한다.

조산아 만성폐질환(Bronchopulmonary dysplasia, BPD) 이 질환은 저출생체중아에게 주로 발생한다. 조산아 만성폐질환은 호흡곤란으로 처치받고 있는 영아에게 지속적으로 기계적 환기를 필요로 하게 한다. 이 질병이 있는 영아들은 강제 환기나 산소를 떼지 못한다. 또한 하부기도 감염, 특히 바이러스 감염에 걸릴 위험이 높고, 호흡기 감염 징후가 나타나거나 증상이 악화되면 신속히 입원해야 한다.

가정건강관리제공자는 간헐적 강제환기(intermittent mandatory ventilation, IMV)를 줄이도록 권고 받는다. 하지만 증상이 빨리 진전되면 영아의 혈중산소가 감소할 위험이 증가한다. 산소투여 시 동맥의 산소포화도는 88~90%나 그 이상으로 유지하며, 맥박산소측정기로 지속적으로 관찰한다.

수액 투여가 과도하면 폐울혈 및 폐부종이 발생할 수 있음을 유념한다. 건강관리제공자는 수액투여량에 대하여 질문하고 하루에 120ml/kg으로 제한할 필요가 있다. 또한 이뇨제 처치를 실시하는지 질문한다. 이뇨제 처치는 이 질환을 앓는 환자에게도 시행된다.

영아가 호흡기를 사용하지 않게 된 후에도, 몇 주 또는 몇 달 동안 보충 산소가 필요할 수 있다. 이 경우, 보통 비강 캐뉼라를 사용한다.

조산아 만성폐질환은 영아에게 심각한 질환이다. 폐탄성 감소 및 기도저항 증가는 수 년간 지속될 수 있다. 가장 좋은 처치 방법은 충분한 환기 보조와 가까운 신생아 병원으로 즉시 이송하는 것이다.

신경근 퇴행병 이 질환군은 호흡에 사용되는 근육이 퇴화하여 호흡 작용에 영향을 미친다. 신경근 퇴행이 발생한 환자는 어떤 시점에서 호흡 보조를 필요로 할 수 있다. 걷지 못하는 등의 다른 문제도 환자의 삶에 큰 영향을 미친다.

신경근 퇴행병 환자는 많은 경우 가족이 간호를 담당한다. 하지만 증상이 악화되면, 전문 가정건강관리제공자가 개입하고 전문 소생팀이 출동하게 될 수 있다. 호흡 악화 시, 기도 및 호흡을 보조하고 이송하는 것 외에 달리 할 수 있는 일이 없다. 산소 및 호흡기 등 모든 종류의 가정용 호흡장치가 구비되어 있을 것이다.

신경근 퇴행병 환자의 처치 및 이송 시, 주요 신경근 퇴행병에 대한 다음의 정보를 숙지한다.

근디스트로피(muscular dystrophy) 근디스트로피는 유전적 질환으로 근육세포의 세포내 신진대사의 결함으로 인한 유전성 질환이다.(더 자세한 정보는 장애인 환자를 참조한다.) 근디스트로피는 근육 퇴행 및 위축을 초래하며, 근육은 곧 지방조직 및 결합조직으로 교체된다. 아직 치유법은 없으며, 많은 근육계가 관계되므로 처치는 종합적으로 이루어진다. 근디스트로피 환자는 움직이기가 어렵고, 일상생활을 수행하는데 보조가 필요할 수 있다. 전문소생술이 필요한 경우는 분명 호흡곤란이나, 넘어짐으로 인한 돌발적인 부상이 발생했을 때이다.

회색질척수염(poliomyelitis) 회색질척수염은 효과적인 백신의 개발로 인해 오늘날 거의 찾아볼 수 없는 감염 질환이다(더 자세한 정보는 장애인 환자를 참조한다). 회색질척수염이 발생하면 운동 뉴런을 파괴하여 근위축증, 근력저하, 마비가 나타난다. 환자는 거동이 어려워진다. 하지만 호흡근에 영향을 미치지 않는 한, 전신 작용은 없다. 회색질척수염이 발생한 아동은 영구적 장애나 기형을 가질 수 있다. 하지만 일단 병을 해소하고 나면 더 이상 퇴행은 나타나지 않는다.

회색질척수염(Poliomyelitis) 환자가 정상적인 기능을 회복하고 난 후, 손상 받은 뉴런에 탈수초(de-myelination)가 나타나거나 장애가 재발할 수 있다. 이 증상은 회색질척수염 후 증후군(장애인 환자 참고)이라고 알려져 있다. 이 증후군의 병리생리학은 알려져 있지 않다.

길랑-바레증후군(Guillain-Barré syndrome) 길랑-바레증후군은 바이러스(드물게 세균) 감염에 대한 자가면역반응이다. 보통 호흡기 감염 및 위장관 감염이 동반된 열성질환이 나타난 이후에 발생한

다. 근력 약화가 나타난 후 신경 탈수초에 의한 마비로 이어진다. 보통 사지에서 시작해 신체 중심부로 진행된다.

길랑–바레증후군(Guillain–Barré syndrome)의 진행은 며칠이 걸릴 수 있다. 환자의 몸통까지 진행되면, 확실히 호흡기 질환을 우려해야 한다. 길랑–바레증후군을 척수외상과 구분하는 한가지 방법은 운동신경마비가 증가. 다시 말해, 운동 결함이 신경 결함보다 더 크게 나타난다는 뜻이다. 일반적으로 이 질병은 인지력이나 중추신경계 질환을 동반하지 않는다. 환자는 보조적 환기 처치를 통해 회복할 수 있다.

중증근무력증 중증근무력증은 신경접합부에 영향을 미치는 희귀병이다(더 자세한 정보는 "장애인 환자"를 참조한다). 아세틸콜린수용체 파괴로 인해 신경자극이 저하된다. 근력 저하가 나타나며, 신체 중심부 근육에 더 명백히 나타난다.

이 질병에 대한 치유법은 없으며, 처치는 증상 완화가 목적이다. 가로막(횡격막)이나 갈비사이근(늑간근)까지 진행되면 호흡 악화가 나타날 수 있다. 때로 감염 질환이나 스트레스로 인해 증상이 급격히 악화될 수 있다. 이 경우, 삽관이나 인공 환기가 필요할 수 있다. 보통 삼키거나 숨쉬는 데 어려움을 겪은 후 증상이 나타난다.

수면 무호흡 수면 무호흡은 아직 완전히 밝혀지지 않은 복잡한 증상이다. 이것은 이완된 인두 또는 호흡의 적극성 부족으로 초래되는데 호흡주기에서 정지상태가 긴 특성을 보인다. 이는 고혈압, 심장 부정맥, 만성 피로로 이어질 수 있다.

일반적으로, 수면이 깊어지면서 기도 근육은 더욱 이완한다. 이로 인해 코골이나, 때로는 기도 폐쇄가 나타난다. 수면 무호흡으로 산소 농도가 감소해 환자는 때로는 깨기도 한다. 그렇게 되면 호흡이 재개되고 환자는 다시 잠이 드는데, 보통 환자는 이를 기억하지 못한다. 이 같은 수면 방해가 계속 반복되어 정상적인 수면 양상을 해치고, 환자는 저산소 상태로 자는 시간이 늘어난다.

수면 무호흡 환자는 혈압 및 심박출량 변화를 겪는다. 수면 중 혈중산소농도가 80% 이하로 떨어져 혈압감소와 같은 상태가 되기도 한다. 알코올을 섭취한 환자의 경우 산소포화도가 50%까지 떨어지는 것을 볼 수 있다.

수면 무호흡 처치로는 수술을 통한 기도 개조, 약물 처치, 체중 감량, 중추신경 억제제 복용 및 알코올 섭취 금지, 지속적 양압 환기 사용이 있다.

폐이식을 기다리는 환자 환자들은 다양한 심폐 질환으로 인해 폐 이식을 받는다. 폐섬유증, 만성폐쇄성폐질환, 가역성 고혈압 또는 심장 질환의 경우 단일 폐 이식을 시술한다. 낭성섬유증, 만성폐쇄성폐질환, 기관지확장증(bronchiectasis)의 경우 양측 폐 이식을 시술한다. 또한 원발(일차) 폐고혈압이나 다양한 선천성 질환의 경우 심장–폐 이식을 시술하기도 한다. 장기 이식을 기다리는 환자는 질환 말기에 있으며, 전통적인 처치법은 효과가 없을 가능성이 있다.

내용 요약

- ➤ 일반적인 가정용 호흡 장치
  - 산소 장치
  - 휴대용 흡인 기기
  - 연무장비와 연무기
  - 유발성 폐활량측정기
  - 가정용 인공호흡기
  - 기관절개관 및 고정대

가정내 내과적 처치

가정 환경에서 만성 호흡기 장애의 처치 시 다양한 장치가 필요하다. 다음에서 가장 흔히 찾아볼 수 있는 처치 방법을 설명한다.

가정용 산소 요법 산소 요법은 가정건강관리 환자에게 다양한 이점이 있다. 첫째, 비교적 관리가 간단하다. 둘째, 많은 환자들이 쉽게 견뎌낸다. 셋째, 산소 요법은 환자의 삶의 질을 상당 수준 높인다. 연구에 따르면, 장기적인 산소 요법 실시로 만성폐쇄성폐질환 환자의 수명이 크게 증가했다. 또한 영구적 인지 장애나 조직변성을 일으키는 저산소 상태를 예방한다.

의료기기 공급자들은 보통 환자가 사용하게 될 산소전달체계를 배달하고, 설치하며, 교육을 제공한다. 많은 경우, 산소전달체계는 다음과 같이 구성된다.

- 산소 장치(예, 공급기, 용기, 액체산소저장소)
- 조절-유량계
- 비강 캐뉼라, 안면 마스크, 기관절개관 고정기구, 산소 튜브(안면 텐트 또는 기관절개관 고정기구용 라지보어(large bore))
- 가습기
- 호흡처치용 멸균수(반드시 멸균되어야 한다!)

장치 자체에서 발생하는 문제는 거의 없다. 문제가 발생하면, 환자 또는 가정건강관리제공자가 보통 스스로 상황을 해결한다(표 8-3). 하지만 가정용 장치가 보수 중일 때 산소를 공급하거나, 장치가 교체될 때까지 환자를 병원으로 이송하기 위해 출동할 수 있다. 또한 증상이 예상치 못하게 악화되고 가정용 장치가 충분히 기능하지 않는 경우에도 출동하게 될 수 있다.

현장에 도착하면, 처치 방법에 따른 의사의 지시와 산소 공급 원천을 살펴본다. 앞서 언급한 것처럼, 세 가지 산소 원천은 다음과 같다.

- *산소 공급기.* 가정의 산소 장비는 가장 낮은 농도로 제공되어야 한다. 실내 공기에서 산소를 추출해 환자에게 투여되는 기류의 산소를 추가한다. 일반적으로 최대 6리터 이상의 산소를 주지 않는다.
- *산소 용기.* 산소 용기 또는 산소탱크는 분당 6리터 이상의 산소를 필요로 하거나 어떤 이유로 산소 공급기가 없는 환자가 사용한다. 산소 용기에는 응급 구조용 휴대용 산소 장치와 동일한 기술이 적용된다.
- *액체 산소.* 지속적으로 산소를 공급받아야 하는 환자는 액체 산소 장치를 보유하고 있을 수 있다. 액체 산소로 가정 내에서 더욱 많은 산소를 저장할 수 있게 된다. 환자는 외부용 휴대용 산소 용기에 채워 넣을 저장소로 액체 산소 장치를 사용할 수 있다.

이 같은 장치는 비교적 안전하지만, 고압 탱크나 액체 산소 장치는 폭발의 위험이 있다. 올바른 방법으로는 환자와 가정건강관리제공자가 아래의 안전수칙에 충실하도록 하는 것이다.

표 8-3 | 산소 장치와 관련한 일반적 기술 문제

문제	가능한 이유	시정 조치
산소가 자유롭게 흐르지 않음	튜브 결함	튜브 폐쇄를 확인하거나 교체한다.
	가습기 불청결 및 막힘	산소 장치에서 제거해서, 청소하고, 멸균수를 보충하거나 미리 채워져 있는 병으로 교체한다.
산소 공급기의 버저(buzzer)가 꺼짐	연결 안 됨	연결을 확인한다.
	전원 장애	퓨즈, 전류차단기를 확인한다. 정전의 경우, 복구될 때까지 예비 산소 탱크를 사용한다.(또는 필요한 경우 응급구조팀을 호출한다.)
산소 탱크가 너무 빨리 비거나 쉭쉭거림	탱크에서 누출	창문을 모두 열고, 불길을 잡고, 소방서, 응급구조팀, 및 공급자에게 도움을 요청한다.

- 가정 내에 산소가 있음을 지역 소방서에 알린다.
- 소화기를 구비한다.
- 화재가 발생하면, 즉시 산소를 끄고 집 밖으로 탈출한다.
- 산소 공급장비 근처에서 담배를 피우지 않는다. 다른 사람이 산소 장치 근처에서 담배를 피우게 해서도 안 된다(산소 근처 10피트 이내).
- 산소 장치 근처에서 전기 기구를 사용하지 않는다.
- 산소 탱크는 인가된 방식으로 바로 세워 위치시킨다.
- 산소 탱크 및 산소 저장소는 직사광선이나 직접적인 열에서 멀리 떨어뜨려 놓는다.
- 모든 산소 용기는 지면에 놓는다.

산소요법을 스스로 할 때, 이 지침들을 명심한다.

- 환자/가정건강관리제공자가 산소를 투여하고, 산소 잔여량 부족을 확인한다.
- 전원 장애 시 무엇을 해야 하는 지 환자가 알고 있음을 확인한다.
- 살균 상태를 확인한다. 특히 재사용 장비 소독 시 더욱 유의한다.
- 다른 만성 호흡기 질환 환자와 마찬가지로, 저산소증의 징후와 증상에 유의한다.

인공 기도/기관절개 장기적 상기도 질환을 앓고 있는 환자는 기관절개관을 삽입한 경우가 많다. 기관절개(tracheostomy)는 수술을 통해 목 앞부분에서 기관까지 만드는 작은 구멍이다. 기관절개는 일시적 또는 영구적으로 시행된다. 기관절개는 장기간 인공 환기가 필요한 환자에게 실시한다(기관내 삽관이나 비강내 삽관은 단기 용도로만 사용될 수 있다. 커프가 부풀면서 기관 조직에 압박을 가하면 괴사가 일어날 수 있다). 기관절개는 수술이나 외상으로 인해 후두, 후두개, 상기도에 손상이 발생한 환자에게도 삽입할 수 있다. 후두암 및 경부암 환자에게도 삽입할 수 있다.

기관절개는 수술로 만든 개구부, 외부 캐뉼라, 내부 캐뉼라로 구성된다. 외부 캐뉼라는 개구부가 개방상태를 유지하고 목 주위에 트윌 테이프나 벨크로로 고정한다. 내부 캐뉼라는 소형 기관내 튜브와 비슷하며, 몇 인치만큼 기관 내로 미끄러져 들어간다. 기도가 좁기 때문에, 내부 캐뉼라는 보통 기관안에 고정시킬 수 있도록 끝 부분에 낮은 압력 커프를 가지고 있어 밀폐가 잘된다. 영아의 경우 기도가 좁기 때문에 내부 캐뉼라는 존재하지 않는다. 또한 아동의 기도는 성인 환자보다 더욱 유연하며, 폐색이 일어나기 더 쉽다.

후두 적출 환자 중 기관절개술을 받은 환자 일부는 말을 할 수도 있고, 일부는 구인두나 비인두로 공기가 통한다. 코나 입을 막아 공기가 폐로 들어가는 대신 위로 올라가는 것을 막아야 할 수 있다.

말을 하지 못하는 환자는 인공 후두를 사용한다. 이 기구는 작은 손전등처럼 생겼다. 전기 진동을 발생시키는데, 환자는 목에 대고 기구를 눌러 올리면서 입 모양을 바꾸며 기구를 조종한다(말할 때와 유사하게). 환자에게 인공 후두가 없다면 의사소통을 위해 필기나 수화를 사용할 수 있다. 의사소통 불능은 환자에게 큰 스트레스와 불만을 야기할 수 있음을 기억한다. 이 조치는 문제의 일부가 아니라 해결의 일부가 되도록 한다.

기관절개에 대한 일상적 조치는 다음과 같다.

- 개구부를 깨끗하고 건조하게 유지한다.
- 주기적으로 외부 캐뉼라를 교체한다.
- 환자에 따라 몇 주나 몇 달 간격으로 내부 캐뉼라를 교체하고 청소한다.
- 인공호흡기를 사용하는 환자의 경우, 호흡기 연결 호스를 주기적으로 교체한다.

● 분비물이 증가하면 자주 흡인한다.

기관절개는 정상적인 공기 여과과정의 중요한 부분을 제거한다. 비인두 및 구인두에서 더 이상 세균 포획이 불가능해진다. 코길(nasal passages)의 공기 가습 및 가열도 마찬가지이다. 이는 곧 세균이 폐로 더욱 직접적으로 침투할 수 있게 되며, 폐에 흡입되는 공기는 평소보다 더 건조하고 차갑다는 의미이다. 따라서, 기관절개관을 삽입한 환자는 폐 감염 질환에 걸릴 확률이 증가하고, 객담 분비가 증가하며, 염증이 생기기 쉽다. 기도에 대한 저항력이 약화되므로, 막힌 기도를 깨끗이 하기 어려워진다.

환자가 현재 기관절개관을 사용하고 있다면, 기관 마개(Trach-Button)로 막아 놓을 수 있다. 이 기구는 필요하지 않을 때 구멍을 막는 역할을 한다.

일반적 합병증 기관절개술 시술 환자에게 가장 흔히 발생할 수 있는 합병증은 객담으로 인한 기도 폐쇄와 이탈된 캐뉼라이다. 환자는 기침을 해서 객담을 뱉어낸다(객담은 기공(stoma)을 통해 꽤 멀리 날아갈 수 있으므로 조심한다). 때로는 환자나 건강관리제공자에 의한 흡인으로 충분하다. 캐뉼라는 환자가 움직이거나, 아동의 경우 자라면서 위치가 이동할 수 있다. 캐뉼라에 문제가 생긴 환자를 평가할 때, 가장 마지막으로 언제 교환하였는지 확인한다. 아동이 더 큰 캐뉼라를 착용할 때가 될 수 있다. 또한 돌발적으로 이물질이 개구부를 막았거나, 형제자매가 이물질을 넣는 경우가 있다. 다른 합병증으로 기공(stoma)의 감염, 각피 형성(crusting)이나 출혈에 이은 기관 점액 건조, 커프의 과팽창으로 인한 기관 짓무름(괴사를 일으키는)이 발생할 수 있다.

관리 응급구조팀이 출동하게 되었다면, 환자나 건강관리제공자가 문제를 해결할 수 없다는 뜻이다. 기관절개관을 삽입한 환자가 인공호흡기를 사용한다면, 문제가 호흡기에 의한 것인지 기도 자체에 의한 것인지 신속히 파악해야 한다. 연결이 느슨해졌거나 튜브가 연결되지 않아서 문제가 발생했다면 교정한다. 문제를 즉시 파악할 수 없는 경우, 지역 지침에서 권한을 부여 받지 않은 이상 기계를 고치기 위해 시간을 소비하지 않는다. 호흡기 튜브가 연결되는 곳에 백 밸브 기구를 직접 연결한다. 튜브를 제거하고, 백 밸브 기구를 연결한 후 환기한다(그림 8-6).

문제가 환자에 기도에 의해 발생했다면 기도를 깨끗이 해야 한다. 환자에게 저산소증이 나타났다면, 흡인 전에 항상 환기한다. 자세와 관련된 고려사항을 평가한다. 호흡기는 폐를 향해 아래쪽을 향해야 하며, 목을 향해 위로 향해서는 안 된다(기관에서 상기도까지 연결되어 있다면 가정건강관리제공자에게 묻는다).

환기가 불가능하다면 기도를 깨끗이 하는 것이 최우선순위가 된다. 가능한 기도를 눈으로 확인하여 폐쇄부를 점검한다. 아무 것도 보이지 않는다면, 흡인 카테터를 삽입하고, 빼 내는 동안 흡인한다. 성인의

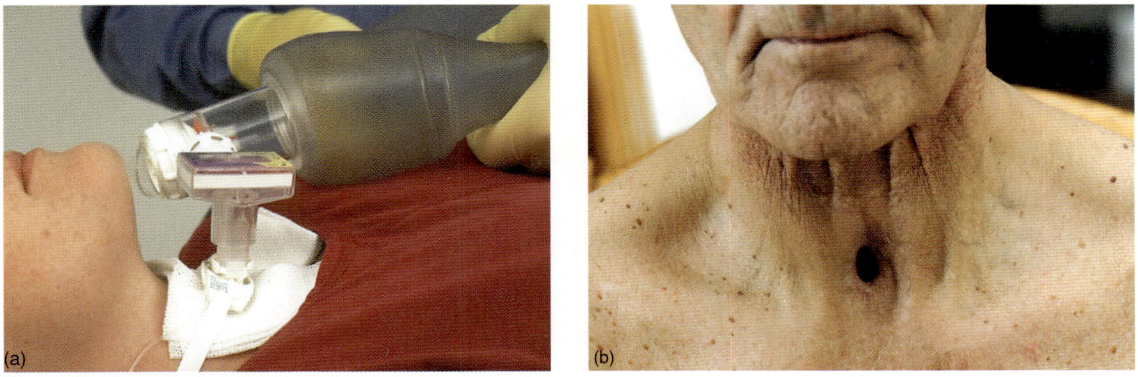

(a) (b)

그림 8-6 (a) 튜브에 백 밸브 기구를 부착해서 인공 환기를 실시할 수 있다. (b) 기공(stoma) 위치를 나타내는 사진

경우 10~15초 이하, 아동의 경우 5초 이하로 실시한다. 다시 말하지만 흡인 전에 항상 환기한다.

내부 캐뉼라가 막혔거나 이동했다면 제거를 할 수도 있다. 커프에 문제가 있을 경우, 우선 커프의 공기를 제거한다. 10mL 주사기를 커프 밸브에 연결해 공기를 빼낸다. 주사기를 사용할 수 없다면, 밸브를 자르면 공기가 빠져나올 것이다. 그 후 내부 캐뉼라를 제거하고, 환기한 후, 필요한 경우 흡인을 계속한다.

필요하다면 기공에 삽관한다. 내부 캐뉼라는 반드시 제일 먼저 제거해야 한다. 외부 캐뉼라를 통과할 수 있도록 적절한 크기를 사용하고, (커프가 있는 튜브 사용 시) 기관내 튜브 커프가 기관 1~2cm 안으로 들어가게 넣는다. 커프에 공기를 넣고 상복부(명치부위) 및 양쪽 폐를 청진하여 위치를 확인한다. 호기말 이산화탄소 분압 기구를 튜브 끝에 부착한다. 환자의 산소화를 관찰하기 위해 맥박산소측정기를 사용한다.

기도를 확보하면 다음 평가를 진행한다. 기도를 보호하기 전에 평가를 진행하는 것은 부적절하다.

가정 인공호흡기 대부분의 가정건강관리 환자는 양압 인공호흡기를 사용하지만, 음압 인공호흡기를 사용하는 환자가 있을 수 있다. 두 가지 인공호흡기 모두 다양한 질병과 증상을 가진 환자를 환기시키기 위해 사용된다.

환자가 인공호흡기를 사용하는 가장 일반적인 이유는 다음과 같다.

- 감소된 호흡
  - 척수손상
- 호흡근 약화
  - 근디스트로피(muscular dystrophy)
  - 회색질척수염(poliomyelitis)
  - 중증근무력증
  - 길랑–바레증후군(Guillain–Barré syndrome)
- 폐쇄성 폐질환
  - 만성폐쇄성폐질환
  - 수면 무호흡
  - 낭성섬유증
  - 조산아 만성폐질환
- 기타 질환
  - 소아 수면 무호흡
  - 가슴우리(흉곽) 기형

인공호흡기는 다양한 방법으로 환기를 제공한다. 또한 제조사에 따라 작동법이 다양하다. 예를 들어, 용적 주기형 인공호흡기는 모든 유형의 심각한 호흡곤란에 있어 오랫동안 인공호흡기의 표준형으로 기능했다. 현대의 모든 인공호흡기는 이 기능은 물론 호흡기 파형을 변경하거나 기계 보조 주기를 끝내는 방법 등 몇몇의 다른 기능을 제공한다.

양압 인공호흡기 현재 임상실무에 따르면, 양압 환기(PPV)는 급성 호흡기 질환을 보조하는 추천된 장비이다. 양압 인공호흡기는 안면 마스크, 비강 마스크, 또는 기관절개관을 통해 폐로 공기를 밀어 넣는다. 이 같은 인공호흡기는 일회호흡량, 호흡률, 유속 그리고 압력의 변화를 다양하게 조절할 수 있다. 선택형 커넥터로 산소 및 가습기를 사용할 수 있다.

양압 환기를 모두 서술하기에는 그 종류가 너무 많다. 하지만 가정건강관리제공자는 반드시, 휠체어에 부착하는 작은 인공호흡기까지, 환자가 사용하는 기계에 대해 숙지해야 한다.

음압 인공호흡기 흉부에 음압을 적용하는 호흡기는 진공칸을 유지하기 위해 구조가 단단해야 한다. 음압 인공호흡기가 확장하면, 흉부를 빨아들여 확장시키면서, 폐 안으로 공기가 들어갈 수 있도록 한다. 이는 정상적인 호흡 작용과 흡사하다.

철폐(Iron lung, 철제 호흡보조 장치)는 가장 잘 알려진 음압 인공호흡기이다. 하지만 일부 가정건강관리 환자는 모든 구멍을 밀폐시키는 판초 랩(poncho wrap)을 사용한다. 대부분의 환자는 이 기기를 밤에 사용한다.

PEEP, CPAP, BiPAP 이 세 가지 인공호흡기 옵션은 호흡주기 내의 다양한 시점에서 압력을 추가한다. 종일 호흡기를 사용하는 환자와 일부 시간 동안 호흡기를 사용하는 환자 모두 사용할 수 있다. 폐압이 상승하여 기흉이 발생할 수 있음을 유념한다. PEEP 평가 시 이 사실을 고려한다.

PEEP 호기말양압(PEEP)은 폐포 허탈을 방지한다. 호기 말에 약간의 배압을 공급한다. 호기말양압은 폐포계면활성물질이 충분하지 않은 신생아 – 특히 미숙아 – 혹은 급성 폐부종, 급성호흡곤란증후군(ARDS), 익수로 인해 폐포계면활성물질이 세척된 성인에게 사용할 수 있다.

PEEP는 만성폐쇄성폐질환 처치에도 사용한다. 하지만 폐기종(폐공기증)에서 허파꽈리가 굳어지고 퇴행하기 때문에, 가스 교환을 위해 확산압이 더 높아야 한다. 만성폐쇄성폐질환 환자가 숨을 내쉬면서 입술을 오므린다면, PEEP를 실시하고 있을 수 있다. 가벼운 저항을 일으켜 폐포 개방을 유지한다. 상태가 악화되는 만성폐쇄성폐질환 환자는 PEEP가 있는 호흡기에서 때때로 보조를 받아야 할 수 있다.

CPAP 지속적 양압(CPAP)은 호기말에서 인두의 허탈을 막기 위해 사용된다. 수면 무호흡 환자의 기

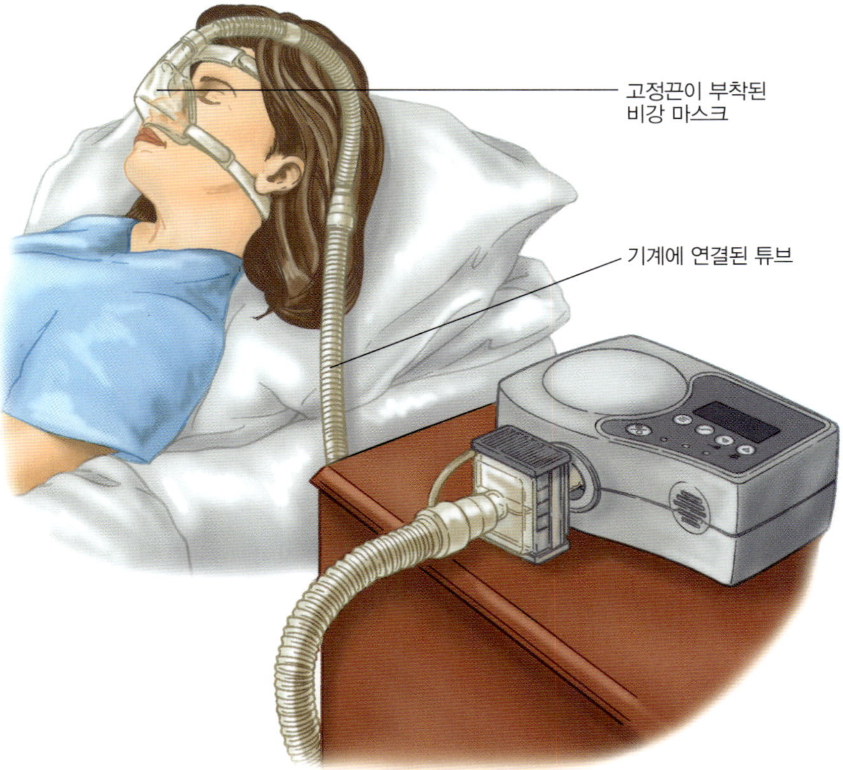

그림 8–7 수면 무호흡 환자는 지속적 양압(CPAP)을 사용하여 기도 개방을 유지한다.

도 개방을 유지하기 위해 지시되는 경우가 많다. 대부분의 수면 무호흡 환자는 코를 둘러싼 마스크인 비강 CPAP를 사용한다(그림 8-7). 이 경우, 환자는 반드시 마스크가 바르게 기능하도록 입을 닫고 있어야 한다. 그렇지 않으면 압력이 사라진다. 마스크 CPAP 또는 비강 CPAP는 PEEP와 착안이 유사한데, 다만 CPAP는 마스크를 통해, PEEP는 기도내 튜브를 활용하는 점이 다르다.

BiPAP 이중 기도 양압(BiPAP)은 흡기와 호기, 두 가지의 압력을 제공한다. CPAP보다 더 높은 압력을 필요로 하는 환자에게 BiPAP를 사용한다. 환자의 가정용 인공호흡기 설정은 응급실이나 후속 처치에 유용할 수 있으나, 이는 평가에 있어 중요한 점이 아니다. 현장에서 이 정보를 얻도록 시도하나, 심각한 기도 문제나 호흡 문제의 관리를 지연시켜서는 안 된다.

앞서 설명한 것처럼, 만성 호흡기 질환이 있는 가정건강관리 환자는 가정 산소처치에서 간헐적 호흡 보조(PEEP, CPAP, BiPAP)를 활용하고, 완전히 인공호흡기에 유지하게 될 수 있다. 질환의 각 단계에 대해 숙지하고, 이 단계가 다양한 인공호흡기 옵션과 어떻게 관계되어 있는지 알게 되면, 환자의 임상적 경과를 더 완벽히 이해할 수 있게 된다.

일반적 평가상 고려사항 호흡기 질환 환자 평가 시, 환자의 전체 호흡 장비에 초점을 맞춘다. 장비에 결함이 있으면 신속히 발견해서 관리해야 한다.

환자에게 접근 시, 호흡에 필요한 노력을 관찰한다. 고개 끄덕임, 퇴축, 호흡률, 삼각 자세, 입술 오므림, 말의 질 및 말하려는 노력, 청색증, 호흡 깊이를 살펴본다. 천명이나 수포음이 들리는지 듣는다. 환자가 현재 사용하고 있는 기기나 의약품에 주목한다.

환자에게 접근하면서 말을 걸어 환자의 정신 상태를 즉시 평가한다. 환자는 호흡장애로 인해 말을 할 수 없더라도 눈을 통해 이해했음을 알려 준다. 환자가 숨을 멈추지 않고 몇 단어를 말할 수 있는지를 주목한다. 가정건강관리 인력에게 환자의 기준적 호흡 노력과 정신 상태를 신속히 확인한다.

그 후, 폐를 청진하여 환자에게 나타나는 질환의 유형을 판단하고 일회 호흡량을 확인한다. 환자의 흉부를 검사해 이상, 수축, 복부 호흡이 있는지 관찰한다. 평가 시 부차적으로 맥박산소측정기를 사용할 수 있지만, 맥박산소측정기에만 의존해서는 안 된다. 환자의 말초순환이 좋지 않다면, 맥박산소측정 결과는 신뢰성이 떨어진다.

마지막으로, 환자가 현재 호소하고 있는 주 증상을 야기할 수 있는 모든 문제를 고려하여 평가를 완료한다. 가정건강관리 환자를 평가할 때, 가정에서 처치하고 있던 만성 질환보다는 합병증을 더 세심히 관찰해야 한다. 예를 들어, 천식 환자의 경우 심근경색(MI)을 보일 수 있다.

일반적 관리상 고려사항 언제나처럼, 만성 질환 환자를 처치할 때의 최우선사항은 ABC가 되어야 한다. 병원전 DNR 서류가 없거나 유효하지 않다면, 반드시 환자의 기도를 유지하거나, 이미 확보된 기도를 향상해야 한다. 이는 기관내 튜브 등 기도기를 통해 분비물을 흡인하는 것만큼 간단하다. 또한 자신이 삽입하지 않은 기도기의 위치를 평가해야 한다. 기도기는 쉽게 움직일 수 있으며, 기도 폐쇄를 야기하거나 기도 개방을 유지하지 못하게 될 수 있다. 가정용 기도기를 제거하고, 기도내 튜브 등으로 교체하게 될 수도 있다.

통상적으로 호흡기 질환은 병원전 환경에서 개선하기 쉬운 질환이다. 가정용 인공호흡기가 고장나면, 수동 PPV를 즉시 개시해야 한다. 전선이 빠졌거나 일시적으로 정전 되는 등의 기계 고장은 쉽게 고칠 수 있다. 인공호흡기 사용에 대해 훈련을 받았다면, 설정을 조정해 환기를 재개하거나 개선할 수 있다. 하지만, 인공호흡기에 대해 잘 알지 못한다면, 안전하게 자신의 장비를 사용하여 환기를 보조한다.

환기에 있어, 산소화 문제 역시 비교적 개선하기 쉬운 편이다. 첫째, 환자의 가정용 산소전달체계의 개방을 평가한다. 전원이 꺼져있거나, 튜브가 손상되었거나, 산소공급이 부족할 수 있다. 가정용 산소전달체계의 흐름률을 조정하거나 응급구조팀의 산소전달체계로 교체한다.

어떠한 조치를 취하던 간에, 반드시 병원에 함께 이송할 장비를 준비해 놓는다. 가정건강관리 환자를 이송하는데 있어 핵심은 유동성이다. 환자는 가정용 간호체계에 신체적, 정신적으로 의존하고 있기 때문에, 환자에게 필요한 처치를 제공하겠다고 안심시켜야 한다.

혈관접근장치(Vascular access devices, VAD)

혈관접근장치(VAD)는 장기적 비경구 처치를 제공하기 위해 사용된다. 혈관접근장치 및 처치는 질병 과정 정도에 따라 달라진다. 환자는 항암화학처치, 혈액 투석, 복막 투석, 완전비경구영양(total parenteral nutrition), 또는 혈관접근장치를 통해 주입하는 항생제 처치를 받고 있을 수 있다.

혈관접근장치의 종류

매년 약 500,000개의 장기 처치 카테터가 삽입되고 있다. 다음에서 가정건강관리 환경에서 흔히 찾아볼 수 있는 혈관접근장치를 설명한다. 혈관접근장치 평가에 대해 지역 지침 및 절차와 상담하도록 한다.

히크만, 브로박, 그로숑 카테터 이 카테터들은 1개, 2개, 3개 구멍이 있는 카테터일 수 있으며, 몸통의 어떤 중심정맥에도 삽입될 수 있다. 빗장밑정맥이 가장 흔히 삽입되는 부분으로, 제일 쉽게 위치하고 고정된다.

이 카테터들은 약간의 차이점이 있는데, 각각 전형적 정맥 포트처럼 생긴 외부 포트를 가지고 있다. 카테터의 외부 허브는 피부에 봉합되며, 여기에 달린 커프가 섬유소의 성장(fibrous ingrowth)을 촉진한다. 이 촉진은 카테터가 신체에 부착되는 것을 돕고, 카테터가 아래로 떨어져 감염 질환이 발생하지 않도록 한다. 카테터 삽입 후 2주 이내에 감염 질환에 걸리거나 카테터가 우연히 제거될 확률이 제일 높다. 이 같은 장치를 관리할 때, 삽입부를 깨끗하고 건조하게 유지하며, 피떡 형성을 방지하기 위해 항응고제 처치를 실시한다.

말초에 삽입된 중심 카테터 말초에 삽입하는 중심 카테터(peripherally inserted central catheter, PICC)는 전와부(antecubital fossa)의 중간 팔오금정맥(정중주와정맥, median cubital vein)과 같은 말초정맥에 삽입한다. 이러한 정맥은 쉽게 접근 가능하며, 의사는 삽입부에서 중심 정맥 순환으로 카테터를 삽입할 수 있게 된다. 말초에 삽입하는 중심 카테터는 수술실에서보다 방사선에 의한 형광투시 검사하에서 삽입하는 경우가 많다. 그 결과, 합병증의 확률이 다소 감소했다(그림 8-8).

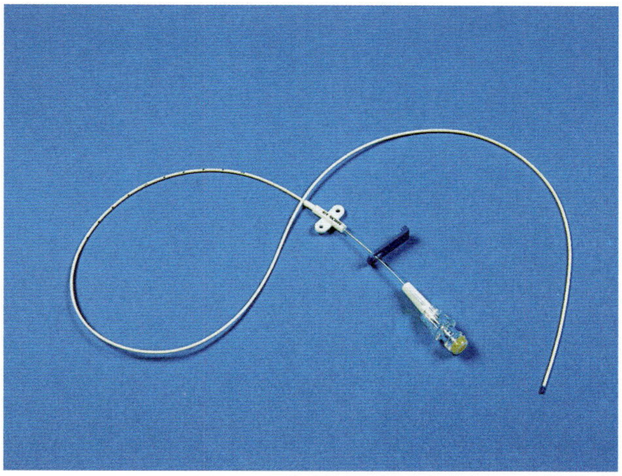

그림 8-8 말초에 삽입되는 중앙 카테터(PICC). 보통 전와부 정맥을 통해 삽입되어 중심 순환까지 넣는다.

수술로 이식한 약물투여체계 Port-A-Cath 또는 Medi-Port 등 수술로 이식하는 기구는 히크만 카테터(Hickman-style catheters)와 유사하다. 하지만 투입 포트는 완전히 피부 아래에 삽입된다. 이 같은 기구는 디스크 같은 모양으로, 후버니들 등 특수하게 생긴 바늘이 필요한 진동판이 있다. 일반적으로 가슴(흉부) 상부에 삽입되며, 피부를 통해 만져진다.

지역 지침에서 요구하지 않는 한 절대 수술로 이식한 포트를 사용하지 않는다. 지역 지침에서 그렇게 요구한다면, 올바른 장비를 갖춘 잘 훈련된 인력만이 시술을 실시한다. 일반적인 정맥 카테터나 바늘은 이식된 포트에 영구적인 손상을 가할 것이다. 수술로 이식된 약물투여체계는 무균술을 사용해서 다루어야만 한다.

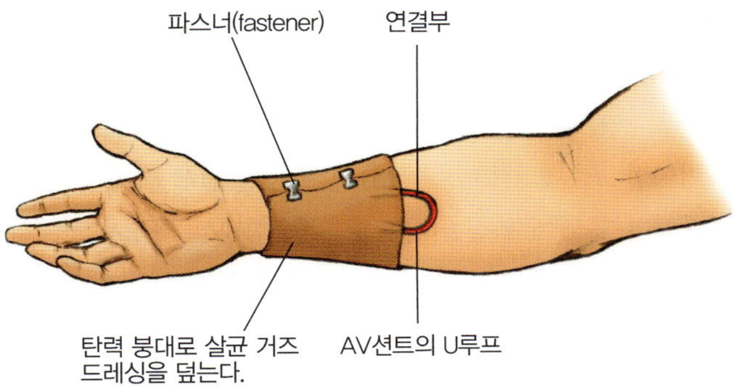

그림 8-9 동정맥루는 상완 원위부의 동맥과 정맥을 연결하는 루프로, 여기서 투석 장치가 혈액을 꺼내고 돌려놓는다. 투석이 필요한 가정건강관리 환자에게 사용된다.

투석 션트 투석 션트(diaysis shunts)는 혈액을 여과하기 위해 혈액 투석을 받는 환자에게 사용한다. A-V 션트는 주로 팔의 말단에 동맥과 정맥을 연결하는 루프이다. 여기서 투석 장치가 혈액을 빼냈다가 되돌려 보낸다(그림 8-9). 동정맥루는 동맥과 정맥을 연결해 인공적으로 큰 혈관을 만든다. 주로 위팔에 실시한다.

션트와 동정맥루는 모두 수술을 통해 만들며, 아주 세심히 다루어야 한다. 따라서 투석 션트가 위치하는 사지에서 혈관 접근을 지양하고 혈압 커프를 채우지 않도록 한다. 일부 사법권에서는 생명이 위급한 응급 상황에서만 응급구조사가 션트를 사용할 수 있도록 하고 있다. 사지에 투석 션트가 있는 경우, 해당 부분을 청진하면 혈관잡음을 들을 수 있다. 션트 근처에서 혈관잡음이 들리지 않으면 폐쇄를 나타낼 수 있으며, 혈전이나 색전이 원인일 수 있다.

항응고 요법

혈관접근장치를 삽입한 환자는 항응고 요법을 받을 수 있다. 가장 흔히 사용되는 항응고제는 응고를 막기 위해 기구를 세척할 때 사용하는 것과 동일하다. 일부 환자는 전신 항응고 요법을 받는다. 혈관접근장치가 인공적이기 때문에, 장치가 올바르게 기능하기 위해서 반드시 신체의 응고 기전이 억제되어야 한다. 따라서 환자는 더욱 출혈 이상을 겪기 쉬워진다. 가장 흔히 출혈이 나타나는 부분은 위장관 출혈, 뇌졸중, 사지의 멍이다.

혈관접근장치 합병증

혈관접근장치를 삽입한 환자를 처치할 때는 발생할 수 있는 합병증을 유념한다. 가장 흔한 합병증은 다양한 폐색에 의해 나타난다. 카테터 삽입부에 혈전이 발생하고, 신체 다른 부분에서 색전이 형성된 후 쌓일 수 있다. 다른 폐색 문제로는 카테터 뒤틀림이나 카테터 팁 색전이 있다.

항상 공기 색전에 유의한다. 혈관접근장치는 공기가 중심 순환에 들어갈 수 있도록 깨끗한 통로를 제공한다. 공기 색전의 징후와 증상은 다음과 같다.

- 두통
- 폐가 깨끗한데도 숨이 참

● 저산소증
● 흉통
● 기타 심근허혈 적응증
● 정신 상태 변화

물론 신체에 삽입된 모든 기구는 감염 질환이나 출혈의 위험이 있다. 발적, 종창, 압통, 국부성 열, 감염된 카테터 삽입부에서 분비물이 있는지 살펴본다. 이 같은 카테터는 중심 순환에 통로를 제공하기 때문에, 환자가 특히 허약해졌거나 면역이 억제되었을 경우 급속히 패혈증에 걸리기 쉽다.

심장 질환

많은 만성 질환 환자들은 다양한 심장 질환으로 처치를 받는다. 다음과 같은 상황에 개입을 위해 출동하게 될 수 있다.

● 심근경색 후 회복
● 심장 수술 후
● 심장 이식
● 울혈심부전(CHF)
● 고혈압
● 이식된 심박조율기
● 죽(상)경화증
● 선천성기형(소아)

심장 질환 환자의 가정건강관리에는 산소, 모니터링 장비, 가정건강관리제공자의 정기 방문이 포함된다. 침대옆 심장 모니터(성인 및 아동용), 홀터 모니터 등의 진단 장비, 제세동기 등, 특정 심장 질환과 관련된 다양한 의료기기를 볼 수 있다. 심장 질환의 평가, 처치, 관리에 대해서는 "심장학"을 복습하도록 한다.

위장관/비뇨생식기 질환

위장 기능 및 비뇨생식기 기능을 보조하기 위한 장치를 장기간 사용하는 환자는 전문소생술 중재가 필요할 수 있다. 당신은 위장 또는 비뇨생식기 장치의 문제와 직접적으로 관련되어 처치를 하거나 혹은 단순히 장치에 대해 알거나 이송하는 동안 보조만을 제공해야 하는 것일 수도 있다.

요로 장치

요로 기능 장애를 가진 환자를 보조하기 위해 다양한 의료기기가 고안되었다. 텍사스 카테터(콘돔 카테터) 등 외부 장치는 남성의 외부 생식기에 부착해 소변을 수집한다(그림 8-10). 이 같은 기구는 요도 안으로 삽입되지 않기 때문에, 감염 질환의 위험이 줄어든다. 하지만, 무균 상태로 소변을 수집하지 않고 장기 사용에 적합하지도 않다.

폴리 카테터 또는 유치도뇨관 등 내부 카테터는 요로 기능 장애에 가장 흔히 사용되는 장치이다. 긴 카테터 끝에 풍선이 달려 있고, 이 풍선을 요도를 통해 방광으로 삽입한다. 그 후 풍선을 부풀려서 장치를 제

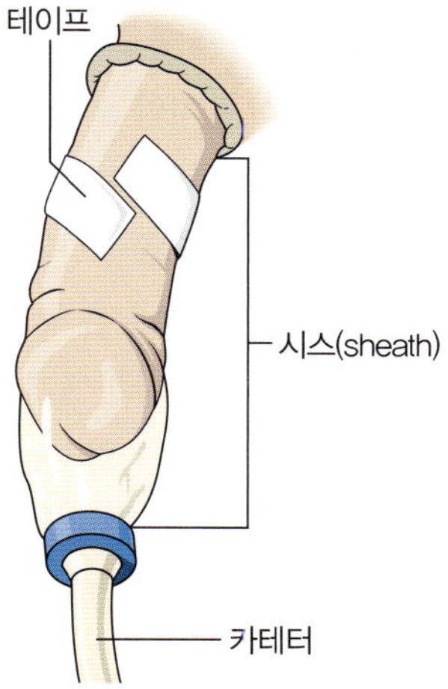

그림 8-10 콘돔 카테터

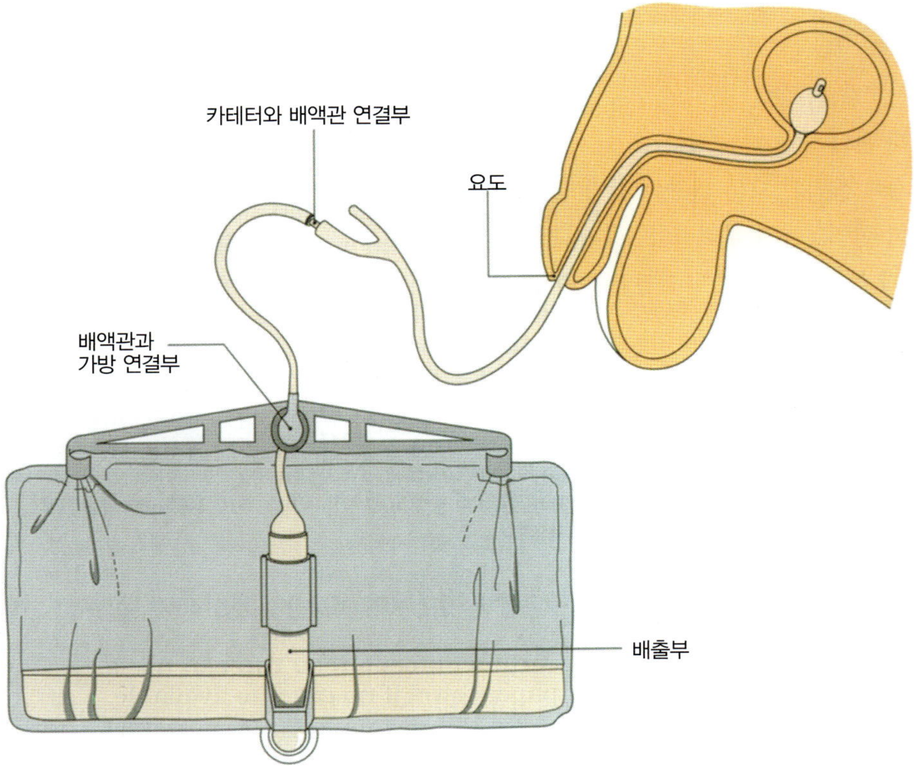

그림 8-11 풍선이 달린 유치 폴리 카테터. 세균이 어디로 침입하는지 확인한다.

위치에 고정시킨다(그림 8-11). 내부 카테터는 장기 사용에 잘 견디며, 병원, 요양원, 가정건강관리 환경에서 자주 찾아볼 수 있다.

치골 상부 카테터는 내부 카테터와 목적이 유사하다. 하지만, 치골 상부 카테터는 복부벽을 통해 직접적으로 방광에 삽입한다. 치골 상부 카테터는 수술을 했거나, 생식기 또는 방광 관련 문제가 발생했을 때 유치도뇨관 대신 사용한다.

요루(urostomy)는 수술을 통해 요로를 복부벽의 개구부나 구멍으로 우회하는 것이다. 소변을 수집하기 위해 개구부에서 수집 장치가 체외로 부착된다. 요루는 방광이 효과적으로 소변을 담을 수 없을 때 사용한다.

요로 장치 합병증

요로 보조 장치와 연관되어 가장 흔히 발생하는 합병증은 감염 질환이나 장치 고장이 원인이다. 요로 장치에서 감염 질환이 흔히 발생하는 이유는, 해당 부분에 병원체가 풍부하며 카테터가 신체 내부에 직접적으로 통로를 공급하기 때문이다. 소변에서 악취가 나거나, 소변색이 갈색이나 뿌옇게 변했거나, 소변이 섞였는지 주의 깊게 관찰한다. 또한 전신 감염, 요패혈증의 징후와 증상에 유의한다. 요로 감염은 면역력이 약화된 환자에게 신속히 퍼질 수 있기 때문이다. 치골 상부 카테터나 요루 역시 복부벽 부분에서 감염 증상을 일으킬 수 있다. 발적, 종창, 열, 분비물, 피부 통합성 상실을 관찰한다.

장치 고장으로는 일반적으로 장치 이동, 폐색, 풍선으로 고정하는 장치에서 풍선 파열, 수집 장치의 누수를 들 수 있다. 요로 단축 또는 조직 괴사 등, 환자의 구조적 변화 역시 장치 고장을 일으킬 수 있다. 수집 주머니가 비어 있는지 확인하고 소변양을 기록한다. 장치의 뒤틀림이나 기타 폐쇄 부분을 찾아보고, 수집 주머니가 환자보다 아래에 놓여 있는지 확인한다.

위장관 장치

위장관을 보조하기 위한 수많은 장치가 있다. 응급구조사는 코위관(nasogastric tube)을 일반적으로 보게 되는데, 병원전 환경에서 위 내용물의 압력을 줄이기 위해 자주 사용되기 때문이다(그림 8-12). 코위관은 위 출혈, 약물 흡입 등 다양한 상황에서 위장계를 세척하기 위해서도 사용한다. 보통 장기 사용에는 부적합한데, 불편함을 야기하고 장기간 삽입했을 때 코안(비강)에 조직 괴사를 일으킬 수 있기 때문이다.

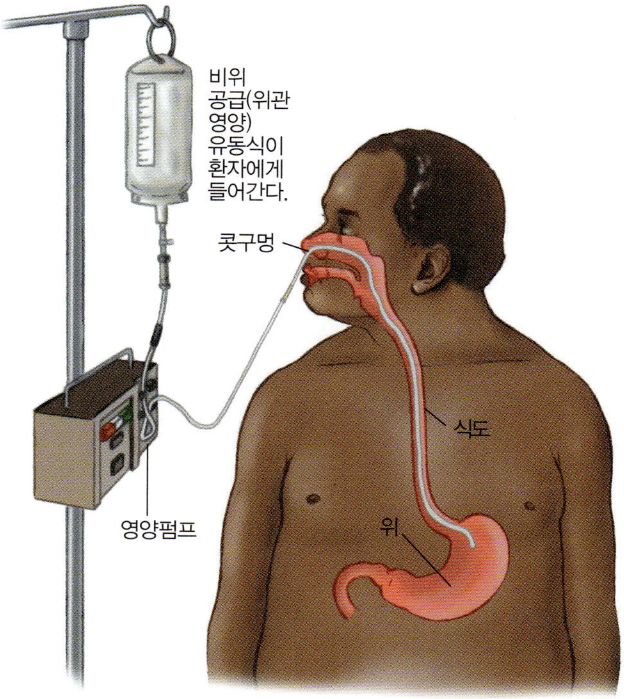

그림 8-12 비위 영양공급관

영양공급관은 코위관보다 더 많이 사용되며, 십이지장이나 공장에 위치한다. 날문조임근(pyloric sphincter)을 통과하기 쉽게끔 무게가 나가며, 삽입이 용이하도록 강철 필라멘트가 달려 있다. 환자가 연하곤란, 마비, 의식 불명으로 인해 삼킬 수 없을 때 영양 보조를 위해 영양공급관을 사용한다.

장기 영양 보조 시, 복부벽을 통해 소장으로 위관을 삽입한다(그림 8-13). 위루형성술은 알츠하이머병, 뇌졸중이나 두부외상으로 인한 신경 결손, 정신 지체 시에 시술한다. 위루관은 경피적 내시경 위루관, 공장관 등 다양한 형태로 나온다. 이 같은 튜브는 삽입 방법(수술 vs. 내시경), 위치(위 vs. 샘창자), 기능(영양공급 vs. 흡인 방지)이 다르다.

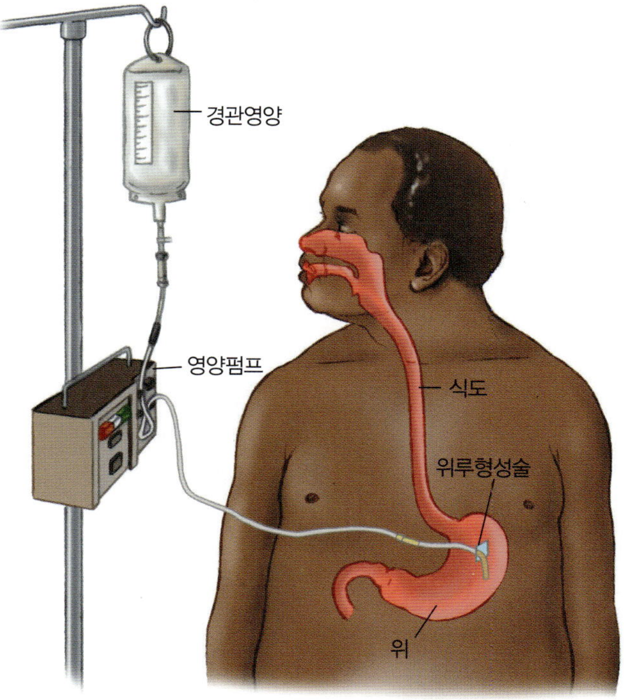

그림 8-13 위루 영양공급관

결장창냄술(colostomy)은 대장 일부를 우회하여 체외 주머니에 단기적으로 또는 영구적으로 대변이 보이게 하는 것이다. 결장창냄술(colostomy)은 대장암 또는 직장암, 게실염, 크론병, 외상 시에 만든다. 수술을 통해 피부의 인공항문과 장을 연결하면 대변이 주머니에 보이게 된다(그림 8-14).

위장관 장치 합병증

위장관 장치 합병증으로는 튜브 이탈, 폐색, 감염 질환을 들 수 있다. 이탈된 튜브를 기도나 위장계를

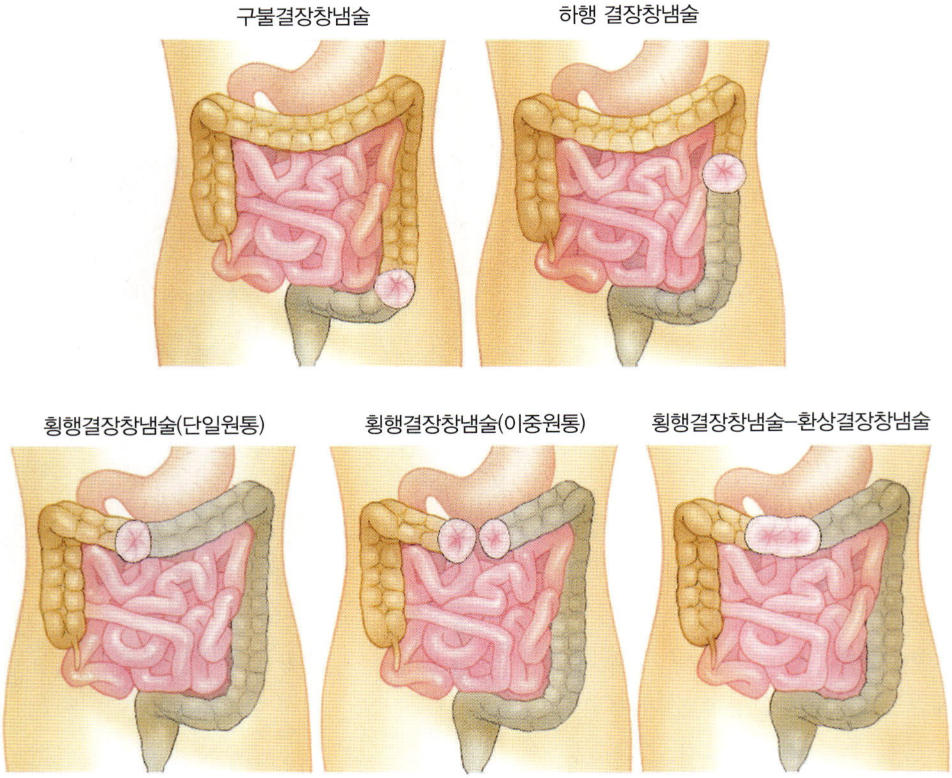

그림 8–14 결장창냄술 위치의 예시

폐쇄할 수 있기 때문에, 튜브 이탈이 의심된다면 항상 장치의 개방성을 유지해야 한다. 첫째, 환자가 말하게 한다. 말을 할 수 없다면 튜브가 기도를 막았을 수 있고, 따라서 제거되어야 한다. 둘째, 코위관의 개방성을 유지하기 위해 60mL 주사기를 사용하여 위에 공기를 불어넣는다. 청진기를 사용해 상복부를 청진해 위 내의 공기 움직임을 관찰한다. 낮은 우르릉 소리가 들릴 것이다. 또한 위 내용물이 자연스럽게 튜브를 밀어 올리거나, 60mL 주사기로 흡인될 수 있음을 유의한다. 이 같은 경우, 환자는 개방성을 다시 확보하기 위해 자세를 바로 잡거나, 장치를 다시 삽입할 수 있다.

튜브는 폐색이 일어나기 쉽다. 결장루가 막히거나 폐색이 일어날 수 있다. 영양공급관은 보충 유동식의 농도가 끈적해서, 또는 알약 조각에 의해 막힐 수 있다. 따라서, 튜브를 물로 세척한다. 또한 끈적한 농도의 음식으로 장폐색이나 변비가 일어날 수 있다.

인공항문이 감염될 수 있다(또는 압력으로 인해 피부 통합성을 상실할 수 있다). 피부 감염 또는 전신 감염의 징후와 증상을 살펴본다. 또한 소화효소가 다양한 인공항문에서 새어 나와 피부와 위 내용물을 소화시킬 수 있다는 사실을 염두한다.

사회심리적 원인

위장/비뇨생식기 보조 장치를 사용하는 많은 환자들은 활발하며 정상적인 삶을 살게 된다. 이 환자들은 당연하게도 자신의 질환에 대해 의식하며, 다른 사람들이 자신의 질환에 대해 질문하면 곤란함, 거부, 분노, 불편함을 느낀다. 따라서 환자 평가 및 처치 시 환자의 감정을 예민하게 관찰해야 한다.

급성 감염 질환

의사 및 병원 인력은 개방성 상처를 처치한 후 보통 환자를 집으로 퇴원시킨다. 이 상처는 외과적 상처